# 简明
# 中医辞典

李文华　邵雨萌◎主编

U0297568

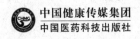

中国健康传媒集团
中国医药科技出版社

## 内 容 提 要

本辞典收录中医药各科词目5000余条。编者根据近年来出版的中医辞书和中医药最新术语，并结合自己长期以来的临证经验和研究体会，对古奥玄秘的中医用语进行了深入的研究分析，明确其语义内涵，编纂成此辞典。本辞典中每一词目的内容阐述精炼，词义简明，可供中医院校师生、中医药工作者、中西医结合工作者及其他相关领域研究人员参阅。

**图书在版编目（CIP）数据**

简明中医辞典 / 李文华，邵雨萌主编 . — 北京：中国医药科技出版社，2024.9

ISBN 978-7-5214-4566-4

Ⅰ . ①简…　Ⅱ . ①李… ②邵…　Ⅲ . ①中国医药学 - 词典　Ⅳ . ① R2-61

中国版本图书馆 CIP 数据核字（2024）第 071374 号

**美术编辑**　陈君杞
**版式设计**　也　在

出版　**中国健康传媒集团**｜中国医药科技出版社
地址　北京市海淀区文慧园北路甲 22 号
邮编　100082
电话　发行：010-62227427　邮购：010-62236938
网址　www.cmstp.com
规格　880 × 1230 mm $^{1}/_{32}$
印张　22 $^{3}/_{4}$
字数　698 千字
版次　2024 年 9 月第 1 版
印次　2024 年 9 月第 1 次印刷
印刷　北京盛通印刷股份有限公司
经销　全国各地新华书店
书号　ISBN 978-7-5214-4566-4
**定价　99.00 元**

# 编　委　会

# 前言

中医类辞典是中医药学专业人员案头的必备参考书。中医药学，历史悠久；古今医籍，浩如烟海；所涉词目，繁若辰星。但多因历时久远，其文理，或古奥，或艰涩；其医理，或隐晦，或深邃。今之学人，乃至业者，对此常所云难知，奥义难识。故不借辞书，不足以通晓医学。“工欲善其事，必先利其器”。一本好的辞典就像一个得力的助手，能帮助中医药专业人员解决许多问题。

中医药专业又可分为基础类学科与临床类学科两大类，如中医基础理论、中医诊断、中医医史文献等，属于基础类学科；中医内科、外科、妇科、儿科等，则属于临床类学科。中医药领域学科划分如此细化，不同学科人员在实际工作中需要的辞书势必不同。此外，随着全国科学技术名词审定委员会对中医类各科专业术语的重新审定，目前市售大辞典中收录的某些词条说法可能已不准确。

鉴于此，我们根据中医药学专业的分科现状，编撰这本《简明中医辞典》，以供不同专业人员检索使用。书名冠以“简明”二字，意在着重突出本书的“简明”特点，即词目收集范围虽广，但对每一词目的内容阐述精炼，词义简明，只注公认见解，仍有歧义的写出主要观点，尽量不在每一词目下列多条条目展开阐述多页。

本辞典所收录的5000余条词目，涵盖中医基础理论、中医诊断学、中医内科学、中医外科学、中医妇科学、中医儿科学及历代重要医家和医史文献等方面常用的名词术语，并适度选收了部分现代中医药学发展过程中出现的新词语和中西医结合研究发展过程中的相关词语。词目释义，先定义，后释名，再举文献例证。词目的定义界定，实非易事，如界定其为病名、古病名、证名、症状名、病证名、病机名、藏象理论术语、临床各科病证名等，疑难之处，每每斟酌，颇费周折。此外，为对每一词目概念的释义力求更精确、更贴切，我们特组织精兵强将，历时三年，几经增删，探微索隐，释疑辨难，用心良苦，不言而喻。

本书为综合性辞书，适合中医药院校师生、科研院所工作人员、广大临床一线工作者、中医爱好者等作为案头工具书，可借此查阅以解难，参考以应用。

本书虽经屡审数改，难免仍有失察之处。词目遴选，或有遗珠；释文详略，或有失衡；定义界定，或有不当；文字表述，或有欠妥。还请读者朋友们指正。

编　者

2023年5月

# 凡 例

1. 本辞典共收录中医药各学科词目5000余条，选收范围包括中医基础理论、中医诊断学、中医内科学、中医外科学、中医妇科学、中医儿科学及历代重要医家和医史文献等方面常用的名词术语，并适度选收了部分现代中医药学发展过程中出现的新词语和中西医结合研究发展过程中的相关词语。

2. 收录词目分主词条和参见条。主词条主要根据国家标准、中医药学术界公认或约定俗成者制定。参见条一般是主词条的别名、异名或衍生义，并与主词条相呼应。

3. 主词条的释文，一般按定义、释义、出处、文献例证等项，序列表述。一词多义或单字多音者，以❶❷❸……标志后，分别介绍；同义而有不同表述者，按①②③……标志后，次第表述。

4. 词目定义属性界定无歧义者，直接予以界定，如“痢疾”“瘰疬”等直接定义为“病名”。病、证、症含义兼而有之者，统一定义为“病证名”；该词目在文献记载中两种属性兼而有之者，则以“××名，也作××名”的方式处理。如“肝风内动”“脾肾阳虚”等，既有“病机”学内涵，又可用作“病证”名者，其定义方式为“病机名，也作病证名”，其他据此类推。

5. 词目释义一般为基本义、通用义在前，引申义在后。释义以文献为依据，忠实于原义，力求简明准确、通俗易懂、切合实际、客观公正、实事求是，摒弃了以经注经或循环引证的释义方法。遇有争议或学术分歧者，一般以公认见解为主，选择介绍各家见解。单字词目，通常只解释与中医药学相关或容易混淆的字义，不作全面解释。释义见于他条或需要另详他条者，注明“详见××条”；词目内容有关联需互相参阅者，注明“参见××条”。

6. 各类词目一般均注明出处，以便核查。出处确切且为最早文献记载者，冠以“出”字；若虽有出处，但未能确认系最早文献记载者，冠以“见”字。

7. 释文中援引文献例证，一般不再注明该文献的时代和作者姓名，如相同书名较多，有可能引发歧义者，则酌情予以注明。引用文献卷帙浩繁者，适当注明篇名或卷次。

8. 凡是释文中所涉及的数字，除中国历史纪年用汉字表述外，其他如公元纪年、卷（册）数、方剂数、药物数等，均用阿拉伯数字表述。

9. 本辞典所用的字形，以1986年国家语言文字工作委员会重新发布的《简化字总表》、1955年中华人民共和国文化部（现“文化和旅游部”）和中国文字改革委员会（现“国家语言文字工作委员会”）联合发布的《第一批异体字整理表》为准，同时保留个别在中医药学中容易引起歧义的繁体字、异体字。如“癥瘕”的“癥”不作“症”、“旋覆花”的“覆”不作“复”等。

10. 为了完整保存古人医学理论与经验认识，对现今已禁用的虎骨、犀角、穿山甲、象牙等珍稀动物药物，本辞典在古文献之相关内容仍保留，以存原貌。

11. 本辞典词目的目录与正文，均按汉语拼音顺序编排。首字同音者，以首字笔画多少为序，笔画少者在前，笔画多者在后；首字相同者，以第二字拼音为序；首字、第二字拼音均相同者，以第三字拼音为序。依次类推。

12. 本辞典后编有“词目笔画索引”，以便于读者查阅。

# 目　录

## G

### gan

## J

### ji



### jia



### jian

N

na



nai

ren

## X

### xi



### xia



### xian



### xiang



### xiao

# A

## ai

**癌病** 病名。又名岩。多种恶性肿瘤的统称，以脏腑组织发生异常增生为基本特征。临床表现主要为肿块逐渐增大，表面凹凸不平，边缘不齐，坚硬难移，状如岩石，溃后血水淋漓，臭秽难闻，不易收敛，甚则危及生命，时有疼痛，发热，并常伴见纳差、乏力、日渐消瘦等全身症状。多由于正气内虚、感受邪毒、情志怫郁、饮食损伤、宿有旧疾等病因，使脏腑功能失调，气血津液运行失常，产生气滞、血瘀、痰凝、湿浊、热毒等病理变化，蕴结于脏腑组织，相互搏结，日久渐积而成的一类恶性疾病。本病发无定处，多按生长部位或症状命名，如乳岩、肾癌等。若癌生腹内者，多属癥瘕积聚的范畴。

**癌发** 病名。痈疽五发之一。《外科启玄》卷四中说："此疮发于神道、灵台二穴，乃督脉兼膀胱经，多血少气。初起时不作寒热疼痛，紫黑色不破，里面先自黑烂。二十岁以后，不慎房事，积热所生。四十岁以上血亏气衰，厚味过多所生，十全一二。皮黑者难治必死。"

**嗳气** 病证名。又名噫气。以气从胃中上逆出咽喉而发出声音，声长而缓为主要表现。嗳气俗称"打饱膈"，古称"噫"，是胃气上逆的表现，也是各种消化道疾病常见的症状之一。临床根据嗳声和气味的不同，可以判断虚实寒热。证属食积者，以食后嗳气频作，气味酸腐而臭，胸脘痞闷，腹中饱胀，或恶心呕吐，或腹痛不适，大便臭秽溏泻，或便秘不通，苔厚腻，脉滑等为常见症状；证属胃中痰火者，以嗳气胸闷，口渴唇干，或呕吐痰涎，或咳嗽痰质黏稠，舌红，苔黄腻，脉滑数等为常见症状；证属肝胃不和者，以嗳气时作，胸胁满闷不舒，嗳后稍减，或腹胀，不思饮食，或精神抑郁不畅，常因精神刺激诱发或加重，苔薄腻，脉弦等为常见症状；证属脾胃虚寒者，以嗳气时作时止，嗳声低弱，食欲不振，神疲乏力，四肢不温，面色少华，或泛吐清水，舌

A

淡，苔白润，脉迟缓等为常见症状；证属胃阴虚者，以嗳气时发，口干喜饮，夜寐欠安，头晕耳鸣，或兼心悸，舌质红，苔薄黄，脉细弦等为常见症状。

## an

**安胎**　用具有安定胎气、固护胎元的药物，以治疗胎动不安、胎漏下血，防止流产的治法。见《经效产宝》，其原则有二：因母体有病而致胎动不安者，应治疗母病，母安则胎自安；若胎气不固以致母病者，安胎则母自愈。

**按摩**　治疗方法名。又名推拿。是以中医的脏腑、经络学说为理论基础，并结合西医的解剖和病理诊断，用手法作用于人体体表的特定部位以调节机体生理、病理状况，达到健身或治疗目的的方法。唐代太医署开始设按摩博士、按摩师。

**按摩博士**　古代太医署职称。负责掌管按摩、正骨专业的教授和考核，官阶为从九品下。参见“太医署”条。

**按摩科**　古代医学分科名。隋代太医署中曾分医、按摩、咒禁三科进行教学，按摩科设有按摩师和按摩生。唐代太医署中仍设按摩科，并在该科置博士，下设师、工、生。按摩科的任务是“掌教导引之法以除疾，损伤折跌者，正之”，即按摩和正骨两项任务。明代医学分十三科，按摩独成一科。

**按诊**　医生用手直接触摸或按叩患者体表某些部位，以了解局部冷热、润燥、软硬、压痛、肿块或其他异常变化，从而推断疾病部位、性质和病情轻重等情况的一种诊断方法。

## ao

**懊侬**　症状名。指心中烦热，闷乱不宁状。出《素问·六元正纪大论篇》。又称心中懊侬。

# B

## ba

**八法** ❶治法名。见《医学心悟》，指汗法、吐法、下法、和法、温法、清法、消法、补法，八种治疗原则的合称。是前人在长期医疗实践中，通过八纲辨证，治疗多种病证，制订出来的基本法则。一般来说，病邪在表用汗法；病邪在里、在上属实，用吐法；在里、在中属实，用下法；病邪半表半里、气机不调，用和法；病的性质属寒，用温法；病的性质属热，用清法；积聚、积滞属实，用消法；正气虚弱，功能不足属虚，用补法。在《伤寒杂病论》中已经介绍了八法的内容，《医学心悟》中对八法作了更系统的论述，并以此概括出治法的内容，实际已经概括了中医治法的重点所在。近年来，通过临床实践，已在八法的基础上发展了16种以上的治法。除八法外，还包括祛风法、祛湿法、理气法、理血法、祛痰法、开窍法、安神法、固涩法等治法。❷针灸术语。①指灵龟八法和飞腾八法中八脉八穴的用法。见《针灸大全》。即指奇经八脉中相通于十二正经的八个穴位，配合八卦，按阴阳演变之说按时取穴。这八个穴位是后溪、列缺、公孙、照海、临泣、申脉、内关、外关。②指进针时的八种手法，即下手八法。见《针灸大成》。

**八纲** 指表、里、寒、热、虚、实、阴、阳八个纲领。八纲是从各种具体证的个性中抽象出来的具有普遍规律的共性纲领。表、里是用来辨别病位浅深的基本纲领；寒、热、虚、实是用来辨别疾病性质的基本纲领；阴、阳是区分疾病类别、归纳病证的总纲，并可涵盖表、里、寒、热、虚、实六纲。

**八纲辨证** 指运用八纲对四诊所收集的各种病情资料，进行分析、归纳，从而辨别疾病现阶段病变部位浅深、疾病寒热性质、邪正斗争盛衰和病证类别阴阳的方法。各种疾病出现的症状虽然错综复杂，但是都可用八纲进行分析、归纳，以探求疾病的属性、病变的部位、病势的轻重、个体反应的强弱，从而作出判断，为临床诊断和治疗提供依据。

B

**八科** 古代医学分科的合称。❶唐代将医学分为八科，即体疗、疮肿、少小、耳目口齿、角法、针、按摩、咒禁。因前五科又统称为“医科”，故唐代医学也可认为是只有四科。❷清嘉庆六年（1801）曾将正骨科划归上驷院，由蒙古医生兼任，太医院中医学分为八科，即大方脉、妇人、小方脉、痘疹、疮疡、眼科、口齿咽喉、针灸。

**八廓** 中医眼科中与五轮相对应的部位。指中医眼科在外眼划分的八个部位（或方位）。见《秘传眼科龙木论》。从部位上来说，将眼外部按脏腑表里关系，分为“水廓”“风廓”“天廓”“地廓”“火廓”“雷廓”“泽廓”“山廓”。水廓相当于瞳神水轮，风廓相当于黑睛部分的风轮，天廓相当于气轮，地廓相当于肉轮，火廓、雷廓、泽廓、山廓相当于血轮，即目内眦、目外眦的上、下方。八廓在古代眼科中曾作为辨证之用，但各家说法不一，间杂有迷信色彩，后世少用。

**八溪** 人体部位名。指四肢的肘、腕、膝、踝关节，左右共八处，故名。溪，指肢体筋骨、肌肉之间相互接触的缝隙或凹陷部位。大的缝隙处称谷或大谷，小的凹陷处称溪或小溪。

**八阵** 方剂功能分类名。出《景岳全书》。张景岳把各类处方，列成补、和、攻、散、寒、热、固、因八阵。属于前人成方的，称为古方八阵；属于张景岳自制的称为新方八阵。

## bai

**白驳风** 病名。是指以大小不同、形态各异的皮肤变白为主要临床表现的局限性、色素脱失性皮肤病。因皮肤上出现白色斑片，故名。又有“白癜”“白驳”“斑白”“斑驳”等名。由于风邪袭表，腠理不密，气血失和而发。皮肤白斑可发生于任何年龄、任何部位，单侧或对称，大小不等，形态各异，边界清楚，皮损周围皮色较深，皮损呈白色或乳白色斑点或斑块，有的皮损中央有色素岛状褐色斑点，无脱屑，无萎缩，无痒痛感，病程缓慢，常经久不退，易诊难治，影响容貌。

**白带** 妇女从阴道中流出的少量白色黏性分泌物。白带无臭气，为正常表现；如黏液增多，连绵不断，或带有腥臭味，为病理表现。一般情况下，因脾虚者，可见白带量多，兼见神疲、面黄、肢冷、便溏等症状；因肝郁者，可见白带时多时少，兼见精神不舒畅、头眩、胸闷乳胀等症状；因湿热下注者，可见带下有腥臭味，兼有阴痒、头晕、倦怠等症状。此外，虚寒、虚热、痰湿等均可引起白带增多。

**白喉** 病名。见《时疫白喉提要》。又名“白缠喉”“白菌”。由于时行疫毒自口鼻而入，结于咽喉所致，临床以发热，咽痛，声音嘶哑，气憋，犬吠样咳嗽，咽、喉、鼻等处出现灰白色假膜，重者引起呼吸困难、窒息为主要表现的时行疾病。本病多发生于秋冬及春季，儿童多见。

**白睛** 人体部位名。又名白仁、白珠、白眼。眼球呈白色的部分，包括球结膜与巩膜。白睛内应于肺，属五轮中的气轮。

**白睛溢血** 病证名。又名胭脂障。多因肺经热邪，迫血妄行，也有因饮酒过度，或外伤所致。主要症状为白睛表面呈部分充血，色鲜红，界限分明，重者可有出血现象。约数日后可自行消退，预后良好。

**白霉苔** 舌苔名。病理性舌苔，舌面生白衣或白点如饭粒。多因胃中热极，津液化腐，蒸腾于上所致。一般先见于舌根部，后则满舌，甚则满口，病属严重。

**白膜侵睛** 病证名。多因肺经风热或肝火上攻所致，表现为黑睛边缘出现灰白色小疱，逐渐向中央进展，严重时灰白色小疱可融合成片，横越黑睛。患眼极度畏光，刺痛流泪，常反复发作。

**白痦** 病证名。暑湿、湿温患者皮肤出现的一种白色小疱疹，晶莹如粟，又称白疹。

**白如枯骨** 肺之真脏色。形容苍白而枯槁不泽的病色。多见于久病气血俱虚，胃气衰败，如严重的失血、贫血及呼吸衰竭等。

**白如豕膏** 五种善色之一。《素问·五脏生成篇》所描述的“青如翠羽”“赤如鸡冠”“黄如蟹腹”“白如豕膏”“黑如乌羽”等，均属善色。

**白肉际** 人体部位名。又名赤白肉际。指手足掌面与背面交界处。

**白苔** 舌苔名。指舌苔呈白色。正常的舌苔也呈白色，但薄白而清润，由胃气所生。病理上的白苔，主风、寒、湿邪，亦主表证。若苔薄白而润滑，多因内有寒，或外感风寒；若苔薄白而干，多因津液不足，多见于外感

B

病，多因外邪开始化热伤津；若苔厚白而滑，多由于湿浊内盛；如兼有表证，多为外寒引动内湿；若苔厚白而干，多为热伤津液而湿浊不化；若苔白滑黏腻，多因内有痰饮、湿浊。

**白屑风** 病名。又名面游风。因皮肤油腻而出现红斑，覆有鳞屑而得名，是发生在皮脂溢出部位的慢性炎症性皮肤病。相当于西医的脂溢性皮炎。其特点为头发、皮肤多脂发亮，油腻，瘙痒，迭起白屑，脱去又生。患者以青壮年居多，婴儿期亦有发生。

**白翳包睛** 病证名。是“赤膜下垂”（垂帘障）证的进一步恶化。为血脉贯布，遮满黑睛（角膜和虹膜部分），不能视物。常伴有头痛、便秘、目痛等症状，有时可致失明。

**白浊** 病证名。❶指小便色白浑浊。属溺浊。❷指尿道口常滴出白色浊物，小便涩痛明显，但尿不浑浊。属精浊。

**百骸** 骸，骨骼的统称。百骸，泛指全身骨骼。《庄子·逍遥游》：“百骸、九窍、六脏，赅而存焉。”

**百合病** 病名。因情志不遂，日久郁而化火，消烁阴津，或热病之后，余热未清，扰及百脉所致，以神情不宁，沉默少言，欲睡不能睡，欲行不能行，欲食而不能食，似寒无寒，似热无热，口苦，尿黄等为主要表现的疾病。

**百节** ❶人体部位名。泛指全身的关节。❷中药马陆的别名。

**百脉** 统指全身之经脉。

**百日咳** 病名。是一种由百日咳鲍特菌引起的急性呼吸道传染病，临床特征为咳嗽逐渐加重，呈典型的阵发性、痉挛性咳嗽，咳嗽终末出现深长的鸡鸣样吸气声，病程较长，未经治疗可迁延2~3个月，故有“百日咳”之称。自从广泛实施百日咳疫苗免疫接种后，本病的发生率已经大为降低。

## ban

**斑** 病证名。指皮肤出现的深红色或青紫色片状斑块，平铺于皮下，抚之不碍手，压之不褪色。

**半表半里** 病邪既不在表，又不在里，在表里之间。

**半表半里证** 病证名。指病变既非完全在表，又未完全入里，病位处于表里进退变化之中，以寒热往来等为主要表现的证。

**半产** 见《金匮要略》，即小产。

**半身不遂** 病证名。左侧或右侧肢体不能随意运动的表现。

**半身汗出** 病证名。指患者仅一侧身体出汗的症状，或左侧，或右侧，或见于上半身，或见于下半身，但汗出常见于健侧，无汗的半身常是病变的部位。多见于痿病、中风及截瘫患者。

## bang

**膀** 人体部位名。同髈。即肩膀。胳膊上部靠肩的部分。

## bao

**胞宫** 人体器官名。又称“子宫”。曾称“女子胞”，奇恒之腑。位于小腹正中，膀胱之后，直肠之前，上连两歧，下连阴道，为妇女产生月经和孕育胎儿的器官。

**胞浆** 又称“羊水”。充满于胎衣之内起着保护胎儿作用的液体。

**胞脉** 与胞宫相连或分布在胞宫上的脉络。

**胞门** 人体部位名。又称“子门”。即胞宫口。

**胞衣不下** 病证名。以胎儿娩出后半小时，胎盘不能自然娩出为主要表现的疾病。

**薄苔** 透过舌苔能隐隐见到舌质者，又称见底苔。

**抱轮红赤** 病证名。又名赤带抱轮、乌轮赤晕、白睛抱红。症见沿黑睛周围、白睛深层环绕一带状模糊红赤血丝，压之红赤不退，推之血丝不移。多由肝肺实热或阴虚火旺所致。常见于瞳神、黑睛和白睛深层的疾患。宜结合眼部及全身症状辨证论治。

**抱头火丹** 病证名。指发于头部的丹毒。

**暴喘** 病证名。由于外感或内伤，导致肺失宣降，肺气上逆，气无所主，肾失摄纳，以痰鸣如吼，气息喘促，汗出淋漓，不能平卧，胸高胁胀，面色发暗，苔黄黏腻，脉滑数等为主要表现的危急重症。

**暴吐** 病证名。以卒然呕吐为主要表现的疾病。多因邪毒犯胃，扰动胃气，胃气暴逆上冲而引起。

**暴泻** 病证名。又称暴泄。以突发腹痛、腹泻为主要表现的危急重症。

**暴喑** 病证名。指突然发生的失音证。常见于急性喉炎、痉挛性失音等。出《灵枢经》。又名金实不鸣、卒喑。本病多属实证。由风寒袭肺或风热犯肺，气道阻遏，肺气壅塞，以致肺实不鸣。

属风寒者，宜辛温发散；属风热者，宜辛凉疏散。

## bei

**卑惵**　病证名。因心血不足，神气失养，导致神气衰颓，以怕见人，喜居暗处，内疚自责，抑郁，自卑，胸中痞塞，饮食减少等为主要表现的病证。

**悲则气消**　过度悲忧，导致肺气耗伤或宣降失常的病机变化。

**备急千金要方**　医书名。共30卷。又名《千金要方》。唐代孙思邈撰写于7世纪中期。作者自序以“人命至重，有贵千金”，故取为书名。本书较系统地总结和反映了唐代以前的医学成就，记述了本草、制方、妇、儿、内、外等各科病证以及解毒、备急、食治、养性、平脉、针灸孔穴主治和导引等多方面的内容，取材丰富，有很高的参考价值。

**背包生**　指产儿脐带绕颈。见《张氏医通》。书中说：“儿出胞转身时，偶然脐肠盘于项上，牵系不能即下者，俗名背包生。亦宜推入，轻轻拔去，然后用力。”

**背疽**　泛指生于背部的有头疽。是指痈疽发于体表而有粟米样疮头者。因其所生部位及形态的不同，而有不同的名称，如上、中、下搭手，上、中、下发背，对串肩搭手、莲子发、肩疽、发背、莲蓬发、体疽发、腰疽、脾肚发、对心发、对脐发疽等。其名虽多，但疾病性质相同。本病相当于西医学所说的背部急性化脓性蜂窝织炎。

**背偻**　病证名。指曲背俯身，脊柱突出之证，又称背伛偻、大偻。

**背曲肩随**　指背脊高突，两肩下垂之证。亦称肩垂背曲。因精气虚亏，不能濡养筋骨所致。见于老年阳衰、劳伤虚损者。治宜补肝肾、养筋骨。

**背俞**　人体部位名。指位于背部脊柱两侧体表和五脏六腑生理、病理反应有密切关系的一些反应点（穴位），为脏腑经气输注之处。即心俞、心包俞、肺俞、肝俞、脾俞、肾俞、胆俞、胃俞、膀胱俞、三焦俞、大肠俞、小肠俞。

**背俞穴**　❶经穴分类名。指脏腑之气输注于背部的一些特定穴位。分布于背部足太阳经第一侧线上，即后正中线（督脉）旁开1.5寸处。背俞穴的命名是在各脏腑名称后分别加一“俞”字，分别为肺俞、心俞、肝俞、脾俞、肾俞、大肠俞、小肠俞、胃俞、胆俞、膀胱俞、三焦俞，其中心包俞又名为厥阴俞。《灵枢经》记载了五脏背俞及膈俞、胸中大俞的名称和位置。《素问》中提出“五脏之俞各五，六腑之俞各六”，但未列出穴位名称。《脉经》中明确了肺、胃、肝、心、脾、大肠、小肠、膀胱、胆、胃十个背俞穴的名称和位置。《针灸甲乙经》补充了三焦俞，《备急千金要方》补充了厥阴俞，至此背俞穴全部出现。背俞穴主要治疗相应脏腑的疾患，还可用于治疗与脏腑相关的五官九窍、皮肉筋骨的病证，如肝俞能治疗肝病、目疾、筋脉挛急等；肾俞能治疗肾病、耳鸣、耳聋、阳痿、骨病等。当脏腑有病时，在相应背俞穴处可出现阳性反应区，如敏感、压痛等。因此，诊察按压背俞穴可以辅助判断脏腑疾患。❷经穴别名。①指大杼穴。②指心俞。③指风门穴。❸泛指背部各经穴。包括背正中线（督脉）、第一侧线、第二侧线各穴。见《针灸资生经》。

**背痛** 病证名。指患者自觉背部疼痛的症状。背是指躯干后部上平大椎、下至季肋的部位。

**背脔** 病证名。指新生儿脊柱管未完全闭合的一种先天性畸形。与先天性脊柱裂类似。

## ben

**奔豚** 病证名。肾之积证。多是由肾脏阴寒之气上逆或肝经气火冲逆所致，以有气从少腹上冲胸脘、咽喉，发时痛苦剧烈，心悸头晕，或有腹痛，或往来寒热为主要表现的疾病。病延日久，可见咳逆、骨痿、少气等症状。又名贲豚、奔豚气。

**本草** ❶中药的古称。❷中药文献的通用名称。

**本草纲目** 医书名。共52卷。〔明〕李时珍（东璧）撰。成书于嘉靖三十一年（1552）至万历六年（1578），稿凡三易。此书采用“目随纲举”的编写体例，故以“纲目”为书名。以《证类本草》为蓝本加以变革。序例（卷1~2）相当于总论，述本草要籍与药性理论。卷3~4为“百病主治药”，沿用《证类本草》“诸病通用药”旧例，以病原为纲罗列主治药名及主要功效，相当于一部临证用药手册。卷5~52为各论，收药1892种，附图1109种。其总例为“不分三品，惟逐各部；物以类从，目随纲举”，其中以部为“纲”，以类为“目”，计分16部60类。各部按“从微至巨”“从贱至贵”，既便于检索，又体现出

B

生物进化发展思想。部之下为60类，各类中常将许多同科属生物排列在一起。各药“标名为纲，列事为目”，即在一个药名下列释名、集解、辨题或正误、修治、气味、主治、发明、附方8个项目（即“事”），条分缕析，内容详备。本书全面系统地总结了明代以前的药物学知识和所取得的科学成就，不仅创建了当时世界上最先进的药物分类法，还对中国的药物学发展起到重大的影响，而且观察与记载了植物学、动物学、矿物学、物理学、化学、农学等方面的知识，保存了中国16世纪以前大量珍贵的古代文献史料。刊行后有多种外国译本，被誉为“古代中国百科全书”。

**本草纲目拾遗** 医书名。共10卷。〔清〕赵学敏编著。成书于乾隆三十年（1765）。本书以拾《本草纲目》之遗为目的，收录《本草纲目》一书所未载或已载但需要补充的药物共921种，广泛引用参考了多种文献资料，结合作者采集、种植草药及临床经验分别予以介绍。编写体例参照《本草纲目》，纠正了《本草纲目》中的一些错误，此外还发掘了民间验方和当时传入的西医药资料。对研究《本草纲目》与明代以来药物学的发展，起到了重要的参考作用。

**本草品汇精要** 医书名。共42卷，目录1卷。〔明〕刘文泰领衔，太医院集体编撰。成书于弘治十八年（1505）。参与编修者近30人，多为太医院御医、医士及少数中书科儒士。王世昌等8名画师绘制彩图。共载药1815种，其中新增48种。诸药分为11部（玉、石、草、木、人、兽、禽、虫鱼、果、米谷、菜），与《证类本草》相似。各药体例一反《证类本草》旧例，将药物内容归于24项（名、苗、地、时、收、用、质、色、味、性、气、臭、主、行、助、反、制、治、合治、禁、代、忌、解、赝），涉及药物形态、产地、采收季节、鉴别、性味、功效主治、配伍、炮制、禁忌等。全书有彩图1358幅，原书注明新增药图为366幅。多数药图是据《证类本草》中墨线图敷色重绘，亦有据实物重绘者。是明代唯一一部官修大型综合性本草书，也是中国古代最大的一部彩色本草图谱。

**本草拾遗** 医书名。共10卷。又名《陈藏器本草》。〔唐〕陈藏器撰写于开元二十七年（739）。内容主要是补充《新修本草》未收录的药物，分《序例》1卷、《拾遗》6卷、《解纷》3卷。原书已佚，佚文多见于《医心方》《开宝本草》《嘉祐本草》《证类本草》等引录书。

**本草衍义** 医书名。共20卷。〔宋〕寇宗奭撰。成书于政和六年(1116)。原名《本草广义》，庆元(1195—1200)时避宋宁宗讳而改"广"为"衍"。作者将《嘉祐本草》中470种释义未尽的药物，详加辨析论述，提出了不少药物真伪优劣的鉴别点以及药物的实际应用等。全书卷1~3为序例，分别叙述本草源流、本书起源、药物性能、修治及临床验案；卷4~20收药467种，附32种，排列顺序与《证类本草》大致相同。诸药以类似笔记的形式阐述，内容各有侧重，多为此前本草未备之言。在医学理论方面，较早地对四诊八纲、理法方药作了系统归纳。在药性理论方面，改"气味"为"性味"；对药物性味功效、药物用量、辨识药物真伪及炮制等方面，多有卓见。元代朱震亨曾在此书基础上著成《本草衍义补遗》。

## beng

**崩漏** 病证名。是以妇女月经非时而下，突然下血不止，或下血淋漓不净为常见症状的月经病。

## bi

**鼻** 人体器官名。五官之鼻为呼吸出入之门户，为肺之窍。又称明堂。隆起于面部中央，上端连于额部；名频，又名山根、下极、王宫；前下端尖部高处，名鼻准，又名准头、面王、鼻尖；鼻准两旁圆形隆起部分名鼻翼；鼻之下两孔名鼻孔；频以下至鼻准，有鼻柱骨隆起，又名鼻梁、天柱。鼻孔内有鼻毛。鼻孔深处称为鼻隧。鼻病多与肺脏有关，或与脾、胆等脏有关。《素问·金匮真言论篇》："西方白色，入通于肺，开窍于鼻。"《灵枢·脉度》："肺气通于鼻，肺和则鼻能知香臭矣。"

**鼻疔** 病名。即鼻内疔疮。其红者名火珠疔，白者名白刃疔。由肺经火毒凝聚而成。鼻疔生于鼻孔内，自觉麻痒，红肿胀痛，或生小白疱，顶硬根突，堵塞鼻窍，甚则痛引脑门，腮唇俱肿，若破流脓水，易疔毒内攻。治宜泻火解毒。用蟾酥丸内服及外搽。临证需密切观察预防疔疮走黄。

**鼻槁** 病证名。是以鼻中少涕、干燥枯槁、有鼻塞感为主要症状的慢性鼻腔疾病。患者轻则自觉鼻腔干燥、结痂；重则出现鼻黏膜萎缩、鼻腔异常宽大、嗅觉失灵、鼻内有黄绿色脓痂并有臭味、鼻出血等。

**鼻鼾** 指熟睡或昏迷时鼻喉发出的一种声响，是气道不利所发出的异常呼吸声。

**鼻洪** 病证名。指鼻衄严重的病证。

**鼻疖** 病证名。指鼻内或鼻外因肺经壅热而出现小疖肿，局部发热、红肿疼痛，疖肿成熟后顶口出现脓头。同时，可出现唇颊部红肿和全身不适等症状。

**鼻菌** ❶鼻息肉之别称。❷指鼻道恶性肿瘤。

**鼻聋** 病证名。泛指鼻不闻香臭的病证。

**鼻鸣** 病证名。指因鼻窍窒塞，呼吸不利，气息出入通气欠佳而发出的声音。多因外邪侵袭，邪客于肺，肺气不宣而鼻鸣。

**鼻衄** 病证名。即鼻中出血。多由脏腑有热，热乘血气，血溢妄行于鼻所致，以鼻中出血为主要表现的疾病。

**鼻鼽** 病证名。指由于肺气虚亏，卫气失固，感受寒邪所致，以鼻流清涕，容易打喷嚏为主要表现的病证。类似过敏性鼻炎。

**鼻茸** 病证名。系指鼻中长有息肉的病证。

**鼻隧** 人体部位名。❶指鼻孔内的鼻前庭部分及鼻腔内通道。❷指外鼻或鼻翼部。

**鼻齆** 病证名。指鼻塞、嗅觉失灵的病证。

**鼻息肉** 指鼻中赘生肉瘤，闭塞孔窍，气不宣通的病证。息者，身外生之也。

**鼻渊** 病名。是指鼻流浊涕，如泉下渗，量多不止为主要特征的鼻病。常伴头痛、鼻塞、嗅觉减退，鼻窦区疼痛，久则虚眩不已。是耳鼻喉科常见病、多发病之一。亦有“脑漏”“脑砂”“脑崩”“脑渊”之称。多因外感风热邪毒；或风寒侵袭，久而化热，邪热循经上蒸，犯及鼻窍；或胆经炎热，随经上犯，蒸灼鼻窍；或脾胃湿热，循胃经上扰等引起。

**鼻痔** 指鼻腔内生赘肉肿块，初生形如石榴籽，渐大下垂，色紫微硬，撑塞鼻孔，碍人气息。又称“鼻息肉”。多由肺经风、湿、热诸邪郁滞而成。轻者鼻塞气堵，重者鼻大畸形，甚至垂出外鼻孔。

**鼻准** ❶人体部位名。即鼻尖部。又名准头、鼻尖、面王。望诊此处，可作为诊察脾病的参考。❷经穴别名。即素髎穴。

**闭** 病证名。指疾病在急剧变化过程中，正气不足，邪气内陷，出现脏腑功能闭塞不通的病理变化。多因邪热、痰浊等病邪闭阻于内，故又称“内闭”。见于中风，温热病热入营血阶段，均属中枢神经系统病变。这种病变的综合表现，称为“闭证”，表现为意识昏迷，牙关紧闭，两手握拳，痰涎壅盛，脉弦急或洪数等。其中兼有热象的为“阳闭”，兼有寒象的为“阴闭”。

**闭口疔** 病名。又名走黄疔、龙泉疔、人中疔。指生于人中部位之疔疮。人中属督脉行经之地，最易发生走黄，病势发展较为凶险。

**闭经** 病证名。以女子年逾16周岁，月经尚未来潮，或已来潮、非怀孕而又中断6个月以上为常见症的月经病。

**痹病** 病证名。❶泛指邪气闭阻肢体、经络、脏腑所引起的多种疾病。根据病邪偏盛和病变部位、证候特点，有风痹（行痹）、寒痹（痛痹）、湿痹（着痹）、热痹、历节、痛风、周痹、血痹、气虚痹、血虚痹、心痹、肝痹、脾痹、肺痹、肾痹、肠痹、胞痹等。❷指风寒湿邪侵袭肢体经络而导致肢节疼痛、麻木、屈伸不利的病证，不包括上述痹证中的内脏痹证。

**臂痈** 病名。指生于前臂外侧的痈。由三阳经风火凝结而成。患处高肿红赤作痛，腕部活动受限。以易脓、易溃为顺；若患处迁延日久，不成脓、不溃烂，或漫肿平塌，或溃而露筋骨，脓稀薄为逆。逆则难于收功，多转为疽。

## bian

**砭镰法** 疮疡开口法之一。是一种放血疗法。见《疡医准绳》卷1。俗称飞针。即用三棱针或刀锋在疮疡患处皮肤或黏膜上浅刺，放出少量血液，使内蕴热毒随血外泄的一种治疗方法。有疏通经络、活血化瘀、排毒泄热、扶正祛邪的作用。适用于急性阳证疮疡。如下肢丹毒、红丝疔、疖、疮、痈肿初起、外伤瘀血肿痛、痔疮肿痛等。

**砭石** 古代利用楔状石器医治疗伤的工具。是我国最古老的医疗工具。

**扁鹊** 医家名。春秋战国时期著名医家。生、卒年不详，姬姓，秦氏，名越人，渤海郡鄚人。具有丰富的医疗实践经验，尤其

B

善于望诊和脉诊，兼通内、外、妇、儿、五官、针灸等，并能随各地需要而行医。反对巫术迷信，提出“信巫不信医者不治”。《史记》有传，《汉书·艺文志》载有《扁鹊内经》《扁鹊外经》，均佚。现存《难经》是托名之作。

**变蒸** 古代医家解释婴幼儿生长发育规律的学说，始见于《脉经》。原指婴儿生长过程中出现发热、汗不出或微汗出、脉乱等无其他身体特殊不适的现象。后世医家论述颇多，或认为是自然现象，或认为是病理现象。现多指婴幼儿在生长发育过程中形体、神智都较快地不断变化，蒸蒸日上的生理现象。

**便秘** 病证名。排便时间延长，便次减少，便质干燥，或时间虽不延长但有排便困难者。便秘有虚实之分，实证多由热邪内结或寒邪凝滞大肠所致；虚证多由阴血、津液亏虚，肠道失润，或气虚、阳虚，肠道传导无力所致。

**便血** 病证名。由湿热、积滞、热毒侵袭肠胃，或风热客于下焦，损伤胃肠脉络所致，以血由肛门出，随大便而下，或大便色黑呈柏油样为主要表现的疾病。又称下血、肠风、脏毒等。

**遍诊法** 又称为三部九候诊法，出《素问·三部九候论篇》。遍诊法是遍诊上、中、下三部有关的动脉，以判断病情的一种诊脉方法。上为头部、中为手部、下为足部。上、中、下三部又各分为天、地、人三候，三三合而为九，故称为三部九候诊法。

**辨麻木** 辨证方法名。辨别患者麻木程度及其性质的诊断方法。

**辨脓** 辨证方法名。指辨别疮疡成脓与否及其病势深浅顺逆的方法。凡疮疡患者脉紧数或迟，患部微热而坚硬，按之痛不甚、不引手者为脓未成；脉数，患部发热，按之疼痛、引手者为脓已成。若肿块高突，中有软陷，皮薄，灼热发红光亮，轻按便痛、引手者为脓浅；若肿块温肿坚硬，皮厚不光亮，指按隐隐软陷，微热，重按方痛，为脓深。脓色黄白或如桃花，质稠、明净而润泽微腥，为顺证；若脓色晦暗污浊，质稀、味腥秽恶臭，为逆证。

**辨证** 在中医学理论的指导下，对患者的各种临床资料进行分析、综合，从而对疾病当前的病位与病性等作出判断，并概括为完整证名的诊断思维过程。

**辨证论治** 又称辨证施治，

是中医学认识疾病和治疗疾病的基本原则，是中医学的基本特点。运用中医学理论辨析相关临床资料以明确病变本质并确立证，论证其治则、治法、方药，并付诸实施的思维和时间过程。

## biao

**标本** 出《素问·标本病传论篇》："知标本者，万举万当。"标本是一组相对的概念，也是一种主次的关系。在中医经文不同的语境中，标本的含义也不同，如人体的正气为本，病邪为标；病因为本，证候为标；旧病与原发病为本，新病与继发病为标；病在脏腑为本，在肢体为标；急病为本，缓病为标等。

**表寒** 风寒之邪侵袭肌肤，伤及卫阳，体表不得温煦而出现寒象，尚未入里的病理变化。

**表寒里热** 表有寒而里有热的病理变化。

**表里传** 指六经中互为表里的阴阳两经相传。例如，太阳膀胱经传入少阴肾经，阳明胃经传入太阴脾经，少阳胆经传入厥阴肝经等。表里相传之中，从阳经传入阴经者，多为邪盛正虚，由实转虚，病情加重之恶兆；从阴经传出阳经者，为正能胜邪，病情向愈之佳兆。

**表里同病** 指在同一患者身上，既有表证，又有里证的情况。表里同病的形成可概括为以下三种情况：一是发病即同时出现表证与里证的表现；二是先有表证，表证未罢，又及于里；三是先有内伤病未愈而又感外邪。

**表热** 温热邪气侵袭肌表，伤及卫阳，体表出现热象，尚未入里的病理变化。

**表热里寒** 表有热而里有寒的病理变化。

**表实** 邪气盛而与卫气相争，以恶寒无汗、头痛等实证病理变化为主。

**表邪入里** 外邪致病，首先侵袭肌肤卫表，而后逐渐深入，内传入里的传变过程。

**表虚** 因卫气虚而感受外邪，以汗出、恶风、脉浮缓无力等虚证病理变化为主。

**表证** 指六淫、疫疠等邪气，经皮毛、口鼻侵入机体的初期阶段，正气抗邪于肌表，以新起恶寒发热为主要表现的证。

## bie

**别络** 络脉中较大者，有本经别走邻经之意，可加强十二经脉表里两经在体表的联系，并能

B

通达某些正经所不能到达的部位，可补正经之不足，还有统领一身阴阳诸络的作用。

## bing

**禀赋不足** 病因名。先天禀受气血不足，导致后天体质虚弱。

**禀赋异常** 病因名。先天禀赋异常，致后天出现各类遗传性疾病。

**并病** 伤寒一经病变未解，又出现另一经的病变，两经病证同时存在。

**并行** 即标本同治。疾病比较轻浅，用药可兼顾主症和兼症，标病和本病同时治疗。

**并月** 月经规律性两个月一至的特殊月经生理现象。

**病持** 指慢性病病情缓慢，迁延不愈。

**病瘳** 指疾病痊愈。

**病传** 指疾病的传变或转移变化。

**病发于阳** 病位的阴阳划分。多指病位在表、在上、在腑。泛指体表阳经所发生的病证，反映病变部位在表。六经辨证中辨别阳证的基本原则，即患者发热且出现恶寒，属于阳经的病变。

**病发于阴** 病位的阴阳划分。多指病位在里、在下、在脏。泛指内脏或阴经所发生的病证，反映病变部位在里。六经辨证中辨别阴证的基本原则，即患者无发热而出现恶寒，属于阴经的病变。

**病根** 指疾病的根源，比喻引起失败或灾祸的根本原因。

**病机** 疾病发生、发展、变化的规律和机制。

**病机学说** 研究疾病发生、发展、变化机制并揭示其规律的基础理论，内容包括疾病发生的机制、病变的机制和疾病传变的机制。

**病历** 又称病案，古称诊籍。是对患者的病情、病史、诊断和治疗等情况的翔实记录。是医疗、科研、教学、管理及司法的重要资料。

**病脉** 疾病反映于脉象的变化，称为病理脉象，简称“病脉”。一般来说，除了正常生理变化范围的及个体生理特异之外的脉象，均属病脉。例如同是洪数的脉，对于正在进行剧烈运动的人来说，乃是反映当时的生理状态，否则，即属病脉。

**病色** 指人体在疾病状态时面部显示的色泽。凡面色晦暗枯槁或暴露浮现，皆属病色。晦暗枯槁，即面部肤色暗而无光泽，是脏腑精气已衰，胃气不能上荣的表现；暴露浮现，即某种面色异常明显地显露于外，是病色外现或真脏色外露的表现，如肾病患者出现面黑暴露，枯槁无华，即为真脏色外露，或如假神之颧赤泛红如妆，为虚阳浮越之兆。

**病色生克** 根据五行生克理论来分析患者的面色，以推测疾病预后的诊断方法。若某脏患病，所见面色为其相生之色，则属顺证；若见面色为其相克之色，则属逆证。但实际应用时不可过于机械，应当四诊合参，灵活运用。

**病位辨证** 根据各个病位的临床表现特征，对四诊所收集的临床资料进行综合分析、归纳，辨别当前病证部位的辨证方法。由于辨病位的同时必须结合辨病性，才能形成完整的证名诊断。因此，“病位辨证”实际是以病位为纲，病位、病性相结合的辨证方法。主要包括脏腑辨证、六经辨证、卫气营血辨证、三焦辨证和经络辨证。

**病性** 指疾病当前病理变化的本质属性，是对疾病一定阶段整体反应状态的概括。由于病性是导致疾病当前证候发生的本质性原因，因而也有称病性为“病因”者，即“审症求因”。这里的“因”既包括导致疾病发生的原始病因，如外感六淫、疠气、七情内伤、饮食失宜、劳逸失度及外伤等，也包括气、血、精、津、阴、阳等正气的虚损及脏腑等功能失常所导致的各种病理产物的阻滞。

**病性辨证** 在中医学理论指导下，对四诊所得的临床资料进行综合分析，从而确定病性的辨证方法。即在中医病因、病机及气血津液理论指导下，根据疾病表现于外的症状、体征，推求疾病当前病理变化的本质属性。

**病虾** 病名。指手背或足背肿痛有赤痕如虾状者。出《证治准绳·外科》。亦名肉蜒痈。该病多因三阳经积热毒盛而成。症见手背或脚背肿，红赤如虾卧之状，疼痛不已。治宜清热解毒，消肿止痛。

**病因** 指能导致疾病发生的原因。病因种类繁多，诸如六气异常、疠气传染、七情内伤、饮食失宜、劳逸失度、持重努伤、跌仆金刃、外伤及虫兽所伤等，均可导致发病而成为病因。病理产物也可成为病因，又称继发性病因，如痰饮、瘀血、结石等。医、药失当及先天因素等，也可成为病因。

**病因辨证** 辨证施治方法之

一。不同的病因可以通过人体内部的矛盾引起不同的变化。因此，可以根据疾病的不同表现来推求病因，提供治疗用药的根据。如眩晕、震颤、抽搐多属于“风”；烦躁、发狂、神昏多属于“火”等。这种分析的方法，称为“审证求因”。临床上常结合八纲辨证来互相补充。

**病因学说** 指研究病因的学说。是研究各种病因的概念、形成、性质、致病特点及其所致病证临床表现的理论，是中医学理论体系的重要组成部分。

## bo

**剥苔** 舌面本有舌苔，在疾病发展过程中舌苔全部或部分脱落，脱落处光滑无苔。

**薄厥** 病证名。厥证的一种，因大怒而致。出《素问·生气通天论篇》。指因暴怒等精神刺激，致阳气亢盛，血随气逆，气血郁积头部，表现为卒然厥逆、头痛、眩仆等。

## bu

**补法** 治法名。八法之一。具有补养作用的治法。参见“八法”条。

**补剂** 方剂分类名。十剂之一。具有补益作用的方剂。参见“十剂”条。

**补授法** 母乳喂养不足的六个月以下的婴儿，每日母乳喂养次数照常，在喂完母乳之后，再补喂代乳品直到婴儿吃饱的喂养方式。

**补阵** 补剂。八阵之一。收录大补元煎、左归饮、右归饮等具有补阴、补阳或气血双补作用的二十九首方剂。参见“八阵”条。

**不传** 指外感伤寒，正气充足，邪势轻微时，可不向里传变，或病程不论长短，主证、主脉不变者，为病邪仍在一经，均称不传。

**不得前后** 前指小便，后指大便。❶指二便不通。❷指大小便失常。

**不得卧** ❶指不寐。❷指不能平卧之症。

**不得偃卧** 症状名。指不能仰天平卧，又称不能正偃。多因肺气壅盛或胃中不和，逆气迫肺所致。常见于风水、水肿、哮喘等疾患。

**不伏水土痢** 病证名。易地生活，肠胃一时不能适应当地水土而致下痢。

**不伏水土肿** 病证名。因水

土不习惯而发生的水肿、下利、食减、烦满等症。主要表现为身体虚肿，或下利不能食，烦满气上等。

**不更衣** 指不大便。古人登厕前须更衣，不更衣者，即不大便之意。

**不精** 精气不足，对老年人而言。

**不寐** 病证名。因饮食不节、情志失常、劳倦、思虑过度及病后年迈等导致心神不安、神不守舍，以经常不能获得正常睡眠为特征的一类病证。轻者入睡困难，或寐而不酣，或时寐时醒，或醒后不能再寐，重则彻夜不寐。

**不内外因** 三因学说中指饮食劳倦、跌仆金刃、虫兽所伤以及溺水等多种致病因素。

**不胜毒者以薄药** 出《素问·五常政大论篇》。指用药应因人制宜，对身体虚弱，不能胜任攻邪药物者，就给予气味薄且和缓的药物治疗。

**不盛不虚以经取之** 针灸治则之一。出《灵枢经》。指对虚实不明显的病证，只需按经取穴治疗，而不必分补泻，与“盛则泻之，虚则补之”并列。

**不时泪溢** 指因泪点外翻、泪点闭锁、泪道狭窄、泪道阻塞等引起，以单眼或双眼常有泪液存留，并不时溢出睑缘，流淌面颊为主要表现的病证。一般泪液清稀，泪下无热感，眼部不红不痛，属冷泪。泪道阻塞者，可酌情搽冲及手术治疗。肝肾阴虚而见冷泪者，宜补益肝肾。

**不识人** 病证名。为神志失常的严重证候。或见于中风，身忽猝倒，两目紧闭，昏晕，不识人；或伤寒阳明病，热极则日晡潮热，甚则不识人，循衣摸床，独语如见鬼状；或热入血室，发狂不识人；或为温病热盛，邪陷心包，神昏谵语；或为狂痫，不识人，癫病眩乱。

**不食** 病证名。指食欲减退，甚则不进饮食。

**不嗜食** 指患者自觉饥饿，但不欲食。多由寒湿阻胃或脾胃运化失常所致。

**不谢方** 医书名。又名《世补斋不谢方》，一卷。清代陆懋修撰。本书选录临床应用确切、有效的方剂三十余首。这些方剂有使疾病速愈之效，故命名为《不谢方》。

**不月** 病证名。指闭经，或月经不按月来潮。

**不孕** 病证名。以育龄期女子婚后或末次妊娠后，夫妇同居

B

两年以上，配偶生殖功能正常，未避孕而不受孕为主要表现的疾病。

**不粘膝** 指髋关节前脱臼的证候。因关节脱臼使患肢呈屈曲、外展、外旋、延长之畸形，导致患肢膝关节不能外展与健侧膝相关，故称之为不粘膝，是鉴别髋关节前后脱位的重要依据之一。

**布指** 医生在脉诊时切脉布指的方法。寸、关、尺三部位置确定后，三指略呈弓形倾斜，指端平齐，与受诊者体表约呈45º角为宜，以使指目紧贴于脉搏搏动处。指目即指尖和指腹交界隆起之处，与指甲二角连线之间的部位，形如人目，是手指触觉比较灵敏的部位，而且推移灵活，便于寻找指感最清晰的部位，并可根据需要适当地调节指力。

# C

## cai

**菜乌紫病** 病证名。因进食新腌制的蔬菜所致的中毒病证。以皮肤、黏膜发绀为主要表现。本病相当于西医学所说的亚硝酸盐中毒。一般预后较好，严重者可并发厥脱、肺衰，若不及时抢救，可致死亡。

## can

**蚕豆黄** 病证名。由于食入新鲜蚕豆引起急性溶血所致，以巩膜轻度黄染，尿色如浓红茶甚至如酱油等为主要表现的疾病。可伴见全身不适、疲倦乏力、畏寒、发热、头晕、头痛、厌食、恶心、呕吐、腹痛等，甚则面色苍白、心悸、烦躁、神呆、少尿、脉细弱等症状。又名蚕豆病、蚕豆中毒。

## cang

**仓廪之本** “仓廪”即粮食仓库。比喻脾胃共主受纳运化饮食水谷，化生精气，营养全身的功能。

## cao

**糙苔** 苔质颗粒粗糙如砂石，扪之糙手。

**嘈杂** 病证名。自觉胃中空虚，似饥非饥，似辣非辣，似痛非痛，莫可名状，时作时止的疾病。

## chan

**掺药** 掺撒用的外用药粉。一般用于掺放膏药中心或油膏中，贴在疮疡或穴位上；或直接掺于疮面；或黏附于药线插入疮口内。由于掺药处方不同，分别有消肿、散毒、提脓去腐、腐蚀平胬肉、生肌收口、定痛、止血、截疟、定喘等不同作用。如提脓去腐的升丹，截疟定喘用的胡椒粉，都是掺药的一种。

**缠肠漏** 即环肛漏。详见该条。

**缠耳** 即聤耳。详见该条。

**缠骨** 骨名。桡骨的俗称。

**缠喉风** 病名。指咽喉红肿疼痛，或肿疼连及胸前，项强而喉颈如蛇缠者。类似咽旁脓肿及

C

脓性颌下炎等。见《圣济总录》。多因脏腑积热，邪毒内侵，风痰上涌所致。患者喉关内外红肿疼痛，红丝缠绕，局部麻痒，甚者连及胸前，项强如蛇缠绕，若漫肿深延至会厌及喉部，则可出现呼吸困难，痰鸣气促，胸膈气紧，牙关拘急等。治宜解毒泄热，消肿利咽。

**缠腰火丹** 病名。指生于胸胁腰背及腹部的疱疹性疾病。即胸、腰部的带状疱疹。又名火带疮、蛇串疮。初起患处刺痛发红，继而出现米粒样水疱，疱液透明，累累如串珠，呈束带状排列。由心肝两经火邪湿毒凝结而成。治宜清热利湿解毒。

**产后病** 产妇在产褥期内发生与分娩或产褥有关的疾病的统称。

**产后大便难** 病证名。产后饮食如常，但大便数日不解，艰涩难以解出的疾病。

**产后发热** 病证名。以产褥期内高热寒战或发热持续不退，或伴有其他症状为主要表现的疾病。

**产后腹痛** 病证名。以产妇分娩后小腹疼痛为主要表现的疾病。

**产后痉病** 病证名。以新产后或产褥期内，突然项背强直，四肢抽搐，甚则口噤不开，角弓反张为主要表现的疾病。

**产后三禁** 产后病禁汗、禁下、禁利小便三种治疗禁忌的统称。

**产后三审** 诊断产后病的三项观察内容。包括：先审小腹痛与不痛，以辨有无恶露停滞；次审大便通与不通，以验津液之盛衰；三审乳汁的行与不行及饮食之多少，以查胃气的强弱。

**产后伤暑** 病证名。产后正值夏日，伤于暑邪，以身热汗出、烦渴引饮、面赤头晕、神疲乏力、胸闷气喘为主要表现的疾病。

**产后身痛** 病证名。以产褥期内，出现肢体与关节酸痛、麻木、重着为主要表现的疾病。

**产后小便不通** 病证名。以产后小便点滴而下，甚则闭塞不通，小腹胀急疼痛为主要表现的疾病。

**产后血崩** 病证名。以产妇分娩后，突然阴道大量出血为主要表现的疾病。

**产后自汗盗汗** 病证名。产后以自汗、盗汗为主要表现的疾病。

**产科** 古代医学分科名。专门治疗妇女病。参见“十三科”条。

**颤动** 患者睑、面、唇、指、趾不时颤抖或振摇不定，不能自主。若见于外感热病，多为热盛动风；若见于内伤虚证，多为血虚阴亏，经脉失养，属虚风内动。

**颤动舌** 舌体震颤抖动，不能自主。轻者仅伸舌时颤动；重者不伸舌时亦抖颤难宁。

**颤振** 以头摇或四肢抖动为主症的疾患。由于阴血不足，筋脉失养，肝阳偏亢，阳盛化风，或因气虚、心虚、痰浊相兼所致。轻者仅有时手足颤振或头摇，重者手抖不能持物，足颤不能行走，头摇动不止。多见于中年以后。

## chang

**肠痹** 病证名。腹部手术后，或因肠道、腹部的病变，或因全身疾患、瘫痪等病影响，使肠体痹阻，气机不通引起的以腹胀如鼓，腹痛，呕吐，便秘，无肠鸣、矢气为主要表现的内脏痹病类疾病。

**肠风** ❶病名。指泄泻。❷奇穴名。见《医学入门》。位于腰部，第二腰椎棘突下，左右计二穴。主治痔疮、腰痛、胃肠出血、遗精、遗尿等。

**肠鸣** 指腹中胃肠蠕动所产生的声响。在正常情况下，肠鸣声低弱而和缓，一般难以直接闻及，但当腹中气机不利，导致胃肠中水气相搏发出声响，则可闻及。

**肠热腑实证** 病证名。指邪热入里，与肠中糟粕相搏，以腹满硬痛、便秘及里热炽盛症状为主要表现的证。肠热腑实证即六经辨证中的阳明腑实证。

**肠虚滑泻证** 病证名。指大肠阳气虚衰不能固摄，以大便滑脱不禁及阳虚症状为主要表现的证。又称大肠虚寒证。

**肠痈** 病证名。即肠内生痈并腹部疼痛的病证。多因饮食失节，暴怒忧思，跌仆奔走而致胃肠运化失职，湿热内壅所致。因其发生部位不一，有大肠痈、小肠痈、直肠痈的不同。相当于西医学中的急性阑尾炎、阑尾周围脓肿等病。

**肠燥津亏证** 病证名。指津液亏损，肠失濡润，传导失职，以大便燥结难下及津亏症状为主要表现的证。又名大肠津亏证。

**常色** 指人体健康时面部皮肤的色泽。我国正常人的常色特点是红黄隐隐，明润含蓄。红黄隐隐，指面部红润之色隐现于皮肤之内，由内向外透发，是胃气充足、精气内含的表现。明润含蓄，指面部皮肤光明润泽，神采内含，是有神气的表现，说明人体精气充盛，脏腑功能正常。由于体质禀赋、季节、气候及环境等因素的影响，个体面色存在一定的差异，故常色包含主色和客色两部分。

## chao

**巢元方** 医家名。(550—630)隋代医学家。籍贯不详。曾任太医博士，主持编成《诸病源候论》，是中国第一部论述病因和证候病机的专著。吸取并总结了隋代以前疾病诊断与鉴别诊断的经验，在临床传染病、寄生虫病、过敏性疾病、妇科病、儿科病、外科手术等方面，均有许多重要的医学记述。

**潮热** 指按时发热，或按时热势加重，如潮汐之有定时的症状。包括午后潮热、日晡潮热、阴虚潮热等。

## che

**掣痛** 抽掣牵引作痛，由一处涉及他处的症状，也称引痛、彻痛。多因筋脉失养，或筋脉阻滞不通所致。

## chen

**沉脉** 脉象名。轻取不应，重按始得，举之不足，按之有余。主里证。有力为里实，无力为里虚。

**陈藏器** 医家名。(687—757)唐代中药学家。四明（今浙江省宁波市）人。据《鄞县志》等记载曾任京兆府三原县尉。鉴于《神农本草经》虽有陶弘景、苏敬补集诸说，但遗佚尚多，因汇集前人遗漏的药物，撰《本草拾遗》十卷，原书已佚，佚文见于《证类本草》等书。

**陈实功** 医家名。(1555—1636)明代医学家。字毓仁，号若虚。东海（今江苏省南通市）人。年轻时开始学习外科，从事外科四十余载，治愈了不少疑难杂症，积累了丰富的治病经验。

**陈修园** 医家名。(1753—1823)清代医学家。名念祖，字修园，又字良有，号慎修。长乐（今福建省福州市长乐区）人。自幼一边攻读儒经，一边学医，曾拜泉州名医蔡茗庄为师。乾隆五十七年(1792)中举，曾任直隶省威县知县等职，在任上曾自选有效方剂救治水灾后罹患疫病的百姓。嘉庆二十四年(1819)

以病告归，在长乐嵩山井山草堂讲学，培养医学生，一时间学医弟子极多。编著《伤寒论浅注》《金匮要略浅注》《医学从众录》《时方妙用》《医学三字经》《医学实在易》等十余种授课读本，内容丰富，通俗易懂，注重由博返约，深入浅出，在医学教育与普及方面有较大贡献。

**陈延之** 医家名。南北朝宋齐间医家。生卒年代不详。著有《小品方》，内外妇幼、金疮急救、药物针灸，无不具备。原书已佚，其佚方保存于《备急千金要方》《外台秘要》《医心方》中。

**陈言** 医家名。（1121—1190）南宋医家。字无择，号鹤溪道人。青田（今浙江省景宁县）人。善于方脉，长于医理，尤善执简驭繁。创立“三因极一”学说，归纳病因为内、外、不内外三因，并据此论述内外妇儿各科疾病，从因辨证，详列主治，选集方剂，撰成《三因极一病证方论》，共18卷。对后世病因学有相当大的影响。

**陈自明** 医家名。（1190—1270）南宋医学家。字良甫，临川（今江西省抚州市）人。出身世医之家，曾任建康府明医书院医谕。因认为前代妇科诸书过于简略，曾遍行东南各地，访求医学文献，采集各家学说之长，附以家传经验，撰成《妇人大全良方》，在妇科证治方法方面，收集较为详备。另著有《外科精要》等。

## cheng

**成无己** 医家名。（约1063—1156）金代医学家。聊摄（今山东省茌平区）人。出身于医学世家，自幼习医，精于医理，擅长临床，著有《注解伤寒论》《伤寒明理论》，对《伤寒论》详加注解，辨析发挥颇多，是伤寒学派的主要代表医家之一，对后世伤寒学的发展有较大影响。

**澄源** 治崩三法之一，正本清源，也是辨证求因，审因论治，针对病因治疗崩漏的方法。

## chi

**痴呆** 病证名。因肝气郁结，克伐脾胃，或脾胃受损，痰湿内生，蒙蔽心窍所致的以呆傻愚笨为主要表现的神志疾病。

**迟脉** 脉象名。脉来迟慢，一息不足四至，相当于每分钟脉搏在60次以下。多见于寒证，亦可见于邪热结聚之里实热证。

**齿** 人体器官名。齿为七冲门之一，又名牙、牙齿、户门等。

C

上下两排，有门牙、臼齿、乳齿、尽根牙等，是口腔内咀嚼食物之器官。统属足少阴肾经，足阳明之脉入上齿，手阳明之脉入下齿。肾主骨，齿为骨之余，牙齿的生长和坚固与否，反映了肾气的盛衰，牙齿的润燥枯泽反映了肾液、胃津的状况。

**齿迟** 儿科病证名。五迟之一。见《小儿药证直诀》，又名齿不生。小儿乳齿在六至十个月内出现，如已过生齿之期还未生齿者为齿迟。肾主骨生髓，齿为骨之余，小儿先天肾气不足，髓不能充，故齿生较迟，生亦不固。治宜益肾充髓。

**齿发去** 指牙齿和头发脱落。人体到一定年龄以后，因肾气虚衰，天癸竭，而毛发、牙齿脱落，谓之齿发去。

**齿干** 指牙齿干燥失泽。多由胃热炽盛，火灼津伤，或疫喉、痧疹未透，热毒内炽，上炎齿牙，或阴虚火灼牙齿所致。治宜清胃泄热，或养胃生津，或滋阴降火。若属痧疹未透者，可选疏解透达之剂以利透疹。

**齿更** 即换齿。人到六七岁左右时，乳牙逐渐脱落，被恒牙所代替，谓之齿更。乃肾气盛之表现。出《素问·上古天真论篇》："女子七岁，肾气盛，齿更发长。"

**齿痕舌** 舌象的一种。指舌体边缘凹凸不齐，留有被牙齿压迫痕迹的舌象。又称齿印舌。多因舌胖，即舌体较正常者稍肥大而受齿缘压迫而致，多属脾虚。若舌质淡白而湿润，多为脾虚而寒湿壅盛。

**齿坚** 指人体肾气充盛，筋骨强健，齿牙坚固的状态。

**齿衄** 病证名。指非外伤性原因导致血从齿缝、牙龈中渗出，多由胃火上炎，灼伤血络，或肾阴亏虚，虚火内动，迫血妄行所致。又名牙宣、牙衄。

**齿龈结瓣** 齿龈红肿如瓣状。多伴有出血、疼痛或溃烂，口腔有臭秽气味。属热毒内攻，胃火炽盛。

**齿燥** 指牙齿干燥不润。通常以前板齿（门牙）为准。新病而齿燥，伴有垢秽、口臭等，多属于胃火盛，津液大伤；久病齿燥如枯骨样，多属肾阴严重亏耗，病多危重。

**赤白带** 妇女阴道中排出赤白相间的黏液，连绵不断，或时而排出赤色黏液，时而排出白色黏液的表现。

**赤白肉际** 人体部位名。指

手（足）掌（跖）面与背面的交界处，又称白肉际。

**赤带** 以似血非血的红色黏液为主的带下病。

**赤脉传睛** 指气轮白睛由两眦开始出现赤脉并逐渐向内扩展。多因嗜食油荤厚味，心火亢盛上扰于眼所致。本证需与“赤丝虬脉”鉴别，后者病变并不从两眦开始，而是起于白睛任何部位，脉管蟠曲充血。

**赤脉贯布** 一般指气轮上血管增多，布满整个白睛，是多种眼病的共同症状（如椒疮、粟疮、火疳等），又称“赤脉如缕”。

**赤膜下垂** 又名“垂帘障”。类似沙眼性角膜血管翳。本病多是椒疮（砂眼）失治或调治失宜，再加心、肺、肝诸经风热、内火，致瘀血凝滞所致。主要表现为整排的细小血管自白睛上方向下侵入黑睛，患者常有目痒流泪，羞明畏光。重症可至瞳孔、翳膜。

**赤如衃血** 心之真脏色。衃血，即凝聚的死血。形容紫黑枯槁的病色，可见于心血瘀阻、胃气衰败的疾病，如冠状动脉硬化心脏病、充血性心力衰竭等。

**赤水玄珠** ❶医学丛书名。即《赤水玄珠全集》之略称，又名《孙氏医书三种》。〔明〕孙一奎撰。刊于1584年。包括《赤水玄珠》《医旨绪余》《孙文垣医案》。❷医书名。《赤水玄珠全集》的一种。〔明〕孙一奎撰。全书分列内、外、妇、儿各科病证70余门。引录《黄帝内经》及各家学说，结合孙氏个人诊疗经验分述病因、证治及处方，并附诸家治验。辨析证候较为明晰。

**赤丝虬脉** 指气轮白睛上有血络赤丝的病证。多因血络郁滞所致。椒疮、粟疮一类病证，常有赤丝虬脉出现。其他如用眼过度或嗜酒过甚等，均可致白睛上血管扩张，发生赤丝虬脉。

**赤游丹** ❶病证名。即丹毒。以其色赤、发无定处，故名。❷儿科病证名。以皮肤红赤如丹、形如云片、游走不定为主要表现的疾病。

**瘛疭** 病证名。又称抽搐、搐搦、抽风。瘛为筋脉拘急挛缩；疭为筋脉缓疭而伸。常见于外感热病、痫、破伤风等病证中。多因热盛伤阴，风火相煽，痰火壅滞所致。症见手足不由自主地伸缩交替，抽动不已，伴发热，神昏，两目窜视，头颤动。

## chong

**冲脉** 奇经八脉之一。起于

C

胞中，下出会阴后，从气街部起与足少阴经相并，夹脐上行，散入胸中，上达咽喉，环绕口唇。

**冲脉病** 经脉病之一。由于冲脉与任、督脉同源异流，冲脉起于胞中，如脉气失调，则有月经失调、不孕、漏胎、小产等病出现。冲脉循腹至胸中而散，故冲脉病有气急、胸腹痛、气上冲心等症。

**冲气** 指冲脉之气上逆的疾患。见《金匮要略》。因饮邪内伏，肾阳虚衰，冲脉之气夹饮上逆所致。症见气从少腹上冲胸咽，伴见手足厥逆，小便难，脉沉微，或面热如醉，头晕眼花等。治宜敛气平冲，用茯苓桂枝五味甘草汤等方治疗。

**冲气犯心** 指冲脉病误治导致冲气犯心之证。《杂病源流犀烛》："汗之气逆上冲，正在心端。下之掌握热烦，身上浮冷，热汗自泄，欲得水自灌。皆冲气犯心，心受其害。且汗下则心液泄，故见如是等症也，宜甘李根汤。"

**冲任不调** 冲任二脉气血不畅，功能失调，影响月经或生育的病理变化。

**冲任不固** 冲任二脉受损，气血两虚，固摄失职，经血、带下或胎元失固的病理变化。

**冲任损伤** 指冲任二脉因肝肾气血失调或感染引起的病变。冲脉起于胞宫，与肾脉并列上行，有总领诸经气血的作用；任脉起于中极之下，循腹部正中线子宫部位上行，有担任调养全身阴脉的作用。故有"冲为血海、任主胞胎"的说法。说明冲、任二脉与妇女的月经、妊娠有密切关系。冲任损伤临床多表现为月经不调、下腹疼痛、腰酸痛，以及不孕等。冲任损伤易使气血两虚，导致"冲任不固"。不固，是虚不固摄之意，容易发生崩漏、流产等病证。

**冲为血海** 冲，指冲脉；血海，指十二经脉之海。冲脉是十二经脉气血汇聚的要冲，有调节诸经气血的作用，故称"冲为血海"。

**冲小** 血脉虚细。见《灵枢·本脏》："皮薄而脉冲小者，小肠小而短。"

**冲阳脉** 又名趺阳脉。切脉部位之一，位于足背胫前动脉搏动处，属足阳明胃经。出《伤寒杂病论》。

**虫病** 由寄生虫所致的各种疾病的总称。

**虫积** 病证名。多指腹内虫积的病证。由饮食不洁，生虫成积所致。症见面黄肌瘦，时吐苦水清水，腹部膨大，脘腹剧痛，痛处或在脐周，时痛时止，或有积块可以触及。

**虫积肠道证** 病证名。指蛔虫等寄居肠道，阻滞气机，噬耗营养，以腹痛、面黄体瘦、大便排虫及气滞症状为主要表现的证。

**虫瘕** 病证名。以虫积肠道，腹部结块，阻碍气机，聚散不定为主要表现的虫病。见《类经·针刺类》："此言虫瘕在肠胃中，亦为心腹痛也……虫瘕之证，其痛则懊侬难忍，或肚腹肿起而结聚于内，或往来上下而行无定处，或虫动则痛，静则不痛而有时休止，或腹热喜渴而口涎出者，是皆蛟蛔之为患也。"

**虫兽伤** 虫兽禽等各类动物对人的伤害。

**重腭** 病证名。❶指舌上生疮、肿痛不适。❷指上腭肿痛。

**重方** 方剂分类名。七方之一。指两方及两方以上组成的方剂。复方的古称。参见"七方"条。

**重楼玉钥** 医书名。共2卷。喉科著作，道家以咽喉为"十二重楼"，故名。〔清〕郑梅涧撰，约成书于乾隆年间，后其子郑承瀚加以补充。初刊于道光十八年(1838)。书中以咽喉病为主，包括口、牙、耳等疾病的证治和针刺疗法以及方剂等内容，结合临床，比较实用。另有郑梅涧临床常用效方，体现了郑氏独到的学术经验，在古代喉科著作中具有深远的影响。

**重舌** 又称"子舌"。舌下肿胀突起，如舌下又生一小舌的舌象。

**重听** 病证名。患者自觉听力减退，听音不清，或听觉迟钝的症状。

**重阳必阴** 与"重阴必阳"相对。指阳在盛极之时可以向其对立面转化。出《素问·阴阳应象大论篇》。常见应用如下。❶用于描述一年四季寒暑阴阳转化，暑热之极转秋凉，《灵枢·论疾诊尺》："四时之变，寒暑之盛，重阴必阳，重阳必阴。"❷用于阐释病机，多指病热极生寒象的情况。《素问·阴阳应象大论篇》："故重阴必阳，重阳必阴。"

**重阴必阳** 与"重阳必阴"相对。指阴在盛极之时可以向其对立面转化。出《素问·阴阳应象大论篇》。常见应用如下。❶用于描述一年四季寒暑阴阳转化，冬寒之极转春暖，《灵枢·论疾诊尺》："四时之变，寒暑之盛，重阴必阳，重阳必阴。”❷用于病机阐释，多指病寒极生热象的情况。《素问·阴阳应象大论篇》：“故重阴必阳，重阳必阴。”



**重龈**　病证名。见《备急千金要方》。指齿龈浮肿如附物垂痈，或龈肿如水疱。

## chou

**抽搐**　病证名。又称瘛疭、搐搦。症见肌肉不由自主地突然迅速抽动。参见“瘛疭”条。

## chu

**初潮**　妇女进入青春期的第一次月经来潮，通常在14岁左右。

**初生不乳**　病证名。指小儿出生后12小时仍不能吮乳。

**初生不啼**　病证名。即新生儿窒息。指小儿出生后不能啼哭或呼吸不利。

**初生大便不通**　病证名。指小儿出生后2天内无粪便排出。

**初生肛门内合**　病证名。指小儿出生后肛门内闭合不通，或有脂膜遮盖，无隙可通。

**初生口噤**　病证名。即新生儿破伤风。指小儿出生后口噤不开，不能吮乳。

**初生目闭**　病证名。指小儿出生后目闭不开。

**初生女婴阴道出血**　病证名。即新生儿假月经。指女婴出生后5~7天，阴道有少量出血，1~3天自行停止，是一种生理现象。

**初生乳核**　病证名。指新生儿乳房胀大或泌乳，是一种生理现象。

**初生肾缩**　病证名。指男婴出生时双侧睾丸上缩于腹。

**初生无皮**　病证名。指小儿出生后上半身或下半身发红糜烂，甚至紫黑，鼻沟、肛门、阴囊等处为甚。

**初生小便不通**　病证名。指小儿出生2天后仍无小便排出。

**除中**　病证名。指危重患者当不能食而骤然能食，是中焦脾胃之气将绝的反常现象。

## chuan

**穿刺法**　通过穿刺的方法以辨别脓的有无、深浅及性质的诊断方法。若脓液不多且位于组织深部时，用按触法辨脓有困难，可直接采用注射器穿刺抽脓方法，这不仅可以用来辨别脓的有无，确定脓肿深度，还可以采集脓液标本，进行脓液培养和药物敏感实验。

**传变**　病位的转移和病情的

变化。

**传导之官** 即大肠。因大肠具有传导糟粕，并排出粪便的功能，故名。

**传化之腑** 人体器官名。指胃、大肠、小肠、三焦、膀胱。此五者泻而不藏，具有消化吸收并转输水谷精微的功能，故称传化之腑。出《素问·五脏别论篇》："夫胃、大肠、小肠、三焦、膀胱，此五者，天气之所生也。其气象天，故泻而不藏，此受五脏浊气，名曰传化之腑，此不能久留，输泻者也。"

**传经** 病邪从外侵入，由表及里，或正气来复，由里出表，由某一经病证转变为另一经病证，称为传经。传经的方式有循经传、越经传和表里传三种。循经传是指由太阳、阳明、少阳，再太阴、少阴、厥阴的顺序，由表入里，由浅入深的传变，但不一定要传遍六经。如果患者的正气充沛，抵抗力强，治疗得当，传经可终止。越经传是指病邪越经而传，如太阳经不传阳明而传少阳。表里传是指互为表里的两经相传，如太阳与少阴，阳明与太阴，少阳与厥阴都是互为表里，故太阳传入少阴即为表里传。

**喘** 病证名。指呼吸困难、短促急迫，甚至张口抬肩，鼻翼扇动，难以平卧。其发病多与肺、肾等脏腑有关，临床有虚实之分。发作急骤，呼吸深长，声高息粗，唯以呼出为快，形体强壮，脉实有力者，为实喘，多为风寒袭肺，或痰热壅肺，痰饮停肺，肺失清肃，肺气上逆，或水气凌心射肺所致。发病缓慢，声低气怯，息短不续，动则喘甚，唯以深吸为快，形体羸弱，脉虚无力者，为虚喘，多为肺气不足，肺肾亏虚，气失摄纳所致。

**喘病** 病名。以呼吸困难，甚至张口抬肩，鼻翼扇动，不能平卧为特征的病证。症状轻重不一，轻者仅表现为呼吸困难，不能平卧；重者稍动则喘息不已，甚则张口抬肩，鼻翼扇动；严重者，喘促持续不解，烦躁不安，面青唇紫，肢冷，汗出如珠，脉浮大无根，发为喘脱。

**喘促** ❶指短气不足以息，动则气促。由肺气耗损，肾不纳气所致。属于虚喘。❷义同喘息。《景岳全书·杂证谟》列有喘促门。

**喘家** 指平素时常发作喘病的人。

**喘满** 指气喘而有胸部满闷的证候。临床上多由痰气壅阻，

C

C

水饮射肺或脾湿酿痰，肾虚失纳所致。

**喘胀** 病证名。以喘促，咳嗽，腹部胀满，肌肤肿胀等为主要表现的疾病。多由脾肺功能失调导致肺失宣降，脾失运化，水湿壅阻，气道不利而使喘、胀并重的疾病。

**串** 见《串雅内编》。走方医把药性下行的药物叫作“串”，串药多泻。例如“牵牛串”治积气成聚，用黑牵牛末为丸，陈皮、生姜煎汤送下。

**串雅内外编** 医书名。共8卷。〔清〕赵学敏编。成书于乾隆二十四年（1759）。本书为中国民间走方医（亦称串医、铃医）医疗经验汇编。为赵氏记录整理著名“铃医”（走方医）宗柏云的学术经验，并为之增删而成。编为《串雅内编》4卷、《串雅外编》4卷。《串雅内编》主要介绍了“顶、串、截”三大治法，以及某些单方。《串雅外编》则分为28门，介绍除害防病、危重病伤的急救，针、灸法治疗痈疽肿毒，及其他简、验、便、廉的外治法等。书中所载治法及单方验方等，需在熟练掌握诊疗技能、保障安全的前提下，辨证采用。

## chuang

**疮家** ❶指被刀剑所伤，失血过多的患者。❷指平素经常有疮、疡、疖、痈的患者。对这种患者，张仲景在《伤寒论》中提出不可以用发汗法，若汗出易引起痉挛。

**疮痨性溃疡** 病证名。疮痨所致的溃疡，疮口多呈凹陷形，或潜行空洞，或漏管，疮面肉色不鲜，脓水清稀，并夹有败絮状物，疮口愈合缓慢或反复溃破，经久难愈。

**疮疡** 病名。古代用以泛指多种外科疾患。后世将外科分为疮疡与杂证两大类。疮疡是体表上的肿疡、溃疡、痈、疽、疔疮、疖肿、流注、流痰及皮肤病等总称。多由毒邪内侵，邪热灼血，以致气血凝滞而成。

**疮疡补法** 疮疡内治法中“消、托、补”三大法则之一。见《集验背疽方》。凡疮疡溃后，毒势已去，正气虚弱，脓水清稀，疮口难敛者，宜用补法。但疮疡溃后，毒邪未尽者，宜托不宜补。

**疮疡托法** 疮疡内治法中“消、托、补”三大法则之一。见《疡医准绳》。又名托里法、托法。是运用补益气血为主、活血解毒为辅的药物，以扶助正气，托毒外出，防止毒邪内陷的方法。具体运用分为两种：托毒透脓法，适用于疮疡中期毒邪盛而正气未虚，尚未溃破者；补托法，适用于正气虚不能托毒外出，以致疮形平塌，根脚散漫，难以破溃，或溃后脓汁稀少，坚肿不消，出现身热、精神不振、面色萎黄、脉数无力等症。

**疮疡消法** 疮疡内治法中“消、托、补”三大法则之一。见《外科精义》。凡疮疡初起尚未成脓，用内服药，促其消散，为疮疡内消法。根据肿疡发生的病因和症状等辨证施治：如表邪明显者以解表为主；热毒炽盛者以清热为主；里实者配以疏利通里；气滞者行气；血瘀者活血消肿；寒邪凝结者以温散为主。详见“外科解表法”“外科清热法”“外科通里法”“外科行气法”“外科和营法”“外科温通法”等条。

## chun

**春脉如弦** 指正常脉象在春季的变化。弦，形容脉势有如弦线弹动，表示脉气流畅而坚挺。春天阳气上升，生发功能较旺，故脉象也表现出弦象。

**春温** 病名。由温热病邪内伏而发，以起病即见里热证候为特征的急性热病，多发生于春季或冬春之交或春夏之际。

**春夏养阳** 见《素问·四气调神大论篇》：“春夏养阳，秋冬养阴。”春夏养阳为中医因时制宜的养生原则之一。指春夏之时，自然界阳气升发，养生者宜顺时而养，须护养体内阳气，使之保持充沛。此时凡有耗损阳气及阻碍阳气畅达的情况皆应避免。

**春弦** 正常脉象在春季的变化。弦，形容脉势有如弦线弹动，表示脉气的流畅且坚挺。春天阳气上升，生发功能较旺，故脉象也表现出弦象。

**春应中规** “规”，古代校正圆形的工具。春应中规，是用圆形来比喻春季脉象应圆滑流畅一些。

**纯阳之体** 指小儿生长发育迅速的生理特点。

**唇** 人体部位名。即口唇，古作“脣”，为七冲门之一。分上唇、下唇，与发音有关，为脾之外候。又名唇口、飞门。

**唇风** 病名。俗称“驴嘴风”。多因胃经素有湿热，外感风邪，风热相搏而起，多发于下唇，主要表现为唇部红肿，疼痛，日久破裂，流水。

**唇焦** 指口唇焦干。多属脾胃实热，或见于“秋燥”，或热病伤津的“内燥”证。



**唇裂** 指口唇干燥皲裂。见于外感燥热之气或热病伤津等。

**唇縻** 即口唇黏膜溃破。

**唇青** 指口唇出现青暗的病色。多因寒中血脉凝滞，不能外荣所致。

**唇四白** 指口唇及周边的白色肌肉。

**唇痿** 指口唇痿废。多由瘀血内停或脾气衰竭，不荣于唇所致。

**唇疹** 指口唇部发生的干性疮疹。

**唇肿** 指口唇肿胀。多见于脾胃积热或食物中毒等。

**唇紫** 指唇色紫暗或紫红。属热，多见于血分热盛或血瘀证。青紫属寒（与紫绀同义），多见于寒邪壅盛、心血瘀阻、缺氧或急性中毒等。

**淳于意** 医家名。（约公元前215—公元前140）西汉医家。姓淳于，名意。临淄（今山东省淄博市）人。曾任齐太仓令，故又称仓公或太仓公。精医道，辨证审脉，治病多验。《史记》中记载了他的25例医案，称为“诊籍”，是中国现存最早的病案资料。

## ci

**刺法** 即针法。出《灵枢经》。

**刺风** 病证名。指风寒蕴滞生热，遍身如针刺者。其重证者曰蛊风。见《圣济总录》:“刺风者，以气血为风寒所侵，不得宣利，则蕴滞而生热，寒热相搏于皮肤之间，淫跃不能发泄，故遍身如针刺也。其痛甚若刀划者，谓之蛊风，与刺风相似，不可不辨也。”

**刺家** 指针刺医生。出《素问》。

**刺禁** 针刺的禁忌。包括禁刺部位和禁刺时机。是历代医家在针刺治疗中所积累的经验教训。如惊恐、恼怒、劳累、过饱、饥饿、大渴、房事、醉酒、长途跋涉、情绪未定等各种情况，均不宜立即针刺。此外某些重要内脏、器官或组织附近的穴位，及某种特殊情况下（如妊娠）的个别穴位，亦不宜针刺。

**刺痛** 疼痛如针刺之状或刀割样，是瘀血致痛的特点。常表现为疼痛部位比较固定，夜间尤甚。

## cong

**从化** 病证的性质随体质特性变化，如从阳化热、从阴化寒等。

**从外测内** 即根据“有诸内，必形诸外”的道理，从反映于外表的各种症状或体征，测知人体内部发生的病变。

**从阳化热** 指病邪入里，因阳盛体质而转化为热性病变。

**从阴化寒** 指病邪入里，因阴盛体质而转化为寒性病变。

**从治** 又称反治法。为中医正治、反治内容之一。指顺从疾病的证象而治的法则。有的疾病在发展过程中，其现象与本质不一致，出现一些假象，需细心观察分析，透过现象抓住本质而治之。一般多为病情发展比较复杂，病势危重，出现假象症状时才可运用。究其实质，用药虽然是顺从病证的假象，却是逆反病证的本质，故仍然是在治病求本思想指导下针对疾病的本质进行的治疗。其具体应用有热因热用、寒因寒用、塞因塞用、通因通用等。

## cou

**腠理** 皮肤、肌肉、脏腑的纹理及皮肤、肌肉间隙交接处的组织，具有渗泄体液，流通气血，抵御外邪等功能。

## cu

**卒病** ❶指突然发生的急重疾病。❷指新病。与旧病相对而言。见《金匮要略》：“夫病痼疾，加以卒病，当先治其卒病，后乃治其痼疾也。”

**卒喘** 病证名。指卒然发作的气喘，由暴感风邪，或情志过极，或伤食伤饮，气逆上壅所致。见《诸病源候论》，称卒上气。见《杂病源流犀烛》，称忽作喘。

**卒发** 急暴发生的发病类型。

**卒腹痛** 病证名。指因腹中脏腑失和，气机不畅，血脉受阻，小络绌急而引起腹部突然疼痛的常见急症。表现为腹部突然剧烈疼痛，难以忍受，时作时止，或痛无休止。多伴恶心呕吐、腹泻或便秘、腹胀、恶寒发热等。

**卒聋** 指卒然听力下降，甚至听力丧失的病证。

**卒死** 因宗气外泄，脏真外现，真气耗散，或邪气郁闭，升降阻隔，气血不周流，阴阳不交、偏竭，造成不病或病情小愈之人于六小时内不明原因的突然死亡。以突然发生意识丧失，寸口、人迎、趺阳脉搏动消失，呼吸暂停，全身青紫，瞳孔散大，四肢厥冷等为主要表现。

**卒忤** 病名。指忤犯浊恶之气，导致心腹暴痛，闷乱如死之证，即中恶。

**卒心痛** 病证名。指心脉痹阻而引起的一种常见的心脏急症。表现为膻中（胸骨后）突发憋闷或绞痛，可窜至左肩、前臂。重者可见持续疼痛，或见晕厥、面色苍白、大汗、手足冷等症状。

**卒魇死** 指在睡梦中突然死去。系五绝之一。

**卒喑** 指突然失音，即暴喑。指音声不出，卒然而发作者。暴病多属实证，多由风寒、风热之邪犯肺所致。因于风寒者，宜温散寒邪；因于风热者，宜辛凉宣散。

**卒中** ❶指卒然如死而气不绝者。症见卒然不省人事，全如死尸，但气不绝，脉动如故，或脉无伦序，或乍大乍小，或微细不绝，而心胸温暖。❷即中风。又名卒中风。

## cuan

**窜痛** 疼痛部位走窜不定，或攻冲作痛的症状。胸、胁、脘、腹等处的窜痛，多因气滞所致。

## cui

**焠刺** 古针刺法。九刺之一。即将针置火上烧红，刺入穴位后迅即拔去的针刺方法。通常用以治疗顽痹、瘰疬等证。《灵枢·官针》:“焠刺者，刺燔针则取痹也。”

**焠脐风** 灸法名。指用灯心草燃灼相关部位以治疗脐风的一种灸法。与打灯火相类。具有息风镇痉之功。《厘正按摩要术》:“（脐风初发）即用灯火于囟门、眉心、人中、承浆、两手大指少商等处各一燋；脐旁四围六燋；脐带未落，于带口一燋；如既落，则于落处一燋，共十三燋。”

## cun

**寸关尺** “寸口”脉分成三部的名称。桡骨茎突处为关，关之前（腕端）为寸，关之后（肘端）为尺。寸、关、尺三部的脉动，分别称为“寸脉”“关脉”“尺脉”。关于三部脉候脏腑的问题，历代论说颇多，但基本是一致的。以临床常用的划分方法为代表：左手寸脉候心，关脉候肝，尺脉候肾；右手寸脉候肺，关脉候脾胃，尺脉候命门。总的来说是“上寸脉以候上（躯体上部），下尺脉以候下（躯体下部）”

的原则。此外，还要结合浮、中、沉等不同的切按方法，从各个方面进行比较，以求得正确的脉象，进而与四诊结合分析，才能得出比较正确的诊断。既不能单凭脉诊，也不能机械看待三部候脏腑的方法。

**寸口** 人体部位名。指两手桡骨头内侧桡动脉的诊脉部位。又称“气口”或“脉口”。按脏腑经络学说的观点，寸口属于手太阴肺经，肺主气而朝百脉，肺的经脉起于中焦脾胃，脾胃为脏腑气血营养的来源。所以全身脏腑经脉气血的情况，可从寸口脉上体现出来。

**寸口诊法** 切按桡骨茎突内侧一段桡动脉的搏动，根据其脉动形象，以推测人体生理、病理状态的一种诊察方法。

## cuo

**撮口** 病证名。脐风三大证之一。又名撮风、唇紧。指小儿口唇肌肉痉挛，口唇收缩成状如鱼口之圆形的表现。常有舌强唇青，痰涎满口，气促，啼声不出，身热面黄等症。参见“脐风”条。

**错语** 病证名。指神识清楚而语言时有错乱，说后自知言错。证有虚实之分，虚证多因心气不足，神失所养，多见于久病体虚或老年脏气衰微之人，实证多为痰浊、瘀血、气郁等阻碍心神所致。

# D



## da

**大便秘结** 简称便秘，亦称大便难、大便不通、大便秘涩。指大便排出困难或三四天以上不大便者。见《丹溪心法附余》。有正虚与邪实之分，须注意外感与内伤之别。便秘有阳结、阴结、实秘、虚秘、气秘、风秘、痰秘、冷秘、热秘、三焦秘、幽门秘（幽门不通）、直肠结、脾约之分。

**大产** 产科学术语。即足月分娩，又名正产、真产。

**大肠** 人体器官名。六腑之一，位于腹中，其上口通过阑门与小肠相接，其下端出口为肛门。其主要功能是接纳传导经小肠消化吸收后的食物糟粕与水液，并吸收其中的水津，经过燥化，形成粪便，经肛门排出体外。

**大肠寒结** 阴寒之气凝结大肠，传导无力，滞涩不利的病理变化。主要症状有腹部隐痛、大便秘结、口淡、舌白少苔、脉沉弦。多见于寒性便秘。

**大肠经** 十二经脉之一，手阳明大肠经的简称。

**大肠热** 外感热邪或肺移热于大肠所致，症见口燥唇焦，腹满疼痛，大便硬结或便溏腐臭，肛门肿痛，便血或痔疮出血，小便短赤，舌苔黄干，脉数有力。

**大肠热结** 大肠热邪炽盛，腑气不通，燥屎内结的病理变化。

**大肠湿热** 湿热蕴结大肠，阻滞气机，损伤肠络，传导失常而见里急后重，便脓血等症。

**大肠湿热证** 病证名。指湿热壅阻肠道气机，大肠传导失常，以腹痛、泄泻及湿热症状为主要表现的证。又称肠道湿热证。

**大肠手阳明之脉** 十二正经之一。手阳明大肠经的原名。见《灵枢经》。对该经脉的循行也有具体描述：“大肠手阳明之脉，起于大指次指之端，循指上廉，出合谷两骨之间，上入两筋之中，循臂上廉，入肘外廉，上臑外前廉，上肩，出髃骨之前廉，上出于柱骨之会上，下入缺盆，络肺，下膈属大肠。其支者，从缺盆上颈，贯颊，入下齿中，还出挟口，交人中，左之右，右之左，上挟鼻孔。”

**大肠虚寒** 阳气虚衰，温煦失职，大肠功能减退，虚寒内生，传化功能失常的病理变化。多与脾肾虚寒有关。主要症状有下利稀薄、食少、四肢冷、腰酸、怕冷、苔白、脉沉细等。多见于慢性肠炎、慢性痢疾等。

**大肠液亏** 大肠津液不足，肠失濡润，大便燥结的病理变化。常与阴血不足或热病伤津有关。症见便秘或排便困难，兼见消瘦、皮肤干燥、咽干、舌红苔少、脉细等。可见于老年性便秘或习惯性便秘，治宜润肠通便。

**大方** 方剂分类名。七方之一。指方剂之大者。药味多、用量大，治疗邪胜病重的方剂。参见“七方”条。

**大方脉** 古代医学分科名。我国古代官方卫生机构医学分科的一种。专门治疗成人疾病。参见“十三科”条。

**大风** ❶指强盛的风邪。见《素问·生气通天论篇》：“清静则肉腠闭拒，虽有大风苛毒，弗之能害。”❷指血虚生风。见《灵枢·刺节真邪》：“大风在身，血脉偏虚。”❸即疠风。见《素问·长刺节论篇》：“骨节重，须眉堕，名曰大风。”

**大腹** 人体部位名。指腹的上部，位于胸部与脐之间的部分。

**大腹水肿** 水肿病症见腹大而四肢小者。

**大腹痛** 指脐以上腹部疼痛。

**大谷** 人体部位名。指肌肉间呈现大的凹陷处。

**大骨** 泛指全身长、大骨，支持躯干和四肢的主要骨骼，如股骨、肱骨、髋骨等。

**大骨枯槁** 大骨，指支持躯干和四肢的主要骨骼；枯槁，即枯萎或干竭。描述某些慢性消耗性疾病晚期因极度消瘦，而肌肉瘦削，全身骨骼关节显露，又因气血亏损，骨髓不充，骨骼有如枯萎不能支撑躯体，类似恶病质的情况。

**大䐃** 人体结构名。泛指大块的肌肉。

**大汗出** 症状名。泛指大量出汗之意。或见于外感病发汗之后，汗出表解而渐愈者。或热迫津液外泄，大汗出而里热转甚者。

**大瘕泄** 古病名。出《难经》。症见大便频数难下，里急后重，或有阴茎中痛。后世有不同解释。❶指痢疾。❷指肾泄。❸指热泄。

**大节** 人体结构名。❶指人体的大关节。❷指手指与足趾的第一节关节。

D

D

**大筋** 人体结构名。指较粗大的肌腱或韧带。

**大聚** 聚病之较重者。多由正虚邪实，缠绵不愈所致。见《灵枢·五变》："人之善病肠中积聚者……皮肤薄而不泽，肉不坚而淖泽，如此则肠胃恶，恶则邪气留止，积聚乃伤，脾胃之间，寒温不次，邪气稍至，蓄积留止，大聚乃起。"

**大孔痛** 症状名。大孔指肛门，大孔痛即肛门疼痛。

**大衄** ❶指口、耳、鼻皆出血。❷指九窍同时出血。

**大气** ❶指宇宙间的空气。❷指胸中的呼吸之气。❸指大经之气。见《素问·离合真邪论篇》："令神气存，大气留止，故命曰补。"❹指邪气。见《灵枢·病传》："大气入脏，腹痛下淫，可以致死，不可以致生。"

**大肉** 人体部位名。指腿、臂、臀部等较肥厚的肌肉。

**大肉陷下** 病证名。指肩、臂、股、胫等处骨节显露，肌肉瘦削如脱之症。出《素问·玉机真脏论篇》。见于慢性消耗性疾病后期及恶病质患者。

**大实有羸状** 即真实假虚之证。指实邪结聚的病证，出现类似虚弱的假象。如腹中癥积，按之则痛，面色红，气粗，脉来有力的实证，严重时反见默默不欲语，肢体不欲动，或头目昏花，或泄泻不实等羸弱症状。

**大头瘟** 病名。感受风热时毒所致的以头面焮赤肿痛为特征的急性外感热病，多发于冬春两季。发病较急，初期见憎寒壮热，头面或咽喉红肿热痛，有一定传染性和流行性。

**大小肠交** 指产后阴道直肠漏。见《妇人大全良方》："产妇小便（指阴道）出粪，名大小肠交。"

**大邪** ❶指邪气亢盛。见《灵枢·刺节真邪》："凡刺大邪，日以小，泄夺其有余，乃益虚。"❷指风邪。风为阳邪，其性轻扬、漫散。见《金匮要略》："大邪中表，小邪中里。"

**大医** 对道德品质高尚、医疗技术高超医生的尊称。

**大义** 宋代太医局考试医生的制度之一。用以考察其对人体解剖、脏腑之源等理论的掌握情况，即今之解剖、生理学考试。

**大指** ❶指拇指。❷指足大趾。

## dai

**呆小病** 病名。以小儿生长

发育迟缓，身材矮小，特殊外貌，智力低下为主要表现的疾病。

**代授法** 每日至少一次用代乳品完全代替母乳喂养婴儿的方式。

**带脉** 起于季胁，斜向下行至带脉穴、五枢穴、维道穴，横行腰腹，绕身一周。

**带下** ❶病证名。泛指妇科病证。❷指妇女阴道流出一种黏性液体，连绵不断，其状如带，故名。

**带下病** ❶病名。以带下量明显增多或减少，色、质、气味发生异常，或伴全身、局部症状为常见症疾病的统称。❷泛指妇科疾病，由于这些疾病都发生在带脉之下，故统称为带下病。

**带下史** 妇女带下的相关情况，包括带下量，带下颜色，带下性质，带下气味以及伴随全身及局部的症状。

**带下无子** 不孕证型之一。指由于妇女患有带下疾患，导致不孕。

**带下医** 古代专科医生名。因妇女多“带下”病，故带下医是古代对专门治疗妇产科疾病医生的称谓。

**袋脓** 肿疡溃后疮口较小或切口不当，致使空腔较大，如口袋之形，脓液不易排出而蓄积袋底的表现。

## dan

**丹毒** 病名。以皮肤突然发红成片，色如涂丹为主要表现的急性感染性疾病。相当于淋巴管炎。以患处皮肤红如涂丹，热如火灼故名。发无定处者名赤游丹，在头部者名抱头火丹，在小腿者名流火。发于上者多为风热化火，发于下者多为湿热化火，亦有外伤感染所致。初起患部鲜红一片，边缘清楚，灼热，痒痛间作，迅速蔓延扩大，伴见发热恶寒，头痛，口渴，甚者可见壮热烦躁、神昏谵语、恶心呕吐等毒邪内攻之症状。

**丹溪心法** 医书名。共5卷（一作3卷）。〔元〕朱震亨著述，朱氏门人整理纂辑成书。初刊于明景泰年间（1450—1457）。明初刻本增附了后世医家著述内容，后经程充删订校正，复刊于1481年，亦即当前的流通本。卷首有医论6篇，全书分列以内科杂病为主的各科病证100篇。每一病证，先引朱氏原论，次记其学生戴元礼有关辨证的论述，并介绍治疗方剂，其中各病证的附录部分对病名的解释和疾病的病因、证治等方面，均有扼要的分析。全书比较集中、全面地反映了朱氏“阳常有余，阴常不足”的学说以及朱震亨对气、血、痰、郁诸病治疗的见解和丰富的经验。



**单按** 也称单诊，是用一个手指诊察一部脉象的方法。主要是用于分别了解寸、关、尺各部脉象的位、次、形、势等变化特征。

**单腹胀大** 腹部膨隆胀满而躯体四肢皆消瘦的表现。

**胆** 人体器官名。六腑之一，又属奇恒之腑。胆位于右胁，居肝之短叶间。其主要生理功能是贮存、排泄胆汁，主决断。

**胆风毒气** 因风毒之气入胆导致昏困多睡之证。见《圣济总录》：“治胆风毒气，虚实不调，昏困多睡，酸枣仁汤方。”

**胆火** 胆火偏盛所出现的证候。症见眩晕、目黄、口苦、坐卧不宁等。

**胆火不得卧** 指肝胆湿热郁火所致的不寐。

**胆经** 足少阳胆经之简称。

**胆经郁热** 因情志致胆经气郁化热，或邪居少阳，热郁胆经的病理变化。

**胆咳** ❶咳而呕胆汁者。见《素问·咳论篇》：“肝咳不已，则胆受之，胆咳之状，咳呕胆汁。”❷咳而引头痛口苦者。十咳之一。见《诸病源候论》：“九曰胆咳，咳而引头痛、口苦是也。”

**胆气不足** 又称胆虚、胆虚气怯。病后胆气虚弱，脏腑功能失调所致。症见虚烦不眠、口苦、常叹息、易惊恐、多疑虑、呕逆等。

**胆怯** ❶指胆小，缺少勇气。❷病证名。因胆虚所致心中畏惧、不敢见人之证。

**胆热** 指胆的热证。胆属少阳经脉，与肝互相表里。故胆的热证、实证，常与肝有联系。临床表现见胸胁烦闷、口苦、咽干、呕吐苦水、头晕眼花、耳聋、往来寒热、黄疸、鼻流浊涕等。

**胆石** 病证名。由于饮食不节、情志不调、外邪侵袭、虫积以及地理水土等因素引起肝胆疏泄失职、胆汁郁积于胆道，气机升降失司，以饱餐后或激烈运动后，突然发生右上腹部剧烈疼痛，并可向右肩胛或肩部放射为主要表现的结石病。可伴有恶心、呕吐、发热等症状，平素为灼热、嗳气、吞酸、腹胀，中上腹或右上腹有饱胀感，食油腻食物后症状加重。

**胆实** 指胆气不畅出现的实

证。主要症状有胸脘满闷、胁下胀痛、口苦而干、头额两侧以及目锐眦疼痛等。

**胆虚不得眠** 指胆虚受邪，神气不宁所致的失眠。

**胆虚气怯** 胆气虚弱，决断力差，易惊多虑，心神不宁的病理变化。

**胆郁痰扰** 胆郁失疏，痰浊内扰，上扰心神、清窍等病理变化。

**胆郁痰扰证** 病证名。指痰热内扰，胆气不宁，以胆怯易惊、心烦失眠及痰热症状为主要表现的病证。

**胆胀** 病证名。由胆腑受寒邪所致，以反复发作右上腹疼痛、痞胀为主要表现的病证。常伴见口苦、善太息等症。

**胆主决断** 指胆具有决断功能。胆气充实，则行事果断，脏腑气血功能发挥正常。

**但寒不热** 患者只感到寒冷而不发热的症状，是里寒证的特征。

**但热不寒** 患者只觉发热，而无怕冷的症状。多因阳盛或阴虚所致，是里热证的特征。

## dao

**盗汗** 睡时汗出，醒则汗止的症状。常兼见潮热，舌红少苔，脉细数等症状，多见于阴虚证。又称寝汗。

## de

**得神** 又称“有神”。其临床表现为神志清楚，语言清晰，目光明亮，精彩内含，面色红润，表情自然，肌肉不削，体态自如，动作灵活，反应灵敏，呼吸均匀。得神说明精气充盛，体健神旺，是健康的表现。若病而有神，则表明脏腑功能不衰，正气未伤，病多轻浅，预后良好。

## deng

**灯笼病** 病证名。因瘀血久郁，致内热外凉，以身外凉、心里热为主要表现的病证。

## di

**地图舌** 舌苔呈不规则的部分剥脱，暴露出舌质的颜色，舌面上有苔处与无苔处的界限清晰，形似地图的舌象。

## dian

**癫狂** 病证名。是临床常见的一组精神失常的疾病。癫证以精神抑郁，表情淡漠，沉默呆钝，语无伦次，静而少动为特征；狂证以精神亢奋，狂躁刚暴，喧扰不宁，毁物打骂，动而多怒为特征。二者在临床上可相互转化，不能截然分开，故以癫狂并称。

D

**癫证** 病证名。精神失常疾病的一种，以精神抑郁、表情淡漠、沉默痴呆、语无伦次、静而多喜为特征。

**点压法** 通过小圆钝物点压的方法以辨别脓的有无、脓肿部位深浅的诊断方法。

**垫棉法** 用棉花或纱布折叠成块以衬垫疮部的局部加压辅助疗法。

## ding

**丁甘仁**（1866—1926）近代医学家。名泽周，字甘仁。江苏武进孟河（今江苏省常州市）人。近代中医教育创始人之一。1917年创办上海中医专门学校，两年后又创办女子中医专门学校，培养中医人才，成绩卓著。最早主张伤寒、温病学说统一，在临床打破常规，经方、时方并用治疗急症热病，开中医学术界伤寒、温病统一论之先河。著有《喉痧症治概要》《脉学辑要》《药性辑要》《丁甘仁医案》《门人汇辑》等。在培养中医人才、发展中医事业方面有所贡献。

**疔疮** 病名。好发于颜面、四肢，以形小根深，坚硬如钉，肿痛灼热，易于走黄，损筋伤骨为主要表现的疮疡。多因饮食不节，外感风邪火毒及四时不正之气而发。发病较急，变化迅速，初起如粟，坚硬根深，继则渐红发热，肿势渐增，疼痛剧烈，待脓溃疔根出，则肿消痛止而愈。治宜清热解毒。疔疮由于失治、过早切开排脓、挤压等，可造成疔疮走黄。

**疔疮缓候** 指疔肿临床症状趋于平稳之证候。

**疔疮急候** 指疔肿出现急而险恶之证候。

**疔疮走黄** 指疔疮火毒炽盛，早期失治，毒势未能及时控制，走散入营，内攻脏腑而引起的一种全身危急疾病。又名癀走。多由热毒炽盛或早期失治，或挤压碰伤，或过早切开，邪毒扩散所致。主要表现为疮顶黑陷、无脓、肿势散漫、迅速向四周扩散，伴有寒战高热、头昏痛、烦躁、胸腹胀闷、四肢无力、舌红绛、苔黄糙、脉洪数或弦滑数，或伴有恶心呕吐、舌硬口干、便秘、腹泻。重证可有神昏谵语、痉厥等症状。皮肤常见瘀点或瘀斑，或全身发黄，也可因脓毒流注而有“附骨疽”“肺痈”等并发症，类似于败血症。

**疔疽** 病名。指鼻下及两腮焮肿生疮，因其症似疔，如无头疽，故名。

**疔苗** 指疔疮走黄之先兆证候。

**定三关** 通常医生选用左手或右手的食指、中指与无名指进行诊脉。医生下指时，先以中指按在掌后高骨内侧动脉处，称为中指定关，然后用食指按在关前（腕侧）定寸，用无名指按在关后（肘侧）定尺。小儿寸口部位甚短，一般多用“一指（拇指或食指）定关法”，而不必细分寸、关、尺三部。

## dong

**冬瓜串** 病名。生于上臂的多发性痈。

**冬石** 正常脉象在冬季的变化。“石”，为沉重之意。冬寒时，阳气潜藏，皮肤紧束，故脉象相应沉紧一些，以重指力切按，则脉体应指较有力。

**冬温** 病名。新感温病之一，特指冬季感受非时之暖而发生的外感热性病。

**冬应中权** 见《素问·脉要精微论篇》:“夏应中矩，秋应中衡，冬应中权。”“权”，为古代计重的器具。冬应中权，是指冬季的脉象如权具之下垂，相应地沉伏一些。

**冻疮** 病名。指因寒冷所致的肌肤冻伤。又名冻风。因严寒伤及皮肉，气血凝滞而成。多发于手足、耳廓等处。患处因寒冷受冻，肌肤先呈苍白色，渐呈紫红斑状，灼痛、瘙痒或麻木，甚则溃烂成疮。本病重在预防，须注意防寒保暖及适当活动。

**冻耳** 指冬天时耳之冻疮。

## dou

**窦道** 深部组织通向体表，只有外口而无内口，不与体内空腔脏器相通的病理性盲管。

## du

**督脉** 起于胞中，下出会阴，沿脊柱里边直向上行，至项后风府穴处进入颅内，络脑，并由项沿头部正中线，上行巅顶，沿前额正中，鼻柱正中，至上唇系带处。

**毒** ❶指外界致病的邪气。❷指毒物。❸指药物的偏性，或峻厉猛烈之性，亦指代药物。❹用峻猛的药物治疗。

**毒虫所伤** 泛指有毒昆虫、蠕虫叮咬所致之伤口。症见患处因虫咬伤而出现红肿痒痛，严重者常伴有恶寒发热，局部肿痛难忍，甚则面目肿胀。

**毒根** 痈疽疮疡面之恶肉经治难消者，患者疮口有恶肉突起者，名曰毒根。



**毒痢** 病证名。指因热毒所致的痢疾。

**毒聋** 指因脓毒瘀血壅塞耳窍而耳聋者。

**毒气** ❶指瘴疠之气。❷指灾气。❸指毒力。❹佛教语。指贪、瞋、痴三毒之习气。

**毒气攻心** 指疔毒、痈疽之走黄、内陷而导致神昏痉厥。多因疮毒邪盛正虚，或患疮疡后失于调治，致使毒邪内攻，扰及心营所致。症见心中烦乱、寒热、神昏，或恶心欲呕，严重者口噤抽搐而痉者等。相当于西医学的败血症或脓毒血症。

**毒蕈中毒** 病名。误食有毒蕈类而导致的中毒病证。其临床表现因毒蕈所含成分及其毒性作用而异。多见恶心、呕吐、腹痛、泄泻、幻听、幻视，甚至昏迷、死亡。

**独骨疮** 病名。指生于下颌部的湿疮。多见于小儿，由于口津下流，浸渍日久，患处湿烂，浸淫成疮。

**独取寸口** 即独取寸口脉，指单独切按桡骨茎突内侧一段桡动脉的搏动。根据其脉动形象，以推测人体生理、病理状况的一种诊察方法。

**独肾** 指小儿出生后一侧睾丸未降入阴囊，为单侧隐睾。绝大多数可在1周岁以内自然下降，如至两岁以上则较少能自然下降，但一般不影响日后的发育及生育功能。

**独语** 病证名。指自言自语，喃喃不休，见人语止，首尾不续。多因心气不足，神失所养，或气郁痰阻，蒙蔽心神所致，属阴证。

## duan

**短虫** 指蛲虫。

**短骨** 泛指体内细小的骨骼，如腕骨、跗骨等。

**短脉** 脉象名。指脉象首尾俱短，不能满于寸口，应指在关部较明显，而寸、尺部均有不足之感，一般主气病。有力主气郁，无力主气损。

**短期** 指死期将近。

**短气** 病证名。指呼吸气急短促，气短不足以息，数而不相接续，似喘而不抬肩，喉中无痰鸣音。短气有虚实之别。虚证短气，兼有形瘦神疲，声低息微等，多因体质虚弱或元气亏损所致；实证短气，常兼有呼吸声粗，或胸部窒闷，或胸腹胀满等，多因痰饮、胃肠积滞、气滞或瘀阻所致。

**短气不足以息** 指呼吸短促、上气微喘。

**短气嗽** 指短气与咳嗽并作，由肺肾不足，感邪而致咳逆。

**短缩舌** 舌体卷短、紧缩，不能伸长，甚者伸舌难以抵齿。

## dun

**顿咳** 病证名。又名“顿嗽”“顿呛”“鹭鸶咳”“天哮呛”“疫咳”。临床以阵发性痉挛性咳嗽，咳嗽伴有特殊的鸡鸣样吸气性吼声为特征的时行疾病。

## duo

**多寐** 病证名。以不分昼夜，时时欲睡，呼之能醒，醒后复睡，精神困顿萎靡，不能自主，甚至不分地点、场合，卧倒便睡的病证。

**多忘** 又名善忘、健忘。多因心血虚损而见健忘，老年肾虚者多见。详见“健忘”条。

**堕胎** 以妊娠12周内，胚胎自然殒堕为主要表现的疾病。

E

E

## e

**鹅口疮** 病名。又名“雪口”“鹅口”“鹅口白疮”“鹅口疳”。临床以口腔黏膜、舌上散在或满布白屑，状如鹅口为特征的口腔疾患。

**额疔** 病名。指长于额部的疔。又名额骨疔、赤面疔。多因胃经有热，化热上炎所致。初起如粟米，色黄，次如赤豆，顶凹坚硬，按似疔头，麻木、瘙痒、疼痛。治宜清热解毒，方用蟾酥丸、黄连消毒饮之类。

**呃逆** 病证名。指从咽喉发出的一种不由自主的冲击声，呃呃作响，声短而频，不能自制的症状。呃逆俗称“打呃”，唐代以前称“哕”，是胃气上逆的表现。临床上根据呃声高低强弱、间歇时间的长短不同，来判断病证的虚实寒热性质。

**恶露** 妇女产后，由阴道排出的瘀血、黏液。

**恶露不净** 病证名。以产后恶露持续3周以上，仍淋漓不净为主要表现的疾病。

**恶露不下** 指胎儿娩出后，子宫内遗留的浊液败血没有排出或排出很少，主要是因为气滞或血瘀所致。属气滞者兼见小腹胀甚而痛，胸胁胀满，脉弦；属血瘀者，兼见小腹疼痛拒按，痛处可摸到硬块，脉多沉涩。

**恶色** 凡五色晦暗枯槁者为恶色，亦称“气不至”。恶色说明脏腑精气已衰，胃气不能上荣于面，多见于久病、重病，其病难治，预后不良。

**恶阻** 又名子病、阻病、病儿、病阻、病隔、选饭、恶字、恶子、恶食、妊娠呕吐等。指妊娠早期出现恶心呕吐，头晕倦怠，择食甚至食入即吐者。

**频** ❶鼻梁。❷专指两目内眦间的鼻梁部分。

## er

**儿发成穗** 指小儿发枯色萎且胶结成穗状，为疳积证候之一。

**儿发干枯** 指小儿头发干枯而不光泽。常见于小儿慢性消耗性疾病，亦有气血不足所致者。发乃血之余，气血不荣于发，故发干枯。

**儿发疏薄** 指小儿头发稀疏，多因气血不足所致。

**儿门** 人体部位名。指女性产子的门户，即妇女阴道外口。

**儿捧母心** 亦名捧心生。相当于臂位分娩，胎儿两臂上举，属难产的一种。古人观察到儿臂上举，误以为儿捧母心以致难产，故名。

**儿脐血出** 又名血脐。指断脐后，脐部有血渗出，经久不止。多因患儿脐带粗大，干缩后，所系的结松脱而出血，一般在出生后第一个星期，脐带脱落前后出现。如出血无其他症状者，重新结扎脐带。或因胎热内盛，迫血妄行所致，治宜凉血止血。

**儿泣** 又名乳泣。指妊娠未产而乳汁先下者。见《邯郸遗稿》。

**儿童多动综合征** 病名。即注意缺陷多动障碍，是一种较常见的儿童行为障碍性疾病。临床以活动过多，注意力不集中，冲动任性，自我控制能力差，情绪不稳，动作不协调，伴有不同程度的学习困难，但智力正常或基本正常为主要特征。

**儿衣** 见《外台秘要》，即胞衣。

**儿晕** 即子痫。详见“子痫”条。

**儿枕** ❶指妊娠晚期，胞中余血成块有如儿枕，故名。❷病证名。见《医学入门》，即儿枕痛。

**儿枕痛** 病证名。又名儿枕块、儿枕不安、块痛、产枕痛、血枕痛、血块痛、血母块、产后儿枕腹痛、产后腹中块痛等。多因产后恶露未尽，或风寒乘虚侵袭胞脉，瘀血内停所致。恶露未尽者，症见小腹硬痛拒按，或可摸到硬块，兼见恶露不下或不畅，治宜活血祛瘀；风寒侵袭者，症见小腹冷痛，得热痛减，兼见面色青白，四肢不温，恶露涩滞不下，治宜温经散寒祛瘀。

**耳** 人体器官名。位于头部两侧对称的听觉器官，为肾之外窍。耳的功能靠精、髓、气、血的充养，尤其与肾关系密切。肾气充足，则听觉灵敏。耳的疾患多与肾有关，也和心、肝、脾等脏有关。手太阳小肠经、足太阳膀胱经、手少阳三焦经、足少阳胆经、足阳明胃经等经脉均循行于耳。通过经络联系，全身脏器及肢体的生理、病理状态均可在耳部反映出来，故耳廓有全身脏器及肢体相对应的反应点，即耳穴，通过耳穴也可以诊治多种疾病。

**耳闭** 耳目症状的一种。指耳内胀闷，且有堵塞感，听力减退的症状，可由耳胀日久而致。



**耳薄** 指耳廓脆弱薄软。

**耳卒聋** 病名。指听力卒然下降，甚至听力丧失的病证。

**耳疔** 病名。指生于外耳之疔。因其色黑，又名黑疔。多由肝胆经火毒上炎所致。若生于耳孔内，色黑根深，形如椒目，痛如锥刺，痛引脑腮，破流血水。治宜泻火解毒，凉血止痛。

**耳发疽** 指疽生于耳轮的病证。

**耳根** 人体部位名。指耳后连头部处。相当于今解剖学之乳突部。

**耳垢** 耳分泌物名称。指外耳道耵聍腺分泌出的液体干结后的物质，俗名耳屎，也即耵聍。

**耳骨** 指鼓室内之小骨。与耳膜相连，传递声音，为槌骨、砧骨、镫骨之总称。

**耳后高骨** 推拿穴位名。又名耳背高突，在耳后颞骨乳突后缘微下处凹陷中。用揉按法，可治惊风抽搐、烦躁不安、外感头痛等症。

**耳后疽** 指生于耳后褶缝间之疽。

**耳坚** 指耳廓坚挺厚实。

**耳廓** 外耳道以外的整个耳壳。

**耳聋** 病证名。听力明显减退，甚至听觉完全丧失，称为耳聋。耳聋可为单侧或双侧。耳聋有虚证和实证之分。虚证耳聋，发病较缓慢，初起可先有听力减退，称为“重听”，其病因多为“下元亏损”，肾精不足；实证耳聋，发病骤然，称为“暴聋”，多因外伤、外感风火，或内火上炎所致。

**耳轮** 指耳廓边缘部分。

**耳脉** 早期经脉名。即手少阳三焦经。

**耳鸣** 患者自觉耳内鸣响的症状，如闻潮水，或如蝉鸣。耳鸣可为单侧或双侧，或持续，或时发时止。耳鸣可分为虚实两种类型。虚证多由于肾阴亏损，“虚火上炎”，常伴有头晕、目眩、腰痛等症状，诊脉多细弱；如因暴怒伤肝，致肝、胆之火上逆，则耳中暴鸣如钟鼓之声，属于实证。

**耳妄闻** 病证名。由肝火妄动，痰迷心窍所致，耳中时有幻听。即今之幻听症。治宜清肝热、泻心火。

**耳穴** 指耳廓上能反应机体

生理功能和病理变化的特定部位，是诊断和治疗疾病的特定点。根据其反应特性和检测方法的不同，可将其称为敏感点、反射点、阳性点、压痛点、低电阻点、良导点、着色点、治疗点等。

**耳穴诊断** 指根据患者耳穴中各种阳性反应点的不同表现，以不同的方法对各种病证进行诊察的一种诊断方法。当机体某一部位发生疾病时，在耳廓相应部位上会出现各种不同的阳性反应，如相关部位的耳穴电阻值下降、痛阈值下降、耳穴染色、变形、脱屑、丘疹、血管充盈等，根据这些反应点在耳廓的部位，反过来可以帮助诊断某脏腑、器官、组织的病变。常见的耳穴诊断法有视诊法、压痛法、压痕法、触诊法、电测法、染色法、电脑耳穴诊病法、耳穴综合诊断等方法。耳穴诊断安全可靠，无痛苦、无伤害，可以作为百余种病证的辅助诊断方法。在疾病的定位诊断上可为临床提供一定的参考依据，但在定性诊断方面尚有不足，最后的诊断还应结合各种临床检验综合分析确定。

**耳胀** 耳目症状的一种。指自觉耳内胀闷不适的症状。耳胀反复发作，迁延日久，多成耳闭。

**耳胀痛** 指以耳内作胀，兼有疼痛为特征的耳病。本病起病较急，常兼有耳鸣，妨碍听觉。

**耳痔** 凡外耳道内长出小肿块者，统称“耳痔”。多由于肝、肾、胃三经积火酿成，患耳有胀塞、听力减退、耳鸣作痒等感觉。依肿块形状不同，又有不同的名称。其中如樱桃或桑椹的，称为“耳痔”，状如枣核的称为“耳挺”，头大蒂小如蘑菇的称为“耳蕈”。

# F

## fa

**发** ❶人体部位名。指头发。又名血余。为肾之外华。发的生长状态，是肾气盛衰的反映。❷病证名。泛指面积较大，病情较重之体表痈疽。因其发病部位、病因及病情不同而名称各异。如乳发、足背发、环项发等。

**发背** 病名。有头疽的一种。有头疽发于脊背部正中者称为发背，又名背疽。属督脉与足太阳膀胱经，系火毒内蕴所致。分阴证和阳证两类，阳证又名“发背痈”或“背痈”；阴证又名“发背疽”。阳证多因感受六淫邪气引发，起初有一两个疮头，数天后迅速高肿，大如手掌，甚如碗口，红肿剧痛，伴有高热、烦渴、脉洪数等。阴证多因七情内伤，膏粱厚味，火毒郁积而成，初起疮头如粟，根盘散漫，不甚高肿，色不红，疼痛稍轻，伴有烦闷、口渴、便秘、尿赤、脉细无力等，数天后疮头甚多，上有脓点，形如莲蓬，故又称“莲蓬发”，或“蜂窝疽”，疮头脓稠难溃，按之流血，至八九日，溃头成片，脓腐渐出，很久才能收口。本病由于所发部位不同，而有多种名称，如发于上部的名“上发背”，又名“脾肚发”；发于中部的名“中发背”，又名“对心发”；发于下部的名“下发背”，又名“对脐发”。

**发表不远热** 见《素问·六元正纪大论篇》。远，在这里是避忌的意思。指风寒束表，需用辛温发汗法治疗，虽在炎热的夏季，亦不必避忌其温热。

**发疱** 外治方法名。又名起疱、提疱。指将刺激皮肤的药物捣烂或研末，敷于皮肤上，使局部皮肤红、灼、起疱。具有祛邪通络、清热解毒、消肿止痛的作用。但发疱药不能误入眼内，以免眼睛受损害。皮肤有病变的部位也禁止发疱。

**发热** 病证名。由于外感六淫或内伤七情导致体温升高或体温虽不高但自觉身热不适的病证，分外感发热和内伤发热。

**发颐** 病名。❶两颊和下颌部突然肿胀的病证。类似于化脓性腮腺炎、齿槽脓肿、下颌骨骨髓炎等病。又名腮颔发、颐发、汗毒。由患伤寒或温病发汗未尽，以致余毒壅积而成。初起身发寒热，颐颔（腮腺部位）一侧肿如结核，微热微痛，渐肿延及患侧耳之前后，疼痛日增。若溃后脓出臭秽，毒气内陷，肿延咽喉，痰涌气堵，汤水难咽者危。❷锐毒之又名。指右耳后高骨处所患之有头疽。

**乏力** 病证名。患者自觉肢体懈怠，疲乏无力的表现。其基本病机是气血亏虚或湿困阳气所致。

**发迟** 五迟之一。指小儿初生无发，日久不长，长亦稀疏萎黄。多因先天禀赋不足，气血不能上荣于发所致。

**发际** 人体部位名。指头皮上生长头发的边缘部位。额部上方的头发边缘称“前发际”，项部上方的头发边缘称“后发际”。

**发际疮** 病名。指头皮上靠近头发边缘的小疮。多发生于头后发际，故名发际疮。类似于项部多发性毛囊炎。疮小而位浅，或多个簇生在一起，2~3天化脓，溃脓后3~4天即能愈合，无明显全身症状，易化脓、易溃。多因平素内郁湿热，复受风邪外侵所致。起初只有一两个，如未及时调治，破口出脓水后易向周围蔓延。

## fan

**反唇疔** 病名。指生于唇与唇周的疔。又名唇疔、龙唇发。多由脾胃火毒上攻，聚于口唇所致。疔生上下唇或口角，初起如粟，形小根深，顶有白色疮头，四周赤肿坚硬、麻木疼痛，或使唇部肿胀外翻。若触破或挤压疮头，易致疔疮走黄，出现唇面俱肿，疮色发暗，神昏谵语。内治宜凉血解毒泻火，用五味消毒饮合犀角地黄汤加减。疔疮走黄者，服紫雪丹解毒清心开窍。外用蟾酥锭磨水涂患处。

**反关脉** 指一种生理性特异的脉位。由于生理位置的特异，桡动脉行于腕关节的背侧，故切脉位置也在寸口的背面，这种特异的脉位，称为反关脉。可见于两手或独见于一手。

**反胃** 病证名。因脾胃虚寒，胃中无火，难以腐熟食入之谷物，以朝食暮吐，暮食朝吐，导致完谷尽吐出而始感舒畅为主要表现的疾病。

**反折** 指脊背反张之症。

**反治** 指疾病的临床表现与其本质不一致情况下的治法，采用的方法和药物与疾病的征象是相顺从的，又称为“从治”。见《素问·至真要大论篇》：“逆者正治，从者反治。”参见“从治”条。

**反佐法** 是一种反治法。❶指处方中药物组成的反佐法。即寒药中佐以热药，热药中佐以寒药，作为药引。如《伤寒论》中白通加猪胆汁汤，应用猪胆汁即为此意。❷指汤药内服的反佐法。即热药冷服，寒药温服，以免出现格拒现象。

**饭醉** 病证名。饭后昏倦欲睡的一种病证。多由脾气虚弱，不胜食气所致。

**泛红如妆** 面色白而两颧皮肤泛红的表现，其红色表浅，如同化妆时涂抹的色彩，仅浮现于两颧皮肤的表面。

## fang

**方剂学** 研究治法与方剂配伍规律及临床运用的学科。是中医药学各类专业必修的基础课程之一。方剂学在辨证审因，确定治法的基础上，按照组方原则，选择恰当的药物合理配伍，酌定合适的剂量、剂型、用法。

**方颅** 病证名。指小儿头颅额部前凸，颞部向两侧凸出，头顶部扁平呈方形。常见于佝偻病、先天梅毒等。

**方上** 人体部位名。指鼻尖两旁的鼻翼部位。

**方有执**（1523—？）明代医学家。字中行，别号九龙山人。歙县（即今安徽歙县）人。因妻儿共七人皆因伤寒而死，本人也大病幸愈，因而发奋钻研《伤寒论》。认为王叔和、成无已整理的《伤寒论》，有较多窜乱之处，对后世医家学习《伤寒论》造成误导，首次提出了《伤寒论》错简之说，并对《伤寒论》逐条考订、重新编次，并予以注释，以求合于仲景之原意，撰成《伤寒论条辨》。形成《伤寒论》错简重订学派。

**房劳** 性生活过度，可使肾之精气亏耗，成为致病因素。

**房劳尿血** 病证名。由于房劳过度，肾气不固所致，以尿血日久不愈，血色淡红为主要表现的血证。可伴见腰酸耳鸣、神疲乏力、头晕目眩、舌淡、脉沉弱等症状。

## fei

**肥胖** 形体发胖臃肿，超乎常人的表现。其体形特征是“肉盛于骨”，脂肪偏多，多集中于肩颈、背部、腹部等，表现为头圆，颈短粗，肩宽平，胸厚短圆，大腹便便等。若胖而能食，为形气有余；肥而食少，是形盛气虚。

**肺** 五脏之一，肺为华盖，位居胸中，左右各一。五行属金。其主要生理功能是肺主气，司呼吸，主行水，朝百脉，主治节，在体合皮，其华在毛，开窍于鼻，在志为忧（悲），在液为涕，在味为辛，与夏气相通应。

**肺癌** 病名。发生于肺脏的癌病。根据肺癌的临床表现，中医古籍有关肺癌的论述散见于“肺积”“咳嗽”“咯血”“胸痛”等病证中。

**肺痹** 病证名。内脏痹证之一。因皮痹日久不愈，复感外邪，或悲哀过度，使肺气受损所致。症见心胸烦闷、胸背痛、咳嗽气急、呕恶等。

**肺藏魄** 魄，指精神活动中司感觉和支配动作的功能。肺主气以养魄，故称魄藏于肺。

**肺常不足** 小儿生理病理特点之一。由于小儿形气未充，脏腑娇嫩，卫外功能较弱。外邪入侵，常先伤肺，出现感冒咳嗽、哮喘、肺炎等呼吸道疾患。或易感时行疫气，出现麻疹、水痘、猩红热等传染病。其他脏腑病气，也常波及于肺。肺为清虚之体，既易受邪，又不耐寒热，故临床上常因肺为娇脏，难调而易伤。一些慢性咳嗽、哮喘疾患，往往久而不愈。

**肺朝百脉** 出《素问·经脉别论篇》。即百脉朝肺，肺具有辅心行血于全身的功能，全身血脉流经于肺，经肺的呼吸进行气体交换，而后运行于全身。

**肺合大肠** 肺与大肠相表里，手太阴肺经与手阳明大肠经相互络属，构成肺与大肠的阴阳表里相合关系。二者生理上相互配合，肺气肃降，有助于大肠的传导，大肠传导功能正常，则有利于肺气肃降功能的发挥。病理上二者也互相影响。

**肺津不布** 指肺不能正常输布津气，出现喘咳等病理变化。肺接受由脾输送的精气，经过肺和心的作用输布到全身。如肺受热灼，则肺阴耗伤，津液输布失常；或肺受寒束，则水津不行，停而成饮，均可聚液成痰，发生喘咳等证。

**肺厥** 病证名。由肺气衰竭，清气匮乏，浊气内蓄，脑神清窍失养所致，在有肺病症状的基础上，还有以神识昏蒙为主要表现的脑厥病类疾病。

**肺开窍于鼻** 肺司呼吸，鼻为呼吸出入的门户，故言。

**肺痨** 病证名。由于痨虫感染肺脏所致，以咳嗽、咯血、潮热、盗汗及身体逐渐消瘦为主要表现的病证。

**肺络损伤** 肺络受损而血溢的病理变化。

**肺满** 指肺脏为邪气壅滞而满实，症见喘息而两胁胀满。

**肺脾两虚** 多指肺脾气虚。即肺脾之气俱虚，肺失宣降，脾失健运的病理变化。脾肺为母子关系，母病可及子，子病盗母气，二脏相互影响而同病。症见久咳不已，短气乏力，痰多清稀，纳食减少，腹胀便溏，甚则足面浮肿，舌淡苔白，脉虚弱。治宜补脾益肺。

**肺气** ❶指肺的功能活动。❷指肺吸入呼出之气。❸指肺的精气。

**肺气不宣** 肺宣发功能失常的病理变化。

**肺气上逆** 即肺失清肃较重者，由肺失清肃进一步发展所致。以气逆咳喘为主症，治宜降气平喘。

**肺气虚** 肺气虚损，肺气相关功能减弱，致呼吸不利，卫外功能失常的病理变化。

**肺气虚证** 病证名。指肺气虚弱，宣肃、卫外功能减退，以咳嗽、气喘、自汗、易于感冒及气虚症状为主要表现的证。

**肺热炽盛证** 病证名。指热邪壅肺，肺失清肃，以咳嗽、气喘及里实热症状为主要表现的证。肺热炽盛证又称热邪壅肺证。

**肺热叶焦** ❶指肺痿。以咳吐浊唾涎沫为主症。❷指手足痿弱。以皮肉枯萎，四肢无力，不能举动为主症。

**肺肾两虚** 指肺脏和肾脏俱虚。❶指肺肾气虚。肺司呼吸，为气之标，肾主纳气，为气之根。肺肾气虚则见喘促短气，自汗易汗，形寒肢冷，或咳嗽痰多等症。❷指肺肾阴虚。有因肺虚不能输津滋肾者；或因肾虚阴精不能上承或虚火灼肺者。多出现干咳、短气、咽喉干燥、腰酸腿软、骨蒸潮热、遗精盗汗等症状。

**肺肾相生** 又名金水相生。肺肾之间存在相互资生的关系。肺属金，肾属水，金能生水，肺阴下达于肾可滋养肾阴，肾阴为一身阴液之根本，故肾阴亦可上济于肺以滋养肺阴。

**肺肾阴虚证** 病证名。指肺肾阴液亏虚，虚热内扰，以干咳、少痰、腰酸、遗精及阴虚症状为主要表现的证。

**肺失清肃** 肺肃降功能失常的病理变化。肺为主管呼吸的器官，功能以清肃下降为顺。如因外感或内伤等各种病因，导致邪气犯肺，失去清肃下降的功能，则会产生咳嗽、痰多、气喘、胸膈胀闷等气逆症状。所以久咳患者，肺气损伤，肃降失常，很容易导致“肺气上逆”。

**肺衰** 病证名。指由于肺之真脏受伤，气力衰竭，呼吸错乱，百脉不畅而引起的急危重症。以喘息抬肩，呼吸困难，胸闷胀满，心悸，唇紫，四肢凉，咳逆痰壅，甚则神昏，谵语，大汗淋漓，四肢厥冷，舌红暗紫或紫蓝，苔黄或干腻，脉沉细无力或结代为主要表现。

**肺水** 病证名。由肺失宣降，不能通调水道，下输膀胱，水饮内停于肺所致，以浮肿，大便溏，小便少为主要表现的水肿病。

**肺司呼吸** 肺具有吸入自然界清气，呼出体内浊气的生理功能。

**肺痿** 病名。以咳吐浊唾涎沫为主要临床表现的病证。多由其他肺系疾病（如久咳、久喘等）迁延不愈或失治误治后，耗伤肺气，灼伤肺津，致使肺虚，津气亏损失于濡养，导致肺叶痿弱不用而得，为肺脏的慢性虚损性疾患。

**肺为华盖** 华盖，本指古代帝王的车盖。肺居体腔脏腑最高位，覆盖诸脏，故称华盖。

**肺为娇脏** 是对肺生理、病理特征的概括。生理上，肺脏清虚而娇嫩，吸之则满，呼之则虚，为脏腑之华盖，百脉之朝会；病理上，外感六淫之邪从皮毛或口鼻而入，多先犯肺，肺叶娇嫩，不耐寒热，易被邪侵而发病，且其他脏腑病变，亦常累及于肺，故称娇脏。

**肺恶寒** 出《素问·宣明五气篇》。恶，有畏恶之义。肺主气，将气布于一身之表，如皮毛、鼻窍，寒气侵袭而伤卫外阳气，寒则气闭，肺气不得宣发，故有肺恶寒之说。

**肺消** ❶指阳虚肺寒所致的多饮多溲的病证。❷指因心火刑肺，肺燥津耗所致的消渴病。症见口渴多饮、气喘痰嗽、面红虚浮、口舌腐烂、咽喉肿痛等。治宜清心润肺。

**肺虚咳嗽** 病证名。指因肺虚气逆而导致的咳嗽病证。因肺阴不足者，症见咳嗽少痰或痰中带血、形体消瘦、心烦失眠、盗汗、午后潮热、面红颧赤等，治宜养阴清肺，化痰止咳；若因肺气虚者，症见咳嗽气喘、咳声低微、易汗、神疲乏力、脉软无力，治宜补益肺气。

**肺炎喘嗽** 病证名。临床以发热、咳嗽、气促、痰鸣为主要表现的小儿肺系疾病。

**肺阳** 肺之阳气，与肺阴相对而言，指肺之温煦、运动、升散的功能。

**肺阴** 肺之阴气，与肺阳相对而言，指肺之滋润、宁静、内守的功能。

**肺阴虚** 肺阴不足，津亏肺燥，虚热内扰的病理变化。

**肺阴虚证** 病证名。指肺阴亏虚，虚热内生，肺失滋润，清肃失司，以干咳无痰，或痰少而黏及阴虚症状为主要表现的证。

**肺痈** 病名。以咳嗽，胸痛，发热，咳吐腥臭浊痰，甚则脓血相兼为主要表现的病证，属于内痈的一种。

**肺燥** 指燥邪伤肺，或肺阴虚伤津化燥的肺燥证。主要症状有干咳、咯血、耳咽干燥、咽喉焮痛、声音嘶哑、口干而渴、舌苔白而干等。

**肺胀** 病名。因多种慢性肺系疾病反复发作，迁延不愈，导致肺气胀满，不能敛降的一种病证。以喘息气促，咳嗽咯痰，胸部膨满，胸闷如塞，或唇甲紫绀，心悸浮肿，甚至出现喘脱、昏迷为主要表现。

**肺主皮毛** 肺之精气具有润泽皮毛，固护肌表的作用。肺主宣发，司腠理的开合，皮毛上汗孔散气和排泄汗液都由肺调节，故称肺主皮毛。

**肺主气** 肺的主要功能之一。包括两方面。❶主呼吸之气。肺是人体内外气体交换的主要器官，通过肺的呼吸，吸入自然界的清气，呼出体内浊气，不断吐故纳新，以维持生理活动。❷主一身之气。人体升降出入的气机活动，营卫之气、宗气、元气的生成与兴衰，均与肺气有密切关系。

**肺主肃降** 肺的主要特性之一。指肺气具有下行通调和清肃之特性，以吸入清气，通调水道，并保持人体正常的生理活动。

**肺主通调水道** 通过肺气的宣发、肃降，对体内水液的输布、运行和排泄具有疏通和调节作用。

**肺主宣发** 肺的主要特性之一。指肺气具有向上生发和向外布散的特性，呼出浊气，输布气血精津，宣发卫气以温养肌肤腠理，并抵御外邪的侵袭。

**肺主治节**　指肺具有治理、调节气血津液及各脏腑组织生理功能的作用。

**费伯雄**　医家名。(1800—1879)清代医学家。字晋卿，号砚云子。江苏省武进县孟河镇人。出身世医之家，先儒后医。悬壶执业不久，即以擅长治疗虚劳驰誉江南。道光年间曾两度应召入宫廷治病。先后治疗皇太后肺痈病和道光皇帝失音证，均取得显效。著《医醇賸义》《医方论》等书。主张师古不泥，醇正和缓，不趁奇立异，善于变通化裁，研制新方，临床造诣颇深。

**痱**　病名。❶中风后遗症之一。又名风痱。类似偏枯。以手足痿废而不收引，故名。《金匮要略》中称为中风痱。临床主要表现为肢体瘫痪，身无痛，或伴有意识或言语障碍等。❷指痱子。详见“痱疮”条。

**痱疮**　病名。指夏季出汗不畅所致的一种红色粟粒疹。见《圣济总录》。又名汗疹、疿疮、痱子。由于暑湿蕴蒸，汗泄不畅所致。多发于炎夏，小儿及肥胖者易患本病。常分布于头面、颈项、腹、背、肩、股等处。皮肤汗孔处发生密集如粟米样的红色丘疹，很快变为小水疱或小脓疱，有瘙痒及灼热感，常因搔抓而继发感染引起痱毒(汗腺炎)。治宜清暑解毒利尿。

**痱子**　病名。即痱疮。详见该条。

## fen

**分理**　❶指肌腠。泛指肌肉的纹理。❷指皮下组织间隙。

**分娩**　指妊娠足月，胎儿和胎衣从母体阴道产出的过程。又称分诞。

**分清泌浊**　小肠将水和食物进一步消化，分解成清浊两部分。其清者，即水谷精微，为小肠所吸收，上输于脾；其浊者，即食物残渣和部分水液，则下注大肠，或渗入膀胱。

**膹郁**　病证名。指胸中满闷。又名膹菀。《素问·至真要大论篇》：“诸气膹郁，皆属于肺。”多为哮喘等病病机。

## feng

**风**　病因名。六淫之一。常与其他病邪结合而致病，如“风寒”“风热”“风湿”“风燥”等。风为阳邪，发病症状每有游走性和多变性。

**风赤疮痍**　病证名。主要由脾经风热毒邪与心火相夹上攻于

F

目所致。症见眼睑皮肤红赤，起疱及溃烂，形似疮痍。类似于睑缘炎。

**风搐** 病证名。以手足动摇为主症的疾患。多因火盛肝旺，风动痰壅所致。症见手足震颤，不能持物和步履蹒跚，口开目张，抽动不已，夜卧发热，遍身燥痒，或见目眩，角弓反张。

**风关** ❶小儿指纹诊察部位之一。又名上关、初关。手掌食指侧面前沿，靠大拇指边，食指第1、第2、第3节总称三关，第一节称风关，中节称气关，末节称命关。小儿皮肤薄容易观察，主要观察指纹的部位、形态、颜色和形状等。参见“虎口三关”条。❷推拿部位名。位于食指近端指节的腹面。❸经外穴名。在手食指掌面，掌指关节横纹之中点。

**风寒犯肺证** 病证名。指由于风寒侵袭，肺卫失宣，以咳嗽等风寒表证为主要症状表现的证。

**风寒湿痹** 病证名。指风、寒、湿三气杂至，侵袭筋骨关节，使气血郁滞经脉而致的痹证。症见肢体重着疼痛、拘挛抽搐、走注疼痛、手足麻木不仁等。

**风寒袭肺** 风寒之邪侵袭肺卫，致使肺之宣发功能失常的病理变化。

**风火眼痛** 又名“风热眼”，俗称“火眼”。即急性结膜炎，系感受风热所致。其主要症状有两眼刺痛，有异物感，分泌物增多，晨起上下眼睑被黏着，不易睁眼，结膜充血，严重者来势较猛，可有发热、头痛等全身症状。

**风家** ❶指平素容易伤风感冒者。❷指伤风感冒或中风的患者。

**风厥** 病证名。由风毒突致，或肝气化风，扰乱气血，阴阳乖戾，脏腑气逆，阳气欲脱所致，以胸闷心悸、呼吸困难、肢厥脉微、皮肤瘙痒、神志异常等为主要表现的疾病。

**风科** 古代医学分科名。专治各种风病。参见“十三科”条。

**风轮** 五轮之一。指黑睛，包括角膜和虹膜（黄仁）部分。见《秘传眼科龙木论》。

**风木之脏** 指肝脏。肝在五行中属木，在五气中属风，故称。

**风热** 指风和热相结合的病邪。临床多表现为发热重、恶寒轻、口渴、舌边尖红、苔微黄、脉浮数，甚则见口燥、舌干、目赤、咽痛、衄血等。

**风热犯肺** 风热之邪侵袭肺卫，致使肺气宣降失常的病理变化。

**风热犯肺证** 病证名。指由于风热侵犯，肺卫失宣，以咳嗽等风热表证为主要症状表现的证。

**风热喉痹** 多由风热邪毒侵袭咽喉部引起。主要症状有咽部红肿灼热，吞咽不利，疼痛，同时伴有头痛、发热等全身症状。类似于急性咽炎。

**风善行数变** 风邪致病有病位游移不定，发病迅速，变幻无常的特点。

**风胜则动** 风邪外袭，或肝风内动，而致头目肢体动摇、震颤等病理变化。

**风湿** ❶指病因。指风和湿相结合的病邪。❷指病名。即风湿所致的病证，亦称“风湿证”。

**风湿热痹** 病证名。感受风湿热邪导致的痹病。表现为游走性关节疼痛，可涉及一个或多个关节，活动不便，局部灼热红肿，痛不可触，得冷则舒，可有皮下结节或红斑，常伴发热、恶风、汗出、口渴、烦躁不安、舌红、苔黄或黄腻、脉滑数或浮数。

**风湿相搏** 指风邪与湿邪侵入人体肌表筋骨后，互相搏结所出现的病变。若风湿留于肌表，则见身体疼痛不能转侧；若风湿滞留关节，则四肢关节有牵引性疼痛，不能活动自如。

**风水** 病证名。风邪侵袭，肺气失于宣降，不能通调水道，水湿潴留体内而致的，以突发头面部及四肢水肿，小便不利为主要表现的水肿病。可伴见发热恶风、骨节疼痛、脉浮等症状。

**风水搏肺证** 病证名。指由于风邪袭肺，宣降失常，通调水道失职，水湿泛溢肌肤，以突起头面浮肿及卫表症状为主要表现的证。

**风痛** 痛无定处，忽彼忽此，走注甚速，遇风则剧的表现。

**风为百病之长** 风邪常为外邪致病的先导，多兼寒、湿、燥、热诸邪而伤人致病。

**风温** 病名。感受风热病邪所引起的以肺卫表热证为初起证候特征的急性外感热病，一年四季均可发生，多见于春、冬两季。

**风温肺热病** 病证名。冬、春两季多发，感受风热毒邪，以发热或壮热、咳嗽、咯痰、口干渴、苔黄、脉数等为主要表现的病证，属于温病范畴。

**风邪** 凡具有轻扬开泄、善动不居、升发、向上、向外致病特点的邪气称为风邪。

**风性轻扬** 指风邪的性质。风邪易使腠理宣泄开合而汗出。

**风性主动** 风邪致病具有动摇不定的特点，常表现为眩晕、震颤、四肢抽搐、角弓反张、直视上吊等症。

**风眩** 病证名。又称“风头眩”。风邪或风痰上扰清窍，以眩晕、头痛、脉弦等为主要表现的疾病。

**风淫证** 病证名。指风邪侵袭人体肤表、经络等，导致卫外功能失常，表现出符合“风”性特征的证。

**风燥** 病因名。指风与燥两种邪气相合，多发于秋燥时令。临床常表现为头痛、发热、恶寒无汗、鼻塞、唇燥、咽干、干咳、胸满、胁痛、皮肤干涩、舌苔白薄而干、脉浮涩等。

**风疹** 病证名。又名“风痧”。临床以发热，咳嗽，全身出现淡红色细小斑丘疹，耳后及枕部淋巴结肿大为主要临床特征的急性出疹性时行疾病。

**风肿** 病证名。❶肿病之一，又称痛风肿、痛风身肿。❷外科病证之一。发病急骤，漫肿宣浮，或游走无定，不红微热，或轻微疼痛。常见于痄腮、大头瘟等。

fu

**伏暑** 病名。由暑热病邪或暑湿病邪郁伏而发于秋冬季节的急性热病。

**伏暑伤寒** 病证名。又称伏暑兼寒、伏暑晚发。指夏伤于暑，被湿所遏而蕴伏，至深秋霜降及立冬前后，为外寒引动而触发者。

**伏痰** 又称宿痰。指水饮由于内热煎熬而成的痰，停留在膈间较久而得名。

**伏兔** ❶人体部位名。伸腿时，股部前面最高隆起处，相当于股直肌部位，因状如伏兔而得名。❷经穴名。即伏兔穴，属足阳明胃经。在股部，位于髌骨上缘上六寸处。

**伏邪** 伏藏于体内，伺机而发的邪气。

**伏饮** 病证名。指痰饮潜伏于体内，或留饮去而不尽，经常发作者。症见喘满咳唾，若为外感寒邪则兼见憎寒发热、背痛腰疼、目泪自出、身瞤动等。

**浮痹** 病证名。指风、寒、湿邪侵害肌肤浅表部位的痹证。

**浮络** 循行于人体浅表部位且常浮现的络脉。

**浮脉** 轻取即得，重按稍减而不空，举之有余，按之不足。一般见于表证，亦见于虚阳浮越证。

**浮气** 浮出于脉外，循行于

皮肤、分肉之间的气，系指卫气而言。

**浮热** ❶指阴寒盛于内，虚阳浮于外的“真寒假热”。❷指外感初期的表热。

**浮虚** 指轻微浮肿，按之或可复起的水肿。

**浮泽** 指色泽浮浅明润，与沉浊暗晦相对。面色浮泽，病属腑、属表。

**浮肿** 症状名。水肿病的常见症状之一。参见“水肿”条。

**凫骨** 骨名。指第8、第9、第10肋组成的肋弓。《医宗金鉴·正骨心法要旨》：“凫骨者，即胸下之边肋也。”

**㕮咀** 药物加工方法名。原指古代用口将药材咬碎，以便煎服，后改用其他工具切片、捣碎或锉末，但仍用此名。

**釜沸脉** 脉在皮肤，浮数至极，至数不清，如釜中沸水，浮泛无根。其特点为脉位极表浅，至数极快，脉力弱且重按无根。主三阳热极，阴液枯竭。

**辅骨** 辅助主干的骨骼。❶指膝旁由股骨下端的内外上髁和胫骨上端的内外侧髁组成的骨突。《素问·骨空论篇》：“辅骨上横骨下为楗……骸下为辅，辅上为腘。”❷指腓骨。《医宗金鉴·正骨心法要旨》：“（小腿骨）在后者名辅骨，其形细。”❸指桡骨。《医宗金鉴·刺灸心法要诀》：“臂骨有正辅二骨，辅骨在上，短细偏外。”

**腐苔** 苔质颗粒疏松，粗大而厚，形如豆腐渣堆积舌面，揩之易去者。

**妇人大全良方** 医书名。共24卷。〔宋〕陈自明撰。成书于南宋嘉熙元年（1237）。又名《妇人良方大全》，简称《妇人良方》。〔明〕熊宗立据以补遗，更名《妇人良方补遗大全》，〔明〕薛己重新校注增订，改称《校注妇人良方》。陈自明基于宋代以前妇科医籍纲领未备、散漫无统之弊端，在博采历代前贤有关妇产科各论的基础上，结合其多年临床经验及家传秘方整理编纂成本书。全书分为调经、众疾、求嗣、胎教、妊娠、坐月、产难、产后8门，载260余论，论后有附方及医案。重点论述了妇人经、带、胎、产的生理、病理及其诊治方法，还具体介绍各种妇科杂病的诊疗经验，提出了许多对后世妇产科学发展有重要影响的见解。作为中国较早的一部全面、系统的妇产科专著，在妇产科学术发展上起到了承前启后的重要作用。

F

**附骨疽** 病名。类似急慢性骨髓炎、骨结核等。又名多骨疽、朽骨疽、股胫疽、咬骨疽等。多因邪气深入结于骨所致。初起多见寒热往来，患处漫肿无头，皮色不变。继则筋骨疼痛如锥刺，甚至肢体难以屈伸转动。久则郁而化热，肉腐成脓。溃后稀脓淋漓不尽，色白腥秽，不易收口，形成窦道或有死骨脱出。

**附骨痰** 病名。流痰病的一种。多为先天不足，三阴亏损，或有所伤，致使气血凝滞所致。多发于小儿，常见于大腿内侧或外侧处。初起全身寒热间作，食少，困倦，无力，面黄，形体消瘦，腰痛腿酸，朝轻暮重，甚则午后潮热，进而患处漫肿，皮色不变，久之破溃，脓液清稀或夹有败絮样物，淋漓不断，疮口难敛。相当于西医学的腰椎结核或大转子滑囊结核，形成脓液流注于大腿内侧或外侧的冷脓肿。

**复方** ❶方剂分类名。七方之一。指将两方或数方结合使用的方剂。此外，本方之外另加其他药味，或方中各药用量相等的亦称复方。参见“七方”条。❷与单味药相对而言。指两种或两种以上的药物，按照中医的四诊八纲、辨证论治的原则，针对病情有机地组合而成的方剂。

**复旧** 治崩三法之一，固本善后，用具有补肾、扶脾、调肝等作用的药物，调整因月经出血过多造成的气血虚弱。

**傅青主女科** 医书名。共2卷。〔清〕傅山著，成书于道光七年（1827）。论述女科各病证治共77篇。运用中医脏腑学说，阐明妇女生理、病理特点及诸病临床表现。诊断辨证以肺、脾、肾三脏立论，治以培补气血，调理脾胃为主。全书文字朴实，论述简明扼要，理法严谨，方药大多简明效验。

**傅仁宇** 医家名。明末眼科医家。字允科。生卒年不详。秣陵（今江苏省南京市）人。祖传眼科医术，承家学，亦精治眼疾。对金针拨障及钩、割、针、烙等眼科手术尤为擅长。曾采摭群书，结合家传及个人临证经验，撰成《审视瑶函》（又名《眼科大全》）6卷，总结了明代以前的眼科理论，书中辨证、方药、治法等内容都颇详备，对眼科学发展影响较大。

**傅山**（1607—1684）明末清初医学家。初名鼎臣，字青竹，后改字青主，又有浊翁、观化等别名。阳曲（今山西省太原市）人。博通经史百家，工诗文书画，精于医药。明亡后，隐居不仕。医著有《傅青主女科》《傅青主男科》《傅氏幼科》等。在医理上，注重气血，长于妇科、内科杂病，并重视民间单方、验方。

**腹筋怒张** 由于肝硬化失代偿等引起门静脉高压，腹壁静脉回流受阻所致，以腹壁和脐周静脉曲张为主要表现的症状。

**腹露青筋** 腹部皮肤青筋暴露的表现。

**腹痛** 病证名。因外感时邪、饮食不节、情志失调、劳倦内伤或跌仆损伤导致脏腑气机不利，气血阻滞，或气血不足经脉失养，以胃脘以下、耻骨毛际以上部位发生疼痛为主要表现的疾病。

**腹痛啼** 病证名。小儿腹痛而啼。多由食积、虫扰所致。亦有因脏冷而致者。因食积者，治以消食为主；因虫积者，治以驱虫为主；因脏冷者，则面唇皖白，肢冷喜热，治宜温中散寒。

**腹痈** 外科病名。指生于腹部的痈。出《薛氏医案》。又名腹皮痈。古人因发病部位不同，又有幽痈、赫痈、冲疽、脐痈、小腹疽、缓疽等名。幽痈生脐上7寸，形如鹅子，痛引两胁；赫痈又名吓痈、胃疽，生脐上4寸，微肿不赤，内坚如石，先寒后热，走痛引脐，欲吐不吐，甚则咳嗽脓痰；冲疽生脐上2寸，由心火炽盛，流入肾经；脐痈生于脐；小腹疽又名小腹痈，生于脐下，由七情火郁而成；缓疽生小腹之侧，坚硬如石，数月不溃，寒热食少，肌体尪羸，由脾经积滞而成。参见“外痈”条。

**腹胀** 病证名。患者自觉腹部胀满，痞塞不适，或腹部膨胀，甚则如物支撑的症状。气虚、寒凝、热结、气滞、痰饮、食积、瘀血、虫积等均可导致腹胀。其病机为气机不畅，虚则气不运，实则气郁滞。

# G

## gan

**干疳** 儿科病证名。疳疾的一种。见《太平圣惠方》。由小儿乳食不调，心脾热积，津液被耗所致，症见羸瘦，皮肤干枯，两目干燥凹下，或畏光，夜热啼哭，腹部膨胀，口干唇燥。治宜健脾益气，清热养阴，消积。

**干霍乱** 病证名。指以急性腹痛为主的一类病证。出《诸病源候论》。又名搅肠痧、绞肠痧。因饮食不节，或感受山岚瘴气，秽浊闭塞肠胃所致。症见突然腹中绞痛，欲吐不吐，欲泻不泻，烦闷不安，甚则面青，肢冷，汗出，脉伏。治宜利气宣壅，辟浊解秽。

**干脚气** 病名。由素体阴虚内热，湿热、风毒邪从热化，伤营耗血，筋脉失养所致，以腿脚肌肉枯萎，足胫无力，麻木酸痛，挛急不舒，脚不肿而日见枯瘦为主要表现的脚气病。可伴见饮食减少，小便热赤，苔红，脉弦数等症状。

**干咳** 病证名。指咳嗽无痰，或连咳十数声方有少量黏痰咯出。见《丹溪心法》。多因肺火滞郁、燥伤肺系或肺阴不足所致。参见“伤燥咳嗽”“肺虚咳嗽”条。

**干呕** 病证名。指患者作呕吐之态，但有声而无物吐出，或仅有涎沫而无食物吐出。出《金匮要略》。《黄帝内经》中名哕，《难经》中称啘。干呕有因胃虚气逆者；有因胃寒者；有因胃热者。

**干陷** 证名。为疮疡陷证之一。多见于有头疽化脓期。因气血双亏，正不胜邪，不能酿脓托毒外出所致。症见应成脓而脓腐未透，根盘紫滞，疮顶干枯腐烂，脓少而薄，疮色晦暗，肿势平塌，闷胀疼痛或微痛，发热或微恶寒，自汗神疲，渐致神识不爽，脉虚数，甚则转为肢厥脉微的脱证。

**干癣** 外科病名。风湿病邪客于肌肤而成的一种癣病。出《诸病源候论》。患处皮损边界清楚，干燥增厚，可伴裂口瘙痒，搔之有白屑脱落。相当于慢性湿疹、神经性皮炎等。

**干胁痛** 病证名。指肝肾气血虚耗所致的胁痛。见《医学入门》。多由酒色过度，伤及肝肾，气血两亏，脉络失养所致。除见全身有虚损证候外，以胁下局部一点痛，且痛不止为特征。治宜大补气血、滋养肝肾为主。

**干血痨** 妇科病名。指虚火久蒸而致干血内结、经闭不行等虚损病证。出《金匮要略》。多由五劳所伤，虚火久蒸，干血内结，瘀滞不通，乃致新血难生，津血不得外荣所致。症见经闭不行、骨蒸潮热、身体羸瘦、不思饮食、肌肤甲错、面目暗黑等。

**干支甲子** 即天干、地支的简称。干，指十天干，有甲、乙、丙、丁、戊、己、庚、辛、壬、癸。支，指十二地支，有子、丑、寅、卯、辰、巳、午、未、申、酉、戌、亥。十天干与十二地支依次两相组合，则十天干循环六次，十二地支循环四次，从甲与子相配到再度相配共有六十个组合单位，称为六十甲子。古人用此纪年和纪日等，针灸学中按时配穴法即以此为依据。

**甘疳** 儿科病证名。多因脾虚，伤于肥甘，积滞化热所致。

**甘寒生津** 治法名。以甘寒生津药为主，治疗津液亏损的治法。如热病或内热损伤胃津，症见发热咽干，口中燥渴，或吐黏滞白沫，或噎膈反胃，治宜生津养胃。

**甘寒滋润** 治法名。以甘寒滋养药为主，治疗脏腑津亏或热病化燥伤阴的方法。如肺肾阴亏，虚火上炎，咽燥咯血，手足心烦热者，用百合固金汤；热病灼伤肺胃阴津，口中燥渴或大便秘结者，用益胃汤、增液汤等。

**甘温除热** 治法名。以甘温药为主，治疗因虚发热的治法。出《脾胃论》。又名甘温除大热。适用于脾胃气虚、阴火内炎所致的身热而烦、气高而喘、怠惰乏力、头痛口渴、畏风恶寒、脉洪大而虚软等症。治疗宜以甘温之剂益气升阳，兼泻阴火。

**肝** 五脏之一。肝位于腹腔，横膈之下，右胁下。五行属木。主疏泄，主藏血，在体合筋，其华在爪，开窍于目，在志为怒，在液为泪，在味为酸，通于春气。

**肝痹** 病证名。内脏痹证之一。因筋痹日久不愈，复感外邪，或恼怒伤肝，肝气郁滞所致。症见夜卧多惊、口渴多饮、小便频数、胁痛、腹部膨大作胀等。

**肝藏魂** 出《素问·宣明五气篇》。肝藏血，魂舍于血。魂是人的精神与心理活动反映，主要体现在意识、知觉等方面，故名。

**肝藏血** 出《灵枢经》。指肝有贮藏血液和调节血量的功能。血液来源于水谷精微，贮藏于肝脏，供滋养器官功能及全身骨节运动之用。肝主血海，血海是十二经脉之海，故有调节血量的功能。若肝病失其藏血之职，则易出现多梦易惊、卧寐不宁等症。

G

**肝常有余** 小儿病理特点之一。出《丹溪心法》。小儿患病最易出现高热、惊风。这是由于小儿脏腑娇嫩，感受病邪，每因邪气枭张而壮热，同时小儿神气怯弱，邪易深入。邪气盛则实，内陷心包则惊悸、昏迷，故《育婴家秘》中又有"心常有余"的说法。肝得心火则抽搐，肝风心火，交相扇动，则火热炽盛，真阴内亏，柔不济刚，筋脉失养，故壮热、惊搐、昏迷，甚则角弓反张。前人认为心、肝常有余，为小儿热病易动肝风、心火病理特点的概括。

**肝胆湿热** 湿热蕴结于肝胆，疏泄不利，胆汁排出障碍，导致湿热下注的病理变化。

**肝胆湿热证** 病证名。指湿热内蕴肝胆，肝胆疏泄失常，以身目发黄、胁肋胀痛及湿热症状为主要表现的证。以阴痒、带下黄臭及湿热症状为主要表现者，称为肝经湿热（下注）证。

**肝胆实热** 又称"肝胆实火"。实热蕴结肝胆，气机不利，导致阳热上冲的病理变化。

**肝风内动证** 病证名。指因阳亢、火热、阴虚、血亏等所致，出现以眩晕、麻木、抽搐、震颤等以"动摇"症状为主要表现的一类证。属内风证。根据病因病机、临床表现的不同，临床常见有肝阳化风、热极生风、阴虚动风、血虚生风4证。

**肝合胆** 肝与胆相表里，胆附于肝，足厥阴肝经与足少阳胆经相互络属，构成肝与胆的阴阳表里相合关系。二者生理上相互配合，肝之余气泄于胆，聚而成精，即是胆汁，在胆中储存，其分泌与排泄亦依赖肝的疏泄调节作用。在病理上二者也互相影响。

**肝火** 指肝气亢盛的热象。多因七情过极、肝阳化火或肝经蕴热所致。症见头晕、面红、目赤、口苦、急躁易怒、舌边尖红、脉弦数、昏厥、发狂、呕血等。

**肝火不得卧** 病证名。见《症因脉治》卷三。指肝火侵扰所致的失眠。多由谋虑、恼怒伤肝，气火怫逆，或肝血耗伤，神失所守而成。症见夜卧不宁、善惊、口渴多饮、胁肋时胀、小腹季胁引痛、痛连阴器、脉弦数等。治宜疏肝清火为主。

**肝火炽盛证** 病证名。指火热炽盛，内扰于肝，气火上逆，以头痛、胁痛、烦躁、耳鸣及实热症状为主要表现的证。肝火炽盛证又名肝火上炎证。

**肝火耳聋** 病证名。指因肝火上攻，致耳鸣、耳聋、善怒、面赤、口苦胁痛、耳窍胀塞、脉弦等。治宜清肝泻火。参见“耳聋”条。

**肝火犯肺** 肝火炽盛，上逆犯肺，肺失清肃，或肺络灼伤的病理变化。

**肝火犯肺证** 病证名。指肝火炽盛，上逆犯肺，肺失清肃，以胸胁灼痛、急躁易怒、咳嗽阵作或咯血及实热症状为主要表现的证。

**肝火上炎** 肝火炽盛，循经上攻头目，多致上部热象或肝火上冲特点的病理变化。参见“肝火”条。

**肝火眩晕** 眩晕的一种。见《证治汇补》。由于肾水亏少，肝胆相火上炎所致。症见头晕头痛、面红升火、口苦目赤、舌质红、脉弦数等。偏火旺者，宜清肝泻火为主；偏阴虚者，宜滋阴降火为主。

**肝经风热** 因风热之邪，侵袭肝经，导致出现相应的病理变化。

**肝经湿热** 湿热之邪，蕴结于肝及其经脉，常循经下注为病的病理变化。

**肝经实火** 即肝火的实证。参见“肝火”“肝火上炎”各条。

**肝经郁热** 肝经经气郁结，日久化热的病理变化。

**肝厥** 病证名。厥证的一种。因肝气厥逆上冲所致，症见手足逆冷、呕吐、昏晕、状如癫痫、不省人事等。

**肝开窍于目** 出《灵枢·脉度》：“肝气通于目，肝和则目能辨五色矣。”指肝的精气通于目窍，视力的强弱与肝密切相关。

**肝痨** 病名。由痨虫侵蚀肝脏，阻碍疏泄，耗吸营养，蚀耗肝阴所致。以右胁痛、右胁下肿块、潮热、盗汗等为主要表现的疾病。

**肝木** 即肝。五脏合五行，肝属木，故名。

**肝木乘脾** 即肝气犯脾。详见该条。

**肝脾不和** 肝脾两脏功能失调所致各种病证的统称。亦称肝胃不和。实为脾与胃的证候各有所偏而言。在病机上肝气过亢则会乘袭脾胃，肝气郁结又会影响脾气的升发，而脾胃虚弱也会受肝木所乘，出现肝气犯脾、肝气犯胃、肝郁脾虚等各种证候。参见“肝气犯脾”“肝气犯胃”等条。

**肝气** ❶肝之精气，与肝血相对而言，表现为肝主疏泄和主藏血的功能活动，也指肝的气机。❷病证名。见《类证治裁》。常见症状为两胁气胀疼痛，胸闷不舒，兼见消化功能紊乱或妇人月经不调的症状。

**肝气犯脾** 肝气横逆犯脾，导致脾之运化失职的病理变化。

**肝气犯胃** 肝气郁滞，横逆犯胃，导致胃失和降，纳腐失职的病理变化。

**肝气横逆** 肝失疏泄，气逆犯脾的病理变化。

**肝气胁痛** 病证名。见《医方考》卷五。指因情志不舒，肝气失于疏泄所致的胁痛。症见胁肋胀痛、胸闷、饮食减少、疼痛部位走窜不定、时痛时歇、得嗳气则痛胀见缓，若情绪波动则痛加剧，脉弦。治宜疏肝理气。

**肝气虚** 肝气不足，功能减弱，致升发无力，疏泄不及的病理变化。

**肝气郁结** 肝失疏泄，气机郁滞，情志抑郁，气血不畅的病理变化。

**肝气郁结不孕** 病证名。指肝气郁结，疏泄失常，气血不和，冲任胞脉失于滋养，难以摄精成孕，多伴有情志抑郁、胸胁不舒、乳房胀痛、月经失调等症。治宜疏肝解郁，养血调经。

**肝热病** 病证名。由于肝受邪热所致，以小便黄、胁腹满痛、身热、躁狂不安、嗜睡等为主要表现的疾病。

**肝肾同源** 又称“乙癸同源”。肝肾之间关系密切，肝藏血，肾藏精，精血同源，相互滋生和转化，肝与肾内寓相火，而相火源于命门。肝肾亏虚或相火过亢，亦常肝肾同治。

**肝肾阴虚** 肝肾阴液俱虚，形体官窍失于濡养，且阴不制阳，虚火内扰的病理变化。

**肝肾阴虚证** 病证名。指肝肾两脏阴液亏虚，虚热内扰，以腰酸胁痛，两目干涩，眩晕，耳鸣，遗精及阴虚症状为主要表现的证。

**肝体阴用阳** 肝为藏血之脏，血为阴，故肝体为阴；肝主疏泄，其气主升主动，又主筋而司运动，其作用属阳。

**肝为刚脏** 肝具有刚强躁急

的生理特性。

**肝胃不和证** 病证名。指肝气郁结，横逆犯胃，胃失和降，以脘胁胀痛，嗳气，吞酸，情绪抑郁及气滞症状为主要表现的证。

**肝恶风** 出《素问·宣明五气篇》。因风气偏盛易引动肝风，导致眩晕、抽搐等病变，故名。《素问·至真要大论篇》："诸风掉眩，皆属于肝。"

**肝血** 肝所藏之血，与肝气相对而言。具有滋养肝脏，营养机体的功能。

**肝血虚** 肝血亏虚，致筋脉、头目、爪甲失于濡养的病理变化。

**肝血虚证** 病证名。指肝血不足，机体失养，以眩晕，视力减退，肢体麻木及血虚症状为主要表现的证。

**肝阳** 与肝阴相对。肝气中具有温煦、推动、兴奋等功能的概括。

**肝阳化风** 肝阳偏亢或肝肾阴亏，阴不制阳，肝阳亢逆无制而见眩晕、肢体震颤等动风的病理变化。

**肝阳化火** 是肝阳上亢的进一步发展。阳亢则热，热极则生火。有阳气上逆的特点。参见"肝火"条。

**肝阳上亢** 肝肾阴虚，阴不制阳，肝阳亢逆于上，导致上实下虚的病理变化。

**肝阳上亢证** 病证名。指肝肾阴亏，阴不制阳，阳亢于上，以眩晕耳鸣、头目胀痛、头重脚轻、腰膝酸软等上盛下虚症状为主要表现的证。

**肝阳头痛** 头痛病证之一。因肝阳上扰所致。症见头角及颠顶掣痛、眩晕烦躁、易怒、睡眠不宁、脉弦等。治宜平肝潜阳为主。参见"头痛"条。

**肝阴** 与肝阳相对。肝气中具有凉润、宁静、抑制等功能的概括。肝阴与肝阳相互为用，保持阴阳的协调。如肝气太过，肝阳偏亢，可以耗伤肝阴；而肝阴不足，则可以引起肝阳上亢。

**肝阴虚** 肝血及津液亏虚，致筋脉、头目、爪甲失于濡养，或虚热内扰的病理变化。

**肝阴虚证** 病证名。指肝阴不足，虚热内生，以眩晕，目涩，胁痛及虚热症状为主要表现的证。

**肝痈** 病名。内痈之一。多由肝郁化火，气滞血瘀，或湿痰蕴蒸所致，以急性发热，右胁腹部疼痛拒按，右胁下肿块为主要表现的疾病。

**肝郁** 病证名。见《赤水玄珠》。指由于肝气郁结致病。症

G

见两胁作胀、嗳气等。治宜疏肝解郁。

**肝郁脾虚** 肝失疏泄与脾气虚弱并见，肝气郁结，横逆犯脾，脾失运化的病理变化。

**肝郁脾虚证** 病证名。指肝失疏泄，脾失健运，以胸胁胀痛，腹胀，便溏，情志抑郁症状为主要表现的证。

G

**肝郁气滞证** 病证名。指肝失疏泄，气机郁滞，以情志抑郁，胸胁、少腹胀痛及气滞症状为主要表现的证。肝郁气滞证又名肝气郁结证。

**肝主筋** 出《素问·宣明五气篇》。肝藏精气有生养筋以联络关节的作用。

**肝主升发** 肝气向上升动、向外发散以调畅气机的生理特性。

**肝主疏泄** 肝气具有疏通畅达全身气机，进而调畅精血津液的运行输布、脾胃之气的升降、胆汁的分泌排泄以及情志活动等作用。

**肝着** 病名。由于肝经气血郁滞，留着不行所致，以右胁或胸胁部重着疼痛，或右胁下肿块，喜按喜揉等为主要表现的疾病。

**疳** 病证名。又名疳证、疳疾。由喂养不当或多种疾病影响，导致脾胃受损，气液耗伤而引起的一种慢性消耗性疾病。临床以形体消瘦，面黄发枯，精神萎靡或烦躁，饮食异常，大便不调为特征。《小儿药证直诀》："疳皆脾胃病，亡津液之所作也。"本证病变的关键在于脾胃。多见于营养不良，或慢性消化不良，或小儿结核病、寄生虫病及其他慢性传染病损害。由于疳的病因复杂，症状表现不一，故历代医家对其分类，亦较繁杂。如以五脏分类及病因病机命名的有心疳、肝疳、脾疳、肺疳、肾疳、甘疳、疳痨、蛔疳等；以症状命名的有疳热、疳渴、疳泻、疳痢、疳肿胀等；以病变部位命名的有脑疳、眼疳、口疳、牙疳、脊疳、鼻疳等。

**感冒** 病名。感受外邪，以鼻塞、流涕、喷嚏、头痛、恶寒、发热、全身不适为主症的病证，四季皆可发病，以冬、春季节多见。病情轻者多为感受当令之气，病情较重者多为感受非时之邪。

**感暑** 即伤暑。详见该条。

## gang

**肛裂** 病证名。指肛管内面齿状线以下皮肤破裂或形成溃疡的病证。多因血热肠燥，或阴虚内热，大便秘结，排便时用力努挣，致使肛门伤损染毒所致。以便秘、肛门周期性疼痛和出血为特征。

**肛漏** 病证名。指肛门部脓肿外口与肛管或直肠有相通腔管的病证。又名肛瘘、漏疮。多因肛门和直肠周围痈疽溃后，余毒未清所致，或由内痔、肛裂染毒后发展而成。常见肛周漏口经常流脓、疼痛、坠胀，缠绵难愈。患处肿硬痛著，疮口凸起，脓液稠厚，病体尚壮者，属实证；管道软陷，疮口凹陷，脓液稀薄，病体羸弱者，为虚证。

**肛门** 人体器官名。即消化道的最末段，上接直肠，其上端为肛管，能控制排便。又名魄门、后阴、谷道。

**肛门内合** 病名。见《疡医准绳》。指初生婴儿肛门闭锁。多为先天所致。宜手术方法治疗。

**肛门重坠** 患者自觉肛门有沉重下坠的感觉，见于脾虚气陷或大肠湿热等证。

**肛门灼热** 排便时自觉肛门周围有灼热不适感。多由大肠湿热所致。

## gao

**高秉钧** 医家名。（1755—1829）清代医学家。字锦庭。锡山（今江苏省无锡市）人。精医术，名噪江浙，被后世尊为中医外科三大派之一——心得派。撰有《疡科心得集》。

**高风雀目内障** 眼科病名。类似视网膜色素变性。见《秘传眼科龙木论》。又称黄风、高风雀目、高风内障等。多因先天不足，肝肾两亏，精血不能上荣所致。治宜滋补肝肾，益气养血。

**高骨** ❶腰椎骨。❷体表骨骼明显高突处。

**高世栻** 医家名。（1636—1700）明代医学家。字士宗。浙江钱塘（今浙江省杭州市）人。年少家贫，自学医书，后随张志聪习医。与张志聪合撰《本草崇源》《伤寒论集注》，另撰有《素问直解》9卷。晚年从学者甚众，康熙三十五年（1696）聚弟子于侣山堂讲学。所编《医学真传》，是与弟子论学之辑录。

**高武** 医家名。明代医学家。生卒年代不详，约生活于十六世纪。号梅孤，鄞县（今浙江省鄞州区）人。好读书，天文、律吕、兵法、骑射无不娴习。嘉靖年间，中武举。晚年研究医学，尤擅长针灸。著《针灸聚英》《针灸节要》《痘科正宗》等。

**高者抑之** 治则名。指以降逆下气方药，抑制气逆上冲类病证的治疗原则。出《素问·至真要大论篇》。如肺气上逆，咳嗽，痰多，气喘，胸膈胀闷，用降逆下气之三子养亲汤；胃气上逆，恶心，呕吐，呃逆，用和胃降逆之橘皮竹茹汤等。

**睾** 人体器官名。即睾丸，又名肾子、卵、阴卵。



**膏** ❶指油脂类的食品。见《灵枢·根结》："膏粱菽藿之味。"❷指水谷精微经气化而成的稠厚部分。其内渗于骨空，有润滑关节、补益脑髓等作用。见《灵枢·五癃津别》："五谷之津液和合而为膏者，内渗于骨空，补益脑髓，而下流于阴股。"❸剂型名。指膏剂。❹疗法名。即膏摩法。参见"膏摩"条。❺体质学名词。指肥胖者的一种体质类型。详见"膏人"条。

**膏肓** ❶人体部位名。指心之下、膈之上的部位。❷经穴名。①即膏肓俞。②十二经原穴。指鸠尾、气海穴。《灵枢·九针十二原》："膏之原，出于鸠尾，鸠尾一。肓之原，出于脖胦，脖胦一。"脖胦，即气海穴。

**膏肓病** 病证名。❶指劳嗽。《杂病源流犀烛》："又有肺劳热，生虫如蚕，咳逆气喘，谓之膏肓病。"❷泛指危重病证。即所谓膏肓之疾、病入膏肓等。

**膏剂** 中药剂型名。分内服和外用两种。内服膏剂，又叫膏滋。是把药物加水煎熬，滤滓取汁，加入冰糖、蜂蜜、胶制品等，熬成稠厚的膏状制剂，可长期服用。常用于慢性疾病或身体虚弱者。外用膏剂种类较多，一般统称为膏药，其中用植物油或凡士林等配制成的半固体膏剂称为油膏、软膏。膏药中最常用的是黑膏药，也称铅膏药，由植物油煎熬去渣后，再加红丹、白蜡等收膏而成。参见"膏药"条。

**膏粱厚味** 油腻或味道浓厚的食物。长期多食此类食物，不但损伤脾胃，还易发生痰热和疮疡等病证。

**膏淋** 病证名。淋证的一种。由脾肾亏虚，或湿热蕴蒸所致，以小便浑浊如米泔水或滑腻如膏脂，溲行不畅为主要表现。

**膏摩** 疗法名。外治法之一。即用药膏涂擦体表一定部位以达到治疗目的，具有按摩和药物综合作用的外治疗法。

**膏人** 体质学名词。指躯体肥胖而皮肉松弛、大腹便便的一种体质类型。其生理特点是多气、怕热和耐寒。

**膏药** 外治剂型之一。古

称薄贴。根据不同的病情，选用相应的药物，浸于植物油内，浸泡一定时间，入锅煎熬，待药物枯黑后去渣，再熬，至滴水成珠时再按油的比例（视当时不同季节）加入适量铅丹，拌匀，将锅离火（或先离火后放丹）。等药凝厚如膏，切成大块，投放于冷水中去火毒。应用时加热熔化，摊于布片或厚纸或薄油纸片上，贴于患部体表皮肤，以达治疗目的。临证可用于治疗里病，如关节疼痛、僵直，深部肌肉酸困，肌肤麻木，深部脓肿如骨折、伤筋等。取其祛风化湿，行气活血，续筋接骨作用，如万应膏、接骨膏等。有用于治疗表病，如体表痈、疖、疽、疔等疮疡，对肿疡能消肿定痛，对溃疡能去腐生肌、收口，有保护伤口的作用。如太乙膏、独角莲膏、阳和解凝膏、冲和膏等。

**膏滋** 中药剂型名。即内服膏剂。详见“膏剂”条。

## ge

**疙瘩瘟** 病名。瘟疫的一种。以遍身红肿，发块如瘤为特征。症见发块如瘤、遍身流走、病情危重等。参见“瘟疫”条。

**格致余论** 医书名。共1卷。〔元〕朱震亨撰。成书于元至正七年。因“古人以医为吾儒格物致知一事”而得名。为朱氏的医论集，其著名的理论“相火论”“阳有余阴不足论”等俱载于此书，集中反映了朱震亨的学术观点，阐述了相火与人身的关系，提出保护阴血为摄生之本，列色欲、茹淡、饮食诸论，强调饮食起居的重要性。在杂病论治方面，朱震亨于书中也提出了许多独到见解。

**膈** ❶人体组织名。通常指胸腔内的横膈膜。❷同隔。指隔塞不通。

**膈洞** 病证名。膈，饮食格拒不下；洞，大便泄泻如注。出《灵枢·根结》。

**膈气** 病名。即噎膈。多因情志抑郁，寒热不调，饮食损伤所致。又名鬲气。详见“噎膈”条。

**膈痰** 病证名。指痰水结聚胸膈的病证。见《圣济总录》。又名痰结实。因痰水结聚，气机升降失常，气逆痰壅所致。常见心腹痞满、气短不能平卧、头眩目暗、常欲呕逆等。治宜降气涤痰。参见“痰证”条。

**膈痛** 病证名。❶指胸膈痛，或胸痛的别称。❷即胁痛。

**膈消** 病名。消渴病的一种，即上消。又作鬲消。详见“上消”条。

**膈痫** 病名。指风痰阻于胸膈引起的痫证。

**膈噎** 病名。即噎膈。详见该条。

**膈中** 病名。即噎膈。详见该条。

G

**葛洪** 医家名。(283—343)东晋医药学家，道教理论家，炼丹家。字稚川，自号抱朴子。丹阳句容（今江苏省句容市）人。学炼丹术，晚年隐居在广东罗浮山。著有《抱朴子》等书，其炼丹术对化学和制药化学的发展有较大影响。医学著述有《肘后备急方》3卷，采集单、验方较多，书中对一些疾病的记述和治疗是中国和世界医学史上最早的。另著有《玉函方》已佚，部分内容被《外台秘要》《医心方》等书收录。

## gen

**根结** 经络部位名。“根”是经气始生的腧穴或部位；“结”是经气归结的腧穴或部位。经脉以四肢末端的井穴为根，头面胸腹的一定部位为结，用以说明四肢与头面胸腹之间生理功能和穴位上的联系。

## gong

**攻补兼施** 治法名。指攻邪与扶正并用。适用于邪实正虚，攻邪与扶正需要同时进行的病证。如热病邪结肠胃，气虚而便结者，用黄龙汤之甘草、人参、当归补虚，大黄、芒硝、枳实、厚朴泻下。

**攻溃** 治法名。外科治法之一。即重用透脓药（如皂角刺之类）使已成脓的疮疡外溃，达到脓出毒泄、肿退痛止的目的。又称透脓法。方如透脓散。

**攻里** 治法名。下法之一。即用泻下方药通导大便，消除积滞，荡涤实热，攻逐水饮的治法。参见“下法”条。

**攻下** 治法名。即下法。详见该条。

**攻下派** 学术流派名。指金元时以张从正为代表的医学流派。主张用汗、吐、下三法为主，通过祛邪以扶正的方法治疗疾病。详见“金元四大家”条。

**攻阵** 攻下剂。八阵之一。收录吐法、赤金豆、太平丸等具有攻下、攻邪、除积滞作用的六首方剂。参见“八阵”条。

**龚廷贤** 医家名。(1522—

1619）明代医学家。字子才，号云林山人，又号悟真子。江西金溪人。出身世医，其父曾任职太医院。幼攻举业，后随父学医，承家学，并访贤求师，曾任太医院吏目。著《种杏仙方》《本草炮制药性赋定衡》《鲁府禁方》《眼方外科神验全书》《万病回春》《寿世保元》《云林神彀》等书。另续编其父龚信的《古今医鉴》一书。

## gou

**佝偻病** 病名。即维生素D缺乏性佝偻病。因体内维生素D不足，引起钙磷代谢失常的一种慢性营养缺乏性疾病，以正在生长的骨骺端软骨板，不能正常钙化而致骨骼病变为特征，以多汗，夜啼，烦躁，枕秃，肌肉松弛，囟门迟闭，甚至鸡胸肋翻、下肢弯曲等为主要临床表现。多见于2岁以内婴幼儿。

## gu

**箍围药** 与围药、箍药同义。是在肿疡周围，敷布一圈湿润药泥。有使疮形缩小，容易化脓溃破和制毒扩散的作用。一般用于肿疡初起，溃脓后余肿未消，亦能帮助消肿。

**古今医统大全** 医书名。共100卷。又名《古今医统》。〔明〕徐春甫辑。成书于1556年。本书辑录明代以前历代医书及经史百家有关医药资料百余种，分类汇编而成。书首为内经要旨，下列历代医家传略、各家医论、脉候、运气、经穴、针灸、临床各科证治、医案、验方、本草、养生等类内容，分门别类编排，既引录古说，又阐明发挥，既“统集异同”，又“井然区别”。选辑资料丰富，对中医理论的研究和临床治疗有较高的参考价值。

**股** 人体部位名。指大腿。

**股肱** 人体部位名。指大腿和前臂。也泛指手臂。

**股骨** 骨名。解剖学同名骨。上端以股骨头与髋臼构成髋关节，下端与髌骨、胫骨上端构成膝关节，支撑全身体重。又名大腿骨、髀骨、楗。

**股胫疽** 外科病名。即附骨疽。详见该条。

**股阳** 人体部位名。指大腿的外侧。

**股阴** 人体部位名。指大腿的内侧。

**股肿** 病名。由于静脉阻塞、血液回流障碍，导致以患肢疼痛肿胀，肤温升高，浅表青筋扩张为主要表现的疾病。相当于深静脉血栓。

**骨** 奇恒之腑之一，为人身的支架，由筋肉连接，有支撑形体、保护内脏和运动的功能。

**骨痹** 病名。以骨关节症状为突出表现的痹证。多由寒湿乘虚侵袭或肾虚髓枯所致。症见骨节疼痛，或挛急，四肢沉重麻木，活动不利。



**骨槽风** 外科病证名。见《证治准绳》。又名穿腮毒、牙叉发、穿腮发。多因手少阳三焦、足阳明胃二经风火邪毒上灼，或脾阳虚衰，无力托毒外出而成。初起于耳前连接腮项，痛引筋骨，皮肤内略有小核，渐大如胡桃，甚至腐溃，溃后多难愈合，脓液臭秽或清稀，久之内有腐骨排出，牙根龈肉浮肿，色紫黑或有出血，久则腐臭，牙关开合不利，甚至骨槽腐烂，牙齿脱落。治宜祛风，散火，解毒。

**骨骶** 骨名。即尾骶骨。

**骨度** 人体度量方法名。古代以骨节为标志，定出一定的度数，以测知人体各部长度与宽度的度量方法。以便于针灸取穴。

**骨度法** 定穴方法名。古代以骨节为标志，定出度数，测量人体各部长短、大小，用作定穴方法。见《灵枢·骨度》。其法不分人体高矮肥瘦，把具体部位都看作一定分寸来量取穴位。后人为定穴方便，略作修改。

**骨鲠** 病证名。指鱼、禽、兽骨因食之不慎而鲠于咽喉。症见咽喉刺疼，吞咽困难，甚至有鲜血，如伴感染则疼痛加剧，并有发热等。若异物进入气道则阵发剧烈呛咳，咯出血液，甚至因急性喉阻塞而窒息。

**骨解** 人体部位名。指骨缝。

**骨疽** 外科病名。指阴疽生于骨者，肿痛而不化脓。

**骨绝** 病证名。指肾脏精气竭绝的一种危重证候。

**骨空** ❶指两骨间的空隙部位。❷指骨孔。亦称髓空、髓孔。今称之为骨髓腔。❸指关节腔。

**骨瘤** 病名。指长在骨的肿瘤。多因肾气不足，寒湿夹痰，侵袭骨骼，以致气血凝聚于骨所致。好发于长管骨的干髓端。良性者症状多不明显，发展缓慢。恶性者病初隐痛，继则疼痛难忍，入夜尤甚，肿块生长较速，推之不移，坚硬如石，与骨相连，皮色紫褐，表面静脉怒张，常伴有低热，消瘦，神疲，食欲不振等。治宜补益肾气，消肿散结。必要时可手术治疗。

**骨声** 骨伤科术语。指骨折断端摩擦发出的声音。为临床诊断骨折的指征之一。

**骨痛** 病证名。指肢体某部疼痛彻骨。可见于痹证、骨伤、虚劳等病证。

**骨痿** 病证名。痿证之一。多由阴虚火旺，或邪热伤肾，阴精耗损，骨枯髓虚所致。亦称肾痿。症见腰脊痿软，下肢痿弱，不能行动，伴有面色暗黑，牙齿干枯等。治宜滋阴清热，补肾益精。参见“痿”条。

**骨折伤** 骨伤科病名。泛指因外力、肌肉拉力或骨病而造成骨的截断、碎断或斜断。见《外台秘要》。又名折骨、折疡。表现为局部瘀血肿痛，移位，畸形，有骨声或异常活动，轴心叩击痛及活动功能障碍等。亦有因骨结核、骨髓炎及骨瘤等病变，遇轻度外力碰撞而发生骨折者，称之为病理性骨折。

**骨蒸** 病证名。指发热犹如自骨髓而蒸出者，属劳瘵之类。多因阴虚内热所致。症见潮热，盗汗，喘息无力，心烦少寐，手心常热，小便黄赤。

**蛊** ❶病名。泛指由虫毒结聚，肝脾受伤，络脉瘀塞所致的鼓胀。为虫鼓、蛊胀、鼓胀等的简称。❷病名。指男子房劳病。症见少腹热痛而小便白浊。❸指古代一种用毒虫制作的毒药。

**蛊毒病** 病名。多因感染虫毒疫气所致，症状复杂，变化不一，病情一般较重。可见于恙虫病、急慢性血吸虫病、重症肝炎、肝硬化、中毒性菌痢、阿米巴痢疾等病。《诸病源候论》中将蛊毒分为蛊毒候、蛊吐血候、蛊下血候、氐羌毒候、猫鬼候、野道候、射工候、沙虱候、水毒候等。

**蛊胀** ❶病名。同鼓胀。详见该条。❷专指单腹胀。详见“单腹胀大”条。❸指虫鼓、血鼓之类。❹指蛊注。详见该条。

**蛊注** 病名。又名蛊疰、疰胀。因蛊虫侵蚀脏腑致病，并能流注传染他人。常见四肢浮肿，肌肤消瘦，咳逆，腹大如水状等。类似于肺结核、结核性腹膜炎。

**鼓槌风** 即鹤膝风。详见该条。

**鼓胀** 病证名。❶又名单鼓、蜘蛛鼓、蛊胀、胀。指由于情志郁结、饮食不节、嗜酒过度、虫积日久，使肝脾损伤，气血瘀滞，水湿不运所致，以腹部膨胀如鼓，腹壁青筋显露，四肢不肿或微肿，肤色苍黄为主要表现的疾病。根据邪正盛衰、病邪性质、病态特点的不同，有虚胀、实胀、寒胀、热胀、食胀、虫鼓、血鼓、气鼓、气胀、水鼓、蛊胀、单腹胀等名称。古代又根据不同脏腑出现的证候，称为肝胀、心胀、脾胀、肺胀、肾胀、胆胀、小肠胀、胃胀、大肠胀、膀胱胀、三焦胀等名称。❷指气胀。腹胀坚满，中空无物为气胀。❸泛指以腹部膨大胀满为主症者，包括单腹胀及先头面、四肢水肿而后腹部胀大者。

**固崩止带** 治法名。指用固摄止带之品治疗冲任不固等病证的治法。如血崩或经行不止，偏阴虚血热者，用固经丸；如带下淋漓，偏湿热者，用樗树根丸等。

**固定痛** 疼痛部位固定不移的症状。若胸、胁、脘、腹等处固定作痛，多是瘀血为患；若四肢关节固定作痛，多因寒湿、湿热阻滞，或热壅血瘀所致。

**固瘕** ❶古病名。出《伤寒论·辨阳明病脉证并治》。由肠胃虚寒，水谷不分所致。症见大便先硬后溏，间杂有不消化的食物和水，伴见不能食、小便不利、手足汗出等。治宜温中散寒。❷即久泻。见《医宗金鉴》："固瘕者，大瘕泻也。俗谓之溏泻。固者，久而不止之谓也。"

**固涩** 同收涩。

**固摄** 同收涩。

**固肾涩精** 治法名。指用益肾固摄的药物治疗肾虚不固的治法。如用金锁固精丸、菟丝子丸等治疗遗精、滑精、夜尿增多、尿失禁等滑脱不固类病证。

**固阵** 固涩剂。八阵之一。收录秘元煎、固阴煎、菟丝煎等具有固精、止泄、缩小便作用的十首方剂。参见"八阵"条。

**痼病** 指病邪顽固难以治愈的慢性疾病。

**痼发** 外科病证名。为痈疽五发之一。类似化脓性关节炎。出《卫济宝书》。多因感受四时不正之气而发。好发于手、足、腰、腿、臀下等处，症见漫肿无头，色淡红，疼痛，憎寒发热，四肢沉重，烦渴。初起宜发汗解表，若不消而溃脓者按痈、疽论治。

**痼疾** 与卒病相对。指久延不愈，顽固难治的疾病。见《金匮要略·脏腑经络先后病脉证并治》。如先有痼疾，又有卒暴病证，一般当先治卒病，后治痼疾，有时也可兼治。

**痼冷** 病证名。指真阳不足，阴寒之邪久伏体内所致的病证。见《备急千金要方》。以昼夜恶寒、手足厥冷为主症，或腹痛泄泻，完谷不化，或呕恶清涎，饮食少进，或小便频数不禁，尿色清白，或腰腿沉重，如坐水中，或阳痿不举，精寒自出，或遍身关节拘急疼痛等。

## gua

**挂线法** 指用药制丝线（或普通丝线）或橡皮筋等挂断肛门瘘管的方法。其原理是利用线的张力，促使局部气血阻绝，肌肉坏死，以达到切开瘘管的目的。对于疮疡溃后形成瘘管的患者也可用挂线法。

## guan

**关** ❶人体部位名。①即骸关。指膝关节。②相当于承扶穴部位。③指四肢。❷脉诊部位名。即关脉。详见“寸、关、尺”条。❸脉象名。指气口脉倍于人迎脉。见《诊家正眼》：“曰关者，气口倍大也。”❹指阳气的固密与卫外功能。❺病机名。指阴气太盛，阻遏阳气运行的病机。

**关格** ❶病名。①指癃闭重证。多由脾肾虚衰，气化不利，水邪湿浊壅塞三焦所致，以小便不通与呕吐并见为主要表现的疾病。小便不通称为关；呕吐时作称为格。小便不通与呕吐不止并见，称为关格。②指噎膈重证。见《医醇賸义》。初起见食咽梗阻，继而食入呕吐，渐见溲溺艰难，大便如羊粪。详见“噎膈”条。③指二便不通。大便不通称为内关，小便不通名曰外格。见《诸病源候论》。❷脉象名。指人迎与寸口脉俱盛极。系阴阳离决危象。❸病机名。指病情发展至阴阳亢盛而不协调的危重状态。

**关节变形** 关节的正常形态改变，包括关节僵硬、强直、畸形，影响功能活动的表现。

**关节红肿** 关节表面的皮肤发红，伴有关节肿胀发热的表现。

**关节流注** 外科病证名。流注病的一种。类似化脓性关节炎。多由暑湿、外伤或病后余邪留于经络，影响关节引起。症见关节肿胀、疼痛、发热，有波动感，活动不利，甚则疼痛难忍，全身发热，食少乏力。属暑湿引起者，宜清暑化湿；若外伤瘀血所致者，宜活血散瘀；病后热毒余邪所致者，宜清热解毒凉血。

**关脉** 脉诊部位名。即寸口脉三部之一。详见“寸、关、尺”条。

**关门** ❶经穴名。出《针灸甲乙经》。属足阳明胃经。位于腹正中线脐上3寸，旁开2寸处。主治腹痛、腹胀、腹泻、肠鸣、泄泻（急慢性胃肠炎）等病证。❷关口，门户。喻指肾的气化与固摄作用。见《素问·水热穴论篇》:“肾者，胃之关也，关门不利，故聚水而从其类也。”

**关门不利** 病机名。指因肾的气化功能障碍而致小便不利、水肿的病机。



## gui

**龟背** 病证名。指脊柱骨弯曲后突，如龟背状的脊柱畸形。常见于佝偻病、脊柱结核。

**龟背痰** 外科病名。指生于脊背部的流痰。详见“流痰”条。

**龟背驼** 即龟背痰。详见该条。

**龟头皮裹** 病证名。指阴茎包皮过长。

**龟尾** 推拿部位名。出《肘后备急方》。又名尾闾、闾尾。位于尾骨端。主治赤白痢、泄泻、腹胀、慢惊风等病证。

**龟尾漏** 外科病名。指生于龟尾穴处的漏疡。见《外科十三方考》。多因热毒瘀结，气血亏虚，荣卫失运所致。龟尾穴处红肿热痛，脓成破溃，流脓水量多。治宜清热解毒，调补气血，去腐生肌。

**龟胸** 即鸡胸。详见该条。

**鬼击** 古病名。指突然胸腹绞痛或出血。又名鬼排。《肘后备急方》:“鬼击之病，得之无渐，卒着如人力刺状，胸胁腹内绞急切痛，不可抑按。或即吐血，或鼻中出血，或下。一名鬼排。”

**鬼门** 人体组织名。即汗孔。鬼，古通“魄”。肺藏魄，肺气通于皮毛，汗从皮肤而出，称魄汗。汗孔称为鬼门，发汗法称开鬼门。《素问·汤液醪醴论篇》:“开鬼门，洁净府。”

**鬼舐头** 即油风。详见该条。

**鬼胎** 妇产科病名。出《诸病源候论》。❶指癥瘕一类病证。因素体虚弱，七情郁结，气血凝结不散，冲任壅滞不行而致。《傅青主女科》:“腹似怀妊，终年不产，甚则二三年不生者，此鬼胎也。其人必面色黄瘦，肌肤消削，腹大如斗。”治宜调补正气为先，继以攻积消瘀。❷相当于葡萄胎。《萧山竹林寺女科·鬼胎》:“月经不来二三月或七八月，腹大如孕，一日血崩下血泡，内有物如虾蟆子，昏迷不省人事。”治宜气血双补，或中西医结合治疗。❸指假孕。包括气胎、血胎、痰胎等。

**鬼疰** 即劳瘵。详见该条。

## guo

**果中毒** 因食有毒或变质果类而导致的中毒病证。

**过** ❶超越。有直中之意。❷量词。犹“次”。见《先醒斋医学广笔记》:“凡捣丸，必欲臼中捣数百过，色理和同为佳。”❸疏通、祛除。见《灵枢·周痹》:“痛从上下者，先刺其下以过之，后刺其上以脱之。”❹指病变所在，病。见《灵枢·胀论》:“其过焉在。”

**过经** 伤寒六经病证中，邪离本经，传入他经。出《伤寒论》。过经有两种情况：一是过经后邪气已除，正气渐复，则病从太阳而解；另一种情况为过经后太阳病候虽罢，但出现少阳、阳明等其他经病候，也称为“过经不解”。

**过期经行** 即经行后期。详见该条。

**过期流产** 妇产科病名。即死胎不下。指怀孕后胚胎死亡超过1~2个月，仍滞留在子宫腔内。表现为子宫不按月增大，反而缩小，有时伴有阴道流血，或流出褐色分泌物，尿妊娠试验呈阴性。多因气血虚弱或气血瘀滞，以致死胎不下。

**过用** 体力、脑力消耗超出了人体所能承受的限度，可损伤身体，成为致病因素。

# H

## hai

**海药本草** 医书名。共6卷。五代前蜀李珣（德润）约撰于10世纪初。本书从50余种文献中引述有关海药（海外及南方药）资料，记述相关药物的形态、真伪优劣、性味主治、附方服法、制药方法、禁忌畏恶等。涉及40余处产地名称，以岭南及海外地名居多。为我国第一部海药专著，别具一格。原书已佚，《证类本草》保存其佚文较多。今有尚志钧辑本（1983），引注详明。

## han

**寒** ❶指寒冷的气候。六气之一，是冬令所主的气候，五行属水。❷病因名。即寒邪。六淫之一。寒属阴邪，易伤阳气，其主收引，性凝滞，易阻滞气血运行。①寒气侵袭经络或脏腑，是各种痛证的主要病因之一。②指寒冷的饮食。❸病机名。指寒邪致病的病机。❹治法名。指寒凉法。❺病证名。指寒证。详见该条。

**寒包火** 病机名，亦作病证名。指外感风寒，内有积热，寒包于外，热郁于内的病证。亦称寒包热。临床除有风寒表证外，常兼见哮喘、咳嗽、失音、目赤肿痛、牙龈肿痛等。

**寒痹** 病证名。❶痹证的一种。指风寒湿邪侵袭肢节、经脉，而以寒邪为甚的痹证。常见于风湿性关节炎、类风湿关节炎及痛风等病证。又名痛痹。症见四肢关节疼痛，痛势较剧，遇寒更甚，得热减轻，可兼见手足拘挛。治宜温经散寒，兼疏风祛湿，参以益火。❷即皮痹。详见该条。

**寒喘** 病证名。❶指阳虚寒盛所致的气喘。症见气喘且四肢逆冷，脉象沉细等。治宜温肺散寒，助阳纳气。❷风寒外束而喘的简称。常兼见表寒证。

**寒从内生** 病机名。指阳虚生内寒的病机。阳虚则阴盛而内寒，临床多见形寒肢冷、水肿、痰饮等症状。

**寒膈** 病证名。五膈之一。出《肘后备急方》。又称恐膈。症见脘腹胀满，食不消化，呃逆，腹部苦冷，肠鸣，绕脐痛，消瘦等。参见"噎膈"条。

**寒积腹痛** 病证名。指腹痛因寒邪积滞所致者。见《症因脉治》。多由脾胃阳虚，内伤生冷，或口鼻吸入寒邪，寒积凝滞而成。症见腹痛绵绵，得热痛减，得寒更甚，痛则下利，脉多沉迟或沉紧。治宜温运脾阳，散寒行气。

**寒极生热** ❶阴阳学说术语。根据阴阳转化的观点，指事物发展至极点则向其对立面转化的现象。如冬至则一阳生，夏至则一阴生。❷病机名。指病理变化中寒证发展到寒极阶段，可出现阴盛格阳的病理机制。

**寒厥** 病证名。指因阳虚阴盛而引起的厥证。症见手足厥冷，恶寒，下利清谷，口不渴，或见身冷，腹痛面赤，指甲青暗，甚则昏厥，舌多质淡苔润，脉多微细。治宜温阳益气，血虚寒凝者，宜兼养血和营。参见"厥证"条。

**寒痢** 病证名。指寒邪客于肠胃所致的痢疾。又称冷痢。多由贪凉，或多食生冷不洁之物，寒气凝滞，脾阳受损所致。常见痢下纯白，或白多红少，质稀气腥，或如冻胶，脉迟，苔白等。

**寒凉派** 学术流派名。金元时期由刘完素创立。详见"金元四大家"条。

**寒凝肝脉证** 病证名。指寒邪侵袭，凝滞肝经，以少腹、前阴、颠顶冷痛及实寒症状为主要表现的证。

**寒凝气滞** 病机名，亦作病证名。指寒邪凝涩使气机阻滞的病机及相应证候。临床常见疼痛，腹胀，胫肿，拘挛或麻痹厥冷等，皆由寒凝气滞而成。

**寒热** ❶辨证术语。八纲辨证的两纲，用以概括人体阴阳偏盛偏衰两种不同性质的证候。参见"寒证""热证"条。❷病因名。①泛指寒邪与热邪。②特指食物寒凉与温热之性。见《素问·阴阳应象大论篇》："水谷之寒热，感则害人六腑。"❸病证名。泛指恶寒发热一类病证。如"寒热时作""寒热往来"等。

**寒热错杂** 指在同一患者身上，既有寒证，又有热证的表现。寒热错杂的形成可概括为以下三种情况。一是先有热证，复感寒邪，或先有寒证，复感热邪；二是先有外感寒证，寒邪郁而化热，虽已入里，但表寒未解；三是机体阴阳失调，出现寒热错杂。

**寒热往来** 患者自觉恶寒与发热交替发作的症状，是正邪相争，互为进退的病理表现，常见于伤寒病的少阳病，或温病的邪伏膜原，为邪在半表半里的特征。

**寒热真假** 由于阴阳格拒而致与疾病本质相反的寒热表现，包括真寒假热、真热假寒等。

**寒热转化** 指寒证或热证在一定条件下相互转化，形成相反的证。

**寒疝** 病证名。❶指腹痛痉挛而兼见寒证者。出《金匮要略》。多因寒邪凝滞于腹内所致。常见卒然腹痛，腹中拘挛，绕脐疼痛，出冷汗，恶寒肢冷，或兼见手足麻木、周身疼痛等，其脉沉紧。治宜温里散寒，行气除湿。❷指以阴囊冷痛肿大为主症的疝病。类似附睾结核等。出《儒门事亲》。多由寒湿之邪侵犯肝经所致。症见阴囊寒冷疼痛，硬结如石，日久可继发不育。治宜暖肝散寒。❸疝病之总称。

**寒伤形** 病机名。指寒邪伤人形体的病机。寒属阴邪，其性凝滞收缩。如外感寒邪，阳气不得宣泄，则出现头痛，恶寒，无汗，肢体疼痛，脉浮紧；寒邪客于筋脉肌肉，使络脉急引，气血受阻，痉挛疼痛，或麻痹胀痛等，均是寒伤形的表现。

**寒湿** ❶病因名。指寒邪与湿邪合而致病。寒主收引，湿困阳气，每可致气血不畅、经络滞涩而出现肌肤疼痛、关节挛痹等症状。❷病机名，也作病证名。指湿困脾胃，损伤脾阳，或平素脾肾阳虚而复感寒湿的病机及其相应症状。常见腹胀，泄泻，或浮肿，肢节肿胀，畏寒肢冷，腰膝酸痛等症状。

**寒湿脚气** 病证名。指寒湿侵袭所致的脚气病。见《三因极一病证方论》。多由寒湿外侵，经气不行，血脉不和所致。症见脚膝软弱，行动无力，麻木浮肿，或拘挛疼痛，或恶寒肢冷。治宜温经除湿为主，兼予活血、通络、舒筋。

**寒湿久痹** 病证名。指寒湿侵袭所致的慢性痹证。因寒邪使气血凝泣不通，湿邪又黏腻滞着不移，两邪相合，可致肌肤疼痛，关节挛痹，并有痛处固定、病程缠绵等特点，故名。

**寒湿困脾** 寒湿内盛，困遏脾阳，运化功能减低的病理变化。

**寒湿困脾证** 病证名。指寒湿内盛，困阻脾阳，运化失职，以脘腹痞闷，纳呆，便溏，身重与寒湿症状为主要表现的证。

**寒湿头痛** 病证名。指由寒湿合邪所致的头痛。见《兰室秘藏》。多因寒湿上蔽清阳，血行凝涩，脉络挛急所致。症见头痛而重，阴天易发，胸闷，肢体困重，舌苔白腻，脉缓。治宜散寒祛湿。参见“头痛”条。

**寒实** 病证名。指寒邪结滞于内的病证。主要症状有腹痛拒按，大便干结，口中和，四肢冷，小便清长，舌苔白，脉沉弦等。

**寒实结胸** 病证名。指由水寒互结所致的结胸实证。又称寒结胸。症见身不热，口不渴，胃脘胀硬而痛，脉沉紧或沉迟。治宜祛寒开结。参见“结胸证”条。

**寒胜则浮** 病机名。浮，指浮肿或虚胀。寒为阴邪，易伤阳气，阴邪盛则阳气虚，水湿运行不畅，故可出现胀满浮肿。如脾阳虚见腹胀、便溏，脾肾阳虚见水肿等。

**寒痰** 病证名。痰证之一。❶指素有痰疾，复感寒凉而发的喘咳。痰色白而清稀，舌苔白润，脉滞弦，并可见形寒肢冷，治宜温肺化痰。❷即冷痰。指阳虚寒湿相搏的痰证。又名虚痰。多见足膝酸软，腰背强痛，肢节冷痹，骨痛。治宜温通以散寒湿。❸指痰湿在肾经者。常见脉沉面黑，小便急痛，足寒冷，心多恐怖，其痰有黑点，量多而稀。治宜健脾温肾化痰。参见“痰证”条。

**寒痰阻肺证** 指寒痰交阻于肺，肺失宣降，以咳嗽气喘，痰多色白及寒证症状为主要表现的证。寒痰阻肺证又名寒饮停肺证、痰浊阻肺证。

**寒下** 治法名。下法之一。指用寒凉攻下的方药治疗里热实证的治法。如见脘腹胀痛，大便秘结，潮热谵语，舌苔焦黄，脉滑数有力，或兼见饮食积滞，水湿内结等症状，可采用大黄、芒硝、番泻叶等苦寒泻下之品，代表方有大承气汤、小承气汤、调胃承气汤等。孕妇、新产妇及久病体弱者忌用本法，正气虚弱者应配合扶正药同用。

**寒痫** 病证名。指感寒即发的痫证。多因小儿脾胃内伤，外感风寒，结于胸膈所致。症见忽然仆倒，不省人事，口涌痰涎。治宜温中化痰。

**寒邪** 凡具有寒冷、凝滞、收引等致病特点的邪气称为寒邪。

**寒性凝滞** 寒邪致病易使气血津液运行不畅，经络不通，常表现为各种疼痛症状。

**寒性收引** 寒邪致病易使人体气机收敛，常使腠理紧闭，脉络拘紧，筋肉挛急，表现为无汗，肢体疼痛，活动不利等症。

**寒夜啼** 儿科病证名。即小儿因内脏虚寒所致的腹痛夜啼。

症见屈腰而啼，面色青白，腹痛，四肢不温。治宜温中祛寒。

**寒疫** ❶指时行寒疫。❷指时疫而见阴寒证候者。详见“时疫”条。

**寒因寒用** 治法名。反治法之一。即以寒凉药治疗内真热外假寒的治法。如患者身大热、口大渴、大汗出、脉洪大而四肢逆冷，其肢冷是假寒，余症为真热，仍当用白虎汤之类的寒凉法治之。

**寒淫** ❶指气候失常，寒气过甚。❷病因名。指寒邪。

**寒淫证** 指寒邪侵袭机体，阳气被遏，以恶寒、无汗、局部冷痛、脉紧等为主要表现的证。

**寒则气收** 病机名。指受寒后腠理收缩，阳气不得宣泄的病机。

**寒则收引** 病机名。指寒邪入侵引起络脉收缩、筋肉拘急等病理变化。

**寒战** 即战栗。

**寒者热之** 治则名。泛指治疗寒证应当运用温热法的治疗原则。如治表寒证，宜用辛温解表法发散风寒；治里寒证，则用温中祛寒之法等。

**寒阵** 清热剂。八阵之一。收录保阴煎、加减一阴煎、抽薪饮等具有泻火除热、滋阴降火作用的二十首方剂。参见“八阵”条。

**寒证** 指感受寒邪，或阳虚阴盛，导致机体功能活动受抑制而表现出具有“冷”“凉”等症状特点的证。由于阴盛或阳虚都可以表现为寒证，故寒证有实寒证与虚寒证之分。

**寒证化热** 指原为寒证，后出现热证，而寒证随之消失。寒证化热常见于外感寒邪未及时发散，而机体阳气偏盛，阳热内郁到一定程度，则寒邪化热，形成热证；或是寒湿之邪郁遏，而机体阳气不衰，由寒化热，形成热证；或因使用温燥之品太过，亦可使寒证转化为热证。

**寒滞肝脉** 病机名，亦作病证名。指寒邪凝滞于足厥阴肝经的病机及其所致的相关病证。肝的经脉络于外阴部，经过小腹，分布两胁，寒邪凝滞于肝脉，可使经脉挛急，症见下腹胀痛，牵引睾丸坠痛，并见肢冷畏寒，舌苔白滑，脉沉弦或迟等。治宜温肝散寒。

**寒滞胃脘证** 病证名。指寒邪犯胃，阻滞气机，以胃脘冷痛，恶心呕吐及实寒症状为主要表现的证。

**寒中** 病证名。❶类中风之

一。又名中寒。由暴中寒邪所致。症见身体强直，口噤不语，四肢颤摇，卒然眩晕，无汗等。治宜温里散寒。❷指邪中脾胃而为里寒病证。多因脾胃虚寒，邪从寒化，或由劳倦内伤转变而成。症见脘腹疼痛，肠鸣泄泻等。治宜温中散寒。

**汗** ❶五液之一。指汗液。由肌表毛窍排出的液体。正常的出汗，是人体对外界环境，尤其是暑热和高温环境下的适应性生理表现。❷治法名。八法之一。指汗法。

**汗法** 治法名。八法之一。指开泄腠理，调和营卫，发汗祛邪，解除肌表之邪的治法。汗法有解肌退热、透疹、消退水肿、祛风湿等作用。主要适用于外感表证，以及痈肿、麻疹、风水等病证。如见有表证者，根据表证的寒热属性不同，有辛温发汗和辛凉发汗之异。发汗解表以汗出邪去为目的，如发汗太过而损伤津液，甚至大汗不止，可导致虚脱。凡心力衰竭、吐泻失水、大失血、津液亏损者禁用。如果体质虚弱而确有发汗解表之需时，应配合益气、温阳、滋阴、养血等治法同用。参见“八法”条。

**汗巾提法** 正骨手法名。指颈椎半脱位的整复手法。见胡延光《伤科汇纂》。患者正坐于桌旁低处，头齐桌面，医生坐于桌上，双脚踩踏患者两肩，并用布巾兜住患者下颌，于其枕后部作结，并上系于医生的颈部，借医生双手上提、两脚下踏拔伸之势，使其半脱位得以复位。

**汗空** 即汗孔。亦称毛孔、玄府。见《素问·水热穴论篇》：“所谓玄府者，汗空也。”

**汗气** 指患者随出汗而散发出的气味。

**汗脱** 病证名。阴阳相离欲脱之危候。《素问·诊要经终论篇》：“绝汗乃出，出则死矣。”多见于危重患者，汗出黏腻，如珠似油，并伴见呼吸急促，四肢厥冷，脉微欲绝等。又称脱汗、绝汗。

**汗为心液** 基础理论术语。古人认为心血与汗均源于津液，临床观察到心情紧张则易出汗，而汗出过多又可导致心血、心气虚亏等病证，故名。参见“汗”“汗血同源”条。

**汗淅疮** 外科病名。由汗水淹淅皮肤皱褶部位而引起的皮疮。类似于接触性皮炎。出《外科启玄》。胖人多汗，久不洗浴，浸渍肌肤，因而成疮。重者皮破血出，痛不可忍。经常保持皮肤清洁，可以预防本病。

**汗血** 病证名。即肌衄。指汗出色淡红如血。见《诸病源候论》。又名血汗。参见该条。

**汗血同源** 基础理论术语。汗由津液所化，血主要由津液和营气组成，汗与血同源于津液，故称。临床治疗中，应注意多汗之人慎用破血之法，血虚或出血患者慎用发汗之剂。

**汗证** 病证名。由于阴阳脏腑气血失调，营卫不和，卫阳不固，腠理不固所致，以全身或局部汗液外泄失常为主要表现的疾病，分为自汗和盗汗。

## he

**合** ❶（hé）①闭密、闭拢。②指范围。见《本草纲目》："合身糜烂。"③指脏腑与人体组织器官表里内外相应的特定关系。见《素问·五脏生成篇》："心之合脉也。"④指合穴。见《素问·痹论篇》："六腑有合。"参见"合穴"条。❷（gě）容量单位。即一升的十分之一。

**合病** 伤寒六经病证中，两经或三经同时受邪而发病。

**合二气** 推拿手法名。即和阴阳。

**合法** 推拿手法名。又名和法。用两手拇指指腹，分别从两个穴位向中间合拢，其起点和止点多在穴位上。常用于小儿推拿。

**合谷** 经穴名。出《灵枢经》。别名虎口。属手阳明大肠经。原穴。位于手背第一、第二掌骨之间，近第二掌骨之中点处，或当拇、食指并拢时，在背侧肌肉隆起处。主治头面、五官病证，如头痛、目赤肿痛、鼻衄、鼻渊、咽喉肿痛、齿痛、耳聋、口眼㖞斜、感冒发热、消化不良、腹痛、痛经、滞产、瘾病、神经衰弱、三叉神经痛等。

**合谷疔** 即虎口疔。

**合谷疽** 即虎口疔。

**合骨** 人体部位名。即足内踝。《医宗金鉴·正骨心法要旨》："在内者名内踝，俗名合骨。"

**合剂** 剂型名。中药复方的水煎浓缩液，或中药提取物配制而成的液体制剂。是在传统汤剂基础上发展和改进而成的新剂型，既保持了汤剂的药效，服用量较汤剂小，又可以成批生产，省去临时配方和煎煮麻烦等特点。

**合架风** 病名。指因牙龈病而不能张口的病证。见《重楼玉钥》。多因阳明热毒上炎所致。常见上下牙床处长一红核，肿痛难忍，牙关紧闭，难以开启。

**合邪** 病机名。指两种或两种以上病邪相合侵犯人体，或从症状表现出其病因有两种以上的邪气，如风寒湿痹、湿热痢、燥热咳嗽等。

**合穴** 腧穴名。五输穴之一。见《灵枢·九针十二原》："所入为合。"张介宾注："脉气至此，渐为收藏，而入合于内也。"合穴多位于肘、膝关节附近，意为脉气深大及其汇合之处。十二经各有一个合穴，即尺泽（肺）、曲池（大肠）、足三里（胃）、阴陵泉（脾）、少海（心）、小海（小肠）、委中（膀胱）、阴谷（肾）、曲泽（心包）、天井（三焦）、阳陵泉（胆）、曲泉（肝）。临床常用于治疗六腑病变等。

**合阴** 基础理论术语。指营卫在夜半真阴隆盛之时汇合。见《灵枢·营卫生会》："夜半而大会，万民皆卧，命曰合阴。"马莳注："合阴者，皆静而卧，真阴胜之候也。"

**合阴阳** 推拿手法名。即和阴阳。详见该条。

**合治内腑** 针灸学术语。合，指下合穴。即六腑病变，取该经合穴治疗。如胃病取足三里，大肠病取上巨虚，小肠病取下巨虚，膀胱病取委中，三焦病取委阳，胆病取阳陵泉等。

**和法** 治则名。八法之一。指采用疏理调和的药物解除少阳（半表半里）病邪或调和脏腑气血的治疗原则与方法。又名和解法。包括和解少阳、疏肝解郁、调和肝脾、调和肝胃等。参见"八法"条。

**和缓** ❶治则名。指对慢性病的治疗宜采用从容调理的治疗原则与方法。❷医家名。春秋时期，秦国有医和、医缓两位名医，医术高超，后人以和缓并称，作为赞誉良医的代名词。

**和剂局** 宋代官署名。为宋官府设立的制药机构。

**和剂局方** 方书名。《太平惠民和剂局方》之简称。详见该条。

**和解少阳** 治法名。指以疏理和解的药物为主，治疗少阳病邪在半表半里之间的治法。常见寒热往来，胸胁苦满，默默不欲饮食，心烦喜呕，口苦，咽干，目眩等。代表方为小柴胡汤。

**和解法** 即和法。详见该条。

**和胃** 治法名。治疗胃气不和的治法。又称和中。胃气不和主要表现为胃脘胀闷，嗳气吐酸，厌食，舌淡苔白等，一般用陈皮、姜半夏、木香、砂仁等药治疗。

**和胃理气** 治法名。指以和胃理气药为主，治疗痰、食、湿等病邪阻滞中脘的治法。症见脘腹胀闷，吞酸或吐酸，嗳气，舌苔白腻等，常用枳实、陈皮、姜半夏、炒莱菔子、煅瓦楞子等治疗。

**和血息风** 治法名。指用养血息风药物为主治疗血虚风动的治法。如热性病后期耗伤阴血，出现口干舌燥，心悸怔忡，筋脉拘急，手足蠕动，或头目眩晕，脉细数等，常用生地黄、白芍、麦冬、鸡子黄、龟甲、鳖甲、牡蛎、钩藤等药治疗。

**和阴阳** 推拿手法名。又名合阴阳、合二气。操作时用拇指从小儿腕横纹两端向中间合推，有和气血，消痰涎等作用。

**和阵** 和剂。八阵之一。收录金水六君煎、六安煎、和胃二陈煎等具有调和、和解作用的二十首方剂。参见“八阵”条。

**和中** 即和胃。详见该条。

**河鲀中毒** 病名。指因误食河鲀鱼而导致的中毒病证。起初可见呕吐，腹痛腹泻，大便带血，继则口唇舌头及肢端麻木，眼睑下垂，肢体瘫软，心律失常。严重者可迅速出现呼吸循环衰竭。

**鹤节** 病证名。见《诸病源候论》。指小儿肌肉瘦薄，骨节显露，形如鹤膝。

**鹤膝风** 病名。又名膝游风、游膝风、鹤节、膝眼风、膝疡、鼓槌风等。因病后膝关节肿大，形如鹤膝，故名。多由三阳亏损，风邪外袭，阴寒凝滞所致。病初多见形寒发热，膝部微肿，步履不便，疼痛。继之局部红肿焮热或色白漫肿。日久关节腔内积液肿大，股胫变细，溃破后，脓出如浆或流黏性黄液，愈合缓慢。

## hei

**黑带** 妇科病证名。指阴道经常流出黑豆水样黏稠或稀或腥臭的液体，或赤白带中杂有黑色。见《诸病源候论》。又名带下黑。多因内热熏蒸，伤及任、带二脉，肾水亏虚所致。宜泻火清热为主。参见“带下”条。

**黑疸** 病证名。指久疸瘀阻而致色黑者。常见于多种阻塞性黄疸病晚期、艾迪生病等。出《金匮要略》。多因疸证经久不愈，肝肾虚衰，瘀浊内阻所致。症见身黄不泽，目青，面额色黑，心中懊侬，皮肤干燥，搔之不觉，大便黑，膀胱急，足下热，脉浮弱，甚则腹胀，如有水状，面浮，脊柱痛不能正立。治宜扶正、补肝肾为主，攻邪、化瘀浊为辅。

**黑风内障** 眼科病名。五风内障之一。指以头痛眼胀、视力下降、瞳神散大而眼前见黑花为特征的眼病。相当于闭角型青光眼慢性期。见《秘传眼科龙木论》。症见黑睛污浊，如哈气玻璃状，眼压升高，瞳神散大，抱轮红赤，时轻时重，可伴有头胀痛等。治宜祛风、清热、益肾。

**黑睛** 又名黑眼、黑珠、乌珠、神珠、青睛。位于白睛的前部正中。形圆无色透明，因能透见其内瞳仁之棕褐色而得名。若发生病变，失去正常之透明，则影响视力。黑睛内应于肝，为五轮中之风轮。

**黑苔** 舌苔名。指黑色舌苔。多属里证、重证。有寒热之分，苔黑而干燥属热炽津枯，苔黑而湿润属阳虚寒盛。

**黑靥子** 外科病证名。出《疡医准绳》。指生于皮肤上的呈褐色或淡黑色小斑点。约针头至绿豆大，略高出皮面。多发于脸、颈或手背等部位。

**黑痣** 即黑子。详见该条。

**黑子** 外科病名。即黑痣。出《诸病源候论》。又名面黑子。由肾经浊气滞结皮肤而成。多发于面部，呈黑褐色扁平隆起，散在分布，小者如黍，大者如豆，有时表面可生硬毛，若生长迅速，突然增大，中老年患者有恶性病变的可能。一般不需治疗。如生长在易受摩擦部位而逐渐扩大、颜色变深者，应及时治疗。

## hong

**红汗** 病证名。❶指伤寒太阳病，鼻衄后自愈者。见《伤寒论条辨》。参见“鼻衄”条。❷血汗之别称。详见“汗血”条。

**红丝赤缕** 病证名。又称蜘蛛痣，是由浅表血管扩张所致，以头颈胸臂部出现散在暗红色血络，如丝如缕，状如蜘蛛，围绕中心呈放射状，压之褪色，复之如常为主要表现的症状。

**红丝疔** 病名。疔疮的一种。相当于急性淋巴管炎。又名赤疔、血箭疔、红线疔、金丝疮、血丝疮、红演疔、血丝疔、红丝疮、红丝血箭疔、红演儿、紫疥斑。因火毒凝聚，或破伤感染所致。多起于手足，初则局部红肿热痛，继而红线由上臂前侧或小腿内侧向上走窜，重者可伴寒热、头痛、乏力。治宜清热解毒。

**红线疔** 病名。即红丝疔。详见该条。

**虹彩** 眼科学术语。即眼之

黄仁。位于黑睛之后，晶珠之前的环形隔膜样组织，中间的圆孔为瞳神，虹彩具有调节瞳神开缩的作用。

**洪脉** 脉体宽大而浮，充实有力，来盛去衰，状若波涛汹涌。多见于阳明气分热盛，亦主邪盛正衰。

**洪肿** 病证名。出《金匮要略·水气病脉证并治》。指水肿之剧者。常见于风水、皮水、石水，也可见于脚气、肤胀、鼓胀及石瘕等病证。

H

## hou

**喉** 人体部位名。上通咽，下接气管，是呼吸出入之门户，也是发音器官。

**喉闭** 即喉痹。详见该条。

**喉痹** 病名。咽喉肿痛病的统称。但通常所说的喉痹，多指发病及病程演变不危急，咽喉红肿疼痛较轻，并有轻度吞咽不顺或声音低哑等。见《素问》。《三因极一病证方论》中称作喉闭。外感、内伤均可引起，外感以风热居多，内伤以阴虚常见。

**喉疔** 病名。指发于喉关两旁或喉关里的疔疮。多因肺胃火燔，痰热内侵，久郁化火，火毒上冲，结于咽喉所致。初起但觉咽喉麻痒，迅即大痛，或有寒热等全身症状。通常以疔色红者轻，紫者重，色黑者最重。治宜泻火解毒，消肿止痛。

**喉风** 病名。泛指咽喉部多种急性病证。类似扁桃体周围脓肿、咽后壁脓肿、急性会厌炎、喉部水肿、白喉等。出《秘传证治要诀及类方》。多因风热搏结于外，火毒炽盛于内，肺失清肃，火动痰生，痰火邪毒停聚咽喉所致。症见咽喉肿，前连及项颊，迅即痰涎壅盛，语声难出，吞咽、呼吸均较困难，甚则牙关紧闭，神志不清，咽喉内外俱肿，继续发展可致窒息。历代对本病命名分证，众说不一，但多分为急喉风、烂喉风、锁喉风、缠喉风等。详见各条。

**喉疳** 病名。❶指生于咽喉的疳证。常发于喉关外、上腭或悬雍垂之两旁，咽后壁少见。颇类似于樊尚咽峡炎、咽部梅毒等病。见《外科启玄》。多因外受风热，热灼肺阴，咽喉失养，或胃经蕴热，火热上攻咽喉，或因肾阴亏损，相火上炎，或因杨梅结毒于咽喉所致。初起咽喉干燥刺痛，或如物塞喉，喉部潮红疼痛，继则腐溃呈点状分散，多少大小不等，大如赤豆，小如芥子，四周有红晕，日久腐烂，色灰白或紫，腐衣叠如虾皮，臭腐，声音嘶哑，气急痰鸣，或呕吐酸水，唠出痰涎，身发寒热。属风热者，治宜疏风清热；胃热者，治宜清热解毒；阴虚火旺者，治宜滋阴降火；杨梅结毒者，治宜解毒祛腐。❷即乳蛾。详见该条。

**喉关** 人体部位名。指口咽峡部位。喉关以内为关内，有喉底（咽后壁）、会厌等；喉关以外为关外，有上腭、面颊内侧和齿龈等。喉关为呼吸饮食的孔道，上通颃颡，是抵抗病邪自口鼻而入的关隘。《世医得效方》："双蛾风者，有二枚在喉关两边。"

**喉关痈** 病名。指生于喉关的痈。类似扁桃体周围脓肿等。多因肺胃积热，邪毒痰火客于咽喉所致。症见喉关部红肿疼痛，使喉核向前下推移，悬雍垂水肿，说话时口如含物，带有鼻音，疼痛连及耳窍，咽肿如塞，吞咽困难，饮水时常向鼻腔反流，恶寒发热，便秘口臭，纳呆失眠等。治宜疏表解毒，泄热消肿。参见"喉痈"条。

**喉核** 人体部位名。即腭扁桃体，位于咽前柱（舌腭弓）和咽后柱（咽腭弓）之间，左右各一。与悬雍垂、舌根等组成喉关。

**喉花** 人体组织名。即悬雍垂。

**喉间溃烂** 病证名。指咽喉部的溃疡。可见于咽喉部梅毒、咽喉部结核、樊尚咽峡炎等。见《景岳全书》。有虚实之别：属虚者，多由阴虚于下，火炎于上，虚火上冲咽喉所致，症见咽喉溃烂，疼痛不剧，久而不愈，局部腐臭，全身有阴虚症状，治宜滋阴降火；属实者，因肺胃热蕴，毒火上冲咽喉所致，症见咽喉色红溃烂，疼痛甚剧，寒热便秘，口臭，治宜宣肺解毒，清胃泻火。

**喉菌** 病名。指咽喉赘生物如蕈状。见《杂病源流犀烛》。多因心胃伏火，痰毒夹火上冲咽喉，或郁怒忧思致气滞血凝，或肝肾虚亏，虚火上炎，熏灼咽喉而成。初起咽喉仅有略高厚如菌或如浮萍样之小硬块，咽部不适，疼痛。继之肿硬益甚，或表面腐溃，疼痛渐增，时流腐臭秽浊之液，渐至肿块高低不平，可见血丝，顶透紫色，声音嘶哑，甚至失音，全身形瘦肉削。治宜解毒泻火，或疏肝解郁，或滋肾培元。必要时可手术治疗。

**喉科** 论治咽、喉、口、齿等疾患的临床专科。见《喉科指掌》。又称咽喉科、喉咙科、咽喉口齿科。宋代医学分为九科，口齿兼咽喉科是其中之一。明代分口齿和喉咙两科。清代喉痧流行，促进了喉科临床证治的发展，喉科专著及从事喉科疾病诊治的专科医生也不断涌现。

**喉科十六绝症** 病证名。指喉科病出现的16种危重症状与体征。见《喉科指掌》。包括舌卷囊缩、油汗如珠、哑喉呛食、吐血喉痹、声如锯错、鼻扇唇青、脉细身凉、角弓反张、十指无血、六脉沉细、便闭十日、天柱倒塌、两目直视、喉干无痰、壅痰气塞、喉菌不治。

**喉科指掌** 医书名。共6卷。〔清〕张宗良撰。成书于乾隆二十二年（1757）。本书论述咽喉病的证治，卷1列咽喉大纲，主张咽喉诸疾应以风、寒、火、湿、毒论治，次述喉舌分经，在诊法上相当重视以脉测病。卷2为喉科精选应用诸方，较切合实用。卷3~6为咽喉诸疾，分述不同咽喉病证的治疗。有论有方，并附以图说，内容比较丰富。

**喉瘤** 病名。指喉咽肿瘤。见《医宗金鉴》。多因元气素虚，炙煿太过，肺经郁热，痰凝气滞，或恼怒伤肝，肝气郁结，气滞血瘀而成。症见喉关一侧或两旁有赘生物突起，红丝相裹，顶大根小，表面光滑，触之疼痛，吞咽不利，或声音嘶哑，甚至呼吸困难或窒息。因肺经郁热者，治宜清肺宣热、祛痰散结；因郁怒伤肝者，治宜解郁疏肝、活血祛瘀。或可外用烙法，必要时可手术切除。

**喉癣** 病名。指癣发于咽喉。以其形似苔藓，故名。见《景岳全书》。又名肺花疮。多因肝肾虚亏，相火上亢，肺阴耗损，或过食炒煎炙煿，醇酒厚味，致胃中积热，胃火熏肺所致。咽喉初觉干燥，痒而微痛，色晦暗，满喉红丝缠绕，形如叶脉。久则渐腐烂，腐衣叠若苔藓，吞咽疼痛，晨轻暮重，至夜尤甚，潮热盗汗，声音嘶哑。治宜滋阴降火，或清咽喉、祛风热。

**喉痒** 病证名。即咽喉作痒。见《太平圣惠方》。多因外感余邪未清，或阴虚火灼，或胃火熏肺，咽喉失养所致。症见咽喉痒，微疼或微肿，常为其他咽喉疾病如喉癣、喉疳等兼症。宜用滋阴降火、利咽、清胃、解毒等法，并当治其本病。

**喉瘖** 病证名。即失音。指由喉部疾患所致之失音。临床上常可分为暴瘖和久瘖，常见于声带麻痹、喉癌、喉炎、喉部梅毒、喉部结核等。另有中风所致舌强转动不灵，语言謇涩者，也称作舌瘖。参见“中风”条。

**喉痈** 病名。指发于咽喉部的痈疡。出《诸病源候论》。多因六腑不和，血气不调，风邪客于喉间，为寒所折，气壅不散，结而成痈。喉痈发病迅速，常见恶寒高热，痰涎壅盛，呼吸困难等。类似扁桃体周围脓肿、咽后壁脓肿等病。治宜疏表解毒，清热消肿。因为发生部位不同，所以命名各异。发于喉关者，名喉关痈；发于喉关里者，名里喉痈；发于舌下，如生一小舌样，喉肿痛者，名舌喉痈。

**后** ❶指大便。见《素问·脉解篇》：“得后与气则快然如衰。”❷即肛门。见《难经·五十七难》：“里急后重，数至圊而不能便。”❸切脉部位。指尺部。❹形容脉象应手，左右上下不齐。见《素问·三部九候论篇》：“一候后则病，二候后则病甚，三候后则病危。所谓后者，应不俱也。”

**后山骨伤** 骨伤科病名。指枕骨部损伤。见《医宗金鉴》。多由跌仆、坠撞等外伤引起。损伤后轻者头昏，目眩，耳鸣，项强，咽梗，烦躁不宁，肢软无力，重者垂头目闭，喉中痰声不断，昏迷不醒。

**后天之本** 基础理论术语。指脾胃。人体出生后的生长发育，生命活动所需的物质和能量，要靠脾胃之气吸收水谷精微以滋养供给。故《医宗必读》中有“后天之本在脾”之说。

**后天之精** 基础理论术语。即水谷之精。人出生之后，从吸入的自然界清气及摄入的食物中摄取的营养精华成分以及脏腑气化所生成的精微物质。

**后下** 煎药方法名。气味芳香的药物如薄荷、木通、砂仁等，其有效成分主要是挥发油，若煎煮过久，其有效成分可因挥发而失效，故宜在其他药物刚煎好时才放入，稍煎即可。另外，生大黄后下，可使其泻下作用更显著。

**后胁** 人体部位名。指由腋后线至胸椎间，相当于肩胛下至第10肋骨部位的总称。

**后囟** 人体部位名。小儿顶骨与枕骨间的三角形间隙，应在生后2~4个月内闭合。

**后血** 病证名。即便血。详见该条。

**后阴** 人体部位名。即肛门。

**后重** ❶古病名。即大瘕泄。

H

见《难经·五十七难》:“有大瘕泄,名曰后重。”详见该条。❷症状名。指便意窘迫,肛门重坠不适。常见于痢疾、急性肠炎等病。参见“里急后重”条。

**厚苔** 不能透过舌苔见到舌质者,又称不见底苔。

## hu

**忽思慧** 医家名。元代营养学家。生卒年代不详。曾任宫廷饮膳太医,主管宫廷的饮食烹调。他根据多年经验,结合本草知识,编成《饮膳正要》,是中国现存较早的食疗、食养专著。

**狐惑** 病名。因湿热毒邪入内,或感染虫毒,伤及气血,以目赤眦黑、口腔咽喉及前后阴腐蚀溃疡为主要表现的疾病。

**鹘眼凝睛** 眼科病名。指双眼珠突出、红赤凝视一类病证。类似于内分泌性突眼症。见《世医得效方》。又名鱼睛不夜。多因情志失调,肝气郁结,痰火凝聚眼络所致。常见双目眼珠日渐胀起突出,白睛红赤,“若庙堂凶神之目,犹鹘鸟之眼珠,赤而凝定”。见《审视瑶函》。症见眼神凝定,视力锐减,甚至失明,可兼见烦躁汗多,食欲亢进,消瘦失眠等症状。辨证时应在脏腑辨证的基础上结合眼部表现进行整体辨证。施治时,应重视活血通络、软坚导滞的治疗法则,同时应强调中西医结合,防止变证,力求最佳疗效。

**虎口三关** ❶小儿推拿穴位名。即指三关。详见“三关”条。❷小儿指纹诊法部位名。指小儿指纹显现于食指掌侧的三个部位。第一指节为风关,即掌指横纹至第二节横纹之间;第二指节气关,即第二节横纹至第三节横纹之间;第三指节命关,即第三节横纹至指端。

**护场** 病证名。指疔疮周围红肿不散漫,有此者易治。反之为不护场,难治。

## hua

**花疗** 病名。又称“花痴”。相火过旺,欲火妄炽,肝风易动,以情欲激动,性欲亢进,见异性则以为情人,甚则夜间四肢抽搐,牙关拘紧等为主要表现。

**花柳病** 病名。一般指性传播疾病。最多见的有梅毒、软下疳及淋病。

**花柳毒淋** 病名。感染淋球菌,以排尿困难,尿频尿痛,尿道口流出米泔样浊物为主要表现的疾病。多因不洁性交,淫秽疫毒之邪侵及肾系精室所致。

**滑剂** 方剂分类名。十剂之一。具有通利作用的方剂。参见“十剂”条。

**滑精** 病证名。指精关不固所致的频频遗精。见《景岳全书》。又名精滑。见《丹溪心法》。多因思欲不遂，房事过度，肾元亏损，或下焦湿热，相火偏亢所致。治宜补肾培元，固摄精关。参见“遗精”条。

**滑可去着** 治法名。指用具有滑利性质的药物去除留着的有形之邪的治法。

**滑痢** 病证名。指下痢滑脱不禁，甚至脱肛者。见《局方发挥》。病因有气虚、血虚之分。气虚滑痢者，当补气固脱；血虚滑痢者，当养血止痢。参见“痢疾”条。

**滑脉** 脉象名。指往来流利，应指圆滑，如盘走珠的脉象。多见于痰湿、食积和实热等病证。又主妊娠，健康人亦可见。

**滑寿** 医家名。(1304—1386)明代医学家。字伯仁，晚年号樱宁生。襄城（今河南省襄城县）人，后迁仪真（今江苏省仪征市），又迁余姚（今浙江省余姚市）。精通《素问》《难经》，且融通张仲景、刘完素、李杲三家学说，审证用药，尤长于针灸。著有《十四经发挥》《读素问钞》《难经本义》《诊家枢要》等。

**滑胎** 病名。以怀孕后堕胎或小产连续发生3次及以上为主要表现的疾病。

**滑苔** 舌面水分过多，扪之湿滑，甚至伸舌欲滴。

**滑泻失禁** 大便不能随意控制，呈滑出之状，甚至便出不自知的症状，属脾肾阳虚。

**化斑** 治法名。指采用清热解毒、凉血散血药物治疗温病热入血分，出现斑疹或出血的治法。常用化斑汤加减。

**化风** 病机名。指疾病变化过程中出现内风变动现象。如眩晕，震颤，四肢抽搐、强直，甚至卒然昏仆等。

**化火** 病机名。指疾病变化过程中出现各种化生火热现象。有虚实之分，实者为外邪或气血痰食郁滞所化，虚者为阴虚之变。凡外感六淫，内伤七情，或阴液亏损，均可在一定条件下生热化火，并同时出现津液消耗增多。临床表现参见“实火”“虚火”条。

**化脓痛** 痛势急胀，痛无止时，如同鸡啄，按之中软应指的表现。

**化脓性溃疡** 病名。疮面边缘整齐，周围皮肤微有红肿，一般口大底小呈梯形，内有少量脓性分泌物。

**化气利水** 治法名。用温化阳气的药物通利水湿。代表方如五苓散。

**化热** 病机名。指外感表证病邪入里化热的病理变化。风、寒、燥、湿等外邪侵入人体后，在初期阶段，多有恶寒、苔薄白等表寒症状，如病邪入里或气分后，则出现不恶寒反恶热，口渴唇干，心烦，便秘，尿赤，舌红苔黄，脉数等热证症状。

**化湿** 治法名。祛湿法之一。指用芳香类药物宣化湿邪的治法。如湿邪在表，用疏表化湿；如湿温时疫，喉痛胸闷，用清热化湿之类。

**化痰** 治法名。指以消解痰涎为主的药物治疗痰湿壅盛一类病证的治法。根据痰涎生成的不同病因，化痰法可分为宣肺化痰、清热化痰、润肺化痰、燥湿化痰、祛寒化痰、治风化痰等。

**化痰开窍** 治法名。指以化痰醒脑药物为主治疗痰证神昏类病证的治法。根据痰蒙心窍的寒热性质辨证论治。若症见痰盛气粗，神昏谵语，身热烦躁，舌红苔黄，属热痰者，用牛黄丸、至宝丹等；若痰涎壅盛，神昏不省，面色青白，手足冷，脉沉，属寒痰者，用苏合香丸等。

**化饮解表** 治法名。指用温化水饮与辛温解表药治疗风寒表证兼内有水饮的治法。又称解表化饮法。适用于恶寒发热，无汗，咳嗽喘促，痰多而稀，口不渴，苔白润，脉浮紧者，用小青龙汤解表化饮。

**化瘀行血** 即祛瘀活血。

**化燥** 病机名。指因津液被邪热消耗出现燥证的病机。又称津伤化燥。由于邪热伤津，或素体阴亏，内热亢盛等原因，可导致口干口渴、唇焦咽燥、便秘尿少、干咳、咯血或衄血等阴液不足的化燥症状。参见“内燥”条。

**华佗** 医家名。（145—208）东汉末著名医家。字元化，一名旉。沛国谯县（今安徽省亳州市）人。通晓内、外、妇、儿各科，尤擅长于外科手术与针灸。著述已佚，现存《中藏经》，为后人托名之作。

## huan

**环肛漏** 肛肠科病证名。又名缠肠漏。多由湿热下注日久引起。症见漏管环绕肛门，或流脓水，偶可见双层漏管。宜用挂线疗法或手术治疗。

**环跳疽** 病名。即发于环跳穴部位的附骨疽。生于髋部环跳穴处，以漫肿疼痛，影响髋关节活动，全身症状严重，溃脓难收，并易致残为主要表现的无头疽。

**环跳流痰** 病名。指发于环跳穴部位的流痰。详见“流痰”条。

**环握法** 骨伤科检查方法名。指医生手环握关节的半周，另一手做缓和的被动运动，注意体会握关节手的感觉，以判断伤情、检查脱臼的方位及施术后是否复位的检查方法。适用于肩、髋、肘、膝关节脱位及软组织损伤的诊断。

**缓方** 方剂分类名。七方之一。指方剂作用和缓者。药性缓和，治疗效果缓慢，需长期服用的方剂。适用于体虚且有慢性病证者。缓方中药味多且互相制约。主要适用于单味药性直达之力小者；以无毒药物缓解病邪，免伤正气者；药味薄而不求速效者；应用甘缓药缓慢发挥作用者；用丸药缓逐邪气者；用缓和药治本，增强抗病能力者。参见“七方”条。

**缓风** 病证名。属脚气类病证。多由湿蕴而成。

**缓疽** ❶外科病名。指生于膝上或膝两旁的疽。见《疡医大全》。又名肉色疽、中石疽。多由寒凝气滞，瘀于膝关节而成。局部肿硬日增，长期不溃。❷腹痈之一。详见该条。

**缓脉** 脉象名。指脉率相对缓慢，一息四至，来去怠缓的脉象。若脉来和缓均匀，属平脉。若脉来弛缓松懈，多见于湿证或脾胃虚弱。

**缓下** 即润下。详见该条。

**缓则治本** 治则名。与急则治标相对。指在疾病病势缓和，病情相对稳定的情况下，采取针对原发病机或以培补本元为主，把针对症状的治疗放在相对次要位置的治疗原则。如阴虚发热的疾病，则阴虚是本，发热为标，治当养阴退热。

## huang

**皇甫谧** 医家名。(215—282）魏晋医学家。幼名静，字士安，自号玄晏先生。安定郡朝那县（今甘肃省灵台县）人。以著述为业，因患风痹而研究医学。根据《素问》《针经》(即《灵枢经》古名)《明堂孔穴针灸治要》等古代医学文献，撰成《针灸甲乙经》，是中国第一部针灸学专著。另撰《历代帝王世纪》《高士传》《逸士传》《列女传》《元晏先生集》等。在医学史和文学史上都负有盛名。在针灸学史上，有很高的学术地位，并被誉为“针灸鼻祖”。

**黄肠** 人体器官名。即胃。以五脏所属五色配属其表里之腑而得名。

H

**黄带** 妇女阴道中排出的黄色黏液，黏稠而淋漓不断，或有腥臭味，甚至如脓样。

**黄瘅** 即黄疸。详见该条。

**黄疸** 病证名。由于感受时邪，或饮食不节，湿热或寒湿内阻中焦，迫使胆汁不循常道所致，以身黄、目黄、小便黄为主要表现的疾病。分为阳黄、阴黄。

**黄帝** 传说中中原各族的共同祖先，曾与岐伯、伯高等讨论医药，撰著医经，故《黄帝内经》《黄帝八十一难经》《黄帝针经》等著作，均托名黄帝。后世又称中医学为“岐黄之术”。

**黄帝八十一难经** 医书名。3卷，或作5卷。原题秦越人撰。约成书于东汉以前（一说在秦汉之际）。简称《难经》。本书以问难答疑方式编纂而成。其中第一至第二十二难论脉，第二十三至第二十九难论经络，第三十至第四十七难论脏腑，第四十八至第六十一难论病，第六十二至第六十八难论穴道，第六十九至第八十一难论针法。其内容在《黄帝内经》的基础上别有阐发，如首创诊脉“独取寸口”及以寸、关、尺分部，浮、中、沉候取脉象之三部九候切脉法。系统阐述了奇经八脉之循行、功能及病候特征，全面论述了五输穴、原穴、腧穴、募穴之作用，确立了“虚则补其母，实则泻其子”“泻南方，补北方”等针刺治疗原则，构建了与《黄帝内经》不同的三焦、命门学说。历代医家多认为本书在尊《黄帝内经》旨意之外，又载述了古医家不同学说，是中医学理论体系的重要组成部分，故每以“内、难之学”并提，被称为中医学经典医著之一。

**黄帝内经** 医书名。简称《内经》。现存最早的中医理论著作。以黄帝、岐伯等问答的形式写成，约成书于战国时期，其内容包括较长时期的多人作品。原书18卷，即《素问》和《针经》（唐代以后的传本改称《灵枢经》）各9卷。书中以医药理论为主，还涉及针灸、方药的治疗。广泛论述了中医基础理论、辨证论治规律、病证等多方面内容，奠定了中医学的理论基础，为中医学经典著作之一。参见“素问”“灵枢”条。

**黄帝内经太素** 医书名。为《黄帝内经》的早期传本。〔隋〕杨上善编注，共30卷，今已残缺。国内刊本只有23卷。本书是中国现存最早对《黄帝内经》全书进行分类合纂的注释本。全书将《素问》《灵枢经》原有卷篇根据其学术内容重新编次分类，各类之下则据所述内容细分若干子目，然后再逐条加以训释。不仅开创了两经合纂、以类相从的研究先例，使得《黄帝内经》的学术理论体系较原书更加系统化。此书保存了《黄帝内经》中一些原文较早的形态，并有注文考校字义、注释原文。此外，杨上善还引录了一些古典医著的佚文，对研读《黄帝内经》有一定的参考价值。

**黄帝素问宣明论方** 医书名。〔金〕刘完素撰著，共15卷。约成书于金大定十二年（1172）。简称《宣明论方》。卷一、卷二把《黄帝内经》记载的61种病证加以解释与论述，并制定62方与其配合。以下诸卷据病证共分17门，每门先述总论，以《黄帝内经》相关论述为依据，间引诸家之说，旨在阐发其五运六气，怫郁化火，玄府闭塞，气液不通等学术观点，后列方论，以方论证，剖判脉因证治，侧重倡导其寒凉清泄、降火益阴治法。下列主治之方，共计350首左右。本书以发明火热病机、力倡寒凉治法著称，然全书三百多首方中，寒凉方39首，温热剂44首，其余均为寒热并用或药性平和之剂，可见其选方用药贵在辨证，并非专主寒凉，为后世温病学派的形成奠定了基础。金元时期盛行于北方，与南宋的《太平惠民和剂局方》形成了南北对峙的局面，后人称之为“南局北宣”。

**黄疔** 外科病证名。❶五疔之一。见《中藏经》。症见疔起于唇龈边，色黄，中有黄水，涎出不止，手足麻木，腹胀而烦。多因热毒炽盛，上炎于唇所致。治宜泻火解毒。❷脾疔之别名。见《外科启玄》。症见不食，多呕吐，其色黄。治宜解毒泻火。

**黄风** ❶即高风雀目内障。详见该条。❷即黄风内障。详见该条。

**黄风内障** 眼科病名。五风内障之一。指瞳神散大呈淡黄色的眼病重症。类似于青光眼绝对期。简称黄风。多由绿风内障、黑风内障失治而成。药物或手术疗效都不理想，多致失明。

**黄瓜疽** 即黄瓜痈。详见该条。

**黄瓜痈** 外科病证名。指生于背脊两旁的痈疽。出《证治准绳》。又名黄瓜疽、肉龟。由脾经火毒郁结而成。其痈色红或不红，疼痛引心，肿高寸许，长数寸甚至尺余，状若黄瓜，故名。治疗参见“外痈”“疽”条。

**黄汗** 病证名。指汗出沾衣，色如黄柏汁者。多见于腋窝部。多因汗出入水中，风、湿、热交蒸，阻遏营卫所致。症见头面四肢肿，身热不恶风，汗出沾衣，色黄如柏汁，腰髋弛痛，两胫冷，身疼重，小便不利，脉沉迟等。治宜调和营卫，兼泄热利湿或益气固表。

**黄家** 黄疸患者。

**黄膜上冲** 即黄液上冲。详见该条。

**黄腻苔** 舌苔名。指苔色黄而黏腻，颗粒紧厚，如鸡子黄涂罩舌上者。多属湿热结于中焦，或热邪与痰湿互结所致。治宜清热化痰燥湿。

**黄胖** 即食劳疳黄。详见该条。

**黄仁** 人体部位名。古称瞳神，即虹膜。位于黑睛之内，呈圆盘状。其色因人种而异。中国人多为棕褐色。中央有直径2.5~4mm大小之圆孔，随光线的强弱而缩展。出《银海精微》。又名睛帘、虹彩。黄仁居风轮之里层，病变常与肝胆有关。

**黄水疮** 外科病证名。即脓疱疮。见《外科正宗》。又名滴脓疮、黄水黏疮。由脾胃湿热过盛，风邪相搏而成。初起皮肤先起红斑，继而成粟米样水疱，基底红晕，随即变为脓疱，痒且痛，搔破黄水淋漓，久则结痂而愈。多发于小儿头面、耳、项等处，若蔓延不止，可延及全身。治宜祛风胜湿，清热凉血。

**黄苔** 舌苔名。主里热证。黄色越深，表示邪热越重。微黄薄苔，为外感风热；黄厚干燥，为胃热伤津；若苔老黄而燥裂，则属热极；苔黄而厚腻，为脾胃湿热或肠胃积滞；舌质淡、苔微黄而润，则属脾虚有湿；色黄淡润的厚苔是浊苔，多属湿滞所致。食枇杷等黄色食物，可见黄色染苔，应予鉴别。

**黄液上冲** 眼科病证名。类似于前房积脓。见《目经大成》。又名黄膜上冲。多由火热毒邪炽盛所致。常见于凝脂翳、瞳神缩小及外伤。症见风轮内黄色脓液积聚于下部，随病情加重脓液逐渐增高，甚至淹过瞳神。治以清热解毒为主。

**黄油障** 即黄油证。详见该条。

**黄油证** 眼科病证名。类似于睑裂斑。出《证治准绳》。又名黄油障。多因脾肺湿热积滞于目所致，以目内眦白睛出现黄白色三角形斑块为主要表现的外障类疾病。本病不侵及黑睛，亦不影响视力，患者无不适感觉，至老年亦无变化。

**黄玉璐** 医家名。（1705—1758）清代医学家。字元御，一字坤载，号研农，别号玉楸子。山东昌邑人。尊经派的代表人物。曾对《灵枢经》《素问》《难经》《伤寒论》等古典医籍加以注解，撰《素灵微蕴》《四圣心源》《长沙药解》《伤寒说意》《玉楸药解》《伤寒悬解》《金匮悬解》《四圣悬解》，习称"黄氏医书八种"。在医理上，受张景岳影响较大，治病主温补。

**黄肿** 即食劳疳黄。详见该条。

## hui

**回回药方** 医书名。原36卷，今残存4卷明抄本，不著撰人。约成书于元代末期。全书基本用汉文写成，但夹有大量古阿拉伯文之药物名称。全书看不到阴阳五行、脏腑辨证等学说，迥然不同于中国传统医学著作。除目录卷之外，卷12着重论述瘫痪的证治经验，卷30论述内科杂病，卷34论述伤科，分别对全身各部位常见骨折与关节脱位的证治作了详尽介绍，手法丰富，颇具特色，对元代正骨术的发展有一定影响。本书之学术思想，基本上是以阿拉伯医学观点为依据的，但其中也混杂一些中国传统医学之医方与术语，表明当时的回回医药经验曾与中医学有过初步融合。现代维吾尔医学中的某些疗法，与《回回药方》中存在某些共性，似出于同一学术渊源。本书具有民族医学特色，更有医史学价值，值得深入研究与进一步发掘。

**回乳** 治法名。即断乳法。指对哺乳期女性，用具有消食、通经作用的药物，以制止乳汁分泌的治法。一般可用炒麦芽100g，水煎频服。

**回食单**　病名。又名匍气。属梅核气类。《焦氏喉科枕秘》："回食单，此证因气郁有痰而生，在喉中两边两条红色为匍气，在喉小舌下紫红色点如豆大名梅核。"治宜解郁理气、祛痰利咽。参见"梅核气"条。

**回阳救逆**　治法名。温法之一。指救治阳气将脱的方法。如出现汗出不止、吐利、四肢厥逆、气息微弱、脉微欲绝等阴盛阳衰之症状，急用参附汤或四逆汤救治。

**蛔虫病**　病名。蛔通蚘。指感染蛔虫所致的寄生虫病。又称心虫病。蛔虫,《黄帝内经》中称蛟蛕;《金匮要略》中称蚘虫;《诸病源候论》中又称长虫。多因脾胃虚弱，杂食生冷肥甘油腻或不洁瓜果、蔬菜所致。症见腹痛，痛有休止，在痛处可有肿块聚起，上下往来活动，虫动则痛作，虫静则痛止，虫痛攻心，相当于西医学的胆道蛔虫病，并可有面色㿠白，或黄白相间，或有虫斑，消瘦，呕吐清水或蛔虫等症状。

**蛔疳**　儿科病名。指蛔虫寄生日久而成的疳疾。出《太平圣惠方》。患儿形体羸瘦，精神不安，腹中作痛，皱眉多啼，呕吐清水，夜间磨牙，容易饥饿，嗜食异物。治宜驱蛔补脾，不可滥施攻伐。

**蛔厥**　病证名。厥证之一。指因蛔虫而痛厥者。又作蚘厥。可见于胆道蛔虫病、蛔虫性肠梗阻等。参见"蛔虫病""厥证"条。

**惠民局**　宋代官方设立的专门经营药品的机构名称。于绍兴二十一年（1151）诏诸州设置惠民局，由官府给医药，为治疗群众疾病提供方案。

## hun

**婚育史**　妇女婚姻与生育的相关情况，包括婚否、有无性生活史、结婚年龄、婚次、目前的婚姻状况等，以及育否、孕产次数、末次孕育时间、有无堕胎、有无小产、有无难产、有无死胎、有无异常妊娠、胎前产后诸病及避孕情况等。

**混睛障**　眼科病证名。类似角膜实质炎。见《审视瑶函》。又名气翳、混睛、混障证。由肝经风湿热郁久伤阴，瘀血凝滞所致。症见灰白色浑浊翳障蔓延黑睛，严重时赤脉伸入，翳色暗红，白睛红赤，抱轮暗红，视物不见，刺痛流泪，畏光难睁。治宜祛风平肝，散瘀退翳，湿热重者，宜养阴清热除湿。

**魂** 精神意识活动的一部分，随心神活动做出的思维意识活动。当失去精神统领时，会表现出梦幻及梦游现象。

**混合喂养** 以母乳添加兽乳或其他代乳品喂养婴儿的方式。

**混合痔** 即内外痔。详见该条。

**混元生** 妇产科病证名。指胎儿娩出但胎胞未破者。又名被膜儿。《女科辑要》："儿不出胞，连胞生下者，名曰混元生。生后将胞衣掐破，儿即出矣。"

## huo

**火** ❶五行之一。凡具有温热、上升、光明等特征和作用趋势的事物和现象，归属于火。参见"五行"条。❷指人体生命的动力，为阳气所化。如少火、命门火等。❸病因名。六淫之一。与暑热同性，但无明显季节性。❹指病理性各种功能亢进的表现。如心火、肝火、气火、相火妄动等。

**火不生土** 病机名。指肾阳虚弱，命门火衰，不能温煦脾胃的病理机制。火不生土的病变表现为消化吸收和运化水湿功能降低，出现腰酸膝冷，畏寒，饮食不化，小便不利，浮肿，五更泄泻等脾肾阳虚症状。治宜益火生土，温补脾肾。

**火赤疮** 外科病名。指一种大疱性疮疡。出《疮疡经验全书》。由心火妄动，或感酷暑火邪入肺伏结而成。初起为脓疱，破溃后黄水浸淫，遍体可生。治宜清热解毒除湿。

**火喘** ❶即火炎肺胃喘。多因胃有实火，膈上稠痰，痰火上冲于肺所致。治宜清火涤痰。❷指冲脉之火上逆致喘。参见"热喘""阴虚喘"等条。

**火疮** 即烧伤。详见该条。

**火带疮** 即缠腰火丹。详见该条。

**火丹** 即丹毒。详见该条。

**火疳** 眼科病证名。指火邪滞结，以白睛里层出现紫红色结节为主要特征的眼病。见《证治准绳》。又名火疡。因火毒上犯白睛，滞结为疳。发病以成年女性居多，症见白睛里层出现紫红色隆起状结节，状如石榴籽，初起较小，继之增大。多位于颞侧，红赤涩痛，尤以夜间为甚，畏光流泪，视物不清，甚至影响瞳神、黑睛发生病变，严重者可失明。治宜清热解毒，凉血散结。

**火咳** 病证名。指火邪伤肺

所致的咳嗽。见《儒门事亲》。又称火嗽。症见久咳少痰，或痰中带血，烦渴面赤，胸胁痛，便秘等。有虚实之别，属实者热甚，脉洪数或弦数，治宜清肺泻火；属阴虚者，舌红少苔，脉细数无力，治宜滋阴降火。

**火廓** 眼的八廓之一。见《银海精微》。又名离廓、离火廓、抱阳廓、胞阳廓。详见“八廓”条。



**火逆** 出《伤寒论》，指太阳病误用烧针、熏、熨、灸等火法，由此导致的变证。

**火热头痛** 即火邪头痛。详见该条。

**火伤风** 病名。感冒的一种。指伤风而见燥火证候者。见《类证治裁》。

**火盛刑金** 病机名，也作病证名。❶指肝火灼伤肺金。即木火刑金。详见该条。❷指心火或火热之邪耗伤肺阴的病机及其相关病证。常见高热或烦热，呼吸急促，鼻翼扇动，喘咯痰血。

**火嗽** 病证名。指火邪犯肺引起的咳嗽。见《杂病源流犀烛》。详见“火咳”条。

**火痰** ❶指热痰。详见该条。❷指外感燥痰。

**火头痛** 即火邪头痛。详见该条。

**火陷** 病证名。为疮疡陷证之一。多见于有头疽毒盛期。因气不能引血化腐成脓，火毒反陷入营所致。症见疮色紫暗，疮口干枯无脓，根盘散漫，壮热，口渴，便秘，尿短赤，烦躁不安，神昏谵语，舌绛脉数等。

**火邪** 具有炎上、易伤津耗气、生风动血，且易扰动心神特点的邪气。

**火邪头痛** 病证名。指因阳明胃火上冲所致的头痛。见《景岳全书》。又名火头痛、火热头痛。症见头部跳痛或胀痛，或痛连颊齿，或自耳前后痛连耳内，烦热，口渴，便秘，脉洪大。治宜清热泻火。参见“头痛”条。

**火泻** 即热泻。详见该条。

**火泄** 即热泻。详见该条。

**火心痛** 即热心痛。详见该条。

**火性炎上** 病机名。以火焰上炎的自然现象，喻指火邪致病具有炎热、上扰、上熏等趋向的特征。如火热伤肺，则见喘咳、咯血、鼻衄等症；火迫心神，则见头痛、呕吐、昏迷、谵妄等症；阴虚火旺，则见烦躁、咽痛、声嘶、齿龈出血、耳鸣等症。均属火性炎上的病变特征。

**火眼** 即风火眼。详见“风火眼痛”条。

**火疡** 即火疳。详见该条。

**火淫证** 病证名。指外感温热火邪，阳热内盛，以发热、口渴、面红、便秘、尿黄、舌红、苔黄、脉数等为主要表现的证。火淫证的常见证型有风热犯表证、肺热炽盛证、心火亢盛证、胃热炽盛证、热扰胸膈证、肠热腑实证、肝火上炎证、肝火犯肺证、热闭心包证、热入营血证等。

**火郁** ❶运气学术语，指火运之气被郁遏。❷病证名。指火热性的郁证。①五郁之一。指心火怫郁。出《素问·六元正纪大论篇》。症见全身不适，少气，咽喉肿痛，口干舌苦，脘腹疼痛，目赤头晕，咳嗽痰喘，身生痱疮等。治宜火郁发之。②六郁之一。即热郁。详见该条。

**火郁喘** 病证名。指火郁邪阻于肺所致的气喘。见《杂病源流犀烛》。多由邪火内蓄，肺气遏郁，失于宣散而成。症见气逆喘促，神情闷乱，四肢厥冷，脉象沉伏。治宜宣散郁热，喘平后对症调理。

**火郁嗽** 病证名。指由痰火邪郁所致的咳嗽。参见“火嗽”“热嗽”条。

**火曰炎上** 出《尚书·洪范》。炎，是焚烧、炎热、光明之意；上，是上升之意。炎上，指火具有炎热、上升、光明的特性。引申为凡具有温热、上升、光明等性质或作用的事物和现象，归属于火。

**火针烙法** 又称燔针焠刺疗法。用火针烧灼后刺激机体穴位的治疗方法。临床上对痈疽、瘰疬等，可深刺以排出脓液，对象皮腿、风湿痹痛及顽癣等宜浅刺或叩刺法。施术时，务必细心谨慎，深浅适当，叩刺均匀，动作敏捷，一刺即中。并须避开血管及脏器。患头面部疾病忌用本法。

**火中** 病证名。类中风之一。见《医宗必读》。多由将息失宜，心火暴甚，扰乱心神所致。症见卒然昏倒，不省人事，言语不出，口眼㖞斜，面赤烦渴，便秘等。治宜清心泻火，宣窍宁神。

**火珠疮** 病名。出《外科真诠》。心肝两经热毒炽盛而成。多生于头皮，初起皮肤红赤，中心起疱疹明亮，其形如珠，疼痛似烙。治宜凉血解毒。

**火珠疔** 病名。指生于鼻窍中的疔疮。可伴见气息难出，息如喷火，面赤眼红，口渴烦躁，食不能入。

**霍乱** 病名。感受时行疫疠之邪，邪随饮食侵入人体胃肠，以发热、腹痛不甚、频繁呕吐、泄泻为临床特征的一种急性疫病。因发病急骤、病情严重，病变常在顷刻之间，便致缭乱，故名霍乱。四季皆可发病，但多发于夏秋湿邪较盛时节。

**霍乱烦渴** 病证名。指吐泻后烦躁口渴。多由吐泻后津液不足所致。

**霍乱论** 医书名。2卷。〔清〕王士雄撰著。初刊于清代道光十九年（1839），同治二年（1863）更名为《随息居重订霍乱论》。本书是论治霍乱病专著，也是中国专论霍乱之第一书。书中提出霍乱有寒热之分。治疗上主张从祛除病邪、恢复脾胃升降功能着眼，以“展化宣通”为基本原则，在创立燃照汤、连朴饮、黄芩定乱汤等霍乱专治方的同时，选急救内服方70余首，并专门介绍取嚏、刮法、淬法、刺法、熨法、拓洗、敛气等民间急救法，以拓展思路。

**霍乱转筋** 病证名。指霍乱吐利后筋脉挛急者。出《诸病源候论》。俗称吊脚痧，又名转筋霍乱。因霍乱吐泻后，津液暴失，气阴两伤，筋脉失养而成。多见于寒霍乱，其轻者两腿挛缩，重者腹部拘急，囊缩舌卷。当辨其寒、热而施治。

H

# J

## ji

**饥不欲食** 患者虽有饥饿的感觉但不欲进食，或进食不多的症状，见于胃阴虚证。

**肌痹** 病名。又名肉痹，指以肌肤症状为突出表现的痹证。多因伤于寒湿所致，症见肌肤麻木、疼痛，或见汗出，四肢痿弱，精神昏迷。

**肌腠** 人体部位名。指肌肉的纹理，类似于皮下组织间隙。又名肉腠、分、分理。是病邪侵袭人体的通路，也是体表病变的部位之一。

**肌肤甲错** 皮肤发生局限性或广泛性的干枯粗糙，状若鱼鳞。多因久病内结干血，痈脓积滞，或血瘀日久，或温邪久羁，伤阴耗液，肌肤失养所致。常兼有身体羸瘦，腹满不能饮食，两目暗黑等症状。

**肌肤水肿** 皮肤水肿有阳水与阴水之分。阳水以肿起较速，眼睑、颜面先肿，继则遍及全身为特征，多由外感风邪，肺失宣降所致；阴水以肿起较缓，下肢、腹部先肿，继则波及颜面为特征，多由脾肾阳衰，水湿泛溢所致。

**肌衄** 病证名。因气血亏虚，不能统摄，或阴虚火旺，迫血妄行，以不因外伤而肤表毛孔出血为主要表现的血证。又称血汗。

**肌肉** 包括皮毛、腠理深部的现代解剖学意义上的皮下脂肪、肌肉等组织，具有保护内脏与相关组织，抵御外邪，主司运动等功能。

**肌肉不仁** 病证名。指肌肉不知痛痒冷热的一类病证。出《素问·痿论篇》。可见于痿证、痹证、中风、麻风等病。参见各条。

**肌肉软** 病证名。五软之一。指肌肉痿软无力的一类病证。脾主肌肉，脾虚则肌肉痿软，形体瘦弱。治宜补益脾胃为主。

**鸡冠蚬肉** 眼科病证名。即翼状胬肉。又名奚魁蚬肉。多因热毒瘀结，血脉不通，或脾胃积热，肝风上冲所致。睑眦内瘀肉隆起，形如鸡冠，或似蚬肉，渐渐长大变硬，甚至坚硬如石，垂出于胞睑外，闭目亦不收，甚至掩盖眼珠，睑翻流泪。

**鸡咳** 即百日咳。详见该条。

**鸡盲** 即雀目。详见该条。

**鸡蒙眼** 即雀目。详见该条。

**鸡胸** 病证名。又名龟胸。即胸骨突出，形如鸡胸的胸廓畸形。常见于佝偻病。

**鸡胸痰流** 病证名。痰病的一种。类似于胸骨结核。见《医门补要》。常见于儿童。多因体质虚弱，气血凝滞所致。初起胸前高凸，皮色不变，按之发硬，状如鸡胸，伴咳嗽、气喘、消瘦、潮热、盗汗等，日久脓成流水，或成瘘管。治宜补虚养阴化痰。

J

**鸡眼** 病名。指足部皮肤局部长期受压和摩擦引起的局限性、圆锥状角质增生。俗称“肉刺”。长久站立和行走的人较易发生，摩擦和压迫是主要诱因。

**鸡爪风** 病证名。指疠风所致的手指、脚趾挛缩变形。参见“麻风”条。

**奇方** 方剂分类名。七方之一。指药味合于单数的方。也指病因单纯而用一种主药治疗者。如甘草汤。参见“七方”条。

**积聚** 病证名。指腹内结块，或痛或胀的病证。积属有形之邪，结块固定不移，痛有定处，病在血分，是为脏病；聚属无形之邪，包块聚散无常，痛无定处，病在气分，是为腑病。因积与聚关系密切，故两者往往一并论述。积聚的病位主要在于肝脾。基本病机为气机阻滞，瘀血内结。聚证以气滞为主，积证以血瘀为主。积证治疗宜分初、中、末三个阶段。积证初期属邪实，应予消散；中期邪实正虚，应予消补兼施；后期以正虚为主，应予养正除积。聚证多实，治疗以行气散结为主。

**积块** 病证名。癥积之属。指腹胁部结块坚硬可触及者。

**积泻** 病证名。即伤食泻。小儿多见。因小儿脾气虚弱，不能运化以致积滞而成。症见频频泻下，泄出黄白粪水清便，量少酸臭，完谷不化，腹胀面黄。治宜调理脾胃，兼以芳香导滞消积。详见“伤食泻”条。

**积饮** 病证名。留饮之一。详见该条。

**积滞** 病证名。小儿内伤乳食，停聚中焦，积而不化，气滞不行所形成的一种胃肠疾患。临床以不思乳食，食而不化，脘腹胀满或疼痛，嗳气酸腐或呕吐，大便酸臭溏薄或秘结为特征。

**急方** 方剂分类名。七方之一。治疗急病、重病的方剂。参见“七方”条。

**急疳** ❶甘疳之一。详见该条。❷即肾疳。详见该条。

**急喉痹** 病证名。包括急性喉炎、化脓性扁桃体炎、扁桃体周围脓肿等多种急性喉病。见《圣济总录》。又名卒喉痹。多由肺胃积热，邪毒内侵，风痰上涌所致。症见咽喉肿痛，胸闷气促，吞咽不利，痰涎壅盛，声如拽锯，面红口赤，头痛身疼，甚则牙关紧闭，语言不出，汤水不下。治宜清热毒，祛风痰。

**急喉风** 病名。指喉风发病急骤，迅即咽喉肿塞者。包括喉部水肿、咽后壁脓肿等。见《普济方》。又名紧喉风。多因恣食膏粱厚味、醇酒炙煿太过，或肺胃热蕴，复受风热，火动痰生，痰毒壅塞咽喉所致。初起咽喉迅速肿起，吞咽不利，继之全喉焮赤肿痛，痰涎壅盛，痰鸣气促，呼吸困难，声音嘶哑，咽喉肿塞，汤水难下，甚则窒息。治宜消肿解毒，清热利咽。若神烦昏冒者，宜开窍豁痰；如果脓已成，可切开排脓；如呼吸急迫甚至窒息者，应及时抢救。

**急黄** 病证名。又称瘟黄，黄疸中的一种危重病证。多因湿热毒邪燔灼营血所致，症见卒然发黄，心满气喘，危及生命，或发病急骤，黄疸迅速加深呈橘红色。严重者常兼见神昏谵语，高热烦渴，胸满腹胀，吐衄便血及腹水等，脉弦滑数，舌红绛，苔黄燥。

**急惊风** 儿科病证名。小儿惊风的一种。出《太平圣惠方》。以发病急骤，高热惊厥，烦躁不安，面红唇赤，痰壅气促，牙关噤急，继而四肢抽搐，神识昏迷，头项强硬，甚则角弓反张，涕泪皆无等为特征。患儿或时发时止，或持续不止。多由内热炽盛，或风邪郁闭，痰凝气滞，热极生风所致。治疗宜先急救，如手足强直，不可强行牵引，待其抽搐缓解，神识转清；如高热不退，应予降温。并结合证情，治宜镇肝息风或清心涤痰等。

**急劳** 病名。指虚劳病内有壅热者。见《太平圣惠方·治急劳诸方》。症见憎寒体热，颊赤盗汗，心烦口干，咳嗽咯血，饮食不进，久则形体消瘦。治宜养阴益气，退热除蒸，痰盛喘嗽者兼降气化痰。

**急脉** 脉象名。同紧脉。

**急乳蛾** 病名。即急性扁桃体炎。又名急蛾。多因肺胃热痛，火毒冲咽喉所致。发病急剧，喉核红肿疼痛，可连及耳穴，其表面有黄白色脓性分泌物，吞咽困难，寒热大作，口臭便秘。治宜疏风解毒，泻火消肿。

**急下存阴** 治法名。指用泻下剂迅速通便泄热，以保存津液，防止变证的治疗方法。适用于急性热病，症见壮热烦渴，大便秘结，舌苔黄燥或干黑起刺，脉沉实有力等。参见“阳明三急下”“少阴三急下”等条。

J

**急性出血** 以突然发生血液不循常道，上溢口鼻诸窍，或下出于二阴，或溢于肌肤，以出血量较大，出血势较急，以及有广泛出血倾向的一类病证。常伴有惶恐不止，烦躁不安，头晕目眩，乏力，自汗，心悸气短，重则血出如涌泉，神志恍惚，面唇苍白，四肢厥冷，大汗淋漓等。

**急性中毒** 毒物经食管、气道、血脉、皮肤侵入人体内，致使气血津液失调、水谷精微运化不行，甚则损伤脏器，危及生命的危急重症。

**急则治标** 治则名。指卒病、暴病，或病情严重，出现危及生命证候时，应当尽快处理，及时抢救。病有标本，治分缓急。急则治其标，缓者治其本。如大量出血者，无论属于何种原因，均应先止血，待止血后再找出其出血原因，并做针对性治疗。

**急者缓之** 指对拘急痉挛类病证采用缓急解痉的方法治疗。如寒邪侵袭、手足拘挛、口噤等，用温经散寒法以缓之；如热邪侵袭，热盛动风而手足抽搐者，用泻火息风法；因肝风内动而头痛项强，甚至手足震颤、抽搐者，用平肝息风法。

**疾脉** 脉象名。指脉来急速，脉搏跳动较数脉更快的脉象。成人一息七八至。又称极脉。多见于急性热病、虚损劳伤者，属危重证候。主阳极阴竭，元气将脱。如孕妇无病见此脉者，为临产之征，亦称为离经脉。

**疾医** 周代官方卫生机构分科之一。也指该科医生。据《周礼·天官》记载，周代医学分食医、疾医、疡医、兽医等科，疾医相当于现在的内科。

**忌口** 指出于治疗上的需要，要求某种疾病的患者不吃某些食物。《灵枢·五味》：“肝病禁辛，心病禁咸，脾病禁酸，肾病禁甘，肺病禁苦。”《金匮要略》等医籍也有专篇论述，形成了独具特色的中医食疗忌口说。此外，忌口还包括切忌暴饮暴食等内容。

**济阴纲目** 医书名。共5卷。〔明〕武之望辑著。本书是在《妇科证治准绳》一书基础上改编整理而成，重新编次，分医论、医方两部，眉目更为清晰。对于妇科的经、带、胎、产诸病分列纲目，有论有方，引录资料丰富，选方也较实用。初刊于万历四十八年（1620），为5卷本，次年重刻。康熙四年（1665），汪琪因“原版无存，世人每欲购求遗本，真如丹经仙，可思而不可得”，乃予笺择重订，删去武氏自撰6篇医论，增加眉批1430余条，改为14卷付梓。此14卷本大量刊行。

**继病** 儿科病证名。出《证治准绳》。又名交乳、交奶、魃病、魃乳、被魃、中魃。指因“魃乳”或乳食停滞而致的营养不良性病证。治宜消乳积，清热，健脾胃。参见“魃乳”条。

**继发不孕** 病名。又称“断绪”。以已婚育龄妇女末次妊娠后，夫妇同居而未避孕，又2年以上未再受孕为主要表现的不孕症。

**魃病** 即继病。指因“魃乳”或乳食停滞而致的营养不良性病证。《古今医统大全》：“怀孕乳儿，致令黄瘦，腹大脚软，名曰魃病。”参见“继病”“魃乳”条。

**魃乳** 儿科病证名。指乳母妊娠，婴儿啜饮其乳，致使营养不良者。又名魃奶、继病。《幼幼集成》：“儿将周岁，母复有娠，儿饮其乳，谓之魃乳。”参见“继病”“魃病”条。

## jia

**颊** 人体部位名。指耳的前方，颧骨的外侧部位。

**颊车** ❶人体部位名。即下颌骨部位。又名下牙床、牙床。❷经穴名。别名曲牙。属足阳明胃经。位于下颌角前上方一横指，用力咬牙时，在咬肌隆起处。主治牙痛、三叉神经痛、腮腺炎、咬肌痉挛、面神经麻痹、下颌关节炎等。

**颊车蹉** 病名。即下颌关节脱臼。出《备急千金要方》。多因肝肾虚损，筋肉松弛，过度张口或外伤所致。通常分单侧脱臼与双侧脱臼，前者下颌歪向健侧，后者下颌向前下方脱垂，影响闭口、语言和咀嚼，常有流涎现象。宜用手托法复位。忌咬硬物及大张口。

**颊车骨脱臼** 即落架风。详见该条。

**颊车痈** 病名。即颊疡，指生于耳下颊车穴处的痈。

**假神** 指久病、重病患者，

精气本已极度衰竭，突然出现神气暂时“好转”的假象，并非佳兆，古人喻为“回光返照”“残灯复明”。如本已神志不清，却突然精神转佳，语言不休，想见亲人；本已目光晦暗，却突然目似有光而浮露；本已面色晦暗枯槁，却突然颧赤如妆；本已久病卧床不起，却忽思下床活动；本来毫无食欲或久不能食，却突然食欲大增或主动索食。假神说明脏腑精气极度衰竭，正气将脱，阴阳即将离决，常为临终前的征兆。

**假苔** 即染苔。详见该条。

## jian

**肩** 人体部位名。指上臂和躯干连接的部分。人体的肩关节，由肱骨头、肩胛骨组成，能进行屈、伸、收、展、旋内、旋外等多种活动。

**肩背痛** 病证名。指肩部、背部疼痛。肩背部为足太阳经循行部位，属肺之分野。除劳伤外，多由风寒、风湿等外邪侵袭所致，可兼见肺经的一些症状。

**肩髆** 即肩胛骨。详见该条。

**肩不举** 病证名。指因肩关节疼痛而臂不能上举，或兼颈项强直等。多因风湿外袭，或由外伤所致。治宜祛风化湿，养血活络为主，应结合针灸、推拿治疗。

**肩毒** 外科病名。泛指肩部的痈疽。见《疡医大全》。

**肩甲骨** 即肩胛骨。详见该条。

**肩胛** ❶人体部位名。指背部两肩胛骨部位。❷骨名。指肩胛骨。

**肩胛骨** 骨名。解剖学同名骨。三角形扁骨，属上肢带骨之一，贴附于胸部的后外侧。又名肩髆、锨板子骨、琵琶骨、髀骨。其关节盂与肱骨头构成肩关节。

**肩胛疽** 外科病名。即有头疽生于肩胛部者。出《证治准绳·疡医》。又名太阴疽、莲子发。多因手太阴肺经积热而致。参见“有头疽”条。

**肩解** ❶人体部位名。指肩胛棘端与肱骨头交会之处。❷指肩井穴。❸肩胛骨的别称。

**肩骱落下** 骨伤科病名。即肩关节脱臼。多因跌闪等外力所致。局部有明显肿胀、疼痛，呈方肩，肘部不能贴胸，肩部正常活动受限。治宜采用足蹬法、扛抬法、肩头掮法等手法复位，腋下填以椭圆形压垫，并用绷带固定。内服活血化瘀、消肿止痛之剂。

**肩疽** 外科病名。指生于

肩部的疽。生于肩中廉（肩峰中部），名肩中疽；生于肩前廉（肩峰前侧），名乾疽；生于肩后廉（肩峰后侧），名过肩疽。出《疡医准绳》。又名疵痈、丁疽。多因热毒壅滞，或负重所伤，瘀血凝滞所致。患处红肿热痛，速溃者为顺；平塌坚硬，不红不热，成脓者为逆；若肿痛连及臂胛，口噤寒战，不思饮食，二便不调者为险证。

**肩抬复位法** 正骨手法名。髋关节脱臼的复位手法。以左髋关节为例。在腰麻或全麻下，患者仰卧，将臀部置于床的一端。一助手双手用力固定骨盆不动，另一助手抬平健肢不动。医生弯腰面对患者，以右肩放于患侧腘窝下，抬起患肢，双手紧抱大腿根部。另一助手在医者背后双手固定患肢小腿不动。此时医者用力撑腰抬起患肢与按压骨盆的助手对抗牵引。当感到股骨头滑动时，配合双手向远端托住，可感受到复位声响，即已复位。

**肩痛** 病证名。指肩关节、肩胛周围筋骨、肌肉疼痛。常见于肩关节周围炎、肩胛肌劳损等。见《针灸甲乙经》。肩为手三阳经交汇处，又与肺邻近。多由外感风湿所致。肩痛偏后与背痛并见者，治宜祛风化湿；若肺受风热，肩痛偏前且痛连手臂者，治宜祛风清热；因强力负重或跌仆损伤，痛有定处，伸屈不利，或痛牵颈项者，可结合伤科、推拿、针灸治疗。

**肩头掮法** 正骨手法名。肩关节脱位的整复手法。见《伤科汇纂》。令患者立于低处，医生双手紧握患肢腕部，将肩头置于患侧腋下，徐徐用力背起，并向前弯腰，利用肩头的力量使肱骨头复原，如有滑动感，即已复位。

**肩息** 随着呼吸而做抬肩以助呼吸的姿态，是呼吸困难的表现。

**睑倒粘睛** 指胞睑与白睛粘连，甚则眼球运动受限为主要表现的眼病。又称练睛、睑粘睛珠、脾肉粘轮。本病多并发于椒疮、粟疮、胞肉胶凝及脾急紧小诸症。

**睑废** 即上胞下垂。详见该条。

**睑生粟** 即粟疮。

**睑弦** 人体部位名。即睑缘。为上下胞睑的边缘。又名胞弦、目唇、眼楞。生有睫毛，与胞睑共同起到保护眼睛的作用。

**睑弦赤烂** 眼科病名。指眼睑边缘红赤溃烂、痒痛并作的眼睑病。相当于睑缘炎。见《眼科纂要》。又名风弦赤烂、烂弦风，俗称烂眼边。多由脾胃积热内蕴，外因风邪侵袭，风湿热三邪搏结于胞睑所致。症见睑弦红赤，疼痛溃烂，或溢脓出血，睫毛根部有黄色痂块，易脱落不复生，日久睫毛稀疏，睑弦变形，或睑弦潮红，痒涩不适，或睫毛根部有白色糠麸样皮屑，无溃疡脓点，睫毛脱落易复生。治宜清热为主，兼以祛风除湿。



**睑粘睛珠** 即睥肉粘轮。详见“睑倒粘睛”条。

**见苗** 证候名。指痘疮将现的迹象。出《痘疹心传必效良方》。又名见点、放点、痘疮见形。一般发热数日后，皮肤隐现淡红色痘疹，光泽而稀落。如见痘疹早出，痘色紫黑、稠密、粘连不分，身热脉急为险逆证。

**见微知著** 见《医学心悟》。微，指微小、局部的变化；著，指明显的、整体的情况。见微知著，是指机体某些局部的、微小的变化，常包含着整体的生理、病理信息，局部的细微变化常可反映出整体的状况，整体的病变可以从多方面表现出来。通过这些微小的变化，可以测知整体的情况。中医对脉、面、舌、耳等的诊察，都是这一原理的体现。

**健忘** 病证名。又称善忘、好忘、多忘。因思虑过度，心肾不交，脑力衰退所致的以记忆力减退，遇事易忘为主要表现的病证。

**鉴真**（688—763）唐代高僧。广陵江阳（今江苏省扬州市）人。本姓淳于，701年出家。曾钻研医药，长于中药的鉴别和炮炙。应日僧邀请，东渡传经，把中国的建筑、雕塑、壁画、刊刻等艺术和医药学传至日本。后逝于日本。对日本汉方医药学的发展有一定影响，在中日医药交流上有所贡献，受到后人的尊敬和纪念。

## jiao

**交骨** 骨名。❶指耻骨。见《妇人大全良方》。古人认为未产前其骨合，临产时其骨开，若此骨不开，则造成分娩困难。❷指骶尾关节处。分娩时，这一关节部可被动有限活动，使骨盆下口张大。如该关节处活动障碍，可影响顺利分娩。

**交骨不开** 妇产科病证名。指产妇分娩时交骨未开导致分娩困难。多因元气虚弱，胎前失于调养，以致气血不能运达所致。

**交胫** 骨伤科病证名。即先天性胫骨畸形。出《备急千金要方》。又称行胫相交。小儿生下，一脚或双脚不能伸直，至行步时，则两脚相交，举足则外出，下地则内入。

**交通心肾** 治法名。指治疗心肾不交证的方法。肾藏精为水脏，心主血为火脏。心肾相交，水火互济，才能维持心肾的正常功能。若肾精亏损，不能上奉于心，或心火独亢，下汲肾阴，则可导致心肾不交，出现心悸心烦，头晕失眠，健忘遗精，耳鸣耳聋，腰酸腿软，小便短赤，舌质红，脉细数等。治宜交通心肾，水火既济。

**蛟蛕** 病名。蛕通蛔。即蛔虫病。详见该条。

**角法** 疗法名。即拔罐法。见《肘后备急方》。因古代用兽角制成的杯罐作为拔罐工具，故名。

**角弓反张** 病证名。患者颈项强直，脊背后弯，反折如弓。为肝风内动，筋脉拘急之象，可见于热极生风、破伤风、马钱子中毒等。

**角架风** 病证名。指上、下牙龈肿痛，开口不便。见《重楼玉钥》。多由阳明胃火上炎所致。症见上、下牙床尽处肿痛，两齿难合，咀嚼艰难，闭口不利。治宜清热泻火。

**绞肠痧** 病名。又名搅肠痧。即干霍乱。详见该条。

**绞痛** 痛势剧烈，如刀绞割的症状。多因有形实邪阻闭气机，或寒邪凝滞气机所致。

**脚发** 外科病证名。泛指发于足背的结毒肿痛。出《外科枢要》。又名足发背、脚背发、足跗发等。多因湿热下注，或外伤瘀血化热等引起。症见患处红肿坚硬，全身寒热。疼痛作脓者，为湿热下注；若脓溃后久不愈合，为精血亏损；偏阳虚者，色暗不溃。

**脚跟骨伤** 骨伤科病名。指跟骨外伤。多因坠跌、压砸所致，患者足跟部肿痛，横径变宽，压痛明显，不能行走及站立。应在麻醉下行手法复位，夹缚固定。并服活血化瘀、消肿止痛之品，肿消后，宜补气养血疏筋，并配合功能锻炼。

**脚跟痛** 即足跟痛。

**脚盘出臼** 骨伤科病名。即踝关节脱臼。出《疡医准绳》。因跌仆、扭伤所致，踝关节严重肿胀，明显畸形，脚跟向后突转，疼痛剧烈，甚则皮下瘀血严重，不能活动。可用挪踝入臼法复位。

**脚气病** 病名。由外感湿邪风毒，或饮食厚味所伤，积湿生热，流注于脚所致，以腿脚麻木、酸痛、软弱，或挛急、肿胀，或肌肉枯萎，或胫红肿，发热等为主要表现的疾病。严重者入腹攻心，小腹不仁，呕吐不食，心悸胸闷，气喘，意识恍惚，言语错乱。又称缓风、脚弱、脚气。

**脚气冲心** 由脚气邪毒上攻心胸所致，以心悸气喘，恶心呕吐，腿脚萎软等为主要表现的脚气病。甚则面唇青紫，意识恍惚，语言错乱。又称脚气攻心、脚气入心。

**脚气疮** 病证名。指足趾间及足底部的一种癣疾。见《医宗金鉴》。又名脚湿气、臭田螺。多由湿热下注，或接触毒邪而得。初起趾间有小水疱，瘙痒明显，破后流水，因反复发作，趾间糜烂疼痛，流脓淌水，可引起足踝及小腿浮肿。另一种为趾间干痒，皮肤粗糙脱屑和皴裂，即脚癣。

**脚拳不展** 病证名。指小儿脚趾挛缩不能伸展。

**脚膝出臼** 骨伤科病证名。指髌骨脱臼。见《世医得效方》。多因跌仆、扭伤等外伤所致。膝部明显肿胀，疼痛，膝关节呈半伸屈位，步履艰难。宜用推膝盖归原手法复位，抱膝固定。并服用活血化瘀、消肿止痛之品，肿消后，宜补气养血疏筋，并配合功能锻炼。

**脚心痛** 病证名。指脚底中心，正当肾经涌泉穴处作痛。见《证治要诀》。亦称足心痛。多因肾虚湿着或湿痰所致。

**脚趾骱失** 骨伤科病名。即趾关节脱臼。见《伤科补要》。因跌仆损伤，局部肿胀，趾骨凸向一侧，疼痛剧烈，活动受限。治宜手法复位。

**脚肿** 症状名。水肿病常见症状之一。多因水湿下注所致。参见“水肿”条。

## jie

**疖** 病名。以肌肤浅表部位红肿疼痛，范围较小为主要表现的急性化脓性疾病。又名热疖。即毛囊和皮脂腺的急性炎症。由内蕴热毒或外触暑热而发。本病肿势局限，色红、热痛、根浅，出脓即愈。治宜清热解毒。

**疖病** 病名。以疖多发，反复发作，缠绵不愈为主要表现的疾病。好发于项后发际、背部、臀部，也可在身体各处散发疖肿，一处将愈，他处续发，或间隔周余、月余再发。消渴病、习惯性便秘或营养不良者易患本病。

**结代** 脉象名。结脉与代脉

的总称。泛指缓而心律不齐的脉象。详见“结脉”“代脉”条。

**结核** 指发于皮里膜外浅表部位的病理性肿物。因风火气郁，或湿痰凝结，结聚成核，形如果核，坚而不痛。

**结喉** 人体部位名。指颈前之喉结。

**结络** ❶人体组织名。指筋的系结与联络，合称为结络。❷病机名。指脉络郁结、血行不畅而致瘀血停滞的病机。运用泻血的方法以疏通经络，可达到血行正常的目的。见《灵枢·阴阳二十五人》：“其结络者，脉结血不和，决之乃行。”

**结脉** 脉来缓慢，时有中止，止无定数。其脉象特点是脉来迟缓，脉律不齐，有不规则的歇止。多见于阴盛气结、寒痰血瘀，亦可见于气血虚衰等证。

**结舌** 外科病证名。指舌系带短缩而致舌转动、伸缩不灵的病证。又名连舌、绊舌。婴幼儿结舌者可妨碍吮乳，年龄稍大，则会言语吐词不清。

**结胸证** 病证名。出《伤寒论·辨太阳病脉证并治》。指因太阳病误用下法致表热内陷，与胸脘痰水相结，或平素阳虚湿重，冷水浇灌后致寒水内结，导致以心下痛，按之硬满为主要表现的病证。根据病因和临床表现的不同，可分为大结胸、小结胸、热结胸、寒结胸、水结胸、血结胸等。

**结阳** 病机名。指阳气郁结，不得通达的病机。见《素问·阴阳别论篇》：“结阳者，肿四肢。”四肢为诸阳之本，中焦阳气凝结，不得宣通则水液停滞不行，故成肿。

**结阴** 古病名。便血之一。见《素问·阴阳别论篇》：“结阴者，便血一升，再结二升，三结三升。”《圣济总录》认为结阴是阴气内结所致，治用地榆汤。《卫生宝鉴》中用平胃地榆汤。《张氏医通》中认为结阴是厥阴肝血内结所致，用补中益气汤倍黄芪加炮姜。

**结扎法** 外治疗法名。此法是利用线的张力，通过结扎和药物的作用，阻断患部血运，使病变组织坏死、脱落以达到治疗目的。现代又分单纯结扎法、结扎注射法、股圈套扎法三种。本法还可用于治疗小疣赘。

**结扎注射法** 肛肠科疗法名。内痔手术疗法之一。适用于二期、三期内痔。操作方法同单纯结扎法，唯在结扎后再注射10%明矾液或内痔枯萎液，并压榨痔核成薄片状。术后处理同单纯结扎法。

**结者散之** 治法名。指采用消散方药治疗结聚证的治法。出《素问》。如痰热互结心下之胸脘痞痛，治以小陷胸汤宽胸散结；瘿瘤瘰疬，用软坚散结法散之。

**解表法** 治法名。又名疏表。因其主要通过发汗解除肌表之邪，故名。针对病证的寒热属性，主要分为辛温解表和辛凉解表两大类。详见各条。



**解毒** 治法名。泛指解除体内或体表毒素的治法。❶血分热毒，宜凉血清热解毒。❷寒邪极盛成毒，常用温中散寒祛之。❸解除蛇虫犬兽蜇咬伤所致之毒。❹排除误食或接触的毒物，或解除其所致的毒害。❺通过特定的炮制方法减除或降低药物毒性，或通过药物的配伍协调而缓和药物的毒性。

**解肌** 治法名。指用解除肌表之邪的方药治疗外感邪在肌表的治法。针对病证的寒热病因，辨证采用辛温解肌法或辛凉解肌法。辛温解肌用桂枝汤，辛凉解肌用柴葛解肌汤。

**解痉** 治法名。指用平肝、潜阳、祛风药物解除震颤、手足痉挛抽搐及角弓反张等病证的治法。又称镇痉。参见“平肝息风”“和血息风”条。

**解颅** 儿科病证名。指小儿到一定年龄囟门应合而不合，头缝开解致使囟门较正常者大的病证。多见于脑积水、佝偻病等。出《诸病源候论》。又名囟解、囟开不合。正常小儿的颅骨缝大多在出生6个月时开始骨化，后囟在2~4个月时闭合，前囟在1岁至1岁半闭合。如延迟不合，多由父母精血不足，小儿先天肾气虚弱，不能充养脑髓而成。治以培补气血，滋肾充髓。

**解剖** 基础理论术语。指用器械剖割尸体，以了解人体内部各器官的形态、位置、构造及相互关系。中国在两千多年前就开始有了解剖知识，如《灵枢·经水》:“若夫八尺之士，皮肉在此，外可度量切循而得之，其死可解剖而视之，其脏之坚脆，腑之大小，谷之多少，脉之长短，血之清浊，气之多少，十二经之多血少气，与其少血多气，与其皆多血气，与其皆少血气，皆有大数。”

**解索脉** 脉在筋肉之间，乍疏乍密，散乱无序，如解乱绳状。其特点为脉位居中或沉，至数时快时慢，脉律严重紊乱，散乱无序，脉力强弱不等，绝无规律。主脾脏真气衰竭。常见于严重心律失常患者的危重阶段。提示肾与命门之气皆亡。

**解围元薮** 医书名。4卷。又名《癞症秘书》。〔明〕沈之问（号无为道人）撰辑。成书于嘉靖二十九年（1550）。本书为专论风癞疾患之专著。卷一对大麻风、蛇皮风、鱼鳞风等三十六风分属六经论述；卷二论十四癞的判别，隶属于心、肝、脾、肺、肾、胃六经以论治，又阐述了预防、饮食宜忌等；卷三、卷四为方药，记载大小轻重方剂249首，以供按证选用。书成未刊，清代黄钟（亭乐）始予参订刊行。

**解郁** 即疏郁理气。详见该条。

## jin

**金** 五行之一。凡具有沉降、肃杀、收敛等性质或作用趋势的事物和现象，归属于金。参见“五行”条。

**金篦刮目** 即金针拨障法。详见该条。

**金创** 病名。指由金属器刃损伤所致的创伤。亦有人将伤后兼感毒邪溃烂成疮称为金疮或金疡。见《刘涓子鬼遗方》。又名金伤、金刃伤。伤者轻则皮肉破溃，疼痛流血，重则伤筋，并常因出血过多而可见面色苍白、头晕、目眩、脉芤或细微等虚脱症状。轻伤者，清洁创面后外敷止血，包扎即可。伤重者急救止血包扎，清创缝合观察，如失血过多，必要时应输血补液。伤筋断骨者，应整复治疗。

**金疮痉** 即破伤风。详见该条。

**金疮肿科** 古代医学分科名。多属战伤救治专科。参见“十三科”条。

**金疳** 眼科病名。指白睛表面出现灰白色小疱，周围绕有赤脉的眼病。类似于泡性结膜炎。见《证治准绳》。又名金疡、白睛粒起。多由肺火炽盛或瘀热阻滞引起。常见白睛表面隆起灰白色小疱样颗粒，周围环绕赤脉，眼部磣涩不适，畏光流泪。治宜清泄肺火。反复发作，经久不愈者，多属肺燥阴伤，宜养阴润燥。

**金匮钩玄** 医书名。3卷。〔元〕朱震亨述，门人戴原礼辑补。约成书于至正十八年（1358）。《薛氏医案》（24种）辑录本书，后更名为《平治荟萃》。本书原系朱震亨课徒口述之笔录，后经戴原礼整理补述，书中不仅反映了丹溪学术与治验，而且也寓涵戴氏学术之精粹。其中前两卷以内科杂病为主，兼及喉证、外科病证，载中风、六郁、伤寒、内伤等九十八种病证；卷三则介绍了妇人经带胎产十九证、小儿吐泻黄疸、急慢惊风等二十一证主治方法；书末附6篇医论，均为戴氏为阐扬师门心法而补述。书中充分体现出丹溪学派以“补阴为宗，实开直补真水之先；其以郁治病，亦妙阐《黄帝内经》之旨，开诸家无穷之悟”的学术特色。

**金匮要略** 医书名。共3卷。〔汉〕张仲景所撰《伤寒杂病论》，经〔晋〕王熙整理后，其古传本之一名《金匮玉函要略方》，后北宋校正医书局根据当时所存的书简文字重予编校，取其中杂病为主要的内容，仍厘定为3卷，改名《金匮要略方论》。全书共25篇，载方剂262首，所述病证以内科杂病为主，兼有部分外科、妇产科等病证。本书总结了东汉以前丰富的临床经验，提供了辨证论治及方药配伍的一些基本原则，介绍了不少有效实用的方剂，为临床医学奠定了基础。现有多种刊本及注本。

**金井** 即瞳神。详见该条。

**金破不鸣** 肺气阴虚损，津亏失润而声哑，甚至失音的病理变化。

**金气肃降** 藏象学说术语。即运用五行学说来说明肺主肃降的生理特点。五脏配五行，肺属金，主气。肺气宜清肃下降，则气化活动正常，才能主气司呼吸，通调三焦水道，以维持正常的生理功能。

**金刃伤** 即金创。详见该条。

**金伤** 即金创。详见该条。

**金实不鸣** 邪气壅肺，肺气不宣而声哑，甚至失音的病理变化。

**金水相生** ❶藏象学说术语。即运用五行学说中金与水的关系说明肺与肾两脏之间生理上相互滋生的关系。肺属金，肾属水，五行属母子关系；肺主气，肾藏精，得肺之肃降、肾之摄纳，两脏才能共同主持并促成其在主呼吸、通调水道、化气藏精等方面生理功能的协调合作。参见“肺肾相生”条。❷治法名。

**金元四大家** 金代刘完素、张从正、李杲与元代朱震亨四位著名医家的合称。他们在学术上各有自己独特的学术观点，代表了四个不同的学派。刘宗素认为疾病多因火热而起，倡导“六气皆从火化”之说，治疗疾病善用寒凉药，世称寒凉派。张从正认为治病应重在祛邪，善于应用汗、吐、下三法，世称攻下派。李杲认为“人以胃气为本”，长于温补脾胃，世称补土派。朱震亨认为“阳常有余，阴常不足”，治病多用滋阴降火之法，世称养阴派。他们的学术主张在当时以及后世都有较大影响，从各自不同角度丰富并发展了中医学理论。

**金曰从革** 出《尚书·洪范》。从，顺也；革，即变革。从革，指金有刚柔相济之性。金之质地刚硬，可作兵器以杀戮，但有随人意愿而更改的柔和之性。引申为凡具有沉降、肃杀、收敛等性质或作用的事物和现象，归属于金。

**金针** ❶针灸器械名。针灸针具的泛称。因其用金属或黄金打造，故名。详见“九针”条。❷眼科器械名。指用于拨治圆翳内障的手术器械。见《审视瑶函》。长约3寸，以紫檀、花梨木或犀角为柄，柄两端钻孔约四分，赤金抽粗丝长约寸许，略尖而不锋利。现代拨障针具，据此改进而成。

**金针拨障法** 眼科疗法名。即针拨白内障术。又称金篦刮目、开金针法。用于圆翳内障患者翳定障老而光感、色觉正常者。

**金镞科** 古代医学分科名。中国古代官方卫生机构专门治疗刀、枪、箭伤的医学分科。宋太医局把金镞与书禁（咒禁）合为一科。

**津** 人身体液的组成部分，来源于饮食水谷，随三焦气化，主要布散于体表皮肤，肌肉孔窍，并渗入血脉，以滋养肌肉，充润皮肤，起滋润作用。

**津枯血燥** 津血同源，津液匮乏，血亏而燥，常致虚热内生或血燥生风的病理变化。

**津窍** ❶人体器官名。指舌下分泌唾液的窍道。又名廉泉、玉英穴。❷经外穴名。即金津、玉液。

**津伤化燥** 指津液耗伤导致燥证的病理变化。

**津脱** 大汗伤津，或吐下伤津等致病因素，造成津液大量脱失的病理变化。

**津血同源** 津液和血液都来源于水谷精气，二者相互滋生，相互转化，同出一源，相互影响。

**津液** ❶指饮食水谷精微通过胃、脾、肺、三焦等脏腑的作用而化生的液态营养物质。在脉内，是组成血液的成分；在脉外，则遍布于组织间隙中。津和液通常并提，但两者在性质、分布和功用方面不尽相同。详见各条。❷泛指一切体液及其代谢产物。

**津液辨证** 根据津液的生理和病理特点，对四诊所收集的各种病情资料进行分析、归纳，辨别疾病当前病理本质是否存在津液病证的辨证方法。

**津液亏虚证** 病证名。指机体津液亏少，形体、脏腑、官窍失去滋润濡养和充盈，以口渴欲饮、尿少便干、官窍及皮肤干燥等为主要表现的证。津液亏虚程度较轻者，一般称为伤津证或津亏证，临床多以干燥症状为主要表现；津液亏虚程度较重者，一般称为液耗或脱液，临床多以皮肤枯瘪、眼球深陷为特征。津液亏虚，根据所反映的脏腑病位不同，临床常分为肺燥津伤证、胃燥津亏证、肠燥津亏证等。

**津液之腑** 藏象学说术语。指膀胱。膀胱是贮藏水液的器官，故称。

**筋** 人体组织名。具有连属关节，联络形体，主司运动等功能的组织概称。附于骨节者称筋，包于肌腱外者称筋膜。筋性坚韧刚劲，对骨节肌肉等运动器官有约束和保护的功能。由肝所主，肝血所濡养。肝的精气盛衰与筋力的强弱有密切关系。《素问·痿论篇》："肝主身之筋膜。" 参见"肝主筋" 条。

**筋痹** 病证名。以筋的症状为主的痹证。因人体正虚，风寒湿热之邪客于筋脉，或外伤于筋，或痰湿流注筋脉，气血闭阻所致，症见筋急拘挛，抽掣疼痛，关节屈曲不利，腰背强直，步履艰难等。

**筋疳** 即肝疳。详见"疳" 条。

**筋缓** 病证名。指筋脉弛缓，不能随意运动。常见于卒中后遗症及脑炎后遗症、进行性肌营养不良症、多发性肌炎等疾患。出《难经》。多因肝肾虚亏、过食酸味或湿热所伤。

**筋急** 病证名。指筋脉紧急不柔，屈伸不利的病证。出《素问·五脏生成篇》。多因体虚受风寒及血虚津耗，筋脉失养所致。可见于破伤风、痉病、痹证、惊风等。

**筋疬** 病证名。瘰疬的一种。见《外科正宗》。核生颈旁，质较硬，大小不等，常伴寒热，每遇劳、怒则加重。多由忧愁思虑，暴怒伤肝所致。治宜清肝解郁。

**筋瘤** 病名。又名石瘤。多因怒动肝火，血躁筋挛或久立负重而致。瘤体坚而色紫，青筋盘曲，甚者筋结如蚯蚓。治宜清肝、养血、舒筋。亦可手术或放射治疗。即浅表静脉瘤、静脉曲张。

**筋挛** 病证名。指肢体筋脉收缩抽掣，不能舒转自如。出《灵枢·刺节真邪》。多因外感寒湿，或血少津亏，经脉失于荣养所致。可见于中风、痹证、破伤风、痉病等。

**筋疝** 病名。指阴茎疼痛急缩，或痒或肿，或破溃流脓，或兼阳痿，并有白色黏液随小便排出的一类病证。见《儒门事亲》。多因肝经湿热，房劳伤肾而致。治宜清泄湿热为主。预后应从益肾调理。

**筋惕肉瞤** 筋肉不由自主跳动的表现。

**筋痛** 病证名。指筋脉掣痛。出《灵枢·经筋》。可见于足太阴经筋病、霍乱等。

**筋退** 指甲之别名。见《本草纲目》。

**筋痿** 见《素问·痿论篇》。❶痿证的一种。又称肝痿。由于肝热，阴血不足，筋膜干枯所致。症见筋急拘挛，渐至痿弱不能运动，伴有口苦、爪枯等。治宜清热、补血、养肝。参见“痿”条。❷即阴痿。因欲念妄动或房劳过度等，使肝肾阴亏，以致宗筋弛纵，阴茎不举。

**筋瘿** 病证名。类似甲状腺肿伴有明显颈部血管扩张。出《三因极一病证方论》。因怒气伤肝，火旺血燥所致，症见瘿块青筋显露，结如蚯蚓。治宜清肝解郁，养血舒筋。

**筋之府** 指膝部。膝为诸筋汇集之处，是筋会阳陵泉穴之所在，故名。《素问·脉要精微论篇》：“膝者筋之府，屈伸不能，行则偻附，筋将惫矣。”临床所见韧带松弛，膝屈伸无力，步履艰难者，是肝肾不足，筋力衰惫的表现。

**近血** 病证名。便血时出血部位离肛门较近，先血后便，或粪便排出时即伴有鲜血，血色鲜红。临床上多见于溃疡性结肠炎，结肠、直肠息肉，癌肿，痔疮，肛裂等。参见“肠风”“脏毒”“肛漏”等条。

**近者奇之** 治法名。指病在上部、浅表的，或新近得病、病程短者，用药味合于单数或作用单一的轻清之剂治疗。《素问·至真要大论篇》：“近者奇之，远者偶之。”张景岳：“近者为上为阳，故用奇方，用其轻而缓也。”

**禁** ❶通噤。指口噤不开。

《素问·至真要大论篇》:“诸禁鼓栗，如丧神守，皆属于火。”❷指闭结不通。《素问·六元正纪大论篇》:“太阳所至为流泄禁止。”❸指活动受限。《素问·六元正纪大论篇》:“感于寒，则病人关节禁固，腰脽痛，寒湿推于气交而为疾也。”❹指控制。《丹溪心法》:“脾泄已久，大肠不禁，此脾已脱，宜急涩之。”

**禁方** 即秘方。详见该条。



**禁灸穴** 针灸学术语。指禁止直接灸的穴位。大多在重要器官或动脉邻近处，如眼区的丝竹空，动脉处的人迎、经渠等。《针灸甲乙经》中最早记载禁灸24个穴，《医宗金鉴》中增至47个穴。目前除颜面、血管、心尖搏动等处外，不少古代禁灸穴需要审慎施灸。

**禁科** 古代医学分科名。用符水、咒禁等迷信方法治病。参见“十三科”条。

**禁口痢** 即噤口痢。

**禁针穴** 针灸学术语。指禁用针刺的穴位。《素问·刺禁论篇》中有专论。禁刺穴位，多处于重要脏器或动脉附近，针刺不当，易造成不良后果。

## jing

**茎** 人体器官名。即阴茎。

**茎垂** 阴茎与睾丸的合称。《灵枢·邪客》:“辰有十二，人有足十指，茎垂以应之。”

**茎物** 即阴茎。

**茎纵** 即阴纵。

**经闭** 即闭经。详见该条。

**经闭发肿** 妇科病证名。指经闭之后出现肢体肿胀的病证。见《女科备要》。属血分病。多因寒湿之邪伤及冲任胞脉，血壅经隧，气机不畅，水失运化所致。症见经闭不行，四肢浮肿等，治宜调经活血。

**经别** ❶指正经的别行支脉。十二经脉别行深入体腔，循行于胸腔、腹腔及头部的重要支脉，并能到达某些正经未能循行的器官与形体部位，具有补充十二经脉内外循行联系，加强经脉络所属的脏腑在体腔深部联系的功能。❷《灵枢经》篇名。该篇主要论述十二经别的循行路线以及表里相应的阴经与阳经离合出入的配合关系。

**经迟** 即经行后期。详见该条。

**经断** 即经水断绝。详见该条。

**经断复来** 以妇女自然绝经后阴道出血为常见症的疾病。

**经方** 汉代以前的方剂称之为经方。其说有三。❶指后汉班固的《汉书·艺文志》中记载的经方十一家。❷指《素问》《灵枢经》《伤寒论》《金匮要略》之方剂。❸专指《伤寒论》《金匮要略》所载之方剂。

**经方派** 学术流派名。古代尊崇仲景方为经方，后世医生主张宗用经方者，被称为经方派。

**经后吐衄** 妇科病证名。指月经后口鼻出血。见《医宗金鉴·妇科心法要诀》。多因肺胃虚热未尽，血热不得归经所致。多见吐血量少，色鲜红，宜清肺胃虚热。

**经间期出血** 月经周期基本正常，以在两次月经之间（排卵期）发生周期性出血为常见症的月经病。

**经筋** ❶经络学术语。指附属十二经脉的筋膜系统。又称十二经筋。是十二经脉之气濡养筋肉骨节的体系，具有约束骨骼，屈伸关节的功能。筋会于节，经筋所行之处，虽多与经脉相同，但其结盛之处，以四肢溪谷之间为最多。因此十二经筋具有连接四肢关节，维络周身，主司关节运动的作用。它的病变，多表现为痹痛、拘挛等运动障碍等病证。❷《灵枢经》篇名。该篇论述经筋循行体系及其病证等。

**经尽** 伤寒六经病证中，病变发展止于一经。

**经来成块** 妇科病证名。指经行瘀血成块。见《竹林女科证治》。多因气滞血瘀或血寒凝泣，以致血瘀者。若见小腹痛不可忍且拒按，治宜化瘀调经；若寒凝者，见经来瘀块色黑，小腹胀疼，口唇麻木，治宜温经散寒。

**经来发狂** 即经来狂言谵语。详见该条。

**经来浮肿** 妇科病证名。指经行伴见浮肿。见《竹林女科证治》。多因脾虚水湿不化，泛溢肌肤所致。治宜调理脾胃，行气利水。

**经来狂言谵语** 妇科病证名。指经行神志异常的病证。见《竹林女科证治》。又名经来发狂。多因月经来时烦怒，肝气逆乱，血随气逆，上扰心神。症见神志异常，妄语狂言，甚至不知人事。治宜疏肝宁心。

**经来呕吐** 妇科病证名。指经行即伴呕吐。见《竹林女科证治》。多因水饮病后饮停不化，或胃弱食伤停滞所致。如伤于水饮者，呕吐物多夹水，治宜温中化饮；如食伤停滞者，兼见胃痛，胃脘胀闷，治宜消食导滞。

**经来色淡** 妇科病证名。指经行血色淡。见《竹林女科证治》。多因气血俱虚，脾肾阳虚，运化功能减弱所致。治宜补气血以调经。

**经来色紫** 妇科病证名。指经行色紫稠黏。见《竹林女科证治》。多因情志失调，肝郁化火，郁火伤气，热盛灼血所致。治宜清热调经。



**经来下肉胞** 即经如虾蟆子。详见该条。

**经来下血胞** 即经如虾蟆子。详见该条。

**经量** 妇科术语。指一个经期排出的血量，一般为50~80ml，不应超过100ml。由于体质、年龄、生活条件、气候、地区等不同，经量会稍有增减。如经量过多或过少，则属病态。参见“月经过多”“月经过少”条。

**经乱** 即经行先后无定期。详见该条。

**经络** 通常认为是经脉和络脉的统称，是人体运行气血、联络脏腑、沟通内外、贯穿上下的通路。经络的主要内容有十二经脉、十二经别、奇经八脉、十五络脉、十二经筋、十二皮部等。通过经络系统的联络，人体内外、脏腑、肢节形成一个有机的整体。

**经络辨证** 以经络学说为理论依据，对患者所反映的症状、体征进行综合分析，以判断病属何经、何脏、何腑，进而确定发病原因、病变性质及其病机的一种辨证方法。是对脏腑辨证的补充和辅助，在针灸、推拿等治疗方法中，更常运用经络辨证。经络辨证的内容有十二经脉病证和奇经八脉病证。

**经络感传现象** 指在针灸、按压穴位、气功练功过程中出现循经络走向的特殊感觉传导或体表形态改变现象。又称为经络敏感现象、循经感传现象。这种现象可在某一经络的循行部位上出现酸胀、麻木，或有流水感、电麻感、抽痛感等呈双向性的线状或带状传导，可被机械压迫或注射某些麻醉药物所阻断，也可在其循行部位的皮肤上出现红线、白线、皮丘带、过敏带等特殊现象。经络感传现象对于研究和探讨经络实质有重要意义。

**经络敏感现象** 即经络感传现象。详见该条。

**经络伤** 病证名。指外伤引起经络气血损伤。见《圣济总录·伤折门》。大多由于跌打碰撞损伤经络所致。包括伤气和伤血两方面。伤后轻者脉道不畅，气机不顺，血流受阻，局部轻度肿痛；重者脉道破裂，血离经脉，或瘀留体内，气机受阻，或溢出体外，伤部明显肿胀、疼痛。

**经络现象** 指机体由于某种原因刺激而引发的循经络走行出现的各种生理、病理现象。其中，除了一般意义上的疾病传变及按经取穴、针灸和推拿治疗等涉及的经络现象外，循经络所出现的特殊感觉传导或体表形态改变现象，称为“经络感传现象”。参见该条。

**经络学说** 在中医医疗实践中建立起来的阐述人体经络系统的循行分布、生理功能、病理变化及其与脏腑和体表相互关系的学说，是中医学理论体系的重要组成部分。

**经络之海** 指冲脉和任脉。出《灵枢·五音五味》。参见“冲脉”“任脉”条。

**经络之气** 即经气。详见该条。

**经脉** ❶十二经脉、奇经八脉，以及附属于十二经脉的十二经别的统称，是经络系统中的主干，也是全身气血运行的主要通道。❷《灵枢经》篇名。该篇主要论述十二经脉循行及其病证等问题，是经络学说的重要内容。

**经脉之海** 即冲脉。详见该条。

**经期** 妇产科术语。❶指月经周期。一般以28天左右为一次月经周期。由于个人的体质、年龄、生活条件、气候、地区的不同，月经周期也会有差异，在21~35天之间均属正常范围。超出或小于周期时间，均属于月经病范畴。❷指一次月经的行经时间。一般以每次持续3~7天为正常。

**经期超前** 即经行先期。详见该条。

**经期错后** 即经行后期。详见该条。

**经期落后** 即经行后期。详见该条。

**经期延长** 以月经周期正常，经期持续8~15天方净为主症的月经病。

**经气** 藏象学说术语。又称脉气、真气。多为“经络之气”的略称。即运行于经络中的气，也是整体生命功能的概括。出《素问·离合真邪论篇》。经气来源于先天及后天之精气，运行输布于全身，营养并维持经脉及人体生命功能的正常运行。《素问·离合真邪论篇》:“真气者，经气也。”

**经前便血** 妇科病证名。指每逢经前一两日大便下血。古称错经。多因嗜食辛辣燥血之品，热蓄肠中，行经前，胞中气血充盛，引动肠中伏热，迫血妄行所致。症见大便下血，每于经前有规律地周期性发作，月经后便血自止，面赤唇干，咽燥口苦，渴喜冷饮，经行量少，色紫红，稠黏。治宜清热凉血止血。



**经前腹痛** 妇科病证名。指行经前下腹部疼痛，经后即愈。多因气滞、血瘀、寒湿凝滞等所致。

**经如虾蟆子** 妇产科病证名。类似于葡萄胎。又名经来下肉胞、经下血胞、经来下血胞。《妇科易知》:“经水过期，其人腹大如鼓，月经来时血中夹物如虾蟆子，并见昏迷不知人事者，宜气血双补法。”宜中西医结合治疗。

**经色** 经血的颜色，正常多为暗红色，开始较浅淡，行至中期逐渐加深，最后又转为淡红而净。如有病理变化，经色也会相应改变，可作为临床辨证的参考。

**经史证类备急本草** 医书名。共31卷。简称《证类本草》。〔宋〕唐慎微约撰于绍圣四年至大观二年（1097—1108）。本书是将《嘉祐本草》《本草图经》两书合一，予以扩充调整编成。共载药1748种。药物分类大体沿袭《新修本草》旧例，仅将禽兽部细分为人、兽、禽3部。各药先出《本草图经》药图，次载《嘉祐本草》正文及《本草图经》解说文字，末附唐慎微续添药物资料。本书重在汇集前人有关药物资料，参引经史百家典籍240余种。所摘陈藏器《本草拾遗》、雷敩《雷公炮炙论》、孟诜《食疗本草》、李珣《海药本草》等古本草条文尤多。又辑众多医方，各注出处，为宋代本草集大成之作。其资料之富、内容之广、体例之严，对后世本草发展影响深远，《本草纲目》即以此书为蓝本。后世辑佚古本草，多取材于此。宋代大观、政和及绍兴时均校订刊行此书，分别有《经史证类大观本草》《重修政和经史证类备用本草》及《绍兴校定经史证类备急本草》等名称，内容并无较大变动。

**经水** ❶藏象学说术语。指人身经脉中之气血。《素问·离合真邪论篇》:“天有宿度，地有经久，人有经脉。天地温和，则经水安静；天寒地冻，则经水凝泣；天暑地热，则经水沸溢；卒风暴起，则经水波涌而陇起。”❷月经的别称。详见该条。❸《灵枢经》之篇名。该篇根据天人相应原理，取清、渭、海、湖、汝、渑、淮、漯、江、河、济、漳十二条河流比喻人身十二经脉之大小、深浅、广狭、远近及其气血运行情况等，故名。根据经脉的远近浅深、气血多少，便于针刺治疗时掌握进针深度和留针时间，并强调针灸必须注意患者年龄、体格等情况，以免施术失当。

**经水不止** 妇科病证名。指月经行经时间长，经血量多的病证。又称经行不止。多因血热损伤胞络，或劳损冲任，气虚不能摄血所致。治宜凉血补血。

**经水断绝** 又名经断、绝经。❶妇科病证名。指因病而月经停止，即闭经。《金匮要略·妇人杂病脉证并治》:“妇人之病，因虚、积冷、结气，为诸经水断绝。”❷指女性50岁左右，由于肾气衰、天癸竭，冲任胞脉俱虚而月经断绝，属生理现象。

**经水或多或少** 妇科病证名。指经血量或多或少不定。又称经水乍多乍少。多因肝郁脾虚，久而阴虚生热，冲任失调所致。可兼见面色萎黄，头目眩晕，不思饮食，五心烦热等。治宜退烦热，调经血。

**经外奇穴** 即经外穴。详见该条。

**经外穴** 穴位分类名。指十四经穴以外的经验效穴。又名奇穴、经外奇穴。经外穴在《黄帝内经》中已有记载，如《素问·刺疟篇》的“刺十指间”“刺舌下两脉”等。后《肘后备急方》《备急千金要方》《外台秘要》等书记载更多，至《针灸大成》等书则专列“经外奇穴”一门。这些穴位，大多是在阿是穴的基础上发展而来，有的只有位置和主治病证而无穴名，由后人命名。其中少数穴位，后来还补充到十四经穴中，如风市、膏肓俞等。近年来新发现的某些经外穴，称之为新穴。

**经下血胞** 即经如虾蟆子。详见该条。

**经效产宝** 医书名。简称《产宝》。3卷。〔唐〕昝殷撰著。约成书于唐大中年间（847—859）。一度亡佚，〔清〕张金城在日本得此书，重刊印行。上卷论经闭、带下、妊娠诸病；中卷以产难为主；下卷述产后诸证。妊娠方面强调辨证论治，指出母病动胎，但疗母疾，其胎自安，胎有不坚而损母者，但疗胎疾则母瘥，是历代医家治疗妊娠病的基本原则。其他内容如重视母乳喂养、产后急诊的治疗方药等对后世妇产科临床具有指导意义。

**经行便血** 即差经。

**经行发热** 妇科病证名。以经前或经期出现周期性发热为常见症的月经病。多因经期感受外邪，营卫失调，或因血热、阴虚所致。感受寒邪者，发热，恶寒，无汗，宜发散表寒；感受风邪者，发热，恶风，自汗，宜调和营卫；血热者，但发热而不恶寒，肌肉灼热，宜清热凉血；阴虚生热者，午后潮热，盗汗，或手足心热，宜养阴清热；若经后发热，兼见脾虚肝热症状者，宜理脾清肝。

**经行浮肿** 妇科病证名。以经期、行经前后出现头面四肢浮肿为常见症的月经病。

**经行腹痛** 即痛经。详见该条。

**经行后期** 妇科病证名。指月经来潮比正常周期推迟一周以上。又名经期错后、经迟、经期落后、经水后期、过期经行。多因血虚、血寒、肾虚、气滞、血瘀等引起。

**经行衄血** 妇科病证名。指每逢经行则衄血。见《医宗金鉴·妇科心法要诀》。又名倒经、逆经。多因肝郁化火犯肺，或阴虚肺热，络脉损伤，血随火动上逆所致。肝火犯肺者，兼见急躁易怒，头痛胁疼，口苦，咽干，心烦等，宜平肝泄热；阴虚者，兼见午后潮热，咳嗽，颧红，手足心热等，宜养阴清热。

**经行情志异常** 妇科病证名。以经期、经前出现烦躁易怒，情志抑郁，悲伤欲哭，坐卧不宁，经后又复如常人为常见症的月经病。

**经行乳房胀痛** 妇科病证名。以行经前后或经期，乳房、乳头胀满疼痛，按之无块为常见症的月经病。

**经行身痛** 妇科病证名。以经期及经行前后出现周期性身体疼痛为常见症的月经病。多因风寒表邪郁阻经络，营卫失调，或因失血过多，筋脉失养所致。若身痛而胀且无汗者，为表实，宜发散表邪；若发热恶寒，身痛不胀而有汗者，为表虚，宜调和荣卫；若无寒热而身痛者，为血脉壅滞，阻塞不通所致，宜疏通经脉；若失血过多而身痛者，为血虚不能荣养筋脉，宜补血荣筋。

**经行头痛** 妇科病证名。以月经前后或经期出现周期性头痛为常见症的月经病。

**经行吐血** 妇科病证名。指经行时出现周期性吐血，经血量减少。又名逆经、错经。多因积热损伤胃络，经行之时，血气上逆所致。治宜清泄胃热，引血下行。

**经行先后无定期** 妇科病证名。指月经来潮或提前，或错后，或周期不规律。又名经行或前或后、经乱、经水先后无定期。多因肝郁、肾虚导致冲任失调等。肝郁者，兼见抑郁不乐，胸乳胀闷不舒，或小腹胀痛，经量或多或少，治宜疏肝解郁；肾虚者，兼见头晕耳鸣，腰膝酸软，夜尿较多，大便不实，面色晦暗，月经量少，色淡质稀，治宜养血补肾，兼以调经。

**经行先期** 妇科病证名。指月经来潮比正常周期提前一周以上，甚至一个月两至者。又名月经先期、经期超前、经水先期、经早等。多因血热、虚热、气虚、肝郁等引起。

**经行泄泻** 妇科病证名。以行经前或经期，周期性出现大便泄泻，日行数次，经净自止为常见症的月经病。多因脾肾素虚，当经行之时胃肠传导失职，水湿内盛，影响脾胃消化吸收而致。脾虚兼见神疲食减，腹胀，或浮肿者，治宜健脾渗湿；如肾阳偏虚而经行便溏，或五更泄泻，腰膝酸软，小便清长者，治宜温肾健脾。

**经穴** ❶腧穴名。十四经穴的简称。详见该条。❷五输穴之一。出《灵枢·九针十二原》。十二经各有一个经穴，即经渠（肺）、阳溪（大肠）、解溪（胃）、商丘（脾）、灵道（心）、阳谷（小肠）、昆仑（膀胱）、复溜（肾）、间使（心包）、支沟（三焦）、阳辅（胆）、中封（肝）。

**经血** 经期由阴道排出的血。

**经质** 经血的质地，不稀不稠，没有血块。

**惊风** 病名。即惊厥。临床以昏迷、抽搐为主要表现的一种小儿急重病证。其证候可概括为四证八候。四证即痰、热、惊、风；八候即搐、搦、掣、颤、反、引、窜、视。分为急惊风和慢惊风两大类。热性、急性病引起的急惊风尤为多见。小儿肺炎、中毒型痢疾、流行性乙型脑炎等病，如持续高热不退，均可出现惊风，即“热极生风”。慢性病后期因虚损可出现慢惊风。

**惊风八候** 儿科病证名。出《古今医统》。指小儿惊风病的搐、搦、掣、颤、反、引、窜、视八候。搐，即手臂伸缩；搦，即十指开合；掣，即肩头相扑；颤，即手足动摇震颤；反，即身向后仰；引，即手若开弓；窜，即两目发直；视，即眼露白睛而不灵活。由于惊风有急慢、轻重、长短，因而证候表现有所不同，患儿未必八候俱见。或仅有手足抽动，并无强直反张等征象。有的患儿发作时间较短，但有的患儿较长。

J

**惊风四证** 病因名，又作病证名。指小儿急惊风的惊、风、痰、热四种病因及其证候。出《古今医鉴》。小儿因惊恐，或风邪郁闭，或痰涎壅滞，或热盛火郁，都可引起惊风。四者各有偏盛，但又相互联系。

**惊膈嗽** 儿科病证名。指小儿惊风，惊止而嗽作者。见《证治准绳·幼科》。多由风热夹痰，壅逆于肺所致，治以清肺豁痰为主。

**惊膈吐** 即小儿惊吐。

**惊后瞳斜** 儿科病证名。指小儿惊风后眼球斜向一侧者。多属肝经阴血受损，目系失养所致。治宜养血益肝。

**惊积** 儿科病证名。指小儿积食化热，热极生风的病证。见《活幼心书》《丹溪心法》。多由饮食不节所致。症见腹胀，肠鸣，午后夜间潮热，睡眠不安，烦躁易惊，甚则手足抽搐，大便干结，或稀稠酸臭。治宜调理肝脾，清热消积。注意调整饮食和喂养方法。

**惊悸** 病证名。❶指由于惊骇而悸，或心悸易惊，恐惧不安的病证。见《诸病源候论》。心虚者，宜养心安神，镇惊定悸；心热者，宜清心降火；夹痰热者，宜化痰清热。❷指突然心悸欲厥，时作时止的病证。见《医学正传》。参见"心悸"条。

**惊痢** 儿科病证名。指小儿受惊而下利腹泻。症见腹痛，便下青色稠黏，心烦不食。多由外受惊恐，肝气逆乱，阻滞气机，湿浊内停，下注肠道所致。治宜温肝燥湿。

**惊衄** 病证名。指脾移热于肝的鼻衄。出《素问·气厥论篇》。王冰注："肝藏血，又主惊，故热薄之则惊而鼻中血出。"

**惊热** 儿科病证名。指小儿发热而又惊惕者。出《普济方》。有因热而生惊的，或因惊而生热的，皆因心经、肝经内热所致。患儿发热不高，颜面有时发青，身上有汗，夜间烦躁多惊，心悸不宁者，治宜清热泻火，安神定惊。

**惊伤胁痛** 病证名。指因受惊伤及肝气所致的胁痛。见《医宗必读》。治宜通阳疏肝理气。

**惊水** 病证名。指惊风内热、饮水不化而引起的水肿。《普济方》:“惊水者,前后重叠受惊,致令心火燥盛,饮水过多,停积于脾,其候四肢肿,身上热。”治宜健脾利水。

**惊瘫** 儿科病证名。指惊风后四肢瘫痪者。多因风毒流入经络、骨节而成。《证治准绳》:“小儿心惊不常,及遍身肿痛,或手足不随,此为惊瘫之候。”治宜疏风透毒。

**惊啼** 儿科病证名。指小儿受惊恐而啼哭,或夜睡中惊醒而啼的病证。出《颅囟经》。又名胎惊夜啼。由于肝气未充,胆气怯而易惊,引起啼哭惊惕。如衣着不当,感受风寒,或哺乳、饮食不节,也会引起啼哭惊惕。

**惊痫** 儿科病名。❶指小儿惊风发作。参见“急惊风”条。❷指痫证因受惊而发者。❸泛指惊风、痫证等各种病证。

**惊则气乱** 卒然受惊,导致心神不定,气机逆乱的病机变化。

**惊者平之** 治则名。出《素问·至真要大论篇》。❶指惊悸怔忡、心神慌乱一类病证,可用重镇安神法或养心安神法以平定之。❷指小儿惊风抽搐一类病证可用镇静平肝法治之。方如磁朱丸之类。❸指卒受大惊而致神志失常者,可用以惊治惊的方法,使其习以为常,缓解惊恐。见《儒门事亲》。

**惊振内障** 眼科病证名。又名惊振翳。指因眼损伤而致内障的眼病。类似外伤性白内障。见《秘传眼科龙木论》。多由眼受剧烈振击、穿刺,或热、电等损伤而成。初起宜清热消瘀,明目退障。翳定障老,尚存光感、色觉者,可手术治疗。

**惊振翳** 即惊振内障。详见该条。

**晶痦** 即白痦之晶亮饱满者。详见“白痦”条。

**晶珠** 又称“黄精”。即晶状体。双凸面弹性透明体,位于虹彩之后,神膏之前,正对瞳神圆孔,具有透视屈光作用。

**精** ❶广义之精为构成人体和维持生命活动的精微物质。❷狭义之精指生殖之精。

**精薄** 病证名。指因精液稀薄而影响生育的病证。多因心肾亏虚所致。常见同房泄精时精液稀薄,多与早泄、滑精并见,并

J

影响嗣育。治宜温养心肾。

**精窠** 人体器官名。指眼。因五脏六腑之精气皆汇聚于眼，故名。《灵枢·大惑论》："五脏六腑之精气，皆上注于目而为之精，精之窠为眼。"参见"目"条。

**精冷** 病证名。指因同房时泄精清冷而影响生育的病证。多见于阳虚体质的成年男子。又称精寒。多因命门火衰或心包火衰所致。治宜温补命火。

J

**精癃** 病名。年老肾虚，精室肥大，以尿频，排尿困难，滴沥不尽，甚至尿闭为主要表现的男性生殖疾病。相当于前列腺肥大、前列腺增生症。

**精明之府** 出《素问·脉要精微论篇》："头者，精明之府。"张隐庵注："诸阳之神气，上会于头，诸髓之精，上聚于脑，故头为精髓、神明之府。"指头脑部及其相应的功能。

**精囊炎** 病名。又称"血精"。发生于精囊，以精液带血，伴会阴部及直肠内疼痛为主要表现的男性生殖器疾病。

**精气** ❶同正气，与邪气相对而言。泛指构成和维持生命的精华物质及其功能。《素问·通评虚实论篇》："邪气盛则实，精气夺则虚。"❷指生殖之精。《素问·上古天真论篇》："丈夫八岁，肾气实，发长齿更。二八，肾气盛，天癸至，精气溢泻，阴阳和，故能有子。"❸自然界的清气。《素问·上古天真论篇》："呼吸精气，独立守神。"❹指水谷精微。《素问·经脉别论篇》："饮入于胃，游溢精气，上输于脾。"

**精气夺** 精气不足导致虚证的病理变化。

**精窍** 人体器官名。指男性尿道口。《寓意草》："其实漏病乃精窍之病。"

**精清** 多由命门及心包火衰所致，以精液清冷稀薄为主要表现的疾病。

**精热** 病证名。指男子在同房泄精时女方胞宫有灼热感。此证影响生育。多属肾阴亏虚，相火偏旺所致。治宜益肾水以制相火。

**精少** 病证名。由先天不足，或房事不节，劳心过度，耗损精气所致，以性交时精液稀少，甚至只一二滴，影响生育为主要表现的疾病。

**精神** 精与神的合称，是人体生命活动的象征与体现。《素问·上古天真论篇》："精神内守，病安从来。"参见"精""神"条。

**精神内守** 指精气内存，神

不妄动，以保持充沛的正气，从而抗拒病邪的伤害。出《素问·上古天真论篇》。与《素问·刺法论篇》的“正气存内，邪不可干”可互参。后世医家在《黄帝内经》这一基本观念的基础上，构建并形成中医独特的养生学理论与技术方法。

**精室** 指男子藏精之处。

**精脱** 过劳伤精耗气，导致肾中精气脱失的病理变化。

**精微** 指饮食消化吸收后形成的极其微细的精华物质。一般称为水谷精微，有化生气血，滋养全身等方面的作用。《灵枢·五味》：“谷始入于胃，其精微者，先出于胃之两焦，以溉五脏。”

**精血同源** 血由水谷精气化生，精也依赖于水谷精气的培育补充，二者有相互滋生，相互转化，同出一源，相互影响的关系。

**精浊** 病证名。浊病的一种。指精液浑浊一类病证。分为赤浊与白浊两类。多见于淋病、慢性前列腺炎、精囊炎等病。多因酒色无度，败精瘀阻，或肾精亏损，相火妄动，败精夹火而出，或湿热流注精室发病。常见尿道口流出米泔样或糊状浊物，滴沥不断，茎中或痒或痛，甚者如刀割、似火灼但小便并不浑浊。精浊不夹血者为白浊，夹血者为赤浊。久病不愈者多属虚证，而赤浊者往往相火更旺、其虚愈甚。

**颈** 人体部位名。古人把颈分前、后两部分。前为颈部，后称项部。《素问·骨空论篇》：“大风颈项痛，刺风府。”

**颈骨** 骨名。俗称天柱骨。《医宗金鉴·刺灸心法要诀》：“颈骨者，头之茎骨，肩骨上际之骨，俗名天柱骨也。”

**颈脉动** 望诊术语。指结喉两旁足阳明经人迎穴处动脉明显搏动。出《灵枢·论疾诊尺》。常见于水肿、哮喘、怔忡等病证。

**颈细** 儿科病证名。指先天不足所致的颈细头倾病证。见《幼科发挥》。由胎元不足，精血亏虚所致。治宜填精益髓。

**颈痈** 病证名。指痈生于颈项两旁。由外感风温，三焦郁火上攻，血分蕴热而成。症见寒热交作，头痛项强，颈部核块形如鸡卵，漫肿热痛。治宜散风清热，消肿解毒。

**颈肿** 病证名。指颈部单侧或两侧肿胀粗大。常见于瘿瘤、瘰疬、颈痈等。出《灵枢·经筋》。多因风寒热毒，气火郁逆，或痰滞内结所致。

**景岳全书** 医书名。共64

J

卷。〔明〕张介宾撰。本书首选《黄帝内经》《难经》《伤寒论》《金匮要略》之论，博采历代医家精义，并结合作者经验，自成一家之书。成书于张介宾晚年，在其殁后刊行。首载“传忠录”3卷，统论阴阳、六气及前人得失；次载“脉神章”3卷，载述诊家要语；再次载伤寒典、杂证谟、妇人规、小儿则、痘疹诠、外科钤；又载“本草正”，论述药味约300种；另载“新方八阵”“古方八阵”，别论补、和、寒、热、固、因、攻、散“八略”；此外，并辑妇人、小儿、痘疹、外科方4卷。择取诸家精要，对辨证论治作了较系统的分析，充分阐发张景岳“阳非有余，真阴不足”的学说和经验，治法以温补为主。

**痉病** 病名。以项背强急、口噤、四肢抽搐、角弓反张为主症的疾病。实证多因风、寒、湿、痰、火邪壅滞经络所致，治宜祛邪为主，可兼扶正；虚证多因过汗、失血、素体虚弱、气虚血少、津液不足、筋失濡养、虚风内动而致，治宜益气养血为主，兼予息风。痉有刚痉、柔痉、阳痉、阴痉、三阳痉、三阴痉、风寒痉、风痉、风痰、痰火、湿热痉、热甚发痉、血虚发痉等名称。

**痉病似天钓** 儿科病证名。指小儿痉病有类于天钓者。见《幼科发挥》。多由风寒外邪壅闭经脉所致。其症以项背强直，腰背反张，摇头瘛疭，噤口不语，发热，腹痛，目呆不省等为特点，与眼目上翻，手足抽掣为主要特征的天钓证有别。参见“天钓”条。

**痉厥** 肢体抽搐，神志不清的表现。

**镜面舌** 又称“舌光”。指舌苔完全剥脱，舌面光洁如镜的舌象。

## jiong

**炅** ❶热。《素问·举痛论篇》：“寒气客于脉外则脉寒，脉寒则缩踡，缩踡则脉绌急，绌急则外引小络，故卒然而痛，得炅则痛立止，因重中于寒，则痛久矣。”❷暑热。参见“九气”条。

## jiu

**九虫病** 虫病的总称。出《诸病源候论》。指伏虫病、蛔虫病、白虫病、肉虫病、肺虫病、胃虫病、弱虫病、赤虫病、蛲虫病等。临床常见的有蛔虫病、白虫病、赤虫病、蛲虫病、寸白虫病等。参见各条。

**九刺** 古代的九种针刺法。即输刺、远道刺、经刺、络刺、分刺、大泻刺、毛刺、巨刺、焠刺。

**九道脉** 脉象分类名。即长、短、虚、促、结、代、牢、动、细九种脉。《脉诀》把二十四脉分为七表、八里、九道三类。参见各条。

**九候** 脉诊术语。❶全身遍诊法。以头部、上肢、下肢各分天、地、人三部，合为九候。❷寸口脉诊法。寸、关、尺三部各分浮、中、沉之指力取脉，合为九候。参见“三部九候”条。

**九疽** 外科病名。指多发性疽病。《外科启玄》：“此九疽一生即有九处，初肿势甚重，当看人之虚实、毒之浅深、脓之稀稠、溃之迟早，验之五善七恶，或又二三处者亦轻也。”

**九卷** 即《灵枢经》。详见该条。

**九科** 古代医学分科名。宋代将医学分为九科，即大方脉、风科、小方脉、眼科、疮肿兼折疡、产科、口齿兼咽喉、针灸、金镞兼书禁。清初沿袭明末制，医学分为十一科，后又改为九科，即大方脉、小方脉、伤寒、妇人、疮疡、针灸、眼科、咽喉、正骨。参见“十三科”条。

**九气** 由怒、喜、悲、恐、思、惊、寒、热、劳等因素引起的九种病理变化。《素问·举痛论篇》：“百病生于气也，怒则气上，喜则气缓，悲则气消，恐则气下，寒则气收，炅则气泄，惊则气乱，劳则气耗，思则气结，九气不同，何病之生？”

**九窍** 头部七窍及前阴、后阴。参见“七窍”条。

**九墟**《灵枢经》传本之一。详见该条。

**九针** 古代针具名。即镵针、员针、鍉针、锋针、铍针、员利针、毫针、长针和大针。《灵枢·官针》：“九针之宜，各有所为，长短大小，各有所施也，不得其用，病弗能移。”

**九种心痛** 病证分类名。出《金匮要略·胸痹心痛短气病脉证治》。后世有多种分类法。❶《备急千金要方》：“虫心痛、注心痛、风心痛、悸心痛、食心痛、饮心痛、冷心痛、热心痛、去来心痛。”❷《医灯续焰》：“饮心痛、食心痛、风心痛、寒心痛、热心痛、悸心痛、虫心痛、忤心痛、疰心痛。”❸《医学心悟》：“气心痛、血心痛、热心痛、寒心痛、饮心痛、食心痛、虚心痛、虫心痛、疰心痛。”❹《类证治裁》：“饮心痛、食心痛、寒心痛、火心痛、气心痛、血心痛、悸心痛、虫心痛、疰心痛。”

**久泻** 病证名。即慢性腹泻。泄泻反复发作，久延不愈。

**久瘖** 病证名。指声音嘶哑，经久不愈。喉瘖之一。又名久喑、金破不鸣。本病多属虚证，因高声诵唱日久，或久咳不止，致气阴两亏，或肺肾阴亏，咽喉失于濡养所致。常见于声带麻痹、慢性喉炎、喉癌等病。属肺燥气阴两伤者，宜清燥润肺，益气养阴；属肺肾阴亏者，宜滋养肺肾。

**灸草** 艾叶之别名。

**灸疮** 指用灸法灼伤局部皮肤形成的疮。可因灸法不当，或用艾炷直接灸灼穴位所致。

**灸法** 针灸疗法名。指用艾炷或艾条在体表穴位上烧灼、熏熨的治疗方法，具有温通经脉，调和气血的作用。《素问·异法方宜论篇》：“脏寒生满病，其治宜灸。”灸法一般分艾炷灸和艾条灸两类。艾炷灸包括直接灸（化脓灸、非化脓灸）和间接灸（隔姜灸、隔盐灸、隔蒜灸、隔饼灸、长蛇灸）；艾条灸包括悬起灸（温和灸、雀啄灸）和实按灸。此外，还有药物发疱灸、日光灸等。

**灸禁** 灸法术语。灸法禁忌的简称。一般来说，面部、大血管附近、孕妇的腹部均不宜灸，另阴虚阳亢及邪热内炽证不宜灸。

**灸疗器** 即温灸器。

**酒病** 病名。因饮酒过多，酒热毒气上冲，以心烦昏乱、呕吐下利、失于常性，甚则不省人事等为主要表现的病证。又称恶酒，伤酒，相当于西医学的酒精中毒。

**酒刺** 即粉刺。

**酒疸** 病名。黄疸病之一。指因酒毒所致者。见《金匮要略·黄疸病脉证并治》。亦称酒黄疸。多因长期饮酒，或酗酒过度，湿热郁蒸，胆热液泄所致。症见身目发黄，面发赤斑，心中懊侬热痛，鼻燥，腹满不欲食，时时欲吐等。治宜清利湿热，解酒毒。若脉浮滑、欲吐甚者，当先探吐。脉沉滑而腹满，大便秘者，当先下之。参见“黄疸”条。

**酒毒发** 外科病证名。即酒毒发疽。出《外科大成》。多因饮酒过量，或膏粱厚味积毒所致。多发于脊背，初起如弹子大，渐可大如拳状，皮色不变，坚硬如石，麻木疼痛，伴全身拘急，二便不调，头面虚肿等。治宜解毒散结。

**酒黄疸** 即酒疸。详见该条。

**酒剂** 药物剂型名。指将药物浸入酒内，经过一定时间，或用酒煎煮，去渣取液服者。古称酒醴，现称药酒。如《素问·腹中论篇》中的鸡矢醴，现代的参杞酒等。

**酒厥** 病证名。厥证的一种。多因过量饮酒所致，症见酒后四肢厥冷，不省人事。

**酒客** 嗜酒之人。

**酒渣鼻** 病证名。《素问·热论篇》:“脾热病者，鼻先赤。”古名鼻赤，俗称酒糟鼻，又名齇齄、鼻准红。多由脾胃湿热上熏于肺所致。症见鼻准发红，久呈紫黑色，甚者可延及鼻翼，皮肤变厚，鼻头增大，表面隆起，高低不平，状如赘疣。重症称为肺风、肺风粉刺，鼻部疹起如黍，色赤肿痛，破后出粉白汁，日久成白屑。治宜清热凉血，宣肺散结。

**救荒本草** 医书名。共2卷。〔明〕朱橚撰。刊于永乐二年(1404)。书中记载山野常见可供食用的野生及家种植物四百余种，可为荒年替代食品。书中将每种植物外形编绘图说，详细介绍其性味、用途及食用部位和方法等。由于其中所记载三分之二植物为一般本草书所未载，因而在一定程度上丰富了本草学的内容，在食疗及营养学方面也有相当大的贡献。

**救脱** 治法名。指救治虚脱的治法。分救阳脱、救阴脱两种。救阳脱亡阳证者，方用参附汤、四逆汤之类回阳救逆；救阴脱亡阴证者，方用生脉散加龙骨、牡蛎等。

## ju

**拘** 病证名。指肢体筋肉挛缩，不能伸展自如。《素问·生气通天论篇》:“緛短为拘。”

**拘急** 病证名。指肢体牵引不适，或自觉有紧缩感而屈伸不利。出《素问·六元正纪大论篇》。多见于四肢、两胁及少腹部。四肢拘急属筋病，多因六淫外邪伤及筋脉，或血虚不能养筋所致。两胁拘急，多属肝胆气机不畅所致；少腹拘急，多因肝肾阳虚，膀胱气化不利，或肝胆湿热下注，筋脉不利所致。

**拘挛** 病证名。手足筋肉挛急不舒，屈伸不利的症状。出《素问·缪刺论篇》。又称“痀挛”。多因阴血不足，风寒湿热侵袭，以及瘀血留滞所致。

**居经** 又称季经、按季。指妇女身体无病，而月经规律性三个月一至的特殊月经生理现象。出《脉经》。

**疽** 病名。发生于皮肉筋骨的感染性疾病，有头疽和无头疽的统称。古代指疮面深而恶者为疽，是气血为毒邪阻滞，发于肌肉筋骨间的深部疮肿。

**疽毒内陷** 有头疽毒不外泄，反陷入里的危险证候。

**疽目** 即椒疮。胞睑内面红色细小颗粒密集丛生，状若椒粒，故名椒疮。

J

**局部选穴法** 针灸选穴方法名。指在病变局部直接选穴的方法。如额痛选印堂、攒竹，胃痛选中脘、梁门等。

**局方发挥** 医书名。共1卷。〔元〕朱震亨撰。成书于至正七年(1347)。本书对宋代官修的《太平惠民和剂局方》，以问答体例进行了评论。朱氏因《太平惠民和剂局方》不载病源，只在各方之下条列证候，“立法简便，而未能变通”，因对该书成药配伍使用原则与辨证论治问题“一一为之辨论”，共30余题，对恣用《太平惠民和剂局方》所造成的弊端进行批判，列举许多病证如诸气、诸饮、呕吐、吞酸、噎膈、血证等，剖析其病理，指出误投香燥之害，从中突出了作者重视护养阴血的基本观点。对后世颇具影响。

## jue

**绝产** ❶妇产科病名。出《脉经》。又名绝生、断产。指妇女因病而终身不孕。❷指采用药物、手术等方法致使终身不孕。

**绝汗** 病证名。在病情危重的情况下，出现大汗不止的症状。常是亡阴或亡阳的表现，属危重证候，故其汗出谓之绝汗，又称脱汗。《素问·诊要经终论篇》：“绝汗乃出，出则死矣。”多见于重危患者，汗出黏腻，如珠似油，并伴见呼吸急促，四肢厥冷，脉微欲绝等。治宜回阳救逆。

**绝经** 即经水断绝。指妇女随着年龄增长卵巢功能完全衰竭，到月经永久性停止的生理现象。通常在50岁左右，最后一次行经后，停闭一年以上，进入绝经期。

**绝经前后诸证** 病证名。妇女在绝经前后，出现烘热面赤汗出，烦躁易怒，头晕目眩，耳鸣心悸，失眠健忘，腰背酸痛，手足心热，伴有月经紊乱等为常见症的疾病。

**绝阳** ❶基础理论术语。指纯阴无阳状态。出《素问》。❷商阳穴之别名。

**绝阴** 足厥阴肝经之别名。《素问·阴阳离合论篇》："厥阴根起于大敦，阴之绝阳，名曰阴之绝阴。"王冰注："阴气至此而尽，故名曰阴之绝阴。"

**厥** ❶病机名。指阴阳气机逆乱致使厥证的病机。《伤寒论·辨厥阴病脉证并治》："凡厥者，阴阳气不相顺接，便为厥。"❷病证名。即厥证。详见该条。

**厥病** ❶即厥证。详见该条。❷《灵枢经》篇名。主要论述因厥气上逆而引起的九种厥头痛和六种厥心痛的不同症状与刺治方法，故名。另外还论述了虫瘕、耳聋、耳鸣、风痹等病证的刺治方法和预后。

**厥逆** 病证名。出《素问·腹中论篇》。❶指四肢厥冷。《伤寒论·辨少阴病脉证并治》："少阴病，下利清谷，里寒外热，手足厥逆，脉微欲绝。"❷指胸腹剧痛，而见两足暴冷，烦而不能食，脉大小皆涩的病证。见《灵枢·癫狂》。❸指久头痛。《素问·奇病论篇》："人有病头痛以数岁不已，此安得之，名为何病？岐伯曰：当有所犯大寒，内至骨髓，髓者以脑为主，脑逆故令头痛，齿亦痛，病名曰厥逆。"参见"厥证""头痛""头风"条。

**厥逆头痛** 病证名。指寒厥头痛。见《兰室秘藏》。《世医得效方》中又称脑逆头痛。因寒邪犯脑所致。症见头痛连及齿痛。治宜温散寒邪。参见"头痛"条。

**厥疟** 病证名。指疟疾而见四肢厥冷者。亦有寒热之异。《杂病源流犀烛·疟疾源流》："厥疟总由气血亏虚，调理失宜，或因寒而厚衣重被，至发热不去，过伤于暖，或因热而单衣露体，虽过时犹然，致感寒，遂成厥疟。"参见"疟疾"条。

**厥气** 病机名。指逆乱之气。可由多种病因继发。如阴阳失调、气血逆乱、痰浊闭阻、食积停滞、暴痛等，在病变过程中，引起四肢厥冷、精神失常或突然昏仆等病证。《素问·阴阳应象大论篇》："厥气上行，满脉去形。"

**厥热胜复** 阴阳消长，厥热进退的病理变化。

**厥疝** 病证名。指腹中气机逆乱之证。《素问·五脏生成篇》："有积气在腹中，有厥气，名曰厥疝。"多因脾虚，肝气乘之，腹中寒气上逆而致。症见脐周绞痛，或胃脘作痛，足冷，呕吐，不能进食，脉虚大等。治宜健脾疏肝降逆。参见"寒疝"条。

**厥心痛** 病证名。出《灵枢·厥病》。❶指因五脏气机逆乱而致的心、胃、脘腹痛。包括肾心痛、胃心痛、脾心痛、肝心痛、肺心痛等。❷心痛类型之一。症见心痛彻背，如有物从后触其心，痛如锥刺，休息时减轻，动作时加剧。并可见手足逆冷汗出，面色青黑无神，善叹息，胸腹胀满，眼目直视等症。有寒厥心痛、热厥心痛之分。

**厥阳** ❶病机名。指失去阴的涵敛而偏亢的阳气。见《金匮要略·脏腑经络先后病脉证并治》。❷飞扬穴之别名。

**厥阳独行** 病机名。指因阳气偏亢，阴分难以维系，而独自逆上者。出《金匮要略·脏腑经络先后病脉证并治》。如肾阴亏虚，肝阳上亢，表现为面赤，汗出，烦躁，易怒，舌红，脉弦，甚至昏仆、肢冷等症。

**厥阴** ❶指一阴。《素问·经脉别论篇》："一阴至，厥阴之治也。"王冰注："厥阴，一阴也。"❷指二阴交尽。相当于阴历九月、十月。《素问·至真要大论篇》："厥阴何也？岐伯曰，两阴交尽也。"❸单指或统指手厥阴心包经、足厥阴肝经经脉。❹运气学术语。指六气中的风木之气。

**厥阴病证** 《伤寒论》病证名。六经病之一。指疾病发展传变到较后阶段，所出现的阴阳对峙、寒热交错、厥热胜复所表现的以寒热错杂为主要临床表现的病证。

**厥阴寒证** 病证名。外感病末期，机体阳衰，阴寒内盛，以手足厥冷，脉细欲绝或脉促等为常见症的厥阴病证。

**厥阴热证** 病证名。外感病末期，阴液亏耗，阳热极盛，阳郁不能外达，以四肢厥冷，面红目赤，胸腹灼热，口渴烦躁，舌红，苔黄，脉滑数等为常见症的厥阴病证。

**厥阴头痛** 病证名。邪犯厥阴所致，以头痛为常见症的厥阴病证。

**厥证** 病证名。❶指昏厥。因暴怒等精神刺激，致阳气亢盛，血随气逆，郁积头部，出现卒然厥逆、头痛、眩仆的昏厥重症。❷指四肢寒冷。《伤寒论·辨厥阴病脉证并治》："厥者，手足逆冷是也。"有寒厥、热厥、蛔厥等区别。

## jun

**君臣佐使** 方剂学术语。方剂组成的基本原则，指方剂中各药物按照君、臣、佐、使地位与作用组合的配伍关系。《素问·至真要大论篇》:“主病之谓君，佐君之谓臣，应臣之谓使。”君药是指方中针对疾病的主症起主要治疗作用的药物，按照需要可用一味或几味药；臣药是协助主药或进一步加强主药功效的药物；佐药是协助主药治疗其他兼症，或抑制、降低主药毒性或峻烈之性，或是起反佐作用的药物；使药是引导诸药直达病变部位，或调和诸药药性与作用者。有人把“君臣佐使”改称为主药、辅药、佐药、引药者，更贴近实用、趋于明了。

**君火**　出《素问·天元纪大论篇》:“君火以明，相火以位。”君火与相火相对而言，主要应用于运气学说与藏象学说以表示火的功能不同。运气学说中，君火为六气之一，属少阴。藏象学说中，君火多指心火，以心为君主之官，故名。君火和相火，各安其位，共同维持机体的正常活动。

**君主之官**　藏象学说术语。指心。《素问·灵兰秘典论篇》:“心者，君主之官，神明出焉。”君主，是古代国家元首之称。心主神明，主血脉，是人体生命活动的主宰，故以君主之官喻其在脏腑中的重要位置。

# K

## ka

**咯血** 病证名。咳嗽而出血，痰少血多，或咯吐大量鲜血的表现。

## kang

**亢害承制** 五运六气学说术语。出《素问·六微旨大论篇》："亢则害，承乃制。"五行中某一行过亢为害，须有其所不胜一行加以克制，令其复归于平和。五行学说认为，事物既有促进生化的一面，也有其内在克制的一面，并用以解释人体生理平衡的调节。若有生而无克，势必亢盛之极而为害，因此应该制约其过亢之气，令其复归于平和，才能维持阴阳气血的正常生发与协调。

**亢阳** 病机名。指阳气亢盛。一般多属阴气不足、阳气偏亢的病理现象。如肝阴虚，肝阳上亢，肾阴虚，命火偏旺等。

## ke

**咳喘** 病证名。指咳嗽气逆而喘的证候。又名咳逆上气。有虚实之分，因外感六淫或痰饮内停者，多属实证；因久病或大病耗伤元气者，多属虚证。其发病与肺、脾、肾密切相关，如肺气壅滞或虚耗，脾失健运，肾不纳气等，均可致病。迁延日久，每致心气虚衰。

**咳家** 指素有咳嗽者。

**咳逆倚息** 咳嗽气喘，不能平卧的表现。

**咳嗽** 病证名。以发出咳声或伴有咯痰为主症的一种肺系病证。有声无痰为咳，有痰无声为嗽，临床上多表现为痰声并见，难以截然分开，故以咳嗽并称。

**咳血** 病证名。咳嗽而出血，痰中带血丝，或痰血相兼的表现。

**渴** 病证名。口渴的简称。指口咽干燥而欲饮的感觉。见《灵枢·五味》。多因肺胃有热，阴虚津少，以及血虚，或水湿、痰饮、瘀血阻滞，或脾虚不能输精，肾虚水津不化，使津液不能上承所致。治疗因病因病机不同而无固定之法，或清热泻火，养阴生津，或除湿化痰，活血祛瘀，或健脾助运，温阳补肾。

**渴不多饮** 患者有口干口渴的感觉，但又不欲饮水，或饮水不多。是轻度伤津，或津液输布障碍所致。

**客** ❶指侵入人体的外邪。亦称客气。《灵枢·小针解》："客者，邪气也。"《素问·至真要大论篇》："客者除之。"❷侵犯、直中。《素问·玉机真脏论篇》："风寒客于人。"❸寄居、留止。《灵枢·邪气脏腑病形》："邪气入而不能客，故还之于腑。"❹与主相对。指后见于寸口的脉象。《素问·阴阳类论篇》："先至为主，后至为客。"

**客气** ❶五运六气术语。与主气相对而言。即天气，指在天的三阴三阳之气，其随年支的不同而变化，犹如客人之往来，故名。❷侵入人体的外邪，亦称客气。《灵枢·小针解》："客者，邪气也。"

**客气上逆** 病机名。即邪气上逆。例如外感表虚证误用攻下，胃气虚而邪未解，乘虚上逆。《伤寒论·太阳病脉证并治》："伤寒中风，医反下之，其人下利，日数十行，谷不化，腹中雷鸣，心下痞鞕而满，干呕，心烦不得安，医见心下痞，谓病不尽，复下之，其痞益甚，此非结热，但以胃中虚，客气上逆，故使鞕也。"

**客热** ❶病证名。指小儿发热，进退不定，如客之往来。《幼科全书》："客热者，邪妨于心也；心若受邪，则热形于额，故先起于头面，次而身热，恍惚多惊，闻声则恐，良由真气虚而邪气胜也。邪气既胜，则真气与之交争，发热无时，进退不定，如客之往来也。"❷病因名。指外感热邪。❸指虚热或假热。《伤寒论·太阳病脉证并治》："数为客热，不能消谷，以胃中虚冷，故吐也。"

**客色** 因季节、气候、昼夜等外界因素变动而发生相应变化的肤色，称为客色。如春季可面色稍青，夏季可面色稍赤，长夏可面色稍黄，秋季可面色稍白，冬季可面色稍黑。

**客忤** 见《备急千金要方》。又称"中客忤""中客""中人"。由于小儿神气未定，如骤见生人、突闻异声、突见异物，而引起惊吓啼哭，甚至面色变异，兼之风痰相搏，影响脾胃，以致受纳运化失调，引起吐泻、腹痛，甚则瘛疭，状似惊痫。

**客忤夜啼** 儿科病证名。指小儿受惊后夜啼不止。见《三因极一病证方论》。小儿忽受惊吓后，夜间啼哭，面色变易不定，

K

睡中惊惕，口吐白沫，甚则瘛疭，状如惊痫，但眼不窜视。

**客邪** 从外而来侵袭机体的邪气。

**客运** 五运六气术语。指一年五季中气候的异常变化规律。客运与主运同主一年五时之运，然客运行于主运之上，动而岁迁，以岁之大运为初运，以五行相生顺序依次加临于主运之上，年年不同，如客之往来，故名客运。

**客者除之** 治则名。泛指六淫、疠气、饮食积滞等外感之邪客于人体者，应当采用疏风、散寒、清暑、祛湿、消导等治法予以祛除。出《素问·至真要大论篇》。

**客主加临** 五运六气术语。指每年轮值的客气加在固定的主气上。以综合分析该年可能出现的气候特征。

## kong

**空腹服** 服药方法名。指在早晨未进食前服药。出《神农本草经》。又称平旦服、空心服。治四肢血脉病和服驱虫药，都宜空腹服。《神农本草经》："病在四肢血脉者，宜空腹而在旦。"

**空痛** 疼痛兼有空虚感的症状。多因气血亏虚，精髓不足，脏腑经络失其荣养所致。常见于头部或小腹部等处。

**空心服** 即空腹服。详见该条。

**空窍** 泛指体表的孔窍。包括九窍、汗窍、津窍、精窍等。出《素问·四气调神大论篇》。

**恐膈** 即寒膈。详见该条。

**恐伤** 病证名。情志病之一。指恐惧过度所致疾病。《医醇賸义》："恐则气馁，骨节无力，神情不安，补骨脂汤主之。"

**恐伤肾** 病机名，也作病证名。指大惊卒恐则精神内损，肾气受伤的病机及其相应病证。出《素问·阴阳应象大论篇》。肾藏精，气伤及精，可致惶恐不安，骨酸痿弱，滑精或小便失禁等症。

**恐郁** 病证名。情志病之一。指因恐惧而伤肾。恐为肾之志。恐郁者肾精亏损，治宜温肾养精。参见"郁证""内郁"条。

**恐则气下** 病机名，也作病证名。过度恐惧，致使肾气失固，气陷于下，甚至导致二便失禁、遗精、滑泄的病理变化。

## kou

**口** 人体部位名。指整个口腔，包括唇、舌、齿、龈、腭等组织器官，下连气管、食管，为脾之外窍。口是人体之气与自然界大气交换出入的主要门户，有助肺行呼吸的作用。口唇、舌与喉咙、会厌等协调动作，发出声音。口是饮食摄入的门户，脾胃功能调和，则口和知味，唾液分泌正常。《灵枢·脉度》：“脾气通于口，脾和则口能知五谷矣。”脾开窍于口，其华在唇。故临床上常通过询问食欲、口味的情况和观察口唇色泽的变化，以诊察脾之病变。《杂病源流犀烛·口齿唇舌病源流》：“口者，脾之窍也，能知五谷之味；又诸经皆会于口，病则口中之味随各经而异。”

**口不渴** 患者无明显口渴的感觉，饮水也不多。提示津液未伤，多见于寒证、湿证。因寒、湿为阴邪，不耗伤津液，故口不渴。此外，无明显燥热证者，亦见口不渴。

**口不仁** 病证名。指口舌麻木，感觉减退的症状。常见于中风、脾胃积滞等病，或过量服用乌头等药，亦会出现短暂的口舌麻木。

**口齿科** 古代医学分科名。专门治疗口腔牙齿疾病。参见“十三科”条。

**口齿类要** 医书名。1卷。〔明〕薛己撰。成书于明嘉靖八年（1529）。本书专论茧唇、口疮、齿痛、舌证、喉痹、喉间杂证、诸骨稻谷鲠、误吞水蛭等12种口腔咽喉证候。每一病证先述病因、治法，后附验案，以临床验证来说明其理、法、方、药依据。薛氏擅长温补的学术思想于书中有所体现。

**口臭** 病证名。口中散发臭气者，称为口臭。多与口腔不洁、龋齿、便秘及消化不良等因素有关。

**口疮** 病名。指唇、颊、上腭、舌等处黏膜上的溃疡性病变。症见口腔内黏膜出现淡黄色或灰白色椭圆形小溃疡，单个或多发不等，其周边红晕，表面凹陷，局部灼痛，反复发作，影响进食和吞咽。若因实火者，多由心火上炎所致，治宜泻火清心；若因脾热生痰，痰火互结所致者，治宜清热祛痰；若因脾肾两虚，兼有虚热者，治宜补脾益肾。

**口唇淡白** 嘴唇缺乏血色而发白的表现。

**口唇红肿** 嘴唇颜色红赤过于正常人且伴有肿胀的表现。

**口唇紧缩** 即唇紧。

**口唇青紫** 嘴唇失去红润光泽之感而发青、发紫，甚至呈暗紫色的表现。

**口唇险症** 包括口唇反卷，口张气直，口如鱼口，颤摇不定，口不复闭等，均属危重证候。

**口淡** 病证名。患者味觉减退，口中乏味，常伴有食欲减退，属脾胃虚弱，或寒湿内阻。

**口甘** 病证名。患者自觉口中有甜味。亦称口甜。❶指脾瘅（脾热）的特殊口气。多由脾虚湿阻所致。《素问·奇病论篇》："有病口甘者，病名为何？何以得之？岐伯曰：此五气之溢也，名曰脾瘅。夫五味入口，藏于胃，脾为之行其精气，津液在脾，故令人口甘也。"《医学心悟》："口甜者，脾热也。"❷指消渴病的特殊口气。《素问·奇病论篇》："此肥美之所发也，此人必数食甘美而多肥也。肥者令人内热，甘者令人中满，故其气上溢，转为消渴。"

**口疳** 儿科病名。指小儿疳疾，由于湿热内蕴，胃阴不足，以致口舌生疮之证。治宜清利湿热。

**口疳风** 即舌生疱。详见该条。

**口噤** 病证名。指牙关紧闭，张口困难，口合不开的表现。多见于中风、痉病、惊厥等。

**口渴** 病证名。患者自觉口中干渴不适。

**口渴多饮** 病证名。患者口渴明显，饮水量多，是津液损伤的表现。

**口苦** 病证名。患者自觉口中有苦味，常见于实热证，尤以心、肝、胆火旺者多见。

**口糜** 病证名。指口舌糜烂。《素问·气厥论篇》："膀胱移热于小肠，鬲肠不便，上为口糜。"多因膀胱水湿泛溢，脾经湿热瘀郁，久则化为热毒，熏蒸于上所致。治宜泄热除湿。

**口黏腻** 病证名。患者自觉口中黏腻不适，多由湿浊困阻中焦所致。

**口气** 指从口中散发出的异常气味。正常人呼吸或讲话时，口中无异常气味散出。

**口软** 病证名。五软之一。症见唇色淡白，咀嚼无力，时流清涎。多由小儿乳食不足，脾胃气虚所致。

**口涩** 病证名。患者自觉口中有涩味，如食生柿，燥涩不适，属燥热伤津，或脏腑热盛。

**口酸** 病证名。患者口中泛酸水或有酸馊味，属肝胃郁热，或伤食证。

**口甜** 病证名。患者口中有甜味感，多与脾胃病有关。详见

“口甘”条。

**口庭** 即口腔。

**口㖞** 病证名。亦称口僻。指口角向一侧歪斜。出《灵枢·经脉》。多由风寒阻滞经脉所致。治宜祛风散寒，通络活血。亦可用外敷法。

**口吻疮** 病证名。又名肥疮、燕口、口角疮。多因脾胃湿毒上攻于口，或先天遗毒所致。《诸病源候论》：“足太阴为脾之经，其气通于口，足阳明为胃之经，手阳明为大肠之经，此二经脉并夹于口，其腑脏虚，为风邪湿热所乘，气发于脉，与津液相搏则生疮，恒湿烂有汁，世谓之肥疮，亦名燕口。”症见口角生疮，色白糜烂，疼痛微肿，湿烂有汁。治宜清热、除湿、解毒。

**口咸** 病证名。患者自觉口中有咸味。常见于肾虚或寒证。

**口香** 病证名。患者自觉口有香味。常见于消渴病重证。

**口辛** 病证名。患者自觉口中有辛辣味。多属肺热证。《杂病源流犀烛·口齿唇舌病源流》：“右寸浮数，肺热口辛。”治宜甘寒泄肺。

**口形六态** 诊断学术语。指通过口部外形六种变化的望诊，作为疾病诊断与辨证的参考。张（口开不闭），主病虚；噤（口闭不开），主病实；僻（左右㖞斜，口角缓急），主肝经风痰；撮（上下唇紧聚），主邪正交争，正虚邪盛；振（寒战鼓急，上下振摇），主阳气虚；动（开合频繁），主胃气将绝。

**口眼㖞斜** 病证名。亦称口眼歪斜。指口眼向一侧歪斜，患侧眼睛闭合困难，口中或有口水流出的表现。多由经脉空虚，风邪乘袭所致。可见于中风、面瘫等。

**口中和** 病证名。指在外感病过程出现口不苦不燥，食而知味，是胃气、胃阴得复的征象之一。

**寇宗奭** 医家名。宋代药物学家，生卒年代不详。曾任澧州（今湖南省澧县）县吏。政和年间（1111—1118）任医官，授通直郎，通明医理，尤精于本草学。将《嘉祐本草》所载药物的功用、效验，作了补充，并鉴别了药物品种，著成《本草衍义》20卷。该书注重实地调查，并结合历代临床与民间经验，提出许多鉴别药物真伪、优劣的方法，阐述并扩充了不少药物的临床应用范围，并对服食炼丹的迷信说法进行批判。对其后的本草学发展有相当大的影响。

## kuang

**狂病** 病名。因七情郁结、五志化火、痰蒙心窍所致，以精神亢奋、狂躁刚暴、喧扰不宁、毁物打骂、动而多怒为主要表现的疾病。

**狂犬伤** 病名。即疯犬咬伤。出《外台秘要》。又名猘犬伤。《诸病源候论》："其猘狗（即疯狗）啮疮，重发则令人发狂乱，如猘狗之状。"狂犬咬伤后，其毒素侵入人体，一般潜伏期短者8~10天，长者可达几个月至1年以上，伤口愈深、愈靠近头部，潜伏期愈短。发病最初可见乏力、头痛、呕吐、食欲差，喉部有紧缩感，1~2天后出现狂躁，恐惧，吞咽和呼吸困难及恐水症状，数日后可见全身瘫痪，瞳孔散大等危象。现今被犬咬伤后，应及时注射破伤风抗毒血清和狂犬疫苗，以预防狂犬病的发生。

**狂言** 病证名。指精神错乱，语无伦次，狂躁妄言。多因情志不遂，气郁化火，痰火互结，内扰神明所致。多属阳证、实证，多见于狂病、伤寒蓄血证等。

## kui

**溃疡** 病证名。泛指一切疮疡自溃或切开后溃而不敛者。其证多虚。西医所称溃疡，是由组织坏死而产生的皮肤或黏膜缺损，愈合较慢，与本证不尽相同。

**溃疡去腐法** 外科治法名。指去除各类痈疽、疮疡破溃后腐肉脓毒的治疗方法。见《医宗金鉴》。又名搜脓法、蚀脓法。病程长、溃疡创面大、腐肉多者，应手术切除；溃疡较小，可外用五五丹直撒溃疡面，或掺于膏药、油膏上贴覆，以提脓去腐；对于窦道、漏管，可黏附于药线上插入，直至腐去为止。面部禁用此法。

**溃疡生肌法** 外科治法名。指采用以补益气血为主的药物促使溃疡收口愈合的治疗方法。出《刘涓子鬼遗方》。又名收口法。痈疽溃后，毒尽而肌肉不生所形成的溃疡，多由气血衰虚或治疗不当所致。治宜健脾益气养血为主。溃疡面大者，可补益气血，并外用生肌散（膏）；若溃疡面较小，外用生肌散（膏）即可。本法必须腐脓清，方可用之。

# L

## lan

**兰室秘藏** 医书名。共3卷。〔元〕李杲著述，后经门人罗天益整理，初刊于元朝至元十三年(1276)。书名“兰室”，取《素问·灵兰秘典论篇》中“藏灵兰之室”一语，表示所载方论有珍藏的价值。全书分21门，包括内、外、妇、儿临床各科。每门之下，首列方论，以证候为主，详论各证候的病源和治疗原则，然后根据治疗原则载列诸方，间附验案以证其说。本书全面反映了李杲对临床各科疾病的基本认识和诊治经验，始终贯穿“脾胃内伤，百病由生”的学术思想，体现了李杲治诸病皆从脾胃调治的证治特色。其中不少处方为李杲创制，药味虽偏多，但配伍精当，切于实用。本书为李杲代表作之一。

**烂疔** 病证名。疔疮的一种。以局部热肿胀痛，皮色暗红，迅速腐烂，稀薄如水，溃后流出臭秽脓液，易并发走黄，可危及生命为主要表现的急性化脓性疾病。相当于西医的气性坏疽。由皮肤破损染毒，或湿热火毒蕴蒸肌肤而发。多见于手足部，初起患处胀痛，周围暗红色，迅速蔓延成片，继则疼痛剧烈，患肢水肿，皮肤出现水疱，溃后流出淡棕色浆水，皮肉腐坏，周围转变为紫黑色，疮面略呈凹形。重症见高热头痛、神昏谵语。治宜清热解毒利湿。

**烂喉丹痧** 病名。感受温热时毒所致，以咽喉肿痛糜烂、肌肤丹痧密布为特征的急性外感热病，多发于冬、春两季，具有较强的传染性。

**烂喉风** 病证名。指因喉风而咽喉腐溃者。多由肺胃热毒炽盛，熏灼咽喉，或过食膏粱厚味所致。症见咽喉肿痛腐溃，色灰白或灰黄，边缘不齐，口气臭秽，吞咽疼痛，身发寒热，大小便秘涩，舌苔黄或厚腻。治宜解毒泄热，消肿止痛。参见“急喉风”条。

**烂喉痧** 病证名。指喉痧而咽喉溃烂者。多因肝胃热毒蕴结，复感外邪引起。症见咽喉肿痛剧烈，溃烂白斑，形如花瓣，舌咽不利，甚至目睛上泛，六脉洪大。治宜清热解毒，凉血清肿。

**烂喉癣** 病证名。即咽喉梅毒。指霉疮余毒未尽，结于咽喉，形成喉癣，以致咽喉腐烂。症见咽喉溃疡，糜烂，周围呈紫色，吞咽不利。治宜清热解毒。

**烂弦风** 即眼弦赤烂。

## lao

**劳** ❶病名。虚劳的简称。《金匮要略·血痹虚劳病脉证并治》：“夫男子平人，脉大为劳，极虚亦为劳。”又：“劳之为病，其脉浮大，手足烦，春夏剧，秋冬瘥，阴寒精自出，酸削不能行。”详见“虚劳”条。❷病因名。指过度劳累。《素问·经脉别论篇》：“摇体劳苦，汗出于脾。”❸病机名。指劳伤而致气血虚损的病机。《素问·举痛论篇》：“劳则气耗。”

**劳复** 疾病新愈，因过度劳累而复发。

**劳极** 即劳瘵。详见该条。

**劳倦** 过度或长期劳累疲倦，可损伤身体，成为致病因素。

**劳淋** 病名。淋证的一种。由淋证经久失治，或调治失宜，脾肾两虚所致，以经常腰部酸痛，全身倦怠，小便淋漓涩痛，遇劳即发为主要表现。

**劳疟** 病名。疟疾之一。出《金匮要略》。❶指久疟。多因久患劳损，复感疟邪所致。常见微热微寒，或发于昼，或作于夜，遇小劳即发，可伴有气虚多汗，饮食少进等。治宜补虚截疟。❷指疟母。详见该条。

**劳热** 病证名。指各种慢性虚损性疾病过程中出现的发热证候。见《丹溪心法》。主要由气血亏损，或阳衰阴虚等所致。常见五劳七损所致的虚热，或由肺脾气虚而致的低热。其发热有低热缠绵、骨蒸潮热、五心烦热等常见热象，并多有稍劳即作，或随气候变化发热的特征。由阴、阳、气、血不同病因所致的劳热，各有相应的伴随证候。参见“发热”“阴虚发热”“阳虚发热”“气虚发热”等条。

**劳伤** 病名。❶泛指虚损类疾病。即劳倦内伤。❷指肢体劳累过度形成的局部慢性损伤。一般病程较长，症见局部酸痛，筋肉萎缩，肢节肿胀或畸形，活动不利等。其病情多随气候变化、疲劳程度而加重。

**劳伤月经过多** 妇产科病证名。指劳伤过度，冲任受损所致的月经过多。临床表现为月经量多，连绵不止，血色暗淡，面色萎黄，体倦乏力，或有下腹、腰部酸坠感等。治宜固冲止血。

**劳损** 病名。❶即虚劳。详见该条。❷指筋骨皮肉等长期反复形成的积累性损伤。好发于腰部、肩部等活动频繁部位。表现为局部疼痛，活动不利，功能衰退等。治宜活血化瘀、益气养血、强筋健骨等法。

**劳则气耗** 病机名。疲劳或房劳过度，导致精气耗损的病理变化。

**劳瘵** 病证名。❶即痨瘵。详见该条。❷指虚损重证。《杂病源流犀烛·虚损痨瘵源流》："五脏之气，有一损伤，积久成痨，甚而为瘵。痨者，劳也，劳困疲惫也。瘵者，败也，羸败凋敝也。虚损痨瘵，其病相因。"

**劳者温之** 治法名。指虚劳一类病证，宜用甘温类药物调治。出《素问·至真要大论篇》。如中气不足而身热有汗、渴喜热饮、少气懒言、舌嫩色淡、脉虚大，用甘温除热法。

**痨病** 以骨蒸潮热，消瘦，盗汗，或可检出结核分枝杆菌等为主要表现的疾病。又名痨瘵。

**痨虫病** 病名。指痨瘵一类的疾病。又称肺虫病、肺痨病。症见发热，盗汗，干咳，或咯痰带脓血，唇口生疮，声嗄咽痒，发焦舌燥，口出秽气，不知香味，或腹中有块，或脑后两边有小结核。治宜降火清痰，保肺杀虫。

**痨瘵** 病名。即结核病。见《三因极一病证方论》。一作劳瘵。又有劳极、传尸劳、传尸、尸注、殗殜、鬼注等名。《济生方·劳瘵》："夫劳瘵一证，为人之大患。凡患此病者，传变不一，积年染疰，甚至灭门。"多因劳伤正气，正不胜邪，而感劳虫所致。本病病程缓慢，具有传染性，常见恶寒潮热，咳嗽咯血，饮食减少，肌肉消瘦，疲乏无力，自汗盗汗，舌红，脉细数等。治宜滋阴降火，清肺杀虫。

**烙** 手术器械名。指用金属制成的用于切开排脓、止血、胬肉切除等作用的手术器械。见《疮疡经验全书》。常用于外科、眼科疾病的治疗。如眼科用烙具，由铜制成，长约4寸，攀睛胬肉割治后，以烙具烙之，防复发。

**烙法** 眼科疗法名。见《证治准绳·杂病》。使用时将烙适度烧热，以细棉揩拭后，烙患处三五次。适用于睑弦赤烂、胞肉胶凝等眼病。

**落枕** 即失枕。详见该条。

## lei

**雷公炮炙论** 医书名。共3卷。雷敩撰，胡洽重订。约成书于公元5世纪，原书早佚，内容散见于《蜀本草》《嘉祐本草》《证类本草》《雷公炮制药性赋解》等书中。近代有多种辑佚本。书中记载了约300种药物的炮制加工方法和制药基本知识。对后世药物鉴定及中药炮制加工有重要学术影响。是现存较早的一部制药学专书。

**雷廓** 眼的八廓之一。见《银海精微》。又名震廓、震雷廓、关泉廓。详见“八廓”条。

**雷头风** 病名。以头痛如雷鸣，头面有肿块为特征的病证。多由风邪外袭，或痰热生风所致。可伴见憎寒壮热。

**雷敩** 医家名。南北朝刘宋中药学家，生平籍贯不详。擅长药物炮炙。据《通志·艺文略》等书记载，著有《雷公炮炙论》，对古代药物的炮炙方法、宜忌等进行了全面的整理与规范，对中国药物炮炙学的发展有重大影响。原书已佚，内容散见于后世本草书中。

**泪** 五液之一，即眼泪。具有清洁和滋润眼球的作用。《素问·宣明五气篇》：“肝为泪。”肝开窍于目，如不因悲泣而泪出者，多属病状，辨证多与肝相关。

**泪点** 即泪堂。详见该条。

**泪骨** 骨名。解剖学同名骨。在眼眶内侧壁前方，左右眼各一块。

**泪孔** 睛明穴之别名。

**泪窍** 人体部位名。即泪堂，又称“泪点”。上下眼睑内鼻侧端排泄泪液的小孔窍。

**泪泉** 位于眼眶外上方泪腺窝中，是分泌泪液的腺体。

**泪堂** 即泪点。为泪小管的开口。又名泪窍。《银海精微》：“大眦内眦有窍，名曰泪堂。”

**类经** 医书名。共32卷。〔明〕张介宾撰注，刊于天启四年(1624)。张氏将《黄帝内经》中的《素问》《灵枢经》两部分内容互参，重新调整改编，类分为摄生、阴阳、藏象、脉色、经络、标本、气味、论治、疾病、针刺、运气、会通共凡12类，每类下再分为若干篇，每篇均另立篇目，经文“以类相从”并逐条详加注疏阐释，由于内容以类相从，故名《类经》。张氏之注疏，广征博引，不仅运用了音韵、训诂、易理、天文、地理、史学、道家、儒家等诸多方面学科知识加以训释，还结合其临床体验，对许多重大学术理论问题加以阐扬。是学习和研究《黄帝内经》的一部重要参考书。

**类经附翼** 医书名。4卷。〔明〕张介宾著。附录于《类经图翼》。张氏既撰《类经》，复取其义深邃而不能赅、图像显而意未达者，再专论发挥，以翼其说，故名。书分医易、律原、求正录、针灸诸赋等部分，所载“三焦包络命门辨”“大宝论”“真阴论”等医论，是其阴阳一体，精气互生学术思想之代表作。创制左归丸、右归丸诸方，为阴阳相济、精气互生理论之佐证。

**类经图翼** 医书名。11卷。〔明〕张介宾著。初刊于明天启四年（1624）。张氏以图文互解方法对阴阳、五行、六气等理论，对脏腑、骨度部位、十二经脉起止、经穴病证主治配穴及有关针灸技术操作等问题，进行了比较系统和深入的讨论。本书是在其所撰《类经》基础上就某些专题加以深入阐发。如对太极图及阴阳与五行关系的阐述精辟入微，对自然界五行生克关系的分析亦较深入，使初学者易于入门。

**类破伤风** 外科病证名。指患者气血亏损、筋脉失养所致的类似破伤风的病证。见《外科枢要》。大多见于痈疽破溃后，出现项背反张，舌强口噤，恶寒惕搦，或痰涎壅盛，不时发热，便秘汗出等。治宜补益气血。

**类证治裁** 医书名。8卷。〔清〕林珮琴撰。成书于清代道光十九年（1839），初刊于咸丰元年（1851）。林珮琴鉴于临证之难在于识证，而识证之难又在于辨证，裁宜古法、古方合乎证治者之难，尤在识证、辨证之后，故宗经立论，但从识证、辨证入手，裁宜自得，以俾学者源流贯通，临证自有主裁，特撰为此书。全书分门别类，阐述内科、妇科、外科、五官科等108种病证的辨治方法。是一部很有实用价值的临床参考书。

**类中** 即类中风。详见该条。

**类中风** 病证名。❶指风从内生而非外中风邪的中风病证。常见于脑血管意外、面神经麻痹等。又名痱风。多见于中年以后，肝肾阴虚，肝阳偏亢，或素有肝阳眩晕病证者，或因平素偏嗜肥甘，风痰内动而成，或由经络气虚，血脉痹阻所致。本病主要表现为卒然昏仆，半身不遂，口眼㖞斜，言语謇涩等。按病情轻重，根据患者有无神志昏迷等改变，分为中经络、中脏腑两类。中经络者，一般无神志改变。如因外邪引动而发者，治宜祛风通络，养血和营；风阳内动者，宜平肝息风。中脏腑者，症见卒然神志昏迷，不省人事，有闭证和脱证之分。闭证伴见牙关紧闭，两手握固等，先宜宣窍开闭，并配合育阴潜阳、平肝息风、豁痰开窍等法；脱证伴见口开手撒，小便失禁，多汗或鼻息声如鼾等，治宜急用扶正固脱。中风后遗症以半身不遂、言语不利为多见，治宜益气活血，补肾通脉。❷指类似中风的八种病证，即火中、虚中、湿中、寒中、暑中（即中暑）、气中、食中、恶中。

## leng

**冷喘** 即寒喘。详见该条。

**冷丹** 外科病证名。丹证的一种。其特点为丹色白。《疡医准绳》中又名冷瘼。多因热毒内蕴未发，肌肤受寒邪郁遏而成。皮肤见白斑块，或成片如饼，不热不痛，游走不定。治宜行气散寒止痛，可配合外用生姜片擦患处。

**冷呃** 病证名。指因摄入冷饮、冷食或冷气而即刻发生的呃逆。见《张氏医通·呃逆》。集中思想、屏气，或连饮热茶，其呃可止。参见“呃逆”条。

**冷风嗽** 病证名。指受冷风即发的咳嗽。参见“咳嗽”条。

**冷服** 服药方法名。指中药煎剂待其冷却后服用的方法。如寒剂冷服，适用于大热之证；热剂冷服，适用于假热真寒之证。见《嵩崖尊生书》。

**冷疳** 儿科病证名。又名瘦冷疳。详见“冷热疳”条。

**冷汗** 症状名。指汗出而冷者。多因阳气虚衰，亦可因热盛、痰证所致。阴气虚衰而汗出者，治宜温补；热聚于内而汗出者，治宜凉血清热；因痰证而自汗者，治宜顺气化痰。《景岳全书》中将阳衰阴盛的冷汗，称之为阴汗。详见该条。

**冷厥** 即寒厥。详见该条。

**冷泪** 症状名。指泪出清冷。多因肝肾两虚，精血亏耗，复遭外风所致。常见于椒疮、鼻部疾病引起的泪道狭窄或闭塞等，无时泪下，迎风更甚，泪液清稀无热感，眼不红痛。属肝肾两虚者，治宜补益肝肾；泪道阻塞者，可酌情冲洗泪道或手术治疗。

**冷痢** 即寒痢。详见该条。

**冷淋** 病名。❶淋证之一。《诸病源候论·淋病诸候》中又称为寒淋。《圣济总录·诸淋门》：

“其状先寒颤，然后便溺成淋，谓之冷淋也。”多因肾虚冷气客于下焦所致。治宜温肾散寒，兼以通利。❷即膏淋。指淋证而溺色如泔者。见《中藏经》。❸指血淋属于下元虚冷者。见《证治要诀·淋》。症见小便淋漓，血色瘀暗，服寒凉清利药则病情加重。宜服金匮肾气丸或泽泻散加减。

**冷秘** 病证名。便秘的一种。见《圣济总录·大小便门》。又名阴结、寒结。多因脾肾阳虚，阴寒凝结，温运无力所致。症见大便秘结，腹胀腹痛，喜温畏冷，唇淡口和，四肢不温，腰腹觉冷，或小便清长，舌胖苔白，脉细无力。治宜补肾温阳。用半硫丸或肾气丸加肉苁蓉、牛膝等。

**冷气心痛** 即冷心痛。详见该条。

**冷热疳** 儿科病名。即疳证。包括热疳和冷疳。通常以疳之新久和证候表现，偏于外（体表），或偏于内（脏腑），或偏于热，或偏于寒作鉴别。疳之新病者为热疳，疳之久病者为冷疳。《幼科证治准绳》：“热疳病多在外，鼻下赤烂，头疮湿痒，五心烦热，掀衣气粗，渴引冷水，烦躁卧地，肚热脚冷，潮热往来，皆热疳也。冷疳病多在内，利色无常，其沫青白，肢体软弱，目肿面黧。又一证躁渴卧地，似有热状，惟饮食不进，滑泄无已，亦冷疳也。”热疳用黄连丸；冷疳用益黄散加减。

**冷嗽** 病证名。五嗽之一。指感寒饮冷所致的咳嗽。《外台秘要》：“冷嗽者，年衰力弱，体气虚微，如复寝食伤冷，故成冷嗽。”方用干姜汤、橘皮汤、紫菀饮等。

**冷痰** 即寒痰。详见该条。

**冷痛** 症状名。疼痛有冷感而喜暖的症状，属里寒证候的特征。常见于腰脊、脘腹、四肢关节等处。因寒邪阻滞经络所致者，为实证；因阳气亏虚，脏腑、经络、肢体失于温煦所致者，为虚证。

**冷哮** 病名。指寒痰水饮互结所致的哮证。见《类证治裁》。多由外感风寒，邪入肺腧，寒饮内停，痰阻气道而成。症见喘急气促，喉中有哮鸣声，咳吐清稀黏痰，形寒畏冷，舌苔白滑，脉浮紧。治宜温肺散寒，豁痰利窍，用射干麻黄汤、三子汤、温肺汤等方；若冷痰凝固者，可酌用冷哮丸。除内服药物外，还可用灸法或外治法。前人认为冷哮病因有二，一是中外皆寒，一是寒包热。寒包热引起的哮证，见“热哮”条。

**冷心痛** 病名。指因寒冷所引发的胃心痛。出《备急千金要方》。又名冷气心痛，《活法机要》中名寒厥心痛，《医学心悟》中名寒心痛。症见心下卒痛，或心痛彻背，或痛势绵绵不休，伴见手足厥逆，全身冷汗出，便溺清利，脉沉细无力等。治宜温胃散寒扶阳。

## li

**离魂症** 病名。因肝虚邪袭，神魂离散所致的以神情不宁，有虚幻感觉为主要表现的疾病。

**离经脉** 脉象名。❶指脉来一呼三至或一呼一至的脉象。《难经·十四难》：“脉有损、至，何谓也？然：至之脉，一呼再至曰平，三至曰离经，四至曰夺精，五至曰死，六至曰命绝。此至之脉也。何谓损？一呼一至曰离经，再呼一至曰夺精，三呼一至曰死，四呼一至曰命绝。此损之脉也。至脉从下上，损脉从上下也。”❷指孕妇临产之际脉象突然一反常态者。《脉诀汇辨》：“夫孕妇将产，亦得离经之脉，此又非七八至得名，如昨浮今沉，昨大今小，昨迟今数，昨滑今涩，但离于平素经常之脉，即名为离经矣。”

**李梴** 医家名。生卒年代不详。明代医学家。字健斋。江西南丰人。撰有《医学入门》，论述外感、内伤、杂病及临床各科疾病，简要易懂，在医学普及方面有一定作用。李梴强调学医必先通儒理，有人认为这是偏见。

**李杲** 医家名。（1180—1251）金代医学家。字明之。真定（今河北省正定县）人，因真定汉初称为东垣国，晚年自号东垣老人。师从于张元素，尽得其传而又独有发挥，通过长期的临床实践积累了一定的经验，提出“内伤脾胃，百病由生”的观点，形成了独具一格的脾胃内伤学说。是“金元四大家”之一，也被称为“补土派”。著有《脾胃论》《内外伤辨惑论》《兰室秘藏》等。

**李濂** （1488—1566）明代官员、学者。字川父。详符（今河南省开封市）人，曾任山西佥事等官职，以擅长古文著称于当时。著述较多，在医学方面，有《医史》一书，主要从古代文献中选收的名医传记，可称为现存最早的医史人物传记专书。

**李濂医史** 医史著作名。原名《医史》。10卷。〔明〕李濂撰。刊于1515年。本书编录了明代以前的名医共72人的传记。其中卷1~5从历代史书（包括《左传》《史记》《元史》）中辑录医家列传；卷6~10参考有关文献，为张仲景、王叔和、王冰、王履、戴元礼、葛应雷等古代医家补写传记。为我国现存最早的医史人物传记专著。

**李时珍** 医家名。（1518—1593）明代著名中医药学家。字东璧，晚年自号濒湖山人。湖广黄州府蕲州（今湖北省蕲春县）人。出身世医之家，李时珍承袭家学，尤其重视本草，并勤于实践，重视吸取民间医药知识。曾参考历代有关医药典籍及相关文献800余种，结合自身经验和调查研究，编成《本草纲目》，书中收药1892种，是我国明代以前药物学的总结性巨著。该书纠正前人错误甚多，在动植物分类学等许多方面有突出成就，并对其他有关学科如生物学、化学、矿物学、地质学等，也做出了贡献。此外他对脉学及奇经八脉也有研究。著有《奇经八脉考》《濒湖脉学》等。

**李迅** 医家名。南宋医学家。生卒年代不详。字嗣立。泉州（今福建省）人。以医闻名，重视单方、验方，尤其留心搜集背疽治疗方剂，编成《集验背疽方》，对于背疽的发病、诊断、用药禁忌等均有论述，所汇集的方剂，具有简、便、验、廉的特点。

**李中梓** 医家名。（1588—1655）明代医学家。字士材，号念莪。华亭（今上海市松江区）人。根据《黄帝内经》《伤寒论》等古典医籍，参考其他名医、名著，结合自己的临证经验，著有《内经知要》《医宗必读》《士材三书》《颐生微论》等。对医学普及有一定贡献。

**里病出表** 病邪本在脏腑之里，由于正气抗邪，病邪由里透达于外的传变趋势。

**里寒** 病证名。指脏腑阴寒偏盛或阳气衰微的病理变化。常由于阳气不足，或外寒传里所致。可表现为面色苍白，畏寒肢冷，不欲饮水，呕吐清水，腹痛喜温，大便溏泄，小便清长，舌质淡，苔白润，脉沉迟或微细等。

**里寒格热** 病机名。❶指阴阳失调，下寒格拒上热的病机。如虚寒久痢，误用寒凉，出现食入即吐者。《伤寒论·辨厥阴病脉证并治》："伤寒本自寒下，医复吐下之，寒格，更逆吐下，若食入口即吐。"❷同阴盛格阳。详见该条。

**里喉痈** 病名。即痈疡发于喉关里者。相当于西医学的咽后

L

壁脓肿、咽旁脓肿等。多因肺胃热蕴，痰火邪毒上冲咽喉所致。喉关内及其周围漫肿，焮红疼痛，迅即肿塞咽喉，吞咽困难，汤水难入，发热恶寒，呼吸迫促。治宜疏表解毒，清热消肿。参见“喉痈”条。

**里急后重**　症状名。腹痛窘迫，时时欲泻，肛门重坠，便出不爽，常见于痢疾。为湿热内阻，肠道气滞之故。

**里热**　病证名。脏腑阳热亢盛或阴虚内热的病理变化。多因外邪传里化热，或内郁生热所致。如胃肠蕴热、肺胃实热或肝胆郁热等。常见发热而不恶寒，神昏烦躁，渴喜冷饮，小便短赤，腹痛拒按，大便泄泻或秘结，舌质红，苔黄燥，脉洪数或弦数等。

**里实**　病证名。指邪气入里而正未虚的病理变化。多见于外邪化热入里，结于胃肠，或泛指人体内部气血郁结、停痰、食滞、虫积等。常见症状为壮热潮热，胸背掣痛，腹痛拒按，大便秘结，谵语，舌苔黄褐或厚腻，脉沉实等。

**里水**　病名。❶水肿病之一。《金匮要略·水气病脉证并治》：“里水者，一身面目黄肿，其脉沉，小便不利，故令病水。”❷十水之一。参见“十水”条。

**里邪出表**　指某些里证因治疗及时、护理得当，机体抵抗力增强，袪邪外出，从而表现出病邪向外透达的症状或体征。其结果并不是里证转化为表证，而是表明邪有出路，病情有向愈的趋势。

**里虚**　病证名。指因脏腑气血亏虚而致多种虚证的病理变化。可表现为神疲乏力，眩晕耳鸣，少气懒言，气短声低，心悸失眠，腹胀便溏，食少纳呆，腰酸腿软，失眠梦遗，舌胖质淡，脉弱无力等。

**里证**　病证名。八纲辨证的基本纲要之一。指病变部位在内，脏腑、气血、骨髓等受病，以脏腑受损或功能失调为主要表现的证。与表证相对。可因外邪由表入里，或因饮食不节、劳倦过度、七情内伤、痰瘀凝滞所致。有里寒、里热、里虚、里实之分。详见各条。

**理法方药**　理，指中医理论；法，指诊法治法；方，指方剂；药，指药物。即明确病因病机，确定预防措施或治则治法，组方遣药。

**理筋手法**　正骨手法名。用于纠正因扭挫伤而致的筋络扭曲及翻转、挛缩，达到舒筋活络的效果，恢复正常功能。基本手法包括按法、摩法、揉法、捏法、推法、拿法、提法、抖法、弹法等。

**理气** 治法名。泛指用行气解郁、降气调中、补中益气方药治疗气滞、气逆、气虚的治法。如气虚者，治宜补益中气；气滞者宜疏；气逆者宜降。又可分为疏郁理气、和胃理气、降逆下气等。

**理虚元鉴** 医书名。2卷。〔明〕汪绮石撰著。约成书于明末。清雍正三年（1725）柯怀祖购得本书，乾隆三十六年（1771）刊印。为虚劳证治专著。汪氏学宗《素问》《灵枢经》，兼采诸家之长，他认为虚劳病因有六，即先天之因、后天之因、痘疹及病后之因、外感之因、境遇之因、医药之因。虚劳病机，则分阴虚与阳虚两类。阴虚者多精血不足，水不济火，以致阴虚火亢，伤及肺金所致；阳虚又有夺精、夺火、夺气之不同，故有“阴虚之症统于肺”“阳虚三夺统于脾”之说。该书为中医虚劳证治专著，理法方药具备，文字简要而重点突出，对虚劳的病机阐发、论治大法和预防措施都自成体系，对中医虚损学说的形成产生了深远影响。其对虚劳病机的认识，对虚劳辨证、审脉、立法、制方、选药的独特见解，仍有重要的临床指导意义。

**理血** 治法名。泛指采用补血、凉血、温血、祛瘀活血、止血等方药治疗血分病的治法。

**理瀹骈文** 医书名。共4卷。外治法专著，又名《外治医说》。〔清〕吴师机著。初刊于同治四年（1865）。此书详列古今医家外治之法并结合个人外治经验。初名《外治医说》，后改今名。作者据《子华子》一书所说“医者理也，药者瀹也”。用骈体文叙述以便学者记诵而注方于下，故以《理瀹骈文》为书名。卷1概述内病外治之源流及其原理；卷2~3详述伤寒、中风、痹证等多种病证的外治法，并附有外治之类方；卷4介绍吴氏自拟清阳膏、散阴膏、金仙膏、行水膏等21首膏剂良方，附以施治法及“治心病方”一文。〔清〕王宗寿鉴于吴氏之外治法多指经穴贴膏敷药，恐患者得方而不尽知各穴部位或误其处，故补刊“铜人图经穴考”，附于其后。全书以记述常见病、多发病为主，治法多具有简、便、验、廉的特点，有较高的实用参考价值。

**理中** 治法名。指调理中焦脾胃的治法。如脾胃虚寒证用温中祛寒法治疗。

**疠** 见《素问》。❶病因名。指具有强烈传染性的致病邪气。又称疠气、疫疠之气、毒气、异气、戾气、杂气。它的产生及流行，与久旱、酷热等反常气候有关。❷病名。①疠疫。指某些烈性传染病。②麻风病。《素问·风论篇》："疠者，有荣气热胕，其气不清，故使其鼻柱坏而色败，皮肤疡溃。"

L

**疠风** 病名。即麻风病。属慢性传染性皮肤病。出《素问·风论篇》。又名大风、癞病、大风恶疾、大麻风。因体虚感受暴疠风毒，或接触传染疫病，内侵血脉而成。初起患处麻木不仁，后成红斑，继则肿溃无脓，久之可蔓延全身肌肤，出现眉落、目损、鼻崩、唇裂、足底穿等重症。治宜祛风化湿，活血杀虫。本病必须隔离治疗。

**疠气** 又称"瘟疫病邪"。是一类具有强烈传染性病邪的统称。

**疠疡风** 病名。即皮肤癣疾。出《诸病源候论》。多由风邪、湿热之邪郁于皮肤而成。常发于颈旁、胸背、腋下等处，其色紫白，斑点群集相连，可蔓延扩大，痒感不甚，夏重冬轻。

**疠疡机要** 医书名。3卷。〔明〕薛己撰。成书于嘉靖八年(1529)。上卷论述疠疡的病因、病机、病位及治疗原则，并分述疠疡之本症、变症、兼症、类症治法，末附各证治验；中卷续诸证治验；下卷载各证所用方剂，共112方。本书是中国第一部论治麻风病专著，所收载方药如大枫子膏等深受后世医家重视。

**痢风** 病名。指患痢后发生的鹤膝风。见《证治准绳》。参见"鹤膝风"条。

**痢疾** 病名。夏秋季节常见的肠道传染病，以大便次数增多、腹痛、里急后重、痢下赤白黏冻为主症。相当于细菌性痢疾。《黄帝内经》中称肠澼，《伤寒杂病论》将痢疾与泄泻通称为下利。又名滞下。多因外受湿热疫毒之气，内伤饮食生冷，积滞于肠中所致。治分虚实，实证用清热化湿、凉血解毒、消积导滞等法；虚证用补中益气、收涩固脱等法。本病从病因上分，有暑痢、湿热痢、寒痢、热痢等；从大便性状上分，有赤痢、白痢、血痢、赤白痢、脓血痢、五色痢等；从病情轻重和病程上分，有疫痢、毒痢、气痢、噤口痢、休息痢、奇恒痢、久痢、虚痢等。溃疡性结肠炎、过敏性结肠炎、食物中毒、肠易激综合征等，可参考本病治疗。

## lian

**臁疮** 病名。指发生于小腿下1/3内外臁处的慢性溃疡。相当于西医学的慢性下肢溃疡。

**炼丹术** ❶指道家应用金石等矿物作为原料，以一定方法炼制，传说中可使人长生的丹药。❷气功的练功，亦称炼丹，即炼内丹。

## lie

**裂纹舌** 舌面上出现各种形状的裂纹、裂沟，深浅不一，多少不等。

## lin

**临产六字真言** 产科术语。即“睡，忍痛，慢临盆”六字。出《达生篇》。概述临产时的注意事项。

**临盆** 即分娩。详见该条。

**临证指南医案** 医书名。共10卷。〔清〕叶天士撰，华岫云等整理。成书于乾隆二十九年（1764）。简称《临证指南》。前8卷为内科杂病医案，后2卷为妇、幼科医案。本书以病为纲，分为89门，充分体现了叶天士临床精于辨证，善抓主证，立法中肯，用药灵活的特点。叶天士擅长诊疗瘟疫时病，书中温病治案尤多。在内伤杂病方面，强调诊病须明洞病源，处方不拘成法，创立了肝阳内风、络虚诸说，开血肉有情之品峻补奇脉之先河。

**淋** 病证名。指以小便频急，淋漓不尽，尿道涩痛，小腹拘急，痛引腰腹为主要表现疾病的统称。常见于泌尿系感染、结石、结核，前列腺炎，乳糜尿等多种疾病。出《素问·六元正纪大论篇》。亦称淋病、淋证。初起多因湿热结聚，流注膀胱；若日久或年老体弱，可由中气下陷，肾虚气化无力所致。治疗时热者宜清，涩者宜利，陷者宜升，虚者宜补。根据病因及证候不同，又分为气淋、劳淋、血淋、膏淋、石淋、冷淋等多种。

**淋秘** 病证名。淋，小便涩痛，淋漓不爽；秘，小便秘涩难通。指小便涩痛不出。常见于泌尿系感染、结石以及前列腺炎等病所致的尿潴留。见《金匮要略·五脏风寒积聚病脉证并治》。《素问·六元正纪大论篇》中称淋闷。详见“淋”“癃闭”条。

**淋家** 指素患小便淋沥涩痛者。《伤寒论·辨太阳病脉证并治》:“淋家，不可发汗，发汗必便血。”

**淋溲** 病证名。指小便淋沥。出《素问·本病论篇》。详见“淋”条。

**淋渫法** 外治方法名。指以药物煎汤淋洗患处的外治疗法。适用于外伤疼痛肿胀及疮疡病证等。出《圣济总录》。

**淋浊** ❶病名。指小便时阴茎痛，精浊下滴如败脓者。见《赤水玄珠》。治宜解毒败浊。参见“淋”条。❷淋病与浊病的合称。

L

## ling

**灵根** 即舌。详见该条。

**灵枢** 即《灵枢经》。详见该条。

**灵枢经** 医书名。即《黄帝内经灵枢经》，简称《灵枢》，又名《针经》，别称《九卷》。为《黄帝内经》组成部分之一。原书共9卷81篇。汉魏以后由于长期抄传出现多种不同名称的传本，如《九灵》《九墟》《灵枢》等，宋代后原本及传本大多散佚，现存《灵枢经》传本系南宋史崧据家藏九卷本重新编校，增修音释，编为24卷。本书与《素问》所论述内容相近，尤详于经络、针灸，而略论运气学说，在介绍基础理论和临床方面则与《素问》内容互有补充阐发，是研究我国战国时期医学理论，特别是针灸疗法的重要文献，素来为历代医家所重视。现有多种刊印本。

**灵枢注证发微** 医书名。9卷。〔明〕马莳撰注。成书并刊于万历十四年（1586）。又名《黄帝内经灵枢注证发微》。南宋史崧分《灵枢经》为24卷；马莳据《汉书·艺文志》载《灵枢经》9卷而复其旧制，将81篇分为9卷，每篇又分若干节，然后分节注证。马莳素娴经穴针灸之术，注证颇有发挥，开撰注研究《灵枢经》之先河。其注证每每与《素问》相比照，凡与《素问》义理相同者，引为佐证，若后世医籍有讹，则以经旨正之，若涉及病证治疗，则指明病在何经，用针补泻，以引申发挥，在阐释经义的同时结合其临床经验补充相应主穴、配穴及补泻手法等，具体而实用。后世对马莳注《灵枢经》的评价远高于其注《素问》。

**灵液** ❶指唾液。《本草纲目·口津唾》:“人舌下有四窍，两窍通心气，两窍通肾液，心火流入舌下为神水，肾液流入舌下为灵液。”❷汞的别名。

## liu

**刘昉** 医家名。（约1080—1150）南宋官吏，知医。字方明。广东海阳（今广东省潮州市）人。宣和六年（1124）进士，任龙图阁（国家存放图书典籍等的处所）学士，故人称刘龙图。素喜方书，注重幼科，采辑宋代以前有关小儿初生护理及各种疾患的诊治内容，撰成《幼幼新书》，保留了众多散佚的儿科文献，采集了不少民间的单方验方，在中国儿科学史上有一定的学术地位。

**刘河间医学六书** 医书名。简称《河间六书》。25卷，附2卷。〔金〕刘完素等撰，明代吴勉学编校。初刊于明万历二十九年（1601）。本书集辑刘完素及其弟子马宗素等所撰医书。其中，《黄帝素问宣明论方》15卷、《素问玄机原病式》1卷、《素问病机气宜保命集》3卷，为刘完素结合已见而阐发《黄帝内经》要旨之力作。另三书阐析伤寒证治方论，其中《伤寒直格论方》3卷和《伤寒标本心法类萃》2卷为刘完素著，《刘河间伤寒医鉴》，由马宗素所撰；附录之《伤寒心要》《张子和心镜别录》分别由镏洪、常德所撰，皆属阐论伤寒、温热病之作，其学术思想源于河间之说。

**刘涓子** 医家名。（约370—450）晋末医学家。京口（今江苏省镇江市）人。精研医学，尤擅长外科方技。所著《刘涓子鬼遗方》是中国现存早期的外科学专著。刘氏对深部脓肿诊法、头面部疮肿重症、腹部外伤肠脱出的治疗，以及使用灸法、针烙纸捻引流法、薄贴法、内外并治等多种疗法，均为当时突出的外科医学成就。

**刘涓子鬼遗方** 医书名。原书10卷，现存5卷。〔晋〕刘涓子撰，〔南齐〕龚庆宣整理。约成书于5世纪。原书散佚，今仅存宋刻5卷本。为现存较早的外科专著。书中对痈疽的证候、诊断、发病机制、预后判断等论述颇详，尤其重视痈疽的早期诊断，以及按病证发展不同阶段、不同部位进行辨证治疗。首次记载20余种《灵枢·痈疽》篇未记述的外科病证，体现了两晋南北朝以前外科学的进展，并使外科证治理论与临床实践紧密结合在一起，对中国及日本、朝鲜等国的外科学发展均有重大影响。

**刘完素** 医家名。（约1120—1200）金代医学家，金元四大家之一。字守真，号通玄处士，河间（今河北省河间市）人，故后世又称其为刘河间。嗜好医书，反复研习《素问》并临证勘验三十余年而触类旁通，在运气学说研究与病机学理论、热病诊治等方面有诸多创新性见解。开金元时期学术争鸣之新局面，且为中医理论的深化，临床诊断与治疗的发展，及明清温病学的崛起做出了重要贡献。著有《素问玄机原病式》《素问病机气宜保命集》《宣明论方》《素问要旨论》《伤寒直格》《伤寒标本心法类萃》《三消论》等。弟子有穆子昭、荆山浮屠、马宗素、董系、林荣甫等，再传弟子及私塾弟子众多，在医学史上称为河间学派。

**留痹** 病证名。指日久而留着不去的痹证。《灵枢·官针》："傍针刺者，直刺傍刺各一，以治留痹久居者也。"

**留饮** 因饮邪日久不化，留而不去导致的病证。主要表现因留积部位不同而异。

**留饮咳** 病证名。指饮邪留肺所致的咳嗽。《备急千金要方》："留饮咳者，其人咳不得卧，引项上痛。咳者如小儿掣纵状。"参见"咳嗽""痰饮咳嗽"等条。

**留针** 针灸学术语。指针刺得气后，将针留置于穴位内至预定时间再出针。《素问·针解篇》："刺实须其虚者，留针。"留针时间的长短，应视具体情况而定，一般20分钟左右，长者可达数小时。

**留针拔罐法** 疗法名。即采用针刺留针与拔罐相结合的治疗方法。先取穴针刺，将针留置穴内，针柄上裹以酒精棉球，点燃，利用火罐负压将罐吸着在皮肤上。多用于治疗风湿寒痹、软组织损伤、皮肤顽疾等病证。

**流火** 外科病名。指发于小腿的丹毒。

**流金凌木** 眼科病证名。类似假性翼状胬肉。《目经大成》："此症无甚大弊，但三处两处似膜非脂，从气轮（属肺金）而蚀风轮（属肝木），故曰流金凌木。状如胬肉攀睛，然色白而薄，位且不定。"

**流泪证** 病证名。指非情志因素而两眼时时流泪的病证。可分冷泪和热泪。详见各条。

**流痰** 病证名。无头疽的一种。相当于西医学的慢性骨关节破坏性疾病。在破坏过程中少有新骨形成。当脓肿形成后可以流窜，溃后脓液稀薄如痰，故称流痰。近代认为本病是无头疽的一种，相当于骨与关节结核。多发于儿童和青年，患者常有肺结核病史，发病部位以脊柱、髋关节为多见，次为膝、踝、肩、肘、腕关节。

**流涎** 病证名。指唾液频繁溢出口角，难以自制。

**流饮** 病证名。属于痰饮病。指痰饮流注无定者。

**流注** ❶外科病名。指肢体深部组织化脓性疾病。由于毒邪走窜不定，随处可生，故名。常因气血虚弱，使肢体深部发病，肌肉组织结块或漫肿。有单发或多发，久而成脓，溃后脓尽可愈。由于发病原因、部位及表现不同，又分为湿痰流注、瘀血流注、暑湿流注、缩脚流注等。❷原指江河流动及灌注大地，借喻人身气血流动不息、四周灌注。

**流注疬** 外科病证名。指瘰疬生于遍身者。又名千岁疮。《医宗金鉴》:“生于遍身，漫肿而软，囊内含硬核者，名流注疬。”详见“瘰疬”条。

**瘤** 病名。又名瘤赘。中医文献记载瘤的名目较多。《三因极一病证方论》载有六瘤，即骨瘤、脂瘤、肉瘤、脓瘤、血瘤、石瘤。多因七情劳欲，复感外邪，脏腑失调，聚瘀生痰，随气留滞凝结而成。症见体表出现肿物，界限分明，色白而肿痛，赘生物如拳、如榴，有的可破溃化脓，病程漫长。治宜化痰行瘀、软坚散结。根据瘤的不同病理而选方。参见“气瘤”“肉瘤”“脂瘤”“血瘤”“筋瘤”等各条。

**瘤赘** 即瘤。详见该条。

**六不治** 指患病后六种不能治愈或不予治疗的情况。见《史记·扁鹊仓公列传》。扁鹊认为，患者“骄恣不论于理”“轻身重财”“衣食不能适”“阴阳并脏气不定”“形羸不能服药”“信巫不信医”等，是为“病有六不治。”

**六腑** 胆、胃、大肠、小肠、三焦、膀胱的合称。具有受纳、传化、排泄功能，生理特点是传化物而不藏，实而不能满。

**六合** ❶经络学术语。指经别按十二经脉的表里关系分成的六对组合。即以足太阳经别、足少阴经别为一合，足少阳经别、足厥阴经别为二合，足阳明经别、足太阴经别为三合，手太阳经别、手少阴经别为四合，手少阳经别、手厥阴经别为五合，手阳明经别、手太阴经别为六合。见《灵枢·经别》。❷指四方上下空间。

**六极** 病证名。指六种虚损重证。出《金匮要略·脏腑经络先后病脉证并治》。关于六极的解释说法不一。❶指气极、脉极、筋极、肉极、骨极、精极。见《备急千金要方》。❷指气极、血极、筋极、骨极、精极、肌极。见《诸病源候论》。❸指气极、肺极、脏极、筋极、骨极、肉极。见《奇效良方》。

**六甲** 指胎孕。出《隋书·经籍志》。

**六经** ❶经络学术语。即太阳经、阳明经、少阳经、太阴经、少阴经、厥阴经的合称。出《素问·热论篇》。按十二经脉的走向可分为手六经和足六经。❷辨证方法名。即六经辨证。详见该条。



**六经辨证** 东汉张仲景在《素问·热论篇》六经分证理论的基础上，根据外感病的发生发展、证候特点和传变规律总结创立的一种辨证方法。六经，即指太阳、阳明、少阳、太阴、少阴、厥阴。六经辨证是以六经所系经络、脏腑的生理病理为基础，将外感病过程中所出现的各种证，综合归纳为太阳病证、阳明病证、少阳病证、太阴病证、少阴病证、厥阴病证六类，从病变部位、疾病性质、病势进退、邪正斗争、体质因素等多方面阐述疾病的发生、发展与变化，是对疾病演变过程中各个不同阶段的发病规律、病变特点和病变本质的概括，用以指导临床诊断和治疗。六经辨证为中医临床辨证之首创，为后世各种辨证方法的形成奠定了基础，在中医学发展史上起到了重要作用。

**六经病** 病证名。指《伤寒论》中的太阳病、阳明病、少阳病、太阴病、少阴病、厥阴病。分称为三阳病、三阴病。《伤寒论》把外感热病在演变过程中所产生的各种证候，依据所侵犯的经络、脏腑、病变部位、受邪轻重、邪正盛衰，分阴、阳、表、里、寒、热、虚、实，归纳成为六个不同的证候类型，并指出各经病的主要脉证、传变规律和治疗方法，确立了中医临床辨证论治的基本法则。后世将其称之为六经辨证。详见“太阳病”“阳明病”“少阳病”“太阴病”“少阴病”“厥阴病”各条。

**六瘤** 病证名。指骨瘤、脂瘤、肉瘤、脓瘤、血瘤、石瘤。见《三因极一病证方论》。参见“瘤”条。

**六气** ❶指人体气、血、津、液、精、脉六种基本物质。因其均生成于后天水谷精气，故名。见《灵枢·决气》。❷指风、热（暑）、湿、火、燥、寒六种气候，亦称六元。见《素问·天元纪大论篇》。❸五运六气术语。指厥阴风木、少阴君火、少阳相火、太阴湿土、阳明燥金、太阳寒水的合称。见《素问·天元纪大论篇》。

**六阳脉** ❶指手、足三阳经脉。见《灵枢·经脉》。❷脉象名。指两手寸、关、尺各部脉象一向比较洪大，但无病态。属正常脉象之一。

**六阴脉** ❶指手、足三阴经脉。见《灵枢·经脉》。❷脉象名。指两手寸、关、尺各部脉象一向比较沉细，但无病态。属正常脉象之一。

**六淫** 风、寒、暑、湿、燥、火六种外感病邪的合称。

**六淫辨证** 根据六淫的性质和致病特点，对四诊所收集的各种病情资料进行分析、归纳，辨别疾病当前病理本质是否存在着六淫病证的辨证方法。

**六郁** 出《丹溪心法》，为气郁、血郁、湿郁、热郁、痰郁、食郁的合称。气郁指因情志不舒，气机郁结所致的郁病；血郁指因暴怒、挫闪、劳役过度，导致血气郁结所致的郁病；湿郁指因湿浊内停，郁而不散所致的郁病；热郁，又称“火郁”，指因火热内郁所致的郁病；痰郁指因痰气郁结所致的郁病；食郁指因食滞不消，气机郁阻所致的郁病。

**六元** 即六气。出《素问·天元纪大论篇》。以其为三阴、三阳之本元，故名。参见“六气”条。

## long

**癃闭** 病名。由外邪侵袭、饮食不节、情志内伤、尿路阻塞、体虚久病等，致肾和膀胱气化失司，以小便量少，排尿困难，点滴而出，甚至闭塞不通为主要表现的疾病。其中小便不畅，点滴而短少，病势较缓者称为癃。小便闭塞，点滴不通，病势较急者称为闭。

## lou

**蝼蛄疖** 病名。以肿势虽小，但常一处未愈，他处又发，相连如蝼蛄串穴之状为主要表现的疖。相当于头部脓肿性穿掘性毛囊周围炎，为常见头皮疮疡之一。多发于小儿头部。初起为毛囊性丘疹，逐渐增大为黄豆至梅李大小的疖肿，根底坚硬，继而形成脓肿，多自溃脓出。若脓泄不畅，则根底坚硬不易消退，疮内隔膜相裹，故愈而又发，亦有疮口经久不敛，使头皮串空者。不论何种，局部皮厚且硬者病情较重，皮薄成空壳者病情较轻。若未得到适当治疗，迁延日久，可损及颅骨，如以探针或药线探之，可触及粗糙的骨质，必待死骨脱出，方能收口。

**瘘管** 体表与内脏或深层组织之间的病理性管道，有内口与外口。

**漏** 病证名。❶五不男之一。指男子精关不固，常自遗泄而影响生育。❷指流泪不止的病证。❸指瘘管溢脓一类病证。多因热毒瘀结，气血亏损，荣卫运行失调而成。如疮疡破溃日久不收口，则渐成瘘管而流脓水。临床上以疮疡破溃、肛周脓肿成瘘者居多。❹月经病之一。指经行持续，淋漓不断。

**漏疮** 即肛漏。详见该条。

**漏底伤寒** 病证名。指伤寒伴洞泻不止一类病证。有协风、协寒、协热、协食泄利之别，当辨证论治。

**漏风** 病证名。指饮酒后感受风邪所致的病证。见《素问·风论篇》。又称酒风。《备急千金要方》:“因醉取风为漏风，其状恶风多汗，少气，口干善渴，近衣则身如火烧，临食则汗流如雨，骨节懈惰，不欲自劳。”

**漏汗** 病证名。指外感病汗出不止的病证。出《伤寒杂病论》。多因误汗或发表过甚，误损阳气而成。《伤寒论·辨太阳病脉证并治》:“太阳病，发汗，遂漏不止，其人恶风，小便难，四肢微急，难以屈伸者，桂枝加附子汤主之。”漏汗不止，可导致阳气外脱，阴液内竭，出现小便短少，四肢拘急，甚至筋惕肉瞤，身振振欲擗地等症，治以温经复阳为主。

**漏睛** 眼科病名。指泪、脓混杂自目内眦泪窍溢出的慢性眼病。相当于西医学的化脓性泪囊炎。出《原机启微》。又名漏睛脓出、窍漏、眦漏。多因椒疮日久，邪毒弥漫，窍道阻塞，复加心经郁热，或风热上攻内眦，蓄腐化脓而成。症见经常流泪，指压内眦脓泪溢出。治宜清心泄热，疏风解毒。

**漏睛脓出** 即漏睛。详见该条。

**漏精** 病证名。指滑精重证。即见色思情而精液自漏。出《诸病源候论·虚劳病诸候》。详见“滑精”条。

**漏食泄** 即禄食泻。

**漏项** 外科病名。指颈部瘰疬破溃流脓的一类病证。详见“瘰疬”条。

**漏疡** 外科病名。指瘰疬破溃成瘘后久不敛口者。详见“瘰疬”条。

**漏泽园** 宋代福利设施名。专门安葬无名尸及家贫无葬地死尸的机构。

## lu

**颅** 即头骨。详见该条。

**颅内痈** 病名。因正虚于内，热毒内侵，上壅于脑，气血壅聚，血败肉腐所致的以头脑啄痛，甚至剧烈头痛，伴寒热，恶心呕吐，甚则意识模糊为主症的一种脑病。

**颅息** 经穴名。出《针灸甲乙经》。别名颅囟。属手少阳三焦经。位于耳廓后，翳风穴与角孙穴沿耳轮连线的中上1/3交界处。主治头痛、耳鸣、耳聋、惊痫、抽搐等。

**颅囟** 颅息穴之别名。详见该条。

**颅囟经** 医书名。2卷。不著撰者。约成书于五代初。《四库全书总目提要》谓：“考历代史志，自唐《艺文志》以上皆无此名，至宋《艺文志》始有师巫《颅囟经》二卷，疑是唐末宋初人所为。”《永乐大典》引载本书，明代以后亡佚。上卷论述脉法、病证与治疗，简述初生病证、惊、痫等；下卷首论火丹15候，次论脐湿等16证。全书载方42首，外治14法。论述要言不烦，切中肯綮，是中国现存最早的儿科专著。

**颅胀** 儿科病证名。指头皮光急、额角胀大者。多由肾虚所致。《医述·幼科集要》：“颅胀与囟填不同。囟门凸起为囟填，此属心经火盛，钱氏用泻心汤；颅胀则头皮光急，额角胀大，乃肝肾虚热上冲，治用地黄汤重剂以镇之。”

## luo

**罗天益** 医家名。（1220—1290）元代医学家。字谦甫。真定（今河北省正定县）人。师从李杲，学医十余年，尽得其传。曾为太医。他继承李杲学说，并辑录诸家之说，结合自己的经验良方，撰有《卫生宝鉴》等书。

**罗知悌** 医家名。（约1243—1327）宋末元初医学家。字子敬（一说敬夫），号太元。钱塘（今浙江省杭州市）人。善词章，天文、地理乃至书法，无所不精，

L

医得金代名医刘完素门人荆山浮屠之传。除学宗河间学说外，旁通张从正、李杲学说，治病处方，灵活机动，注意顾护胃气，在学术上颇有建树。著有《心印绀珠经》（一说谓李汤卿之作）《罗太无先生口授三法》等。名医朱震亨是其弟子。

**瘰疬** 病名。又称老鼠疮，是生于颈部的一种感染性外科疾病。在颈部皮肉间可扪及大小不等的核块，互相串联，其中小者称瘰，大者称疬，统称瘰疬，俗称疬子颈。多见于青少年及原有结核病者，好发于颈部、耳后，也有缠绕颈项，延及锁骨上窝、胸部和腋下。相当于西医学的淋巴结核，多是由于结核分枝杆菌侵入颈部所引起的特异性感染，严重时可溃破流脓。该病早期并无明显症状，病情发展后可有全身症状如疲乏、食欲不振、消瘦、低热等，还有病变器官的局部症状。

**络** ❶经络名。①泛指各类络脉。见《灵枢·经脉》等篇。通常分别络、浮络和孙络等。它的作用是加强表里经脉的联系，并通达经脉未能达到的器官与形体部位。②专指别络。《素问·调经论篇》："先客于皮肤，传入于孙脉，孙脉满则传入于络脉，络脉满则输于大经脉。"❷连络。《灵枢·经脉》："肺手太阴之脉，起于中焦，下络大肠。"

**络刺** 古刺法名。九刺之一。指浅刺皮下浮络的方法。《灵枢·官针》："络刺者，刺小络之血脉也。"用于治疗各种血热、血瘀病证。三棱针、皮肤针刺法亦属此法。

**络脉** 经脉的分支，遍布于全身的分支脉络，有别络、浮络和孙络之分。

**络穴** 经穴名。指络脉从本经分出处的穴位。《灵枢·经脉》记载，十五络脉各有一个络穴，总称十五络穴。主治表里两经相合的疾患。参见"十五络穴"条。

**络血** 指络脉中的血。《素问·举痛论篇》："寒气客于小肠膜原之间，络血之中，血泣不得注于大经。"

**落架风** 骨伤科病名。即颞下颌关节脱位。又名颊车骨脱位。俗名吊下巴。见《重楼玉钥》。常由大笑或呵欠，以及外伤等引起。症见下颌突然脱落不得合，口大开而不能咀嚼。治宜手法复位，并用布兜其下颌，系于项上。

# M

## ma

**麻出红肿** 病证名。指麻疹透出后疹子红肿较甚者。为毒火壅遏所致。治宜清热解毒。

**麻毒攻目** 病机名，也作病证名。指麻疹毒邪侵眼的病机及其相应病证。多见于麻疹恢复期，疹点退后，白睛红赤更甚，畏光流泪，肿痛多眵，甚则黑睛生翳者，治宜疏风清肺，肃清余邪。红肿多眵，目涩艰生翳者，治宜祛风清热，泻肝解毒，散血退翳。

**麻毒入营** 病机名，也作病证名。指麻疹热邪炽盛，深入营血，内陷心包的病机及其相应的病证。常见疹子融合成片，其色紫暗，高热烦渴，谵妄神昏，痉厥，撮空理线，舌绛起刺，鼻、口、二阴出血。治宜清营凉血。

**麻毒陷肺** 病机名，也作病证名。指麻疹出疹或疹退时感受风邪，以致麻毒内陷于肺的病机及其相应病证。即麻疹合并肺炎，症见高热咳嗽，气促痰鸣，鼻翼扇动，面唇青紫。治宜宣肺透邪，清热解毒。此证传变迅速，应及时采取各种措施，同时加强护理。

**麻沸散** 方剂名。出《华佗神医秘传》。羊踯躅三钱，茉莉花根一钱，当归一两，石菖蒲三分。用于外科麻醉。水煎服。

**麻风** 病名。感染麻风分枝杆菌导致的传染病，因体虚感受暴疠风毒，或接触传染，内侵血脉而成。初起患处麻木不仁，次成红斑，继则肿溃无脓，久之可蔓延全身肌肤，出现眉落、目损、鼻崩、唇裂、足底穿等重症。本病又名疠风、大风、癞病、大风恶疾、大麻风，属慢性传染性皮肤病，必须隔离治疗。

**麻风疮** 儿科病证名。指小儿麻疹收没之后再发的疮疡。出《麻疹集成》。多因麻疹余毒未清，复感风邪所致。麻疹隐没后遍身生疮，痒甚，心烦。治宜疏风解毒。

**麻根疮** 外科病证名。指疮生于足后跟下部。以其色赤皮烂，筋脉外露，状似麻根，故名。出《外科启玄》。多因肾虚、气血不足所致。治宜补肾养血，外搽轻乳生肌散等。

**麻九畴** 医家名。（约 1183—1232）金代医家、学者。字知几。易州（今河北省易县）人。因廷试不中，隐居。后被荐为太常寺博士，不久以病辞归。移居河南，因病从名医张从正习医，交往密切，尽传其学。并参与《儒门事亲》的辑撰。

**麻木** 病证名。患者自觉皮肤发麻，或肌肤感觉减退，甚至消失的症状。麻木亦称不仁，多见于头面、四肢等部位。

**麻舌** 即舌痹。详见该条。

**麻药法** 麻醉方法名。指用药物进行麻醉的方法。中国使用麻醉药的记载最早见于《列子·汤问》。公元2世纪华佗用麻沸散成功施行外科手术。元代危亦林在《世医得效方》中记载正骨“先用麻药服，待其不识痛处，方可下手。或服后麻不倒，可加曼陀罗花及草乌”，并常用草乌散。后世医家沿用并以加改进。

M

**麻疹** 病名。感受麻疹病毒引起，临床症见发热，咳嗽，鼻塞流涕，泪水汪汪，口腔颊黏膜出现麻疹黏膜斑，全身皮肤按序发红色斑丘疹，疹退后有脱屑和色素沉着为特征。又有麻、痧子、瘖子等名称。多见于小儿。为古代儿科四大要证之一。发病主要在肺、胃二经。以发热咳嗽，眼泪汪汪，口腔颊部黏膜上有粟形白点为特征。一般分初热期、见形期、收末期三个阶段。初热期宜宣肺透疹；见形期宜清热解毒；收末期须养津扶正。由于病证轻重不同，临床分麻疹顺证、麻疹逆证、麻疹闭证、麻疹险证等，参见各条。

**麻疹闭证** 病证名。指麻疹不能透发，邪毒闭阻于内的证候。如外感风寒，内热炽盛，饮食积滞，痰湿过盛等，都能使肺气受阻，腠理闭塞，影响麻疹的透发，出现当出不出，见点不透，或收没太快等症。治宜宣肺透疹，佐以疏风解表、清热解毒、消食导滞、清肺祛痰等法，随证施治。若体虚气弱，不能托毒外出，症见疹色淡白，隐而不透，面白唇青，形倦神怠，四肢不温，泄泻，舌淡苔白，脉微弱等，宜益气和中，活血透毒。

**麻疹齁** 病证名。指麻疹见呼吸困难，喉中痰鸣的证候。《麻疹全书》：“麻属肺胃，如喉中有痰，齁鮯而鸣者，其症属痰火之候。”治宜清肺消痰。

**麻疹喉痛** 病证名。为麻疹病毒上攻咽喉的证候。多由表邪郁遏，麻毒不能外发，或里热炽盛，上攻于喉所致。轻者咽喉肿痛，重者汤水难下。表郁者，宜清解透邪；里热炽盛者，宜清里解毒。

**麻疹逆证** 病证名。指麻疹患者正气不足，邪毒较重，或感风寒等邪，以致麻疹透发艰难，病毒内陷所造成的逆证。若疹出不畅，或疹出即收，或疹色紫暗，并见壮热咳剧，气急痰鸣，鼻扇胸高，口唇青紫，脉洪大疾数，属热毒攻肺；若疹色紫黑，形成斑块，舌质干绛起刺，为邪毒窜入营血；若神昏谵语，痉厥抽搐，为邪毒内陷心包；若肤色苍白，疹点暗淡不红，昏睡肢厥，舌苔白滑，脉象沉微等，属元气虚弱，不能透邪外出。此外，若疹出收没太早，或疹出忽然收没，或逾期不收，身仍壮热，或疹收后并见壮热、喘咳、泄泻等，均属麻疹逆证，宜辨证论治并加强护理，使疹毒外透，病情转顺。

**麻疹失音** 病证名。指麻疹患者声音嘶哑。多由热毒上犯，闭阻清窍所致。一般治法同麻疹喉痛。疹没失音者，多兼津液亏损，肺津不布，治宜润肺生津，清利咽喉；因会厌部热毒瘀血所致者，治宜行气活血，解毒利咽。

**麻疹顺证** 病证名。指麻疹患者正气充沛而邪毒较轻，出疹顺利的证候。患者神气清爽，身热缓和，咳嗽但气不促。发热三四日开始出疹，先见于头、面，次及胸、背、四肢，疹点匀净，色泽红润，无其他并发症。疹点在三天内透齐，渐次隐没，热退咳减，胃纳转佳，渐趋康复。

**麻疹险证** 病证名。指麻疹患者邪盛正衰，麻毒内陷，证情险恶者。参见“麻疹逆证”条。

**马痹** 病证名。指咽喉肿痛，水浆难咽的病证。见《诸病源候论》。多因风热毒气，客于咽颌颊之间，与西医学急性化脓性扁桃体炎、扁桃体周围脓肿相似。治疗以清热解毒为主，热毒入营者，治宜清营凉血。脓肿已成，宜行排脓术。参见“喉痹”条。

**马刀** 外科病证名。即瘰疬。出《灵枢·痈疽》。因瘰疬成串而成，其形长，质坚硬，或生于耳下，沿至缺盆，或生肩上，沿至胁下。参见“瘰疬”条。

**马口疔** 外科病证名。指疔生于下唇，导致唇部肿起的病证。多由脾胃热盛，热毒上扰所致。治宜清热泻火，解毒消肿。方用五味消毒饮化裁，或黄连解毒汤加减。参见“反唇疔”条。

**马脾风** 儿科病证名。即小

儿急性喘证，属重证。见《幼科发挥》。症见胸高气壅，肺胀喘满，鼻翼扇动，二便秘结，神气闷乱。此乃寒邪闭肺，郁而化热，肺气不宜所致。先宜宣肺清热，继宜利下痰涎。

**马桶癣** 外科病证名。即漆过敏。过敏体质者，接触新漆马桶而发。臀部皮肤潮红，边界清楚，继则出现丘疹、水疱、瘙痒，破溃则糜烂浸淫，日久结痂、脱屑，反复发作。即西医学的接触性皮炎。患者应避免再用马桶，外用青黛散冷水调成糊状外敷。流水多及红肿明显者，用蒲公英60g或桑叶、生甘草各30g煎汤待冷后湿敷。

**马王堆汉墓医书** 医书名。1973年湖南长沙市马王堆三号汉墓出土中医学简帛著作的总称。其中包括医方、经脉著作及《导引图》等多种用简帛写成的医学著作。其墓葬年代为公元前168年。书写年代为秦汉之际，著作年代约在春秋战国至汉代以前。所存内容大多不见于现存文献，是一批重要的医史文物。

**马牙病** 儿科病证名。见《万病回春·初生》。又名上皮疹。即新生儿齿龈上呈散在的淡黄色如米粒大小的圆形结节，内含脂肪渣，可妨碍吮乳致新生儿啼哭不停。多因胎受热毒所致。可针刺出血，并吹清热解毒之剂，如清咽利喉散、冰硼散等。

## mai

**脉** ❶人体组织名。即血脉（管），是气血运行的通道。奇恒之腑之一。又名脉管。脉与心密切相连，为心气所推动。《素问·脉要精微论篇》："夫脉者，血之府也。"《灵枢·决气》："壅遏营气，令无所避，是谓脉。"《素问·痿论篇》："心主身之血脉。"❷切诊术语。①指脉搏，脉象。《灵枢·邪气脏腑病形》："按其脉，知其病。"②指脉法。参见"脉诊"条。❸妇产科病名。五不女之一。指女子无月经或因月经不调等导致的原发性不孕症。

**脉暴出** 脉象名。指外感病程中原微细欲绝之脉，突然出现脉搏跳动，属阴阳离决之候。出《伤寒论·辨少阴病脉证并治》。

**脉痹** 病证名。以血脉证候为突出表现的痹证。因正气不足，六淫杂至，侵袭血脉，致血液凝涩，脉道闭阻所致，症见肢体疼痛，皮肤不仁，皮色暗黑或苍白，脉搏微弱或无脉等。

**脉从四时** 切脉术语。亦称

M

脉应四时、脉合四时。在春温、夏热、秋凉、冬寒四时气候变化的影响下，人的脉象相应有微弦、微洪、微毛（浮）、微石（沉）的差异。若脉不应时，或脉反四时，均属病态。《素问·玉机真脏论篇》："脉从四时，谓之可治。"

**脉度** ❶度量方法名。即测量经脉长短的方法。《灵枢·脉度》讨论手足三阴三阳十二经脉和冲、任、督脉等的长度。《灵枢·骨度》："先度其骨节之大小、广狭、长短，而脉度定矣。"❷切诊方法名。即辨别脉象的大小、浮沉、滑涩，诊其左右、上下、前后，以求五脏四时逆从的诊脉方法。❸《灵枢经》篇名。本篇主要说明经脉的长度，故名。

**脉管** 简称脉。详见该条。

**脉孤** 脉象名。指但见弦、钩、毛、石而缺乏胃气的脉象。属阳气消散之象。《素问·玉版论要篇》："脉孤为消气。"

**脉会** 经穴名。八会穴之一。即太渊穴。太渊为肺经输穴，当寸口动脉处，肺朝百脉，寸口为脉之大会，候诊脉气之处，故称。《难经·四十五难》："脉会太渊。"

**脉经** 医书名。共10卷。〔晋〕王熙撰。约成书于黄初元年至甘露元年（220—256）。本书集汉代以前脉学之大成，选取《黄帝内经》《难经》以及张仲景、华佗等有关论述，分门别类，在阐明脉理的基础上联系临床实际，分述三部九候、寸口脉、二十四脉、脉法、伤寒、热病、杂病、妇儿病证的脉证治疗等。是中国现存最早的集西晋以前脉学之大成的脉学专著。

**脉静** 脉象名。指脉象和缓平静。多见于正常人。若外感病见脉静，为不传经或向愈的征象。出《素问·平人气象论篇》。《伤寒论》："伤寒一日，太阳受之，脉若静者为不传。"

**脉疽** 外科病证名。指发于颈部的痈肿。类似颈部蜂窝织炎。出《刘涓子鬼遗方》。又名百脉疽。多为热毒痰浊壅于颈部所致。症见局部漫肿，环绕颈项，色红疼痛，活动不利，甚则吞咽困难，或有身热。脓稠为顺，稀薄为逆。参见"外痈"条。

**脉诀** 医书名。❶1卷。宋代崔嘉彦撰。成书于南宋淳熙元年（1174）。又名《崔氏脉诀》《崔真人脉诀》《紫虚脉诀》。全书概要论述诊脉方法，三部九候与脏腑配属关系，二十七脉常见病脉体系，诸病主脉，四时与五脏的平脉、病脉、死脉等。书中以四言歌诀的形式阐述脉理，便于初学者习诵，对后世脉学有相当大的影响。后经明代李言闻删补，改名《四言举要》，李时珍将其辑入《濒湖脉学》中。现存抄本，并见于《东垣十书》《古今医统正脉全书》等书中。❷指《王叔和脉诀》。

**脉口** 切诊术语。切脉部位。即寸口。《灵枢·终始》："持其脉口人迎，以知阴阳有余不足，平与不平。"

**脉气** 基础理论术语。指经脉之气。《素问·经脉别论篇》："脉气流经，经气归于肺。"《素问·方盛衰论篇》："形气有余，脉气不足死；脉气有余，形气不足生。"人身穴位乃"脉气所发"，故称气穴。

**脉软** 脉象名。指脉象软弱无力。《灵枢·四时气》："脉软者，病将下。"

**脉痿** 病证名。痿证之一。出《素问·痿论篇》。亦称心痿。由于心气热，血气随之上逆，下部血脉空虚，或悲哀太过，阳气内动，阴液暗耗，脉失濡养所致。症见四肢关节如折，不能举动，足胫软弱，不能着地站立。治宜清心泻火，养血活血。参见"痿"条。

**脉无胃气** 切脉术语。指脉象失去从容和缓及正常节律之象，表现为弦劲紧急，或沉实搏指，或浮散无根，或杂乱不均等脉象。表示胃气将绝，五脏真气败露，是患者生命垂危的征象之一。出《素问·平人气象论篇》："脉无胃气亦死。所谓无胃气者，但得真脏脉不得胃气也。"

**脉象** 手指感觉脉搏跳动的形象，或称为脉动应指的形象。

**脉因证治** 医书名。2卷（一作4卷）。旧题〔元〕朱震亨撰著，〔清〕汤望久（字来苏）校辑。初刊于乾隆四十年（1775）。一般认为本书非朱震亨原著，系后人辑集其诸书方论编成。后考证，本书与明代黄济之（字世仁）所撰《本草权度》（3卷）卷下所载病证、体例乃至文字基本相同，该书刊于嘉靖十四年（1535），或因流传不广而假称朱震亨所撰。本书载各科病证70篇，论述脉诊、病因、证候及治法，故名。书中集辑《丹溪心法》《活法机要》《格致余论》等有关内容编成，亦能体现丹溪学派的学术观念。

**脉应四时** 即脉从四时，指脉象随着四时气候变迁而相应变化的生理现象。详见该条。

**脉诊** 又称切脉、按脉、持

脉、把脉、候脉、摸脉等，是医者运用手指对患者身体某些特定部位的浅表动脉进行切按，体验脉动应指的形象，以了解身体状况，辨别病证的一种诊察方法。

**脉证合参** 诊断学方法名。指辨证过程中将所得之脉象与症状互参，从而分析判断病情的诊断过程与方法。其要点在于脉证一致为顺，相反为逆。如阳热证见浮数脉、虚弱证见细弱脉，属于顺证；若阳热证见沉细脉、虚弱证见洪大脉为逆证，此时辨证必须确定脉证的从舍。参见“脉证顺逆”条。

**脉证顺逆** 诊法名。四诊之一。指脉与证的相应与不相应，以判断病情的顺逆。一般而论，脉与证相一致者为顺，反之为逆。

**脉痔** 肛肠科病证名。即肛裂。出《五十二病方》。《诸病源候论》：“肛边生裂，痒而复痛出血者，脉痔也。”参见“肛裂”条。

## mang

**芒刺舌** 舌面粗糙如刺，摸之棘手的舌象。

## mao

**毛刺** 古刺法名。九刺之一。指浅刺皮肤的针刺方法，相当于现代的皮肤针刺法。可治疗皮肤麻木不仁等病。《灵枢·官针》：“毛刺者，刺浮痹皮肤也。”

**毛际** 人体部位名。又称“阴阜”。妇女前阴隆起的长有阴毛的脂肪垫。

**毛孔** 即汗孔。详见“汗空”条。

**毛脉** ❶脉象名。指轻虚而浮的脉象。即现代所说的浮脉。有生理性和病理性之分，生理性浮脉见于夏秋阳气升浮之际。《素问·玉机真脏论篇》：“其气来，毛而微，此谓不及。”王冰注：“其脉来，轻虚以浮，故曰毛。”❷指皮毛与血脉。《素问·经脉别论篇》：“毛脉合精，行气于腑。”

## mei

**眉本** 即攒竹穴之别名。

**眉风癣** 外科病名。相当于脂溢性皮炎或脂溢性湿疹。见《疡医大全》。由肝血不足，风湿外侵所致。症见眉中瘙痒，搔破流水，甚至蔓延额上、眼胞处。治宜养血疏风祛湿。

**眉疽** 外科病证名。指疽生于眉棱骨者。见《外科启玄》。又名发眉疽、眉发、发眉、眉发疽、凤眉疽。疽生于眉棱骨上，形长如瓜，坚硬，疼痛引脑，红肿。

治疗同外痛。

**眉眶痛** 即眉棱骨痛。详见该条。

**眉棱骨** 人体部位名。眼眶上缘骨骼。

**眉棱骨痛** 病证名。指眼眶上缘额骨作痛。见《丹溪心法》。又名眉眶痛、眼眶骨痛。多因风热外感，痰湿内郁所致。常与阳明头痛、少阳头痛并见。治以祛风、清火、涤痰为主。如因肝虚所致者，当滋阴养肝。

**眉头** ❶人体部位名。即眉毛的内侧端。❷指攒竹穴。

**梅毒** 病名。感染梅毒螺旋体引起的一种性传播疾病。因气化（间接）传染和精化（接触）传染而得。在全身性发热、头痛、骨节酸痛、咽痛后，皮肤先起红晕，后发斑片（名杨梅斑），形如风疹（名杨梅疹），状如赤豆，嵌入肉内（名杨梅痘），疹粒破烂，肉反突出于外（名翻花杨梅），后期毒侵骨髓、关节或流窜脏腑，统称为杨梅结毒。

**梅核气** 病名。指咽喉部有异物感。多见于癔病、慢性咽炎等病。见《赤水玄珠》。多由肝郁气滞痰凝，咽部痰气互结所致。患者自觉咽喉如有梅核堵塞，即《金匮要略》中所谓“咽中如有炙脔”，吞之不下，吐之不出，可兼见胸脘痞闷，气郁不畅，呃逆恶心等。治宜疏肝、解郁、化痰、散结，方用半夏厚朴汤等加减。

**梅花冰片** 冰片之处方名。

**梅花针** 针具名。皮肤针的一种。以针柄一端集针五枚，形如梅花，故名。参见“皮肤针”条。

**梅花针疗法** 皮肤针疗法。详见该条。

**梅片** 冰片之处方名。

## meng

**梦交** 病证名。由摄养失宜，气血衰微，或七情所伤，心血亏损，神明失养所致，以寐中出现与异性性交的梦景为主要表现的疾病。平素常伴见头痛，头晕，精神恍惚，甚则喜怒无常，妄言妄见等症状，男性常伴遗精。

**梦失精** 即梦遗。详见该条。

**梦泄** 即梦遗。详见该条。

**梦遗** 病证名。指因梦交而精液遗泄。见《普济本事方》。又名梦失精、梦泄。多因相火妄动，或用心过度所致。治宜清心宁神。日久心病及肾，治宜养阴清心，益肾固精。

M

## mi

**秘传眼科龙木论** 医书名。共10卷。作者不详，约为宋元间人编辑。本书系辑录宋代以前医籍中有关眼科内容而成，包括《龙木论》《眼论审的歌》《三因极一病证方论》等书中的眼科方剂，以及常用穴位、药性、主治等。书末附《葆光道人眼科龙木集》1卷。

**秘方** 指古代医家不轻易传人的经验方或家传方。又名禁方。

## mian

**面白** 色诊之一。面部缺乏含蓄的红色而比正常人脸白的表现。白为虚寒之色，属肺。临床上主气虚、寒证。白而色淡，肺虚失血；白而肥胖，气虚有痰；白而颧赤，气阴两虚；白而带青，气虚寒重；白如敷粉（浮白），气色皆夺。面白而光泽明润者为有胃气，枯槁晦滞者多属危重证候。《素问·脉要精微论篇》："白欲如鹅羽，不欲如盐。"

**面尘** 指面色晦暗，如蒙灰尘状。出《素问·至真要大论篇》。有虚、实证之分，实证多因燥邪所伤或伏邪内郁，常伴有口苦、咽干等症状；虚证多由久病肝肾阴虚，常伴有头晕耳鸣、五心烦热、腰酸、遗精等症状。

**面赤** 色诊之一。面部颜色红于正常人的表现。主热证，亦可见于真寒假热的戴阳证。赤为火热之色，属心。临床上赤甚主实热，微赤主虚热。久病虚人午后两颧发赤，为肝肾阴火上炎；赤色如妆，嫩红带白，游移不定，为戴阳证；肺病见赤色，多属阴虚火盛，灼伤肺阴；面赤耳鸣，头目眩痛，多属肝阳化火。面赤而明润，为有胃气，枯槁晦滞多属危重证候。《素问·脉要精微论篇》："赤欲如白裹朱，不欲如赭。"

**面发毒** 外科病证名。指生于面颔部的肿疡。见《疮疡经验全书》。多由阳明胃经热盛，循经上炎所致。症见面颔部发疮疡，形如赤豆，枚数不等，红肿疼痛，破后有黄水，治宜祛风散热。胃热盛者，宜用凉膈散化裁，外敷金黄散。

**面风** 病证名。❶以眼、唇、面颊等面部肌肉抽搐或跳动不止等为主要表现的疾病。❷即面游风。因平素血燥，过食辛辣厚味，胃蕴湿热，外受风邪所致。初起面目浮肿或发红，痒如虫行。风甚者肌肤干燥，时起白屑；湿甚者破流脂水，瘙痒难耐。即脂溢性皮炎或湿疹。

**面垢** 脸色灰暗，如蒙尘土污垢，洗之不去的表现。多因感受暑邪或胃热上蒸于面所致。

**面寒** 病证名。指面部有恶寒感觉。见《丹溪心法·恶寒》。多因胃气虚，阳明经寒湿上逆所致。

**面黑** 色诊之一。黑为阴寒之色，属肾。临床上主寒、主痛、主劳倦、主血瘀。黑而瘦削多属阴火内伤，肾水枯竭；黑而焦干为下焦肾热；黑而熏亮，水气支饮；黑而带黄，劳疸蓄血；黑色骤起，常见于中毒、中恶；黑绕口角，胃阴已绝。面黑多主病变深重凶险，如光泽明润为有胃气，枯槁晦滞多属危重证候。《素问·脉要精微论篇》："黑欲如重漆色，不欲如地苍。"

**面黄** 色诊之一。黄为湿着之色，属脾。临床上主湿、主血虚。黄而光亮，脾胃湿热；黄而暗淡，寒湿困脾；萎黄淡白，脾虚血少。面黄而光泽明润者有胃气，枯槁晦滞者多属危重证候。《素问·脉要精微论篇》："黄欲如罗裹雄黄，不欲如黄土。"

**面焦** 指面部泛现干枯焦黑的病色。出《素问·上古天真论篇》。多由阳明气衰，气血失荣所致。可见于久病及年衰患者。

**面目浮肿** ❶望诊术语。指眼睑浮肿，甚至颜面浮肿。目窅微肿，面有水气色泽者，属水肿病；卒然而起，多属外感风热湿邪；头面赤肿，常见于温毒；常年浮肿，午后为甚，多属脏腑虚损。❷病证名。指面目虚浮肿胀的一类病证。出《金匮要略·肺痿肺痈咳嗽上气病脉证治》。又称面目虚浮。多属虚证。因脾肺阳虚，输化失常所致者，治宜健脾益气；因肝肾阴虚，阳气上浮所致者，治宜补肝肾，敛虚阳；亦有因湿热上聚或阳明实热所致者，当以清泄为主。因水气所致者，详见"水肿"条。

**面目虚浮** 即面目浮肿。详见该条。

**面青** 色诊之一。面部皮肤显露青色的表现。临床上主寒证、主气滞、主血瘀、主疼痛、主惊风等。青为风之色，属肝。青而脱色为惊恐；青而黑色为寒痛；青而淡白为虚风；青带赤为肝火；青赤晦滞为郁火；青而带紫为瘀血、缺氧、中毒。青色多属凶险之色，忌单见，鼻部更忌。小儿惊风，成人痉厥，每有青色出现的先兆。妇女痛经也可见青色。面青而光泽明润为有胃气，枯槁晦滞多属危重证候。《素问·脉要精微论篇》:“青欲如苍璧之泽,不欲如蓝。”

**面如漆柴** 指面色憔悴而晦暗者。多见于肾病。《灵枢·经脉》:“(肾足少阴之脉)是动则病:饥不欲食,面如漆柴。”

**面色** 面部的颜色与光泽。

**面色苍白** 面色白而隐含青色或灰色的表现。

**面色苍黑** 指面部泛现晦黑的病色。见《中藏经·察声色形证决死法》。亦称面色黧黑。多因肾气耗损,血气失荣于面所致。可见于黄疸阴黄等病,肾上腺皮质功能减退亦多有此症。如伴见身肿或额黑者,病势危重,预后不良。

**面色淡白** 面色泛白而没有血色的表现。

**面色㿠白** 面色白且面目虚浮的表现。

**面色晦暗** 面色或白,或青,或黄,或黑而色暗,缺少光泽的表现。

**面色黧黑** 面部均匀显露晦黑色,缺少光泽的表现。详见“面色苍黑”条。

**面色萎黄** 指面色黄而枯槁无光。多属脾胃气虚,气血不足。因脾胃虚衰,无以运化水谷精微,气血化生无源,机体失养所致。

**面痛** 病证名。指面部包括鼻、口唇、颊车、发际等疼痛不可触,甚至妨碍言语、饮食者。多见于三叉神经痛。《证治汇补·面痛》:“面痛皆属于热,但暴病多实,久病多虚。饮食妨碍,皆因膏粱风毒;食卧少安,无非胃虚有火。”治宜清热解毒。

**面脱** 指面部肌肉消瘦如脱。多因正气虚极,气血衰竭所致。《素问·玉版论要篇》:“色夭面脱,不治。”

**面王** ❶素髎穴之别名。❷即鼻尖。详见“鼻准”条。

**面无血色** 指面色苍白不红润。出《金匮要略·惊悸吐衄下血胸满瘀血病》。常伴见口唇、指甲色淡白等血虚症状。可见于各种失血病证。

**面游风** 外科病证名。见《疡科选粹》。指面部湿疹一类的病证。多由平素血燥,过食辛辣厚味,胃蕴湿热,外受风邪所致。初起面目浮肿或发红,痒如虫行。风甚者肌肤干燥,时起白屑;湿甚者局部流脂水,瘙痒难耐。风甚者,治宜凉血消风;湿甚者,治宜利湿清热。外搽青黛膏。

**面针疗法** 疗法名。指针刺面部相应穴位治疗疾病的针刺方法。根据病情辨证选穴，针刺得气后留针10~30分钟，每隔5~10分钟捻转1次，亦可用皮内埋针法。

**面针麻醉** 麻醉方法名。指针刺面部特定穴位以镇痛并进行手术的针麻方法。临床根据手术部位及其所涉及的内脏选取相应穴位，并据“肺主皮毛”“心主神明”的理论，常加用肺穴以止切皮痛、心穴以镇静安神。

## miao

**缪希雍** 医家名。（约1546—1627）明代医学家。字仲淳，号慕台。江苏省常熟市人。幼习儒，因久疟不愈，自检方书痊愈，遂嗜学医药。生平好游，寻师访友，旨在搜集方药，切磋学问，探讨医理。精于本草，推崇《神农本草经》，对其逐条加以参订注疏，撰成《神农本草经疏》，对本草炮炙也有一定贡献。在内外妇儿等疾病的临床治疗方面，颇有心得，撰《先醒斋医学广笔记》。

## ming

**名医别录** 医书名。3卷。简称《别录》。旧题南朝陶弘景撰。约成书于魏晋时期（220—419）。据近代考证，本书非一人所作。有人说陶弘景为本书最后定型的整理者。原书已佚，内容散见于《本草经集注》《新修本草》《海药本草》《四声本草》《备急千金要方》《本草拾遗》《证类本草》《太平御览》等书中。全书载药745种，分上、中、下三品。每品按玉石、草、木、兽、禽、虫鱼、果、菜、米谷等自然属性排列，分别阐述各药性味、主治功能、异名、产地、生长环境、采集加工等内容。收载药物较《神农本草经》多380种。对《神农本草经》已载药物的功能主治也作了补充。本书还创立本草书籍收载附方的先例，以充分反映临床上药物实际应用情况，保存了古代大量医学文献资料，成为研究中国早期医药发展情况的重要文献，颇受学术界重视。

**名医类案** 医案著作名。共12卷。〔明〕江瓘父子撰辑。成书于1552年。此书萃集明代以前名医医案，辑录某些医案专著之案例，如许叔微《伤寒九十论》、薛立斋《薛氏医案》、汪机《石山医案》等，又搜集历代医著中散在医案、经史子集、稗官野史有关内容共2300余则。据书前所附“诸家姓名”及“引用诸书”，共计收集了上自秦越人、淳于意、

M

华佗、张仲景、褚澄，下迄元、明诸家共193家案论，引用《素问》《难经》《千金方》《伤寒论》《本草》等书目共150种。全书分为12卷，初分180余门，后增订为205门。以病证分门类，下列若干案例，同一医家或不同医家案例并载，以便读者比较异同，触类旁通。书中收集病类较丰富，涉及了内、外、妇、儿、五官诸科。所载医案较完整，多述姓名、年龄、脉证、诊断、方治、疗效，间有江瓘评论，揭示病机治疗之理，遣方用药之妙。此书对后世医案的总结与整理有很大影响，为中医医案学的奠基之作。

**明堂** ❶人体器官名。①鼻。②特指鼻准。❷针灸模型表明腧穴的点，人体经脉腧穴图，称"明堂图"。

**明堂图** 古代针灸教具名。指绘有人体经脉和腧穴的图像或挂图。唐代以前已有流传，用作针灸教学指导。

**明医杂著** 医书名。6卷。〔明〕王纶撰。成书于弘治十五年（1502）。今传通行本为薛己补注本，初刊于嘉靖二十八年（1549）。本书系王纶医学杂论专著。前3卷主要收录其医论及内科、妇产科、五官科等疾病的证法心法，着重分析李东垣、朱丹溪等名家治法与方论。卷三另辑附滑寿《诊家枢要》，以补本书独缺诊法之憾；卷四为风证专篇；卷五论小儿病证；卷六附方，辑选张仲景、刘完素、李东垣、朱丹溪等名家效方190余首，以备读者览用。薛己在其基础上另加注按，附以治验，以发"先生引而未发之意"。王纶主张"外感法仲景，内伤法东垣，热病用河间，杂病用丹溪"，能得医道之大全。本书精湛的学术观念与临证见解，对后世内科杂病辨治、温病学、脾阴虚、胃阴虚证治理论的确立产生了深远影响。

**命蒂** 脐带之别名。

**命关** ❶切诊术语。小儿指纹诊法三关之一。以小儿食指桡侧浅静脉为三关的观察部位，其中食指端的第三节，称为命关。当小儿指纹透达命关时，提示病情危重，可能危及生命。详见"小儿指纹"条。❷经外穴名。位于胁下，以中脘穴至乳中穴连线为底边，向外侧作一个等边三角形，其顶角即为命关穴。主治疟疾、胁痛、黄疸、呕吐、腹胀、水肿等。❸推拿部位名。

**命火** 命门之火的简称。详见该条。

**命门** 说法不一。主要观点如下。❶眼睛。出《灵枢·根结》："太阳根于至阴，结于命门。命门者，目也。"❷右肾。出《难经·三十六难》："肾两者，非皆肾也，其左者为肾，右者为命门。"❸两肾总号为命门。虞抟在《医学正传》中提出。❹两肾之间为命门。赵献可在《医贯》中提出"命门即在两肾各一寸五分之间，当一身之中"。

**命门火衰** 病证名。同肾阳虚。详见该条。

**命门火旺** 即肾火偏亢。详见该条。

**命门之火** 命门具有温煦、推动五脏六腑阳气的作用，与人体的生长、发育、生殖和衰老密切相关。



## mo

**膜** ❶人体组织名。指体内形如薄皮的组织，如耳膜、筋膜等。《素问·痿论篇》："肝主身之筋膜。"❷人体部位名。指膜原。《素问·痹论篇》："卫者……熏于肓膜，散于胸腹。"参见"膜原"条。❸眼科病证名。指眼生片状或絮状翳膜的一类病证。通常伴有血丝，从白睛发出，侵向黑睛，甚至遮盖瞳神，影响视力。一般以血丝疏密和红赤浓淡不同，分为赤膜和白膜。

**膜入冰轮** 即膜入水轮。详见该条。

**膜入水轮** 眼科病证名。指翳膜侵及瞳神。又名膜入冰轮。《世医得效方》："此因黑睛上生疮，稍安其痕不没，侵入水轮，虽光未绝，终亦难治。"参见"宿翳"条。

**膜原** 人体部位名。又名募原。❶指胸膜与膈肌之间的部位。《素问·举痛论篇》："寒气客于肠胃之间，膜原之下。"王冰注："膜，谓膈间之膜；原，谓膈肓之原。"❷明代吴有性又将它用于温病辨证，指温病辨证邪在半表半里之间。

## mu

**母病及子** 五行学说术语。用五行相生的母子关系说明五脏之间的病理关系。如脾土为肺金之母，脾胃虚弱可累及肺，导致肺气不足；如肝木为心火之母，肝阳上亢，也可发展为心火亢盛。

**母气** 五行学说术语。在五行相生关系中，生我者为母，母脏之气即为母气。

**母乳喂养** 以母乳为主要食物喂养婴儿的方式。

**木** 五行之一。凡具有生长、升发、伸展、舒展、扩展、能曲能直等特征和作用趋势的事物和现象，归属于木。参见“五行”条。

**木蛾** 病名。乳蛾之慢性发病者。详见该条。

**木疳** 眼科病名。指在黑睛上出现颗粒状翳障的眼病。相当于泡性角膜炎。见《证治准绳·杂病》。又名木疡。多因肝经实热或阴虚火旺，虚火上炎所致。症见黑睛上出现一个或多个圆形灰白色小颗粒样突起，大小不等，破溃后呈现较浅的凹陷，愈后可不留瘢痕翳障。若向深层发展，凹陷加深，可致穿孔，并遗留瘢痕翳障。实者目涩痛，畏光流泪，口苦舌红，脉弦数，治宜清肝泻火；虚者缠绵反复，目涩且干，黑睛云翳，甚至溃穿黑睛，治宜养阴清热。

**木火刑金** 病机名，也作病证名。指以五行学说解释肝火犯肺的病机改变。亦称木旺侮金。在五行归类中，肝属木，肺属金。由于肝火过旺，耗灼肺阴，出现干咳、胸痛、心烦、口苦、目赤，甚至咯血等，均属肝木化火而加剧肺金症状的表现。

**木克土** ❶五行学说术语。表述五行间正常情况下的制约关系，称为“克”。木克土，指正常情况下，木行具有制约土行的作用。相克本属五行正常范围内的制约关系，木克土与木乘土不可混淆。❷病机名，也作病证名。借用五行学说中木克土的关系，说明肝气过亢可伤及脾胃的病机改变及其相关病证。包括肝气犯胃与肝气犯脾。参见“肝气犯胃”条。

**木舌** 病证名。指舌体肿胀木硬，转动不灵的病证。见《圣济总录》。又名木舌胀、木舌风、死舌。由心脾积热上冲所致，多见于小儿。初起憎寒壮热者，治宜疏表祛邪；热毒重者，治宜泻火解毒。若心经火盛所致，则舌胀满口，色紫如猪肝，饮食难进，不能言语，坚硬疼痛，失治则危。治疗时先用皂荚、僵蚕等份为末，吹少许入鼻中，口自开，涎自出，急于舌上刺去恶血，盐水漱去，用紫雪丹、竹沥调匀抹入口中，继用犀角地黄汤，外吹冰硼散。

**木舌风** 即木舌。详见该条。

**木舌胀** 即木舌。详见该条。

**木肾** 病证名。指睾丸肿而不痛。明万全《育婴秘诀》：“卵肿不痛者，此湿也，又名木肾。”治宜软坚理气。

**木喜条达** 运用五行学说阐述树木生发的特性以比喻肝胆的生理特点。肝胆主疏泄升发，能助脾胃消化吸收，使气机舒畅。肝木喜畅达而恶抑郁，肝郁则易产生胸胁胀痛，嗳气不舒等症。

**木郁达之** 治法名。指肝气郁滞的病变用疏肝解郁方法治疗。出《素问·六元正纪大论篇》。木郁，指肝气郁结；达，指疏泄畅达。《内外伤辨惑论》认为肺金抑遏肝木。肝气郁结，症见两胁胀痛或窜痛，胸闷不舒，或恶心，吐酸，食欲不振，腹痛腹泻，苔薄脉弦，可用疏肝解郁治疗。

**木郁化风** 病机名。借用五行术语说明肝郁化火引动肝风的病机。五行归类中，肝属木，主风，由于肝气郁结，郁而化火，耗伤肝血，筋膜失养，可出现眩晕，舌麻，震颤，痉厥等肝风症状，故称。

**木郁化火** 病机名。借用五行术语说明肝郁化火的病机。五行归类中，肝属木，木郁即肝郁。由于肝气郁结，郁而化火，出现肝火症状，故称。临床可出现头痛，眩晕，面赤，目痛，易怒，呕血，咯血，甚则发狂等症状。

**木曰曲直** 出《尚书·洪范》。曲，屈也；直，伸也。曲直，是指树木的枝条能屈能伸、向上向外舒展的状态。引申为凡具有生长、升发、条达舒畅等作用或性质的事物，均归属于木。

**目** 人体器官名。五官之一，即眼。主视觉。为肝之外窍，与肝有密切联系，五脏之精气皆上注于目。临床上眼睛的变化不仅可以反映肝的功能状况，还能反映五脏精气的盛衰。

**目胞** 人体部位名。即眼睑。

**目本** 即目系。详见该条。

**目不瞑** 病证名。不能闭目入睡。出《灵枢·邪客》等篇。多属阴虚，亦可由于阳气盛，阳气不能入于阴，阴阳不相交所致。详见“不寐”条。

**目磣涩** 即目沙涩。详见该条。

**目唇** 人体部位名。即睑弦。参见该条。

**目飞血** 眼科病证名。又名白睛飞血、赤脉贯布。俗称铺红。常见于椒疮、火疳等多种眼病。

**目封塞** 病证名。指眼胞肿胀。《诸病源候论》卷二十八：“风邪毒气客于睑肤之间，结聚成肿，肿而睑合不开，故谓之封塞。”

**目干涩** 病证名。指眼干涩不爽。又名目枯涩。多由肺阴不足，虚火上炎，或肝肾阴亏，以

M

及肝虚血少等所致。宜结合眼部及全身症状辨证论治，分别选用养阴清热、滋养肝肾、补肝养血等法。

**目纲** ❶人体部位名。即上、下眼睑。❷即目眩。详见该条。

**目裹** 即目窠。详见该条。

**目黄** 病证名。指两眼巩膜泛现黄色。有虚实之辨。实热之黄，以湿热内蓄、郁蒸而成，清其热则黄自退；若虚寒之黄，以元阳日剥，津液消索而成，无烦热脉症，唯有干涸枯黄。多见于黄疸病。详见该条。

**目昏** 病证名。指视物昏暗，模糊不清的症状。又名目昧。多因久病虚羸，气血两亏；或肝肾不足，精血暗耗；或心营亏损，神气虚乏；或脾胃虚弱，运化失调；或情志不舒，肝失条达；或气滞血瘀，玄府闭塞；或风、火、痰、湿上扰清窍；或头眼部外伤等，均可因眼失去脏腑精气的正常濡养而致目昏，宜结合眼及全身症状辨证论治。

**目见黑花飞蝇** 眼科病证名。指患者自觉眼前常有黑花如飞蝇的症状。为多种内障眼疾的常见症状。

**目浸** 病证名。❶指流泪不止的一类病证。《灵枢·热病》有“筋躄目浸”，张介宾注：“目浸者，泪出不收也。”❷目障一类的病证。俗称翳。

**目窠** 人体部位名。窠，窝穴。目窠，眼的凹陷处，包括眼眶、上下眼睑。亦作目裹。

**目窠上微肿** 病证名。指两眼胞浮肿。又出《灵枢·水胀》等篇。又称目裹微肿、目下肿、目窠上微拥。因脾不制水，肾不化气，或外感风邪与水气相搏所致。

**目枯涩** 即目干涩。详见该条。

**目眶** 人体部位名。眼窝四周的骨骼。

**目连劄** 病证名。指两眼不自主地连续眨动。参见“目劄”条。

**目昧** 即目昏。详见该条。

**目瞑** ❶指合目而眠。《灵枢·口问》：“阳气尽，阴气盛，则目瞑。”❷病证名。视物昏暗不明。《素问·五常政大论篇》：“其病掉眩目瞑。”

**目内陷** 病证名。眼珠向眼眶内退缩。又名陷睛翳、睛陷、目睛缩入。多因肾阴不足，或正气严重亏损所致。常见于久病、重病患者，为正气虚衰之象。

**目内眦** 人体部位名。即内

眼角。

**目衄** 病证名。即眼内出血。又名目血。多属风热毒邪为害，治宜祛风清热解毒。

**目偏视** 眼科病证名。相当于斜视一类的病证。见《诸病源候论》。又名眼偏视、通睛。即双眼平视前方时，一眼黑睛偏斜于目眦侧（称神珠将反），甚至偏斜眼之黑睛被该侧眼眶半掩或全部掩盖（称瞳神反背），外观只显白睛。若目珠转动灵活者，常伴近视，或远视，或视力差等症状，类似共同性斜视。本证多因婴幼儿时脾气虚弱，约束失权所致。治宜益气健脾。若由先天或习惯不良所致者，治宜舒筋通络。若症见一眼或两眼目珠骤然偏斜，活动障碍，兼头痛目眩，恶心呕吐，视一为二，但尚能视物者，类似于麻痹性斜视，治宜祛风平肝，清热化痰。患者还可采用针灸治疗。

M

**目锐眦** 人体部位名。即外眼角。亦称目外。

**目涩** 病证名。眼干燥涩滞，似异物入目般涩痛。《诸病源候论》："液竭者，则目涩。"又谓："脏腑劳热，热气乘于肝，而冲发于目，则目热而涩也，甚则赤痛。"

**目沙涩** 眼科病证名。指眼内沙涩或有异物感，多伴有畏光流泪，红赤痒痛等症状。见《银海精微》。又名目磣涩、目瘾涩。多由风热、肝火、阴虚火旺或异物入目所致。常见于外障眼病，分别选用祛风清热、平肝泻火、养肝清热等法。异物入目者，当先清除异物。

**目痛** 眼科病证名。患者自觉单目或双目疼痛的症状。一般日间痛属阳，夜间痛属阴。痛而拒按、喜冷敷为实；痛而喜按、热熨则舒为虚。痛而烦闷为气实；痛而恶寒为气虚。隐隐而痛，时作时止，为阴虚火动；痛如针刺，持续发作，为火邪有余。痛而干涩不适，为津液耗损或水亏血虚。赤痛且多分泌物，眵泪胶黏，为风热壅盛。二便清利，目微赤痛，为虚火上浮；二便不利，头目痛甚，为实火内燔。

**目外眦** 人体部位名。即外眼角。

**目系** 人体部位名。指眼球内连于脑的脉络，又名眼系、目本。

**目弦** 人体部位名。即睑缘。与脾胃相关。又名眼弦、目纲。有目上弦、目下弦之分。睑缘生睫毛，靠内眦处为泪小管的两个开口，外连眼睑，内连睑结膜。有保护眼球和防御外邪的作用。

**目眩** 亦称眼花，是指患者自觉视物旋转动荡，如坐舟车，或眼前如有蚊蝇飞动的症状。

**目疡** 病名。指胞睑生疮。见《审视瑶函》。多因火毒郁结，邪热上攻所致。初起微痒微肿，渐则赤烂，成脓，或伴寒热交作等。治宜清热消肿，泻火解毒。

**目痒** 患者自觉眼睑、眦内或目珠有瘙痒症状，轻者揉拭则止，重者极痒难忍。风火、湿热、血虚，以及邪退正复等均可引起，重者痒若虫行，奇痒难忍。因风者，治宜祛风散邪；因风热者，治宜疏风清热；因湿热者，治宜清热除湿；因血虚生风者，治宜养血祛风。目病日久，气血渐复而痒，无须治疗。

**目瘾涩** 即目沙涩。指目中似有瘾疹颗粒样的碜涩不适。参见该条。

**目疣** 即眼胞痰核。

**目晕** 眼科病证名。❶指沿黑睛、白睛交界处出现环状浑浊。❷指患眼观灯时周边有彩环。

**目劄** 病证名。劄，同眨。目劄，指眼睑不由自主地眨动。《小儿药证直诀》中称目连劄。

**目直** 病证名。指定睛直视。多因风热袭络，肝风内动所致。《小儿药证直诀》："热入于目，牵其筋脉，两眦俱紧，不能转视，故目直也。"因热者，治宜清肝泄热；因风邪袭络者，治宜息风。

**目珠** 即眼球。又名"睛""眼珠"。

**目珠俱青** 即白睛青蓝。

**募** ❶经穴名。指募穴。《难经·六十七难》："五脏募皆在阴，而俞皆在阳者。"❷人体部位名。即膜。《灵枢·邪客》："人有募筋。"

**募穴** 经穴名。指脏腑之气聚集于胸腹部的一组穴位。出《素问·奇病论篇》。募穴有十二，即中府（肺）、巨阙（心）、膻中（心包）、期门（肝）、章门（脾）、京门（肾）、日月（胆）、中脘（胃）、天枢（大肠）、关元（小肠）、石门（三焦）、中极（膀胱）。常用于诊断和治疗其相关脏腑的疾患。

# N

## na

**纳谷不香** 缺乏食欲，饮食无味的表现。

## nai

**奶积** 即乳癖。详见该条。

**奶麻** 病名。又名乳麻、假麻。即幼儿急疹。临床以突然高热，持续3~4天后体温骤降，同时全身出现玫瑰红色斑丘疹，疹退后无痕迹遗留的急性出疹性时行疾病。多发生于1岁以内的婴儿。因感受风热时邪所致，起病急骤，发热持续三五天，热退后全身出现红色小丘疹，一二日后疹退。治宜清热疏风解毒。

**奶脾** 即乳癖。详见该条。

**奶嗽** 即百晬内嗽。指婴儿出生百日内，患咳嗽、气急、痰涎壅盛等症。包括一般感冒以及新生儿肺炎等病。

**奶癣** 病名。相当于婴儿湿疹。出《外科正宗》。又名胎疮、乳癣。是以皮损形态多样，对称分布，剧烈瘙痒，有渗出倾向，反复发作为主要临床特征的一种皮肤病。皮疹常对称发生于面颊、额部及头皮，少数可累及胸背及上臂等部位。形态见红斑、丘疹、水疱、糜烂、渗液、结痂、脱屑等多形性损害。多在出生后1~3个月发病，一般1~2岁后逐渐减轻，大多自愈。

## nan

**难产** 妇产科病证名。指胎儿娩出发生困难，为各种异常产的总称。见《肘后备急方》。又名产难。多因气滞血瘀等所致。《十产论》的伤产、催产、冻产、偏产、横产、倒产、碍产等，均属于难产范围。

**难乳** 儿科病证名。指小儿初生，舌厚唇燥，不能吮乳者。出《诸病源候论》。因风热之邪由脐而入，流入心脾所致。治宜清热除秽。如小儿初生，口中秽血咽入腹中，以致胸腹痞满，短气急促，不能吮乳，宜用四磨汤。

**难经** 医书名。3卷，或作5卷。原名《黄帝八十一难经》。原题秦越人撰。约成书于东汉以前，有人说在秦汉之际。本书以问难答疑的方式编纂而成。其论述以基础理论为主，也分析了一些病证，诊法以“独取寸口”为主，对经络学说以及脏腑命门、三焦等论述在《黄帝内经》的基础上有所阐述和发挥。全书内容简要，辨析精微，每以“内、难之学”并提，被称为中医学经典著作之一。现有多种刊本、注本。

**难经本义** 医书名。2卷。〔元〕滑寿校注。成书于至正二十一年（1361）。书前首列“汇考”一篇，详论《难经》之各义源流；次列“图说”一篇，载图13幅。上卷载一至三十难；下卷载三十一至八十一难。书末附“阙误总类”一篇，校勘脱文错简19条。其注文，考《黄帝内经》以探其源，从张仲景、王叔和等以理其绪，凡诸说之善者，旁搜博致而以己意阐述之。书中引录吕广、杨玄操、于德用、虞庶等20余医家注，其中不少医书已佚。滑寿阐述治学心得颇为精辟，堪称《难经》校注之范本，是研习《难经》的重要参考书之一。

**难经集注** 医书名。5卷。〔宋〕王惟一等校注，或称王惟一为最后集辑者（《医籍考·医经七》）。约刊行于南宋年间。原名《王翰林集注黄帝八十一难经》。或谓〔明〕王九思等编。初刊本不存，明初吕复曾引录，现存本均系流传日本而后回归者。全书按脉诊、经络、脏腑、疾病、腧穴、针法等次序分为13篇，为现存最早的《难经》集注本。全书汇集了唐宋医家研究《难经》的成果，包括三国时吕广《黄帝众难经》，唐代杨玄操《难经注释》，宋代丁德用《补注难经》、虞庶《难经注》、杨康候《注解难经》五家注，还包括明代王九思、王鼎象、王惟一三家校注及石友谅之音释。从注文中可见其所据古本与今通行本有所不同，而杨康候注多与杨玄操相混，除虞庶注有九处提名杨氏可确定杨玄操外，余皆难辨。三家校均无校语，但所校内容应在正文中。以上九家并秦越人正文是南宋李元立《难经十家补注》之“十家”，故本书可能由该书演化而来。本书有极高的文献价值，是《难经》校勘训诂研究最重要的参考资料之一。

**难经经释** 医书名。2卷。〔清〕徐大椿撰。初刊于雍正五年（1727）。徐氏认为《黄帝内经》为医籍之祖，《难经》则悉本《黄帝内经》，欲明《难经》奥义，唯以《黄帝内经》为之证，方能诠释，故名经释。全书注文皆以

《黄帝内经》经文佐证，凡不合经旨者，便援引原文加以驳斥，若经文无可证者，则间引《伤寒论》《金匮要略》，偶引《针灸甲乙经》《脉经》等书。或有补正辑缺、推广其义及旁证其说者，则在经文下以按语说明，至于辨正是非处，则于各章节后再设专论，其溯本求源的研究方法对《难经》研究具有一定的参考价值。

## nang

**囊缩** 病证名。指阴囊上缩。出《素问·热论篇》。又名卵缩。本证常与舌卷并见于疾病危重阶段。辨证有寒热之分。因阳明热盛，邪传厥阴所致者，宜急下存阴，方用大承气汤；因寒邪直中少阴所致者，宜四逆汤、当归四逆汤等。参见“阴缩”条。

**囊痈** 病名。又名肾囊痈。多因肝肾两经湿热下注，或外湿内浸，蕴酿成毒所致。症见身发寒热，口干饮冷，阴囊红肿热痛，甚至囊皮紧张光亮，重坠疼痛，久则成脓。

## nao

**脑** 奇恒之腑之一。位于颅内，由髓汇聚而成，为神明汇聚之所，有支配精神意识，进行思维活动的功能。又名髓海、头髓。脑是精髓和神明高度汇聚之处，人的视觉、听觉、嗅觉、感觉、思维记忆功能等都由脑主宰，是人体最重要的器官之一。《灵枢·海论》：“脑为髓之海，其输上在于其盖，下在风府。”《素问·五脏生成篇》：“诸髓者，皆属于脑。”《脾胃论》：“张洁古曰，视听明而清凉，香臭辨而温暖，此内受脑之气而外利九窍者也。”《本草纲目》：“脑为元神之腑。”金正希曰：“人之记性皆在脑中。”

**脑崩** 鼻渊之重证。详见“鼻渊”条。

**脑长头大** 儿科病证名。指婴幼儿头大畸形者。常伴智力发育不全，视力、听力障碍，约半数患儿可发生惊厥。《太平圣惠方》：“小儿脑长头大，囟开不合，臂胫小，不能胜头。”治以固肾为主。

**脑风** 病证名。指风邪入脑所致的头冷痛类病证。出《素问·风论篇》。症见项背怯寒，脑户极冷，痛不可忍。治宜温散为主。参见“头痛”“头风”条。

**脑盖骨** 骨名。即俗称天灵盖。详见该条。

**脑疳** 儿科病证名。出《颅囟经》。见小儿疳疾头部生疮。多因患儿气血不足，感受风热，上犯头部所致。症见头上生疮，毛发焦枯，甚至脱落，疲倦，困睡，目睛无神，身热，汗出不解等。治先清热解毒，继健脾消疳。

**脑骨伤** 骨伤科病名。指因跌打碰撞等暴力作用致使脑骨（包括囟骨、颠顶骨、凌云骨、山角骨、后山骨等）损伤。常见有头颅骨折和脑髓损伤。见《仙授理伤续断秘方》。伤处可伴有局部肿胀，甚则颅骨凹陷，睑结膜出血，或流出脑脊液，昏睡不知人事。轻者可出现暂时性昏迷，逐渐清醒，但可能遗留头痛、头昏、恶心、呕吐和嗜睡等后遗症；重者可清醒一段时间后再昏迷，出现两瞳孔不对称，抽搐惊厥，脉数而弱，呼吸不规则，并可导致死亡。治宜宣窍开闭。伤重者应配合颅脑手术急救处理。

**脑后** 头部的后方。

**脑后发** 即脑疽。详见该条。

**脑疽** 外科病名。指生于脑后发际正中的有头疽。出《集验背疽方》。又名对口、脑后发、项中疽。多因湿热毒邪上壅，或阴虚火炽，热邪上乘所致。初起红肿疼痛，脉洪数有力，易溃易敛。若局部漫肿，皮厚色暗，难溃难敛，为阴精消涸，《灵枢经》中称为脑烁。若毒邪壅盛，可成陷证。

**脑瘤** 病名。指生长于颅腔内的肿瘤，以头痛、呕吐、视力下降、感觉障碍、运动障碍、人格障碍等为主要临床表现。属中医“头痛”“眩晕”“呕吐”等范畴。

**脑漏** 病名。鼻渊重证。详见“鼻渊”条。

**脑络痹** 病证名。因用脑过度，过食甘肥，房事不节，或年老肾虚，致精血亏少，经脉失柔，或痰浊瘀血阻滞，气血阻痹，脑络所养所致。以头痛，头晕，情志改变，或有肢体麻痹震颤等为主要表现的内脏痹病类疾病。

**脑鸣** 病证名。指自觉脑内有鸣响，或如蝉鸣、鸟叫，或如潮声、雷轰，多为持续性，一般常伴耳鸣、目眩等。多因髓海虚衰，或因火郁，湿痰阻遏所致。

**脑逆头痛** 厥逆头痛的别称。详见该条。

**脑衄** 病证名。指鼻部大出血者。《医宗金鉴·杂病心法要诀》：“鼻出血如泉，曰脑衄。”参见“鼻衄”条。

**脑杓** 指枕骨部，以其形如杓，故名。又名脑后骨。

**脑烁** 古病名。即脑疽之虚证。《灵枢·痈疽》：“阳气大

N

发，消脑留项，名曰脑烁，其色不乐，项痛而如刺以针，烦心者，死不可治。”疽色暗而不溃，硬而无脓，若损外皮，其形如犬咬去肉之状，溃口不敛，难愈。参见“脑疽”条。

**脑髓** 脑和脊髓的合称。《灵枢·经脉》：“人始生，先成精，精成而脑髓生。”《医林改错》：“精汁之清者化而为髓，由脊骨上行入脑，名曰脑髓。”参见“脑”“髓”各条。

**脑髓消** 病证名。因先天禀赋不足，或后天肾气渐衰，髓海空虚，或气血不足，脑失所养，使脑髓空虚所致。症见头晕，头痛，耳鸣腰酸，失眠，健忘，手足麻木，情绪抑郁，动作迟钝，渐至脑髓萎小，智力减退，动作笨拙。

**脑痛** 病证名。指外邪侵袭入脑所致的头脑剧痛。参见“脑风”条。

**脑震伤** 病证名。跌仆损伤脑部后，以短暂性昏迷、逆行性遗忘、头痛、恶心、呕吐等为主要表现的疾病。

## nei

**内** ❶与外相对。即里。《素问·调经论篇》：“阳虚则外寒，阴虚则内热。”❷同纳。如受纳、纳入。《灵枢·营气》：“营气之道，内谷为宝。”❸指进针、下针。《素问·八正神明论篇》：“以息方吸而内针。”《素问·调经论篇》：“候呼内针。”❹指房事、性交。《灵枢·终始》：“新内勿刺，已刺勿内。”

**内闭外脱** 邪气壅盛，郁闭于内，元气衰微，脱失于外的病理变化。

**内吹** 外科病名。即妊娠期乳痈。指妊娠六七个月出现乳房结肿疼痛。见《疮疡全书》。又称内吹乳。多由胎气旺盛，肝气郁结，胃热壅滞，气滞血瘀，邪热内壅郁蒸而成。治宜理气清热、活血化瘀。治疗中应注意保胎。参见“乳痈”条。

**内钓** 儿科病证名。指由内伤寒冷所引起的婴幼儿惊风。见《婴童百问》。《育婴家秘》中称“外感风热则为天钓，内伤寒冷则为内钓”，以抽搐、腹痛较剧烈为特征。痛时屈腰喘促，唇黑囊肿，抽搐惊叫，手足瘛疭，时作时止，目有红丝血点，大便色青，为寒热夹杂之证。治宜疏风散寒，止痛息风。

**内疔** 外科病证名。疔证的一种。见《疡医准绳》。多由热毒内盛所致。症见先发寒热、头痛、体痛，继之胸腹、背胁或头面手足间有一处肿痛，甚则疼痛剧烈，壮热不减。治宜清热解毒，泻火消肿。

**内发丹毒** 病名。为丹毒发于腰胁者。多由热毒兼肝火所致，治宜清热解毒泻肝火。

**内风** ❶病机名。与外风相对。指病变过程中出现肝风内动。《临证指南医案·中风》华岫云按："今叶氏发明内风，乃身中阳气之变动。肝为风脏，因精血衰耗，水不涵木，木少滋荣，故肝阳偏亢，内风时起。"❷病证名。指房事后汗出，感受风邪所致的病证。《素问·风论篇》："入房汗出中风，则为内风。"

**内疳** 儿科病证名。疳疾的一种。指疳病历时较长，病位在心腹、胃肠者。出《小儿药证直诀》。症见心腹虚胀，体热皮枯、羸瘦、痢下五色等。治宜清热健脾和胃。

**内关** ❶经穴名。出《灵枢·经脉》。属手厥阴心包经。手厥阴之络穴。为八脉交会穴之一，通阴维。位于前臂屈侧，腕横纹上2寸处，当桡侧腕屈肌腱与掌长肌腱之间。主治呃逆、呕吐、胃脘痛、胸胁痛、疟疾、心悸、健忘、失眠、休克、心动过速或过缓、心律不齐、心绞痛、无脉症、癫痫、精神分裂症、癔病等。❷病证名。指阴气极盛，积聚于内，不能与阳气相交所致的病证。《灵枢·终始》："脉口四盛，且大且数者，名曰溢阴。溢阴为内关，内关不通，死不治。"

**内关外格** 古脉象名。指脉入于尺部以下部位，为阳气关闭于内，阴气被格拒于外，故称。《难经·三难》："遂入尺为复，为内关外格，此阳乘之脉也。"参见"阳乘阴"条。

**内寒** 病机名。与外寒相对，指人体阳气虚衰，导致温煦气化功能减退，阴寒内生的病理变化。所谓阳虚则阴盛，阴盛则内寒。其证候主要表现为腹痛吐泻，喜温喜按，手足逆冷，或痰饮、水肿等。患者之痰涎涕唾及二便等分泌物，多以澄彻清冷或稀薄为特点。《素问·至真要大论篇》："诸病水液，澄彻清冷，皆属于寒。"

**内踝** 骨名。即胫骨下端向内的骨突。出《灵枢·本输》。又名合骨。

**内踝尖** 经外穴名。位于内踝之高点处。主治牙痛，小腿内侧肌群痉挛等。

**内踝疽** 外科病名。即发于内踝处的附骨疽。类似踝关节结核及骨髓炎。《外科真诠》:“内踝疽生于足踝近腕之处，内属三阴经，外属三阳经，俱由寒湿下注，血凝气滞而成。初起坚硬漫肿，皮色不变，时时隐痛，难于行立。”若化脓溃溢，则久而不敛。早期宜温经燥湿，外治用隔蒜灸。欲作脓者，内服十全大补汤，外敷乌龙膏。如已破溃，则按疮疡治疗。

**内急外弛之病** 眼科病证名。指睫毛倒入。出《原机启微》。常因椒疮失治，脉络壅闭，胞睑失养，以致睑皮宽松，睑内紧急，睑缘睫毛亦随之倒入。本病内治效果欠佳，多施行睑内翻矫正术。

**内经**《黄帝内经》的简称。详见该条。

**内经知要** 医书名。2卷。〔明〕李中梓辑注。刊于明崇祯十五年（1642），清乾隆二十九年（1764）经薛雪重校加按后广为流传。本书将《黄帝内经》中的重要内容加以分类辑录，分为道生、阴阳、色诊、脉诊、藏象、经络、治则、病能八类。李中梓结合各家论述、临床经验加注阐析，内容简要，浅显易懂，为中医入门读物，流传甚广。

**内淋** 即膏淋。详见该条。

**内漏** 病证名。❶指耳内流脓。《素问·刺禁论篇》:“刺客主人内陷中脉，为内漏为聋。”《类经》认为“脓生耳底，是为内漏，伤其经气，故致聋也”。❷指外伤性内出血。《诸病源候论·金疮病诸候》:“凡金疮通内，血多内漏。若腹胀满，两胁胀，不能食者死。瘀血在内，腹胀，脉牢大者生，沉细者死。”

**内取** 治法名。指病位在内的疾病，用内治方法消除之。《素问·五常政大论篇》:“上取下取，内取外取，以求其过。”

**内热** ❶病证名。①指脏腑阴阳失调，致火热内扰，阴液耗损过度而出现的内热虚证。一般表现为潮热，午后发热或五心烦热，可伴见盗汗，心烦口渴，消瘦，大便干结，小便短赤，舌红苔少，脉细数等。《素问·调经论篇》:“阴虚则内热。”②与外热相对，指外感温热之邪入里出现的里热证。临床常见高热不已，面红目赤，烦躁口渴，渴喜冷饮，神昏谵妄，大便闭结，小便短赤，舌红苔黄燥，脉沉实等。❷疗法名。指一种局部加热的治疗方法。常用如熨法、火针、灸法等，以达到温经散寒的治疗目的。《灵

N

枢·寿夭刚柔》:“刺寒痹者内热。”

**内疝** 病名。疝病的一种。见《外科大成》。因寒邪内侵，凝滞肝、肾两经而成。症见阴囊肿痛连及少腹，冷汗自出，甚至睾丸上缩，痛止则还纳原位。治宜散寒止痛。

**内伤** ❶病因名。泛指七情过极、劳倦损伤、饮食失调等致病因素导致气机紊乱，脏腑受损而发病的途径。❷病名。指因撞击、跌仆、坠堕、闪挫、强力负重等因素，导致伤及胸腹部脏腑气血的一类病证。又名内损。

**内伤不得卧** 病证名。泛指因体内脏腑功能失调引起的不能睡卧的病证。《症因脉治·不得卧论》中论述了肝火、胆火、肺壅、胃不和、心虚、心气虚等所致的不能睡卧病证。其中肺壅不得卧，因喘证所致。详见“不寐”及相关各条。

**内伤发斑** 病证名。指因气血虚弱或脏腑损伤所致的发斑证。见《医学入门》。又名内伤斑。治以补虚为主，用调中益气汤、归脾汤等方。参见“斑”条。

**内伤发热** 病证名。因久病体虚、饮食劳倦、情志失调或外伤出血等，导致脏腑功能失调，气血阴阳亏虚所致，以发热为主要表现的病证。

**内伤咳嗽** 病证名。因脏腑功能失调，内邪伤肺，导致肺失宣肃、肺气上逆，以咳嗽为主症的病证，多起病缓慢，咳嗽病史较长，咳声轻微，伴有其他脏腑、气虚血亏等病证，多属虚证或虚实夹杂。治宜调理脏腑。由于内伤性质和脏腑病变的不同，临床可见各种证型，如肺经咳嗽、脾经咳嗽、心经咳嗽、肝经咳嗽、肾经咳嗽、气虚咳嗽、血虚咳嗽等。

**内伤头痛** 病证名。因脏腑气血内损，或因痰湿瘀滞所致的一类头痛。一般起病较缓，时作时止，伴有脏腑气血不足或内邪滞着的症状。内伤头痛有气虚头痛、血虚头痛、阴虚头痛、阳虚头痛、肾虚头痛、瘀血头痛、痰湿头痛、肝阳头痛等。

**内伤吐血** 病证名。指因脏腑功能失调或虚损导致的吐血病证。见《症因脉治》。多因胃热络伤，或心、肝、脾、肾劳损所致。患者身无表邪，脉不浮大，时而呕吐出血。因胃热络伤吐血者，治宜清胃泻火；因郁怒伤肝者，治宜清肝凉血；因心脾损伤者，治宜补养心脾；因阴虚火旺者，治宜壮水制火；因阳虚血

N

不归经者，治宜温中补阳。参见“吐血”“劳伤”等条。

**内伤胃脘痛** 病证名。指因积冷、积热、食积、痰饮、气滞、瘀血、虫积等因素所致的胃痛。见《症因脉治·胃脘痛论》。由于病因不同，临床可见各种证型，如积冷胃脘痛、积热胃脘痛、食滞脘痛、痰饮胃脘痛、气郁胃脘痛、瘀血胃脘痛、蛔动脘痛等。

**内伤泄泻** 病证名。包括积热泄泻、积寒泄泻、痰积泄泻、食积泄泻、脾虚泄泻，以及气泄、肾泄、肝泄等，亦属内伤泄泻范畴。

**内伤眩晕** 病证名。因情志不遂、年老体虚、饮食不节、劳倦久病等导致风眩内动，清窍不宁，或清阳不升，脑窍失养引起的眩晕病证。

**内伤腰痛** 病证名。指肝、脾、肾虚损，或内邪、内伤所致的腰痛。见《症因脉治·腰痛总论》。一般病程较久，以虚证为多。治宜培补脾肾，或佐养肝，并可随症加用燥湿化痰、活血化瘀之品。由于内伤性质和脏腑病变不同，临床可见各种证型，如肾虚腰痛、虚劳腰痛、湿痰腰痛、瘀血腰痛等。参见“腰痛”条。

**内伤饮食痉** 儿科病证名。指小儿伤食吐泻而发痉者。出《解儿难》。症见呕吐、泄泻后痉厥，神疲，面色淡白，治以调理脾胃为主。或有伤及脾肾而致痉者，治宜温运脾肾之阳。

**内湿** 病机名，也作病证名。指脾肾阳虚，运化失职，导致体内水液停滞而湿浊内生的病理变化。临床主要表现为食欲不振，腹泻，腹胀，尿少，面黄，浮肿，舌质淡，苔润或白腻，脉濡缓等。治当健脾化湿或温肾利湿。

**内实** 即里实。详见该条。

**内实证** 即里实证。详见该条。

**内损** 即内伤。详见该条。

**内托** 治法名。又称托法。指用补益气血药物为主，扶助正气，托毒外出，以免疮疡毒邪内陷的治法。包括托毒透脓和补益托毒两种方法。托毒透脓法，适用于疮疡中期，毒邪盛而正气未虚，尚未溃破者；补益托毒法，适用于正气虚不能托毒外出，以致疮疡平塌，根脚散漫，难以溃破，或溃后脓汁稀少，坚肿不消，出现身热、精神不振、面色萎黄、脉数无力者。

**内外踝伤** 骨伤科病名。指足踝部扭挫伤。见《疡医准绳》。多因跌仆或扭压所致，局部肿胀、疼痛，压之痛剧，活动受限，并有骨擦声，甚至外翻或内翻畸形。治宜麻醉后手法复位，夹缚固定，内服复元活血汤，肿痛减轻后，改服正骨紫金丹，后期服健步虎潜丸，并配合功能锻炼。

**内外伤辨惑论** 医书名。又名《内外伤辨》。3卷。〔金〕李杲撰。刊于淳祐七年（1247）。李杲对内伤饮食劳倦与外感风寒两类疾病的各种疑似证候进行了辨析，并主要论述了以饮食劳倦为主的一些内科病证的证治。治法强调扶助脾胃。此书后辑入《东垣十书》中。

**内外痔** 肛肠科病名。即混合痔。指生于肛门齿线上下（肛门内外）的痔疾。见《外科大成》。参见“内痔”“外痔”各条。

**内外肿** 病证名。指咽喉肿痛延及颌颈部肿痛的病证。见《喉科指掌》。多因肺胃郁火，热毒上攻咽喉所致。症见咽喉红肿疼痛，甚至连及颌下颈部肿痛，汤水难下，伴发热，恶寒等。治宜清热泻火，解毒消肿。

**内陷** 又称“三陷变局”。火毒炽盛，正气内虚，毒不外泄，反陷入里，内传脏腑的危急重症。是火陷、干陷、虚陷的统称。

**内消** ❶治法名。又称外科消法。指以消散药物为主，促使尚未化脓的疮疡消散的治法。运用本法，仍须辨证施治，即有表证者兼解表，有里实者兼通里，热毒蕴结者兼清热解毒，寒邪凝聚者兼温通，湿邪阻滞者兼祛湿，气滞者兼行气，血瘀者兼行瘀和营等。未成脓者运用本法，可消散疮疡，或减轻症状；已成脓者不宜使用，以免毒散不收，或损伤气血，致使肿疡破溃，难以收口。❷病证名。即肾消。指以多食、口渴、小便多为特征的消渴病。见《诸病源候论·消渴病诸候》。又名强中。《张氏医通·消瘅》：“肾消之病，古曰强中，又谓内消。”参见“强中”条。

**内因** 三因学说中指喜、怒、忧、思、悲、恐、惊七情内伤过度。现将七情过极、劳倦损伤和饮食失调等能导致气机紊乱，脏腑受损的病因称为内伤病因。

**内痈** 病名。泛指生于脏、腑的痈。历代医家认为脏腑生痈，在本经募穴处先隐痛微肿，形寒身热，日渐酿脓，脉洪数者为脓已成，脉迟紧者为脓未成或有瘀血，以此作为诊断内痈的一个依据。病名则因病位不同而名称各异，如胃脘痈、三焦痈、肠痈、小肠痈、心痈、肝痈、脾痈、肺痈、肾痈等。

**内郁** 病证名。指情志郁结所致郁证。

**内燥** 病证名。指阴津耗伤而致干燥少津的病理变化。多出现在热病后期，或因吐泻、出汗、出血过多，损伤津液所致。也有因腠理闭塞、瘀血内阻，致使气液津血不能滋润而致。临床表现以心烦口渴，唇舌干燥，皮肤皲裂，毛发不荣，肌肉消瘦为特征，可伴见大便秘结、小便短少、骨蒸潮热等阴血亏虚之症状。

**内障** 眼科病证名。指主要发生于瞳神及眼内的眼病。见《太平圣惠方》。多因脏腑内损，气血津液亏虚，目失濡养所致，尤以肝肾不足，气血两亏为常见。此外，阴虚火旺，或情志失调，气滞血瘀，风火痰湿上扰清窍，以及外伤等亦可致病。患者常自觉眼前如蚊蝇飞舞，黑花飘荡，视灯火如彩虹，视物昏蒙，夜盲，甚至暴盲等。一般患眼外观无特殊改变，有些患者可见患眼瞳神大小、形状、颜色等改变，如青盲、绿风、圆翳内障之类。内障病情比较复杂，须辨证论治。除用药物、针灸治疗外，还需手术治疗。

**内治** 治法名。指针灸、服药以治疗内伤杂病的治法。《素问·至真要大论篇》："内者内治，外者外治。"

**内痔** 肛肠科病名。指生于肛门齿线以上的痔疮。出《外台秘要》。临床多见便血、痔核呈紫红色突出，伴有肛门部不适。根据痔核大小、脱出程度、能否还纳及还纳难易分为三期。如痔核嵌顿于肛门外，即为嵌顿性内痔。继发感染而治法不当者可形成肛漏。便血过多可造成贫血。治宜清热凉血，滋阴润燥，疏风利湿。外治可采用结扎、枯痔等法。

**内眦** 人体部位名。即内眼角。为足太阳膀胱经之起点，有睛明穴。又名目内眦、大眦、大角。《灵枢·癫狂》："在内近鼻者，为内眦。"《灵枢·经脉》："膀胱足太阳之脉，起于目内眦。"

## ni

**倪维德** 医家名。（1303—1377）元末明初医学家。字仲贤。大梁（今河南省开封市）人，后迁徙吴县（今江苏省），晚年居敕山，自号敕山老人。出身世医之家，少时学儒，后承其家业，专心医学。他认为“医为儒者之一事”，主张医者当通习伤寒、内伤、妇女、小儿治法，应该各科兼精。因唯叹独缺治眼一书，遂编《原机启微》2卷，为今存较早的眼科学专著。

**逆产** 即逆生。详见该条。

**逆传** 指温热病邪不按照卫、气、营、血或上、中、下焦次序及规律传变，如邪入卫分后，不经过气分阶段而直接深入营分、血分，出现神昏、谵语等危重病情，或由肺卫直接传入手厥阴心包经。逆传标志着邪气太盛或正气大虚，病势更加危急凶险。

**逆传心包** 病证名。温热病邪侵犯肺卫之后不从卫分顺传气分，而直入心包，扰乱心神的病理变化。

**逆从** 治则名。逆治与从治两大治疗法则的别称。❶用药逆证候而治者为逆治，从证候而治者为从治。《医门法律》："逆从者，以寒治热，以热治寒，是逆其病而治之；以寒治寒，以热治热，是从其病而治之。"《素问·至真要大论篇》："逆者正治，从者反治。"❷指针对标本关系来说的不同治法。《素问·标本病传论篇》："病有标本，刺有逆从。"马莳注："逆者，如病在本而求之于标，病在标而求之于本。从者，如在本求本，在标求标，此乃治法之不同也。"

**逆经** 妇科病名。指月经行经期及其前后出现与月经周期相一致的周期性口鼻出血。见《医宗金鉴·妇科心法要诀》。又名经从上逆、经从口鼻出、经行吐衄、倒经等。多因肝经郁火炽盛，经期冲脉气盛血动，血随气火上逆，或阴虚肺热，热伤肺络所致。在经前或经期者，宜泄热凉血；在经后者，多属阴虚血热内扰，宜养阴清热。

**逆流挽舟** 治法名。治疗外感夹湿型痢疾的方法。痢疾患者兼有恶寒发热、头痛身痛、无汗等表证，用人参败毒散治疗。疏表除湿，寓散于通，使表解且里滞亦除。亦即前人所谓从表陷里者仍当由里出表，如逆流中挽舟上行之意，故称逆流挽舟。但方中药味多辛燥，非典型病例不宜滥用。

**逆气** 病机名。指冲逆之气。多因脏腑或经络气机失调所致。《素问·逆调论篇》："人有逆气不得卧而息有音者，有不得卧而息无音者。"《素问·骨空论篇》："冲脉为病，逆气里急。"

**逆生** 妇产科病名。指分娩时胎儿足先下。相当于足位分娩。出《备急千金要方》。又名逆产、倒产。

**逆顺** ❶指经脉循行的不同方向。《灵枢·逆顺肥瘦》："脉行之逆顺奈何？岐伯曰：手之三阴，从脏走手，手之三阳，从手走头，足之三阳，从头走足，足之三阴，从足走腹。"❷指气血有余与不足。《灵枢·海论》："四海之逆顺奈何？岐伯曰：气海有余者，气满胸中，悗息面赤；气海不足，则气少，不足以言。"❸指正、反两种治法。《素问·至真要大论篇》："知标与本，用之不殆，明知逆顺，正行无问。"参见"逆从"条。❹指逆证和顺证。借以判断疾病的轻重、预后的好坏。《灵枢·阴阳二十五人》："察其形气有余不足而调之，可以知逆顺矣。"《素问·五运行大论篇》："死生之逆顺。"❺指形气的相称与不相称以及治疗的适当与否。《灵枢·根结》中讨论形气之逆顺与刺法补泻之逆顺，其大意为形气相称为顺，形气不相称为逆，在治疗上补泻适当为顺，补泻不适当为逆。❻指《灵枢经》篇名。该篇着重指出针刺大法须明逆顺，故名。主要论述在针刺治疗前必须明确辨别人体气行的逆顺、脉象的盛衰，以及应掌握病机的可刺、尚未可刺与不可刺这上、中、下三种情况。

N

**逆顺生翳** 眼科病证名。眼中生翳，从上向下蔓延者为顺，从下向上蔓延者为逆。见《银海精微》。又名逆顺障证。症见赤脉翳或从睛上，或从睛下，或从睛左，或从睛右，或从睛四周向中央侵犯，涩痛羞明，多泪视昏，甚至失明。治宜祛风清热，通络散瘀，明目退翳。

**逆死** 病机名。指脏腑病气传变至所不胜之脏而死。按五行生克规律，五脏疾病的相互传变，病重者常因传之"克我之脏"而死，故称逆死。《素问·玉机真脏论篇》："病之且死，必先传行至其所不胜，病乃死。此言气之逆行也，故死。肝受气于心，传之于脾，气舍于肾，至肺而死。心受气于脾，传之于肺，气舍于肝，至肾而死。脾受气于肺，传之于肾，气舍于心，至肝而死。肺受气于肾，传之于肝，气舍于脾，至心而死。肾受气于肝，传之于心，气舍于肺，至脾而死。此皆逆死也。"

**逆证** 诊断学术语。指外感病出现不按一般病程次序传变，或与阴阳传变规律不相应的证候。通常其病情会在短期内出现突然加重的变化。古人主要根据逆证出现的情况来判断疾病预后。如麻疹病出现疹色暗淡或出疹不透，伴见咳喘鼻扇，或疹浅淡稀落，或下利不止为逆证。或温病热毒壅滞，谵语烦躁，出现四肢逆冷，或气虚神乏等为逆证。

**逆治** 即正治。参见“逆从”条。

**腻苔** 苔质颗粒细腻致密，融合成片，如涂油之状，紧贴舌面，揩之不去，刮之不脱者。

**溺** ❶即尿。《灵枢·五癃津液别》：“水下留于膀胱，则为溺与气。”详见“尿”条。❷沉溺。如沉水而死者称溺毙。

**溺白** 即溺浊。详见该条。

**溺赤** 即小便黄赤。详见该条。

**溺窍** 人体部位名。尿道外口。

**溺血** 病证名。指血随小便排出而无疼痛者。出《素问·气厥论篇》。又名溲血、尿血。详见“尿血”条。

**溺浊** 病证名。指小便浑浊不清，而无尿道涩痛。常见于乳糜尿，泌尿系炎症、结核、肿瘤，以及磷酸盐尿等病。见《类证治裁·淋浊》。《素问·至真要大论篇》中称溺白。溺浊色白如泔浆者称白浊；浊而色赤者称赤浊。白浊多因脾胃湿热下流膀胱所致，尿出如泔，并伴胸脘满闷，口干口渴，舌苔黄腻，脉象滑数等，治宜清热利湿。日久不愈，导致心脾不足，气虚下陷，可伴见神疲乏力，面色淡白，脉象软弱等症，治宜养心健脾，升清固涩。

## niao

**尿** ❶即尿液。又名溺、溲、小便、小溲、前溲、小水、水泉、下泉。尿为津液之余。其生成源于肾及其化气作用，经膀胱排出体外，与脾运化水湿，三焦决渎通调，小肠泌别清浊等功能密切相关。尿液的排泄，对人体津液代谢有重大影响。《灵枢·五癃津液别》：“水下留于膀胱，则为溺与气。”❷指排尿。

**尿白** 儿科病证名。指小儿小便初下色黄赤，良久转白，或状如米泔者。出《婴童百问》。多因乳食伤脾，脾不散精，湿热内蕴，清浊相干，下注膀胱所致，亦有因肺脾气虚而致者。脾伤湿蕴者，治宜健脾分利；肺脾气虚者，治宜培补中气。

**尿白碱** 即人中白。

**尿崩** 病证名。因禀赋不足、饮食不节、情志不畅、跌仆外伤、客邪外侵等因素所致，以尿多如崩，尿清如水，烦渴多饮为主要表现的疾病。

**尿布皮炎** 即红臀。

**尿门无孔** 病证名。指先天性畸形导致尿道无孔，以致新生儿小便不能排出。宜外科手术治疗。

**尿脓** 病证名。脓随小便排出，或尿中夹有脓液，可伴有尿痛、尿急、腰痛或发热。

**尿胞** 即膀胱。详见该条。

**尿血** 病证名。由于肾阴不足，心肝火旺，下移小肠，或脾肾两亏，血失统摄所致，以尿中带血甚至尿出纯血而无尿道疼痛为主要表现的疾病。又名溲血、溺血。阴虚火旺者，症见小便红赤或纯血鲜红，腰膝酸软，耳鸣目花，心烦口干，舌质红，脉细数，治宜滋阴清火，凉血止血；脾肾两亏者，症见尿血淡红，面色萎黄，饮食减少，腰酸肢冷，舌质淡，脉虚软，治宜健脾补肾，益气摄血。如尿血而痛者，属血淋。

**尿中带血** 病证名。小便色赤，混有血液，甚至血块的症状。

**尿中有砂石** 病证名。尿中夹有砂石，兼见小便短赤疼痛，或有尿血，属石淋。因湿热内蕴膀胱，煎熬尿液，结为砂石，伤及血络所致。

**尿浊** 病证名。因湿热下注、脾肾亏虚等所致，以小便浑浊，白如泔浆，排尿时无疼痛为主要表现的疾病。

## nie

**捏法** ❶推拿手法名。动作与拿法相似，但须将肌肤提起，分如下两种。①用拇指和食指、中指相对，夹提腰背部皮肤，双手交替捻动，向前推进。②手握空拳状，用食指中节和拇指指腹相对，夹提皮肤，双手交替捻动，向前推进。常用于治疗食欲不振、消化不良、腹泻、失眠、小儿疳积等。❷正骨手法名。指医生用单手或双手拇指及其余四指在患部相对紧握，并酌情配合上挺、下抠等手法。适用于骨关节移位及骨折移位而无重叠者的整复，亦可用于治疗软组织损伤。

**捏积** 即捏脊。详见该条。

**捏脊** 小儿推拿疗法名。有调整阴阳、通理经络、调和气血、改善脏腑功能的作用。常用于治疗小儿疳积、厌食、消化不良、腹泻、呕吐、便秘、夜啼等。操作时小儿俯卧，操作者两手半握拳，两食指半屈，两拇指指面对齐食指第二指间关节的桡侧，合力夹住肌肉提起，随后食指向前推，拇指向后捻，两手同时向前移动，自长强穴起，至大椎穴止，如此反复3~5次。

**捏腕骨入髎法**　正骨手法名。适用于腕关节移位的整复。见《伤科汇纂》。医生握患者的手指（前脱手心向上，后脱手心向下）向远端牵引，同时另一手拇指下压尺桡骨下端或突出的腕骨，即可复位。

## nong

**脓**　皮、肉、筋、脉、骨因热盛腐败蒸酿而成的病理产物。

**脓漏**　外科病证名。指诸疮久不愈成漏。类似瘰疬、淋巴结核破溃流脓。

**脓窝疮**　外科病证名。即脓疱疮。出《外科正宗》。因湿热蕴蒸皮肤而成，或因湿疹、痱子等感染所致。好发于颜面、手臂、小腿等处，初起为红斑或小疱，随即变成黄豆大水疱，渐成脓疱，疱周红赤，疱壁较厚，破溃后凹陷成窝，干燥结痂渐愈，亦有反复发生经久不愈者，可伴有身热、口渴等全身症状。治宜清热利湿解毒。

**脓窝疥**　外科病证名。指疥疮继发感染化脓者。见《疡科心得集》。

**脓血痢**　病证名。指痢下多脓血者。出《诸病源候论·痢疾诸候》。多因积热蕴结，血化为脓所致。参见“热痢”“痢疾”条。

**脓肿**　病证名。肿势高突，皮肤光亮，焮红灼热，剧烈跳痛，按之应指的表现。

**弄产**　妇产科病名。指妊娠后期胎乱动而无即将分娩的征兆。《续广达生篇》：“怀孕六七个月或八九个月，偶略曲身，胎忽乱动，二三日间或痛或止，或有水下，惟腰不甚痛，脉未离经，名曰弄产。”

**弄舌**　儿科病证名。指舌微露出口外，旋即收回，或舔舐口唇四周，动不停者。出《疮疡经验全书》。又名舒舌。若舌伸出不收，或回缩缓慢者，谓之吐舌。以小儿心脾热盛，或内有伏火者居多。心脾积热者，时时伸舌于口外，旋伸旋缩，左右吐弄，舌红胀满，或口舌生疮，渴而喜冷，治宜泄心脾之热；若见咽喉肿痛，痰涎壅塞，声音嘶哑，舌出不收，时时搅动，常欲手扪者，为弄舌喉风，急用三棱针先刺去恶血，再内服清咽利膈汤；若喉内如松子或鱼鳞状而不堵塞者，治用知柏地黄丸加牛膝，外用蜜炙附子噙咽其汁；脾肾虚热者，舌不红

N

肿，时吐出口外，渴喜热饮，口角流涎，大便多不实，治宜补益脾肾。

## nu

**胬肉** ❶疮疡溃破后，出现过度生长高于疮面或暴露于疮口之外的肉芽组织。❷眼科病名。指眼球结膜增生而突起的肉状物。未遮掩住角膜的称“胬肉”；遮掩住角膜的称“胬肉攀睛”或“胬肉侵睛”，即翼状胬肉。多因心、肺二经风热壅盛，气滞血瘀所致，亦可因阴虚火旺引起。症见淡赤胬肉由眦角发出，似昆虫翼状，横贯白睛，渐侵黑睛，甚至掩及瞳神，自觉碜涩不适，影响视力。

**胬肉攀睛** 即胬肉侵睛。详见“胬肉”条。

**努伤失血** 由于用力举重，搬运物品，抬或提拿重物时用力屏气，局部使用力量超过胸部（胸椎、胸壁或胸腔）所能承受的力量，或姿势不正，用力不当，胸壁的肌肉、小关节受到牵拉扭错所致，以出血为主要表现的血证。可伴见胸胁闷痛、呼吸不畅等症状。

**怒膈** 病证名。指郁怒所致的噎膈证。《三因极一病证方论》：“胸胁逆满，噎塞不通，呕则筋急，恶闻食臭，名曰怒膈。”

**怒伤肝** 病机名。指大怒不止，肝气上逆所致的病机。怒则气上，血随气而上逆，可导致面赤、气逆、头痛、眩晕，甚至吐血、昏厥等。出《素问·阴阳应象大论篇》。

**怒则气上** 病机名。指过度愤怒可使肝气疏泄失常，过于升发上逆，甚则血随气逆于上的病理变化。肝藏血，喜条达而恶抑郁。若精神过度刺激，则肝气过亢而上逆，出现胸胁胀满，头痛头晕，目赤肿痛，甚则肝血失藏，血随气升出现昏厥、呕血等症状。《素问·举痛论篇》：“百病生于气也，怒则气上，喜则气缓，悲则气消，恐则气下，寒则气收，炅则气泄，惊则气乱，劳则气耗，思则气结，九气不同，何病之生？岐伯曰：怒则气逆，甚则呕血及飧泄，故气上矣。”

## nü

**衄血** ❶指非外伤所致的头部诸窍及肌表出血。❷专指鼻出血。参见“鼻衄”条。

## nüe

**疟病** 即疟疾。详见该条。

**疟疾** 病名。指感受疟邪引

N

起的以寒战、壮热、头痛、汗出，休作有时为主要特征的急性外感热病，多发于夏秋季节及山林多蚊地带。出《素问·疟论篇》。又名痎疟、疟病。多由风寒暑湿之邪侵袭所致。因兼感病邪、体质强弱及表现证候不同，分类亦不同。按临床证候分有风疟、暑疟、湿疟、痰疟、寒疟、温疟、牝疟、牡疟、瘅疟、疟母、痎疟等；按发作时间分有间日疟、三日疟、三阴疟、久疟等；按诱发因素和流行特点分有劳疟、虚疟、瘴疟、疫疟、瘴气等。治疗以截疟为主，在辨证选方中加常山、草果、蜀漆、青蒿等。并可选用针刺、敷穴等疗法。病情控制后，要注意预防复发。

**疟母**　病名。指久疟不愈，胁下形成痞块的病证。相当于久疟致脾脏肿大。出《金匮要略》。又名劳疟。治宜活血通络，行气散结。久病体虚，当攻补兼施，宜用鳖甲煎丸，或芎归鳖甲丸饮，或补中益气汤加鳖甲，或四兽饮等。

# O

## ou

**呕家** 指常呕吐的患者。《金匮要略·呕吐哕下利病脉证并治》:“呕家本渴，渴者为欲解，今反不渴，心下有支饮故也。”参见“呕吐”条。

**呕苦** 病证名。即呕吐苦水。出《灵枢·四时气》。又称呕胆。病在胆经。

**呕脓** 病证名。指呕吐脓液，为胃痈主症之一。《金匮要略·呕吐哕下利病脉证并治》:“夫呕家有痈脓，不可治呕，脓尽自愈。”详见“胃痈”条。

**呕清水** 即吐清水。详见该条。

**呕乳** 病证名。又称溢乳。指新生儿哺乳后，出现乳汁倒流出口。《幼科发挥》:“初生小儿，胃小而脆，容乳不多，为乳母者，量饥而与之，勿令其太饱可也。”

**呕酸** 即吐酸。详见该条。

**呕吐** 病证名。指食物、痰涎等胃内容物上涌，由口中吐出的症状，是胃失和降，胃气上逆的表现。出《素问·六元正纪大论篇》。古代文献中有声无物为呕，有物无声为吐，有声有物为呕吐。但临床上难以截然分开，故一般统称为呕吐，将有声无物者称之为干呕。脾胃虚弱、寒邪犯胃、湿热蕴蒸、痰饮内伏、饮食积滞等，均可导致胃气上逆出现呕吐。除呕出食物外，还有吐苦水、吐清水、吐痰涎、吐蛔等不同情况。临床治疗以和胃降逆为大法，并应辨别其虚、实、寒、热、痰、食，分别立法选方。

**呕吐苦水** 即呕苦。详见该条。

**呕血** 病证名。指血随呕吐而出，血出有声。出《素问·厥论篇》。因恼怒伤肝，呕血而见胸胁痛者，治宜疏肝泻火；因饮酒过多，积热动血者，治宜泻火止血；因饮食、劳倦损伤脾胃者，治宜健脾摄血；因房劳伤肾，下虚上盛而呕血，兼见烦躁口渴，面赤足冷者，治宜以补肾为主。参见“吐血”条。

**偶刺** 针刺手法名。十二节刺之一。指内脏有病时，以手按其胸背，在压痛处前后各进一针的针刺方法。用于治疗心痹等。针宜斜刺，以免刺伤内脏。《灵枢·官针》:“偶刺者，以手直心若背，直痛所，一刺前，一刺后，以治心痹，刺此者旁针之也。”

**偶方** 方剂分类名。七方之一。指由两味药物组成，或药味合于双数的方剂。参见“七方”条。

O

# P

## pai

**排便不爽** 排便不通畅，有涩滞难尽之感。是大肠气机阻滞，传导失司所致。

## pang

**庞安时** 医家名。（约1042—1099）宋代医学家。蕲水（今湖北省浠水县）人。字安常，自号蕲水道人。出身于世医之家，自幼随父学医，医术精湛，学贯百家。晚年参考诸家学说，结合自身经验，撰成《伤寒总病论》6卷，对仲景思想做了补充和发挥。其突出特点是着意阐发温热病，主张把温病和伤寒区分开来，对外感病学的发展做出了贡献。

**膀胱** ❶人体脏器名。六腑之一。又名净腑、水腑、玉海、脬、尿胞。位于下腹前部，居肾之下，大肠之前。其主要功能是贮藏水液，气化之后排出尿液。有津液之腑、州都之官之称。《素问·灵兰秘典论篇》："膀胱者，州都之官，津液藏焉，气化则能出矣。"足太阳膀胱经络于肾，与肾互为表里。肾主二阴，膀胱的排尿功能与肾阳及其气化功能密切相关。❷推拿部位名。位于小指近端指骨的腹面。出《小儿推拿广意》。治大、小便闭等病。

**膀胱痹** 病名。即胞痹。以小便不利，甚至尿闭为特征。见《症因脉治》。

**膀胱经** 足太阳膀胱经之简称。详见该条。

**膀胱咳** 病证名。指咳而小便随之而出一类病证。多见于产妇及老年人。出《素问·咳论篇》。

**膀胱气** ❶病证名。指小腹肿胀疼痛，小便秘涩一类病证。见《普济本事方》。治宜温阳利水。❷疝之别名。《医碥·疝》："（疝）由膀胱经得者，旧名膀胱气，毛际上小腹作痛。"参见"疝"条。

**膀胱气闭** 病证名。指膀胱气化功能障碍，引起小便不畅的病证。如小便困难或尿闭、小腹胀满等。多与肺、肾、三焦气化不利有关。治宜温肾行气。

**膀胱湿热** 湿热蕴结膀胱，

导致膀胱气化不利而致尿频、尿痛、尿短赤、尿血等症状的病理变化。

**膀胱湿热证** 病证名。指湿热侵袭，蕴结膀胱，以小便频急、灼涩疼痛及湿热症状为主要表现的证。常见于急性泌尿系感染与结石类病证。治宜清热利湿。

**膀胱俞** 经穴名。出《针灸甲乙经》。属足太阳膀胱经。位于骶部，当后正中线旁开1.5寸，与第2骶后孔相平处。主治遗尿、癃闭、泄泻、阴部湿痒肿痛、尿路感染、腰骶痛等。

**膀胱虚寒** 肾阳不足，膀胱气化无力，虚寒内生，贮尿、排尿功能失常的病理变化。

**膀胱胀** 病证名。胀病之一。指因小便不利而致少腹胀满的一类病证。出《灵枢·胀论》。多因膀胱寒、气化不利所致。

**膀胱足太阳之脉** 即足太阳膀胱经。详见该条。

**胖大舌** 舌体虚浮胖大，常伴有齿痕，色淡而嫩的舌象。

## pao

**炮炙** 药物学术语。炮制的古称。泛指药材的加工处理。

## pen

**喷嚏** 指肺气上逆于鼻发出的声响。

## pi

**皮痹** 病证名。以皮肤硬化为主要表现的痹证。由风寒湿乘虚袭于皮肤所致，症见局部或全身皮肤硬化，皮肤病变部位出现皮疹，有蚁走感和感觉迟钝等症状，严重者可累及脏腑。

**皮部** ❶人体部位名。指十二皮部。即十二经脉及其所属络脉循行在体表相应区域的分部。十二经脉及其所属络脉在体表的分区，经气布散所在，具有保卫机体，抗御外邪的功能，并能反映十二经脉的病证。《素问·皮部论篇》:“黄帝问曰：余闻皮有分部，脉有经纪，筋有结络，骨有度量，其所生病各异，别其分部，左右上下，阴阳所在，病之始终，愿闻其道。岐伯对曰：欲知皮部以经脉为纪者，诸经皆然。”王冰注:“循经脉行止所主，则皮部可知。”经络学说认为，病邪由表及里地入侵和传变，会形成病证由内而外的反应，如疼痛的部位及其放射的方向，皮肤的异常色泽、疹点和敏感点等，都与皮部有关。

❷经穴别名。即承扶穴。

**皮肤不仁** 病证名。指肌肤麻木，不知痛痒的症状。又称肌肤不仁。多因邪入肌肤，气血运行不畅所致。可见于卒中后遗症、痹证等疾患。

**皮肤干枯** 皮肤干枯无华，甚至皲裂、脱屑。多因阴津耗伤，营血亏虚，肌肤失养，或燥邪侵袭，气血滞涩所致。

**皮肤痛** 病证名。指皮肤灼痛、痒痛，或触之疼痛加重的病证。《灵枢·五邪》："邪在肺，则病皮肤痛。"

**皮肤针** 针具名。一种适用于浅刺的针具。其刺激仅涉及皮肤，故名。亦称梅花针、七星针、小儿针等。一般所用之皮肤针为针柄一端固定若干枚短针，使用时以腕力弹刺穴位。参见"皮肤针疗法"条。

**皮肤针疗法** 针灸疗法名。指用皮肤针刺激体表穴位的治疗方法。具有多针浅刺的特点。临床上因所用针具不同，也称为梅花针疗法、七星针疗法。操作时用右手持住针柄，进行均匀、有力的弹扣，先轻后重，直至局部皮肤潮红或微量出血为止。本法适用范围很广，对头痛、高血压、近视、痛经、肋间神经痛、神经衰弱、胃肠疾患及神经性皮炎有较好疗效。

**皮毛** 人体部位名。❶五体之一。出《素问·五脏生成篇》："肺之合皮也，其荣毛也。"又《素问·痿论篇》："肺主身之皮毛。"❷人体偏表的部分，指皮肤腠理毫毛及汗孔的合称。皮毛与肺关系密切，其抵御外邪、温养肌肤、调节汗孔开阖等功能的正常发挥，均有赖于肺气的宣发。

**皮毛痿** 病证名。指以皮毛枯萎为特征的痿证。《医宗必读·痿》："肺痿者，皮毛痿也。"因肺热叶焦，病及皮毛所致。可见皮毛枯萎，或见咳嗽、气急等症。若留着不去，可使筋、脉、骨、肉失养，继而发生诸痿。治宜清热生津，养阴润肺。参见"痿"条。

**皮内针** 针具名。一种专用于皮下埋置留针的小型针具。有颗粒式和揿钉式两种。颗粒式皮内针尾端如麦粒，身长有5分、1寸两种，粗细如毫针；揿钉式皮内针亦名揿针，针长1~2分，针尾绕成圆形，状如图钉。使用时将针横刺入皮下，若无不适，即可用胶布固定。临床多用于治疗疼痛性疾病或慢性病。

**皮热** 病证名。指皮肤有发

P

热感觉，或触之皮肤表面发热。多因阴虚或阳盛所致。若仅局部热痛，须预防疮痈。《灵枢·上膈》："其痈在外者，则痈外而痛浮，痈上皮热。"

**皮水** 病证名。由脾虚湿重、水溢皮肤所致，以全身浮肿，按之没指，腹胀如鼓，尿少为主要表现的水肿病。可伴见无汗，不渴，脉浮，发病缓慢等症状。治宜通阳、健脾、利水。参见"水肿"条。

**脾** ❶藏象名。五脏之一。脾位居腹中，膈之下，与胃相邻。五行属土。其经脉为足太阴脾经，与足阳明胃经相表里，五行属土，分主四时，通于长夏。脾主运化，主统血，在体合肉，其华在唇四白，开窍于口，在志为思，在液为涎，在味为甘，病理特征为湿。其主要功能：①脾主运化。指脾有运化水谷精微和水湿的功能，为营血化生之源，人体营养皆赖此得到补给，故称脾为生化之源、后天之本。《素问·灵兰秘典论篇》："脾胃者，仓廪之官，变化出焉。"②脾主统血。指脾能统摄血液，使其正常地循行于经脉，不使血溢出脉外。③脾主四肢。指由于脾的运化功能使四肢肌肉得到濡养和正常活动。《素问·太阴阳明论篇》："四肢皆禀气于胃，而不得至经，必因于脾，乃得禀也。"④脾主升清降浊。指脾具有升清降浊的特性，故能将水谷生化之精微上输于肺，并输布于全身，又能将水谷代谢之废弃物借助于三焦排出体外。⑤脾主思。❷指足太阴脾经的经气。《灵枢·本输》："脾出于隐白。"❸指脾的脉象。《素问·玉机真脏论篇》："岐伯曰：脾脉者土也，孤脏以灌四旁者也。帝曰：然则脾善恶，可得见之乎？岐伯曰：善者不可得见，恶者可见。帝曰：恶者何如可见？岐伯曰：其来如水之流者，此谓太过，病在外；如鸟之喙者，此谓不及，病在中。"指四时之脉搏中蕴含圆润冲缓之象者。亦即有胃气之脉。❹推拿部位名。详见"脾经"条。❺指脾在面部的望诊部位。鼻柱之下，即鼻准部。《灵枢·五色》："庭者，首面也。阙上者，咽喉也。阙中者，肺也。下极者，心也。直下者，肝也。肝左者，胆也。下者，脾也。方上者，胃也。"

**脾痹** 病证名。内脏痹证之一。因肌痹日久不愈，复感外邪，或饮食不调，脾气受损所致。症见四肢懈惰，呕吐清水，胸闷气窒，腹胀，不欲饮食，咳嗽等。

治宜益气温中，健脾消滞。参见“肌痹”条。

**脾不统血** 脾气虚弱，不能统摄血液，血溢脉外的病理变化。

**脾不统血证** 病证名。指脾气虚弱，统血失常，血溢脉外，以各种出血及脾气虚症状为主要表现的证。脾不统血证又名气不摄血证。

**脾藏意** 藏象学术语。出《灵枢·本神》。意，指意念，为心所主。意念与营血相关，心主血脉而脾藏营，营舍意，即言情志活动以五脏精气为本，与营血相关，故意为脾所藏。

**脾藏营** 藏象学术语。脾有生化和藏纳营气的功能。营，指循行于脉中的精气，生于水谷，源于脾胃，化生血液，故常以营血并称。营气出于中焦，故名脾藏营。出《灵枢·本神》。张介宾注:“营出中焦，受气取汁，变化而谓血，故曰脾藏营。”

**脾虫病** 即寸白虫病。

**脾瘅** 古病名。指因多食肥甘，脾热而浊气上泛，口中甜腻之证。日久可变为消渴。出《素问·奇病论篇》。治疗以芳香辟浊药为主。脉弦滑，嘈杂口甘者，属痰火。脾胃虚热，不能收敛津液而口甘者，当补脾气。参见“中消”条。

**脾肚发** 即上发背。详见该条。

**脾肺两虚** 病机名，也作病证名。指脾与肺两脏皆虚的病机及其相应的病证。临床主要表现为面色少华，手足不温，怠倦食少，便溏，容易感冒，咳嗽咯痰，短气汗出，舌淡嫩，苔白，脉虚或虚数等。治宜补脾益肺，也称作培土生金法。

**脾肺气虚证** 病证名。指脾、肺两脏气虚，以咳嗽、气喘、食少、腹胀、便溏及气虚症状为主要表现的证。

**脾风** 病证名。❶即慢脾风。详见该条。❷指抽搐后变疟者。见《幼科发挥》。

**脾疳** 儿科病证名。五疳之一。相当于小儿营养不良。又名食疳、疳积、肥疳。由于小儿喂养不当，饮食积滞而致脾胃虚损。积滞初起，可见面黄肌瘦，能食易饥，大便时干时稀，睡眠不安，多汗，龂齿，爱俯卧，治宜调理脾胃。如历久不愈，日见羸瘦，面色萎黄，胸膈壅闷，肚腹胀大，乳食不多，经常腹泻，大便酸臭，神倦体乏，懒言少动者，为疳积已成，治宜消疳健脾。

**脾寒** ❶病证名。指脾胃被

寒邪所伤而致的病证。《备急千金要方》:"治脾寒饮食不消，劳倦气胀，噫满，忧恚不乐，槟榔散方。"❷同脾阳虚。详见该条。

**脾合肉** 藏象学术语。指脏腑与五体相配合的关系。由于肌肉的营养源于脾的运化，其丰满或消瘦与脾气盛衰密切相关，故名。《素问·五脏生成篇》:"脾之合肉也，其荣唇也。"

**脾合胃** 藏象学术语。指脾与胃的脏腑相合关系。脾和胃是水谷精微消化、吸收和输布的主要脏腑。脾与胃相表里、相毗邻，足太阴脾经与足阳明胃经相互络属，构成脾与胃的阴阳表里相合关系。二者生理上相互配合，在病理上也互相影响。脾主运化，胃主受纳腐熟，共同完成饮食物的消化、吸收。脾为脏属阴，其性喜燥恶湿；胃为腑属阳，其性喜润恶燥。脾主升清，胃主降浊。两者在功能上互相配合，经脉上互相络属，构成表里相合的关系。脾胃的一纳一运、一升一降，互相配合，才能完成水谷精微的消化、吸收和输布。《灵枢·本输》:"脾合胃，胃者五谷之府。"

**脾积** 古病名，五积之一。见《脉经》。据《难经》"脾之积名曰痞气，在胃脘覆大如盘，久不愈，令人四肢不收，发黄疸，饮食不为肌肤"的论述，《脉经》又补充脉浮而长，食后胀满，脘腹有圆块突起，腹满，呕吐，泄泻，肠鸣，四肢沉重，足肿发冷等。参见"痞气"条。

**脾经** ❶足太阴脾经之简称。详见该条。❷推拿部位名。又名脾、脾土。①位于拇指远端指骨的腹面。治疗饮食不进，面黄瘦弱，泄泻等。出《小儿按摩经》。②位于拇指桡侧缘。见《幼科铁镜》。

**脾经咳嗽** 即脾咳。详见该条。

**脾绝** 病证名。指脾气绝的危重症。《中藏经·虚劳死证》:"脾绝，口冷足肿，胀泄不觉者，十二日死。"《脉经·诊五脏六腑气绝证候》:"病人脾绝，十二日死。何以知之?口冷足肿，腹热胪胀，泄利不觉，出无时度。"成无己《注解伤寒论·辨脉法》:"环口黧黑，柔汗发黄者，此为脾绝也。"

**脾开窍于口** 出《灵枢·脉度》:"脾气通于口，脾和则口能知五谷矣。"口主摄食，脾主消化，故口为脾之上窍。

**脾咳** 病证名。❶即脾经咳嗽。出《素问·咳论篇》。症见咳嗽，右胁下痛，痛引肩背，甚则不能动，动则咳剧。❷十咳之一。见《诸病源候论·咳嗽病诸候》："六曰脾咳，咳而涎出，续续不止，引少腹是也。"

**脾冷多涎** 病证名。指脾阳虚，不能摄纳津液而流涎的病证。《普济方》："脾之液为涎，脾气冷不能收制其津液，故流出渍于颐上。"治宜温中健脾。

**脾气** ❶指脾的精气。有滋养肌肉、四肢及全身脏腑经络等作用。《素问·太阴阳明论篇》："脾脏者，常著胃土之精也。土者，生万物而法天地。"❷指脾运化和统血等功能活动。《素问·经脉别论篇》："饮入于胃，游溢精气，上输于脾。脾气散精，上归于肺，通调水道，下输膀胱。水精四布，五经并行，合于四时五脏阴阳，揆度以为常也。"

**脾气不升** 病机名。指脾气虚衰不能升清的病机。多因脾胃中气不足所致。可见面色不华，眩晕短气，食少倦怠，腹胀便溏，或见眼花视蒙，耳聋，内脏下垂，脱肛，子宫下垂等。若因湿浊食滞以致脾气不升，则见头重如蒙，怠倦无力，不欲食，腹胀或腹痛，舌苔厚腻，脉沉缓等。治宜补中益气，升阳益胃。

**脾气不舒** 病机名。主要指脾气不能正常运行、输布而出现消化功能障碍的病机。多由肝失疏泄或湿困脾阳，亦有因饮食壅滞而致者。主要证候有脘腹胀闷，食不消化，厌食，呃逆等。治宜疏肝理气。

**脾气不足** 即脾气虚。详见该条。

**脾气热** 指脾热而津液损伤的病机。《素问·痿论篇》："脾气热，则胃干而渴，肌肉不仁，发为肉痿。"

**脾气盛** 病机名，也作病证名。指脾气壅滞中焦的病机及其相关病证。属有余之证。出《灵枢·淫邪发梦》。《诸病源候论·五脏六腑病诸候》："脾气盛，为形有余，则病腹胀，溲不利，身重苦饥，足痿不收，行善瘈，脚下痛。"

**脾气实** 即脾气盛。详见该条。

**脾气下陷** 病机名。脾气虚弱，中气升举无力，致气虚下陷或脏器下垂的病理变化。同中气下陷。

**脾气虚** 病机名，也作证名。指脾气虚弱，运化、升清、统血功能减弱，致运化无力，形体失养的病理变化。多因饮食失调、劳逸失度、久病失养或体质使然。多见纳少、腹胀、便溏、乏力诸症，亦可发展至脾气下陷或脾不统血。

**脾气虚证** 病证名。指脾气不足，运化失职，以纳少、腹胀、便溏及气虚症状为主要表现的证。

**脾气主升** 同“脾主升清”。详见该条。

**脾热** 病证名。泛指脾的热证。《素问·痿论篇》：“脾热者，色黄而肉蠕动。”《证治准绳·杂病》：“脾热者，轻手扪之不热，重按至筋骨又不热，不轻不重，在轻手重手之间，此热在肌肉，遇夜尤甚。”脾热有虚实之分。

**脾热多涎** 儿科病证名。指因脾经风热上壅，津液积聚而多涎。《太平圣惠方》：“儿多涎者，风热壅结，在于脾脏，积聚成涎也。若涎多，即乳食不下，涎沫结实，而生壮热也。”治宜清脾泄热。

**脾疝** 病证名。疝气的一种。类似于腹腔内包裹性化脓性包块。见《备急千金要方》。腹部可触及局限性肿块，有触痛、压痛，伴嗳气，腹痛，甚则呕吐清水或苦水痰涎。治宜清热解毒，消散攻下，或手术治疗。

**脾肾阳虚** 病机名，亦作病证名。指肾阳不足，命门火衰，火不生土而致脾肾阳气虚损，温煦气化无力，脾主运化与肾主水液功能失常的病理变化。临床多见腰酸膝冷，畏寒，饮食不化，小便不利，或夜尿频频，浮肿，五更泄泻等。治宜温补脾肾。

**脾肾阳虚证** 病证名。指脾肾阳气亏虚，温化失职，虚寒内生，以久泄久痢、浮肿、腰腹冷痛及阳虚症状为主要表现的证。

**脾失健运** 病机名。指脾运化功能失常的病理变化。脾主运化，脾虚则运化失职，不能升清。轻则出现腹胀纳呆、肠鸣、泄泻等消化不良症状。久则面黄肌瘦、四肢无力。若水湿困阻外溢则四肢浮肿，或水湿酿痰成饮，产生痰证、饮证。治宜健脾。

**脾湿热** 病机名，亦作病证名。指脾失健运，水湿停滞，湿蕴生热，湿热郁蒸的病机及有关病证。常见脘痞腹胀、食少倦怠、恶心满闷、便溏不爽、尿少而黄，甚则身目俱黄，舌苔黄腻，脉濡数。其他如皮肤湿疹、脓疱疮等亦多与脾湿热有关。治宜淡渗利湿，辅以芳香化浊药物，不宜过用苦寒药物。

**脾俞** 经穴名。出《灵枢·背腧》。属足太阳膀胱经。位于背部，当第11胸椎棘突下旁开1.5寸处。主治呕吐、呃逆、胃痛、腹胀、鼓胀、泄泻、痢疾、带下等。现代临床可治疗胃下垂、肝炎、贫血、出血性病证等。

**脾水** 病证名。水肿病之一。因脾阳虚困，不能运化，水湿内停所致，以腹部胀大，四肢沉重，尿少为主要表现的水肿病。参见“水肿”“十水”条。

**脾死脏** 脉象名。凡是轻按大坚，重按则空无，或脉来躁急，摇荡不定，突然中断者，均属脾脏真气将绝的脉象。《金匮要略·五脏风寒积聚病脉证并治》：“脾死脏，浮之大坚，按之如覆杯，洁洁状如摇者，死。”

**脾统血** 藏象学术语。指脾气有统摄、控制血液在脉中正常运行而不使其逸出于脉外的功能。又称脾裹血。脾主中焦，化生营气，营行脉中，血由气摄，脾虚则营气化生不足，统摄无力，容易引起各种出血疾患。《难经·四十二难》：“脾重二斤三两，扁广三寸，长五寸，有散膏半斤，主裹血，温五脏，主藏意。”《血证论》：“脾阳虚则不能统血，脾阴虚又不能滋生血脉。”

**脾土** ❶指脾。脾在五行中合土，故名。❷推拿部位名。见“脾经”条。

**脾为后天之本** 人出生之后，生命过程的维持及其所需精气血津液等营养物质产生，均依赖脾（胃）运化的水谷精微，故名。

**脾为生痰之源** 脾之运化功能失常，易致使津液代谢失调，是痰饮生成的主要原因。

**脾为吞** 病机名。指吞咽症状与脾病相关的病机。《素问·宣明五气篇》：“五气所病：心为噫，肺为咳，肝为语，脾为吞，肾为欠为嚏。”张志聪注：“脾主为胃行其津液，脾气病而不能灌溉于四脏，则津液反溢于脾窍之口，故为吞咽之症。”

**脾为涎** 藏象学术语。涎出于口，口为脾窍，故涎为脾主。出《素问·宣明五气篇》。

**脾痿** 病证名。即肉痿。《医宗必读》：“脾痿者，肉痿也。”详见该条。

**脾胃论** 医书名。共3卷。〔金〕李杲撰。成书于公元1249年，是李杲创导脾胃学说的代表著作，共载医论36篇，方论63篇。上卷为基本理论部分，引用大量《黄帝内经》原文以阐述其脾胃论的主要观点和治疗方药，包括脾胃虚实传变论、脾胃盛衰论等医论8篇，补脾胃、泻阴火、

P

升阳汤等方论4篇，阐明脾胃对整体功能的重要性及脾胃盛衰对机体的病理影响；中卷阐述脾胃病的具体论治，包括饮食劳倦始为热中论，以及补中益气汤等补脾胃方，介绍诸方的主治应用、配伍及加减法；下卷载医论12篇，详述脾胃病与天地阴阳、升降浮沉、其他脏腑、九窍的密切关系，并提出多种治疗方法，列方60余首，并附方义及服用法。所创补中益气汤、调中益气汤、升阳益胃汤、升阳散火汤、清暑益气汤等对后世深有影响，至今为临床所习用。

**脾胃湿热** 病机名，也作病证名。指湿热之邪内蕴中焦脾胃的病机及导致脾胃气机升降失常，纳运失司而出现的相应病证。常见身目俱黄，腹胀脘痞，饮食减少，恶心呕吐，倦怠乏力，尿少而黄，苔黄腻，脉濡数等。多见于黄疸，或其他急性肝胆疾患，或皮肤病如湿疹、脓疱疮等。治宜清利湿热，佐以健脾。

**脾胃阴虚** 病机名，也作病证名。指胃阴虚和脾阴虚的综合表现。脾胃互为表里，同主后天水谷营养的生化，五脏六腑皆禀气于胃，脾为胃行其津液。故胃阴虚常导致脾阴亦虚，脾阴虚者亦多见胃阴虚，出现脾胃阴虚。参见“胃阴虚”“脾阴虚”各条。

**脾恶湿** 藏象学术语。指脾的特性为恶湿浊。出《素问·宣明五气篇》。脾主运化，升清降浊，湿性黏滞，易困伤阳气，影响脾的健运出现泄泻、四肢困乏等病证，故谓脾恶湿。

**脾喜燥恶湿** 脾喜燥而恶湿浊的生理特性。“喜”为喜好之意，“恶”为畏恶之意。脾气充盛，则运化水液正常，水湿不潴留在体内；脾虚不运则易生湿，湿邪内蕴，又易困脾，导致脾脏病变。

**脾痫** 儿科病证名。五痫之一。因乳食伤脾，脾失健运而成。症见面色萎黄，目直，腹满，四肢不收等。

**脾瘅** 古病名。消渴病之一。又作脾消。《世医得效方》：“脾瘅之证，饮食入腹，如汤浇雪，随小便而出，落于溷僻沟渠中，皆旋结如白脂，肌肤日益消瘦。”参见“中消”“消渴”条。

**脾泄** 病证名。指因脾病所致腹泻。又名脾泻。《难经·五十七难》：“脾泄者，腹胀满泄注，食即呕吐逆。”常兼见肢体重着，脘腹不适，面色虚黄，治宜健脾调中。脾泄因于暑湿而发者，可用香薷饮加减；泄泻日久者，兼用固涩。

**脾虚** 出《素问·脏气法时论篇》。❶泛指脾之阴阳、气血不足的各种病证。多因饮食失调，寒温不适，忧思、劳倦过度或久病伤脾所致。症见消瘦面黄，四肢乏力，纳减，食物不化，腹痛肠鸣，便溏或泄泻，浮肿，便血，崩漏等。治宜健脾。❷同脾气虚。详见该条。

**脾虚带下** 妇科病证名。指脾失健运，水湿下注，伤及任、带两脉所致的带下。症见带下量多，色白或淡黄，如涕如唾，连绵不断，兼见面色淡黄，精神疲倦，不思饮食，腰腹酸坠，或有下肢浮肿，大便不实等。治宜健脾益气，升阳除湿。

**脾虚多涎** 儿科病证名。指脾气虚弱，不能摄纳而多涎。《证治准绳》："小儿多涎，由脾气不足。"症见神疲，面色萎黄，涎多清稀。治宜补益脾气。

**脾虚寒** 病证名。指脾虚兼寒，运化不及所见诸证。症见形寒肢冷，腹中冷痛，得温则舒，口泛清涎，大便溏泄，或浮肿，或妇女崩漏，白带清稀。《景岳全书·传忠录》："腹满时减者，以腹中本无实邪，所以有时或减，既减而腹满如故者，以脾气虚寒而然。"治宜温胃健中。

**脾虚经闭** 妇科病证名。指脾胃虚，气血生化之源不足而导致月经量少渐至闭经者。见《竹林女科证治》。治宜补脾胃，养气血。

**脾虚气陷证** 病证名。指脾气虚弱，升举无力，反而下陷，以眩晕、泄泻、脘腹重坠、内脏下垂及气虚症状为主要表现的证。脾虚气陷证又名中气下陷证。

**脾虚生风** 脾虚气弱，无以濡养筋脉，筋脉失养而虚风内动的病理变化。

**脾虚生痰** 脾虚运化水湿功能减退，津液代谢失调，痰浊内生的病理变化。

**脾虚湿困** 病机名，也作病证名。指脾虚运化无力而致湿浊内停，虚实夹杂的病理变化。脾虚则运化失常，水湿停滞，症见饮食减少，胃脘满闷，大便溏泄，甚至恶心欲吐，口黏不渴，或渴喜热饮，肢体困倦，甚至浮肿，舌苔厚腻，脉缓等。治宜健脾利湿。

**脾虚证** 病证名。泛指脾气、脾阳、脾阴不足所出现的各种证候。《脉经》："脾虚冷，右手关上脉阴虚者，足太阴经也。病苦泄注，腹满，气逆，霍乱，呕吐，黄疸，心烦不得卧，肠鸣。”《圣济总录》：“脾虚，论曰脾象土，位处中焦，主腐化水谷，通行营卫。脾气和则可以埤诸脏，灌四旁；若虚则生寒，令人心腹胀满，水谷不消，噫气吞酸，食辄呕吐，霍乱泄利，四肢沉重，多思气结，恶闻人声。”参见“脾虚寒”等条。

**脾阳** 藏象学术语。与脾阴相对而言。指脾具有温煦作用的阳气，是人体阳气体现在脾脏功能的反映。如脾阳虚，则运化失职，可出现饮食不化、腹痛胀满、大便溏泄、四肢不温。若痰湿内阻，可致支饮、悬饮、溢饮、肿胀病等。脾阳须命门火的温养，命火不足也可引起脾阳虚。

**脾阳不振** 同中阳不振。

**脾阳虚** 病机名，也可作病证名。指脾气虚衰，脾阳不足，功能减退，温煦无力，运化失职，可见阳虚内寒的病机改变及其相应的病证。又称脾气虚寒。因饮食失常、劳倦过度、久病或忧思伤脾等所致。除脾虚症状外，还可见腹中冷痛，得温痛减，口泛清水，四肢欠温，畏寒喜暖，小便清长，舌淡胖嫩，舌苔白润，脉沉迟等。治宜健脾温中。

**脾阳虚证** 病证名。指脾阳虚衰，失于温运，阴寒内生，以纳少、腹胀、腹痛、便溏及阳虚症状为主要表现的证。

**脾阴** 藏象学术语。❶与脾阳相对而言。泛指脾脏的阴液，包括血液、津液等，以及脾之凉润、宁静、濡养、收摄等作用。❷与胃阳相对，指脾脏属阴。

**脾阴虚** 病机名，也作病证名。指脾脏阴精不足的病机及其相关病证。多见于各类营养不良病证。如因病而致胃阴虚，或脾虚不运，阳损及阴，或饮食匮乏，营养不足，均可使脾气散精无源。临床表现一般多有口渴、消瘦、胃嘈杂等胃阴虚症状，还可见饥不欲食、四肢消瘦、乏力体倦，以及大便虽硬但不秘结等脾精不足，不为胃行津液的症状。

**脾约** 病证名。胃强脾弱，脾虚津少，肠液干燥所致，以小便数，大便硬，数日不行，口干腹胀，纳食尚可等为主要表现的疾病。

**脾胀** 病证名。❶指善哕、四肢烦悗、体重不能胜衣、卧不安等病证。出《灵枢·胀论》。多因寒气乘脾所致。❷胀病之一。即胀病见上述症状者。宜在治胀方中加脾经药。见《杂病源流犀烛·肿胀源流》。

**脾之大络** 经络名。十五络脉之一。出《灵枢·经脉》。脾之大络，名曰大包。本络脉发生病变，实则浑身疼痛，虚则全身关节松弛无力。

**脾主裹血** 藏象学术语。指脾有摄纳、生化营血的功能。出《难经·四十二难》。参见“脾统血”“脾藏营”条。

**脾主后天** 人生之后的营养、发育，依赖脾胃化生水谷精微供给，故名。《医宗必读》：“一有此身，必资谷气，谷入于胃，洒陈于六腑而气至，和调于五脏而血生，而人资以为生者也。故曰后天之本在脾。”临床治疗后天营养失调或因病伤及脾胃，多以调理脾胃法获效。

**脾主肌肉** 藏象学术语。全身的肌肉，都要依靠脾胃所化生的水谷精气来充养，故名。出《素问·痿论篇》：“脾主身之肌肉。”脾气健运，肌肉才能丰满、发达、健壮。《素问·太阴阳明论篇》：“脾病不能为胃行其津液，四肢不得禀水谷气，气日以衰，脉道不利，筋骨肌肉，皆无气以生，故不用焉。”

**脾主口** 藏象学术语。口主摄食，脾主消化，故口为脾之上窍。脾健则知饥欲食，食能知味；脾病则食欲不振，味反常。出《素问·阴阳应象大论篇》。《灵枢·脉度》：“脾气通于口，脾和则口能知五谷矣。”

**脾主升清** 藏象学术语。与胃主降浊相对。指脾气升动，将精微上输心肺的功能特性。与胃主降浊的功能相对而言。《素问·经脉别论篇》：“饮入于胃，游溢精气，上输于脾，脾气散精，上归于肺。”

**脾主四肢** 藏象学术语。指脾通过升清和散精作用将水谷精微输布，充养四肢，以维持四肢正常生理活动。四肢的功能活动与脾有密切关系，故名。出《素问·太阴阳明论篇》：“四肢皆禀气于胃，而不得至经，必因于脾，乃得禀也。”脾气虚弱，则见四肢乏力、消瘦或浮肿；脾受湿困，则见四肢倦怠。

**脾主运化** 藏象学术语。包括脾运化精微和运化水湿两方面。脾具有将水谷化为精微，并将其吸收、转输到全身的生理功能。还能促进体内水液的运转和排泄，配合肺、肾、三焦、膀胱等脏腑，维持水液代谢平衡。

**脾主中土** 藏象学术语。脾属中央土。因其具有运化水谷精

P

微，滋养脏腑器官、四肢百骸的功能，类似于土养万物，故名。《素问·阴阳应象大论篇》：“中央生湿，湿生土，土生甘，甘生脾，脾生肉，肉生肺。其在天为湿，在地为土，在体为肉，在脏为脾。”《素问·玉机真脏论篇》：“脾为孤脏，中央土以灌四旁。”张介宾注：“脾属土，土为万物之本，故运行水谷，化津液以灌溉于肝、心、肺、肾之四脏者也。”

**脾足太阴之脉** 即足太阴脾经。详见该条。

**痞** 病证名。❶指胸腹部痞满不适，按之不痛的病证。《伤寒论·辨太阳病脉证并治》：“病发于阴而反下之，因作痞。”又：“但（心下）满而不痛者，此为痞，柴胡不中与之，宜半夏泻心汤。”此病常因误下伤脾，或中气虚弱，不能运化精微，或饮食痰积不能消化，或湿热太甚等引起。根据病因、病位、症状之差异，可分为气痞、痰痞、虚痞、实痞、上痞、中痞、下痞等类型。❷指胸腹部有癖块，属积聚一类病证。参见“积聚”条。

**痞根** 经外穴名。见《医学入门》。位于第1、第2腰椎棘突间旁开3.5寸处。主治疝痛、腰痛、痞证等。现代临床亦治肝、脾肿大，肠炎。

**痞块** 病证名。指自觉腹腔内积块，按之坚硬有形者。即古代的积病与癥病。《杂病广要》：“大抵积块者，皆因一物为之根，而血涎裹之，乃成形如杯如盘，按之坚硬也。食积败血，脾胃有之；痰涎之积，左右皆有之。”《慎斋遗书》：“痞块，肝积也，肝经湿热之气聚而成也。外以大蒜、皂角、阿魏胶敷之，内以地黄汤加车前、木通服之。”

**痞满** 病证名。因感受外邪、内伤饮食、情志失调、体虚久病等引起营卫不和，气机不畅，或食滞内停，痰湿中阻，或肝郁气滞，横逆犯脾，或运化无力，气机呆滞，进而导致脾胃运纳失职，清阳不升，浊阴不降，升降失司，以自觉心下痞满，触之无形，按之柔软，压之无痛为主要表现的疾病。又称满、痞塞。

**痞气** 古病名。❶五积之一。指胃脘部有肿块突起，状如覆盘者。属脾之积。见《难经·五十六难》。多因脾虚气郁，痞塞不通，留滞积结而成。可伴见肌肉消瘦、四肢无力等，日久不愈，可伴发黄疸。治宜健脾散滞。❷指胸前痞满不舒证。多由伤寒误用攻下，病邪不得外解，浊气结而未散所致，用半夏泻心汤加减，或枳实理中丸。见《医学心悟》。

**痞胀** 病证名。指胸脘痞满，兼腹胀的病证。见《张氏医通》。多由湿热伤脾，升降失常，输运失职所致，亦可由痞证久延，气血痹阻而成。治疗时宜根据病情，采用补脾理气、清利湿热、益阴和血、祛痰化浊、消补兼施、上下分消等法。

## pian

**偏产** 产科术语。指异常分娩时产儿头先露。即在分娩过程中，由于产妇用力不当或其他原因，导致产儿头偏左或偏右，不能即下者。见《十产论》。

**偏风** 偏枯的别称。参见“偏枯”条。

**偏枯** 即半身不遂。详见该条。

**偏脑疽** 外科病证名。指脑疽生于项后偏旁的病证。出《外科大成》。又名偏对口。详见“脑疽”条。

**偏嗜食物** 患者偏嗜某种食物或异物，如生米、泥土，或偏嗜酸辣等。

**偏头风** 病名。指头风痛在一侧者。又名边头风、偏头痛。多因风邪侵袭少阳，或肝虚痰火郁结所致。头痛多在颞部、头角，或左，或右，或左右移，或有连目痛，或痛久损目，可伴有恶心、呕吐等。

**偏头痛** ❶又称头偏痛。即偏头风。详见该条。❷泛指头痛偏限于某局部者。

**偏坠** 病证名。指单侧睾丸肿大，疼痛下坠。出《中藏经》。多因痰湿、瘀血、肝火亢盛所致。因痰湿瘀血者，治宜橘核丸；肝经火热者，治宜龙胆泻肝汤。部分患者可继发于腮腺炎之后。

**胼胝** 病名。俗称茧子。指掌跖皮肤局限性增厚。出《诸病源候论》。又称趼子，还有脚垫、趾垫、鸡眼等称谓。多因鞋袜不适，患处长期挤压、摩擦，局部气血阻滞，肌肤失营而成。多见于足掌突部位。患处皮肤增厚，以中央为甚，呈黄白或淡黄褐色，触之坚硬，或有疼痛，顽硬如板，行路作痛，影响步履。

## pin

**品胎** 妇女一次妊娠同时怀有三个胎儿。

## ping

**平** ❶（píng）①脉象名。

指健康人的正常脉象。《素问·平人气象论篇》:"春胃微弦曰平。"②指气血或阴阳平和、协调、平衡的状态。《素问·生气通天论篇》:"阴平阳秘。"《素问·调经论篇》:"神气乃平。"③平调、调治。《灵枢·根结》:"上工平气。"④平定。引申指镇静法。《素问·至真要大论篇》:"惊者平之。"❷(pián)通"辨"。意即辨别、治理。如平脉法,即辨脉法,平虚实,即辨虚实。

**平补** 治法名。属补益法中的缓补法,即用甘平和缓的补益药治疗和调理疾病。多用于上焦久病,体质虚弱及病变发展较慢的患者。如心虚血少、惊悸失眠者,用平补正心丸调理。

**平补平泻法** 针刺手法名。指先泻后补的一种针刺补泻方法。《神应经》:"平补平泻,须先泻后补,谓之先泻邪气,后补真气。"目前多以中等指力捻转、提插为平补平泻。

**平旦** 即寅时,清晨5~7点。《素问·脉要精微论篇》:"诊法常以平旦,阴气未动,阳气未散,饮食未进,经脉未盛,络脉调匀,气血未乱,故乃可诊有过之脉。"

**平旦服** 服药方法。即清晨空腹服。

**平肺脉** 脉象名。指肺的正常脉象。其状如榆荚轻盈飘落,指下脉来浮滑流利和缓之象。《素问·平人气象论篇》:"平肺脉来,厌厌聂聂,如落榆荚,曰肺平。"

**平肝** 治法名。治疗肝风、肝火、肝阳的基本治则。❶平肝息风,与镇肝息风同。适用于治疗肝风内动,症见突然出现头部掣痛,肢体震颤、痉挛或抽搐等,常用药物如钩藤、天麻、全蝎、石决明等。❷平肝泻火。适用于治疗肝火旺盛,症见目赤胁痛,烦躁易怒等,常用药物如龙胆草、栀子、黄芩等。❸平肝潜阳。适用于治疗肝阳上亢,症见头痛眩晕,颈项板滞等,常用药物如石决明、牡蛎、珍珠母等。

**平肝脉** 脉象名。指肝的正常脉象,其状如举起的长竿末梢,柔软而富有弹性,指下脉来和缓冲容微弦之象。《素问·平人气象论篇》:"平肝脉来,耎弱招招,如揭长竿末梢,曰肝平,春以胃气为本。"

**平肝息风** 治法名。详见"平肝"条。

**平剂** 方剂类型名。十八剂之一。见《心印绀珠集》。亦指介乎于轻剂与重剂之间,药力平和、稳健的一类方剂。《温病条辨·上焦篇》:“但热不恶寒而渴者，辛凉平剂银翘散主之。”

**平脉** ❶指正常人的脉象。其衡量标准为脉来有胃气、有神、有根。又称常脉。脉象是否有胃气、有神、有根，是判断正气虚实的重要依据。脉象如具有冲和柔滑之象者，是谓有胃气、有神。尺脉沉取应指有力，是有根之脉。《素问·玉机真脏论篇》:“脉弱以滑，是有胃气。”《脉诀》:“寸关虽无，尺犹不绝。如此之流，何忧殒灭。”凡见有胃气、有神、有根之脉，则知正气不衰。❷指辨别脉象。《伤寒论·原序》:“并平脉辨证。”

**平胬药** 具有平复胬肉作用，能使疮口增生，胬肉回缩的外用制剂。

**平脾脉** 脉象名。指脾的正常脉象。其状如鸡之举脚投足，雍容大方，指下脉来柔和、从容不迫、节律分明之象。《素问·平人气象论篇》:“平脾脉来，和柔相离，如鸡践地，曰脾平，长夏以胃气为本。”

**平气** ❶指正常的气候。《素问·六节藏象论篇》:“帝曰：平气何如？岐伯曰：无过者也。”❷五运六气术语。出《素问·五常政大论篇》。即平气之年，该年气运既非太过，也非不及的年份。一般而言，五运值年，凡运太过而被抑，或运不及而得助，亦为平气。

**平人** 出《素问·平人气象论篇》。指阴阳协调、气血平和的健康人。其内涵包括形体、品行、心态及对外界的适应能力等。《素问·调经论篇》:“阴阳匀平，以充其形，九候若一，命曰平人。”《灵枢·终始》:“所谓平人者不病，不病者，脉口人迎应四时也，上下相应而俱往来也，六经之脉不结动也，本末之，寒温之，相守司也，形肉血气必相称也，是谓平人。”

**平肾脉** 脉象名。指肾的正常脉象，其脉来指下圆滑连贯而沉，有冲和之意，与冬令收藏相应。《素问·平人气象论篇》:“平肾脉来，喘喘累累如钩，按之而坚，曰肾平，冬以胃气为本。”

**平推法** 推拿手法名。推法之一，即分别以施术者的手指、全掌、掌根、大鱼际或小鱼际为着力点，附着于胸、背或四肢等施术部位上，用力向前做直线推移。

**平息** 脉诊术语。一呼一吸谓之一息。古代脉诊法，以健康人平和的呼吸次数作为测定患者脉搏次数的计量标准，是用来判断病情和确立诊断的依据之一。因此医者在诊脉时要保持呼吸自然均匀，清心宁神，以自己的呼吸计算患者脉搏的至数。《素问·平人气象论篇》："医不病，故为病人平息以调之为法。"平息的主要意义，一是指以医生的一次正常呼吸为时间单位，来测量患者的脉搏搏动次数；二是有利于医生思想集中，专注指下，以便仔细地辨别脉象，即所谓"持脉有道，虚静为保"。

**平心脉** 脉象名。指心的正常脉象，其状势如连珠，盛满滑利，指下脉来圆润而滑、绵绵不断之象。《素问·平人气象论篇》："平心脉来，累累如连珠，如循琅玕，曰心平，夏以胃气为本。"

**平脏人** 又称阴阳和平之人，体型介于阴脏人和阳脏人之间。其特点是阴阳平衡，气血调和，在平时无寒热喜恶之偏，是大多数人的体质类型。

**平治荟萃** 医书名。即《金匮钩玄》。详见该条。

## po

**破䐃脱肉** 肌肉极度消瘦，肢体上看不到肌肉隆起的表现。

**破皮疮** 外科病证名。指皮破肉烂，色黑形陷，汁水淋漓，不易生肌，顽固难愈的疮疡。见《医门补要》。多因素体虚弱或病久脾虚，湿邪浸淫所致。治宜健脾渗湿。

**破气** 药物分类名，也作治法名。指能疏利气机、破除郁滞聚结之气的药物及相应的治法。如青皮、枳实、槟榔等属破气药，用以治疗气滞结聚类病证。

**破伤风** 病名，指因风邪侵入伤口或疮口所致的病证。又名伤痉、金疮痉、金疮中风痉。初起四肢无力，头痛，两腮酸痛，口噤，颈部转动不灵，发热发冷，进而面肌痉挛，呈苦笑面容，牙关紧闭，舌强口噤，流涎，甚则全身肌肉紧张，角弓反张，频频发作，最后语言、吞咽、呼吸均困难，甚至窒息而死。

**破伤湿** 病名。指因皮破肉伤，水湿之邪侵入疮口所致的病证。出《世医得效方》。症见口噤，不能吞咽，项背强直，疮口流黄水。治宜祛湿解毒。亦可用天南星、防风等为细末，水调敷疮上。本病与破伤风同类，参见"破伤风"条。

**破血** 药物分类名，也作治法名。指药性峻烈，能破除蓄积瘀血的药物及相应的治法。如大黄、桃仁、红花、水蛭、虻虫等属破血药，用以治疗瘀血、蓄血类病证。

**魄** 精神意识活动的一部分。相当于人本能的感觉和动作。如听觉、视觉、冷热痛痒感觉、躯干肢体动作、新生儿吸乳和啼哭等，都属于魄的范围。《灵枢·本神》："并精而出入者，谓之魄。"《类经》："魄之为用，能动能作，痛痒由之而觉也。"这种功能，与构成人体的物质基础"精"是密切相关的，精足则体健魄全，魄全则感觉灵敏，动作正确。亦引申为体魄、气魄等。

**魄汗** 病证名。指出汗异常。出《素问·生气通天论篇》。前人谓汗液透发于肺，以肺藏魄、外主皮毛，故名。参见"鬼门"条。

**魄户** 经穴名。出《针灸甲乙经》。属足太阳膀胱经。位于背部，当第3胸椎棘突下旁开3寸处。主治咳嗽、气喘、虚劳、颈项强痛、肩背痛等。禁深刺。

**魄门** 人体部位名。七冲门之一，即肛门。魄，古通粕。糟粕由肛门排出，故称。

## pu

**普济本事方** 医书名。10卷。〔南宋〕许叔微撰。约成书于绍兴二年（1132）。简称《本事方》。本书《宋志》作12卷，今传世者10卷，载方366首，按病证分类，共计26门。书中伤寒证治推崇仲景学说，杂病证治重视脾、肾两脏，善用温肾暖脾方药，所列方剂，常附验案。全书有方有证，有理有法，方以病汇，因方辨证，见解精辟，条理明晰。

**普济方** 医书名。共426卷。〔明〕朱橚、滕硕、刘醇等编，刊于15世纪初。本书博引历代各家方书，兼采笔记杂说及道藏、佛书等，汇辑古今医方。包括方脉、药性、运气、伤寒、杂病、妇科、儿科、针灸及本草等多方面内容。据《四库全书总目》统计，共有1960论，2175类，778法，61739方，239图。采摭繁复，编次详析，是我国现存最大的方书，保存了极为丰富和珍贵的医方资料。本书编于明初，旧籍多存，所引方书不下150余种，其中许多医书现已亡佚。同期编纂的大型类书《永乐大典》素称浩博，本书所引古医籍不见于《永乐大典》者，有50余种。因此，"古之专门秘术，实借此以有传"。对于辑佚古书，尤其是宋元医籍，有重要价值。

# Q

## qi

**七表脉** 脉象分类名。《脉诀》把二十四脉分为七表、八里、九道三类。七表脉即浮、芤、滑、实、弦、紧、洪七种脉。

**七冲门** 指消化道的七个冲要部位，即飞门、户门、吸门、贲门、幽门、阑门、魄门。《难经·四十四难》："唇为飞门，齿为户门，会厌为吸门，胃为贲门，太仓下口为幽门，大肠、小肠会为阑门，下极为魄门，故曰七冲门也。"

**七恶** 指患疮疡时出现的险恶证候，是判断疮疡预后的方法之一，往往与五善并称。《太平圣惠方》："烦躁时嗽，腹痛渴甚，或泄利无度，或小便如淋，一恶也；脓血大泄，肿焮尤甚，脓血败臭，痛不可近，二恶也；喘粗短气，恍惚嗜睡，三恶也；目视不正，黑睛紧小，白睛青赤，瞳子上视者，四恶也；肩项不便，四肢沉重，五恶也；不能下食，服药而呕，食不知味，六恶也；声嘶色脱，唇鼻青赤，面目四肢浮肿，七恶也。"

**七方** 方剂分类名。出《伤寒明理论》。指大方、小方、急方、缓方、奇方、偶方、复方七种不同组方原则指导下组成的方剂。

**七怪脉** 脉象分类名。亦称七死脉。指疾病危重时出现的特殊脉象。即釜沸脉、鱼翔脉、弹石脉、解索脉、屋漏脉、虾游脉、雀啄脉七种。

**七节** ❶骨名。又名七节骨。①指第七椎骨。《素问·刺禁论篇》："七节之旁，中有小心。"《幼科推拿秘书》："七节骨者，从颈骨数下第七节也。"②指自下而上的第七节椎骨。吴鹤皋注："下部之第七节也，其旁乃两肾所系。"❷推拿部位名。①位于命门至尾骨端一线，向上推治泄泻，向下推治便秘等症。②位于背部正中线，约相当于第七胸椎处。《幼科推拿秘书》："七节骨穴，与心窝相对。"主治泄泻、痢疾、伤寒后骨节痛等症。

**七节骨** 骨名。即七节。详见该条。

**七窍** 人体部位名。头面部的两眼、两耳、两鼻孔及口七个孔窍的合称。五脏精气分别通达于七窍，五脏有病，多从七窍的变化中反映出来。《灵枢·脉度》："五脏常内阅于上七窍也。故肺气通于鼻，肺和则鼻能知臭香矣；心气通于舌，心和则舌能知五味矣；肝气通于目，肝和则目能辨五色矣；脾气通于口，脾和则口能知五谷矣；肾气通于耳，肾和则耳能闻五音矣。五脏不和，则七窍不通。"

**七情** ❶指人的正常情志活动，是人精神意识对外界事物的反应。包括喜、怒、忧、思、悲、恐、惊七种神志活动。❷病因名。①外伤七情。指情志活动过于强烈、持久或失调，引起脏腑气血功能失调而致病。《素问·举痛论篇》："怒则气上，喜则气缓，悲则气消，恐则气下，寒则气收，炅则气泄，惊则气乱，劳则气耗，思则气结。"②内伤七情。由于某些内脏病变而继发的病态情志活动。如《灵枢·本神》所载"肝气虚则恐，实则怒"等。❸药物配伍术语。出《神农本草经》。指药物在配伍后可能产生的七种不同作用，即单行、相须、相使、相畏、相恶、相杀、相反。

**七情所伤** 喜、怒、忧、思、悲、恐、惊七种情志变化过于强烈、持久或突然，引起脏腑气机紊乱，功能失调而致病。

**七日风** 脐风的俗称。详见该条。

**七日口噤** 即脐风。详见该条。

**七疝** 病证名。指七种疝病。详见"疝"条。

**七伤** ❶病因名。食伤、忧伤、饮伤、房室伤、饥伤、劳伤、经络营卫气伤的合称。❷专指七情所伤。❸病证名。指男子肾气亏损的七种症状。《诸病源候论·虚劳病诸候·虚劳候》："七伤者，一曰阴寒，二曰阴萎，三曰里急，四曰精连连，五曰精少阴下湿，六曰精清，七曰小便苦数，临事不卒。"

**七死脉** 亦称七怪脉。详见该条。

**七损** 房中术语。指七种有损人体精气的房中交合方法。出《天下至道谈》。其谓："其孙（损）：一曰闭，二曰泄，三曰渴（竭），四曰勿（一作带），五曰烦，六曰绝，七曰费。"

**七损八益** 房中术语。指房中交合有七种有损精气、八种有益于养生保精的方法。出《素问·阴阳应象大论篇》。其谓:"能知七损八益，则二者可调；不知用此，则早衰之节也。"

**七星针** 针具名。皮肤针之一。因针柄一端集针七枚，故名。参见"皮肤针"条。

**七星针疗法** 即皮肤针疗法。详见该条。

**七曜** 即七星。指日、月、金、木、火、水、土七星。《素问·天元纪大论篇》:"七曜周旋。"

**齐** ❶(qí)①同"平"。引申为正常。《素问·五常政大论篇》:"其收齐。"原文指收气与长、化之气相平，意为收气正常。②通"脐"。指肚脐。《素问·腹中论篇》:"此久病也，难治。居齐上为逆，居脐下为从。"❷(jì)通"剂"。①指药剂。《素问·玉版论要篇》:"必齐主治。"即必须用药剂治疗。②指药量。《刘宾客文集·鉴药》:"过当则伤和；是以微其齐也。"③指针刺处方。即规定针刺数及针刺深浅程度。古以针为砭剂，相当于服药的剂数。《灵枢·终始》:"其时为齐。"

**齐刺** 针刺手法名。十二刺之一。即先刺一针，并于两旁再各刺一针。或称三刺。《灵枢·官针》:"齐刺者，直入一，旁入二，以治寒气小深者。或曰三刺。三刺者，治痹气小深者也。"

**齐德之** 医家名。元代外科医家。生卒年代及籍贯不详。曾任医学博士、御药院外科太医。善于诊治疮肿痈疽等外科病证。整理收集宋代以前重要医著中有关痈疮的证治理论，并结合多年临证经验，撰《外科精义》2卷。主张疮疡多属阴阳不和、气血凝滞所致，临诊重视脉证合参及全身症状在辨证中的意义，治疗上要内外结合。因收入《东垣十书》，此书曾误题为李杲撰。

**岐伯** 传说中黄帝时代辅佐治国的大臣，也是当时著名的医家，曾与黄帝讨论医药，被尊为天师。见《汉书·艺文志》。参见"岐黄"条。

**岐骨** 骨名。❶指左右第7肋软骨汇合于胸骨处。《医宗金鉴·正骨心法要旨》:"岐骨者，即两凫骨端相接之处，其下即鸠尾骨也。"❷泛指骨骼连接成角之处。《伤科汇纂》:"岐骨者，凡骨之两叉者，皆曰岐骨。"

**岐黄** 岐伯与黄帝的合称。古代相传黄帝和岐伯研讨医药，并创立了中医学基本理论。中国现存最早的医学经典《黄帝内经》主要是以黄帝问、岐伯答的体裁编纂，故中医学又称为岐黄之术。

**奇** ❶（qí）异常的、特殊的。如奇病、奇邪、奇经。❷（jī）①单数，与偶相对。如奇方、奇制。②指余数。《医方集解》："正方三百有奇。"

**奇恒** ❶异于平常之意。《素问·疏五过论篇》："善为脉者，必以比类奇恒，从容知之。"❷古医籍名。已佚。《素问·病能论篇》："奇恒者，言奇病也。所谓奇者，使奇病不得以四时死也。恒者，得以四时死也。"《素问校勘记》："疑《素问·奇病论篇》即奇恒书之仅存者。"

**奇恒痢** 病名。指阳邪壅盛，上攻心肺、下窜肠腑所致的痢疾危候。见《医学实在易》。表现为泻痢不甚严重，但出现神昏谵语，咽干喉塞，气呛喘逆等症。治宜泄阳救阴。

**奇恒之腑** 藏象学说术语。脑、髓、骨、脉、胆、女子胞的合称。这些脏器形态多中空似腑，功能又多能贮藏精气似脏。以其具有不同于脏、腑的特性，且为贮藏阴精的器官，故名。《素问·五脏别论篇》："脑、髓、骨、脉、胆、女子胞，此六者，地气之所生也，皆藏于阴而象于地，故藏而不泻，名曰奇恒之府。"

**奇经** 奇经八脉的简称。因这些经脉列"别道而行"，既不属于十二经脉，亦无与脏腑配属的关系，与正经迥然有别，故称。参见"奇经八脉"条。

**奇经八脉** 指十二经脉以外的任脉、督脉、冲脉、带脉、阴跷脉、阳跷脉、阴维脉、阳维脉这八条经脉的全称。奇经八脉具有联系十二经脉，调节人体阴阳、气血、营卫等作用。并与肝、肾、女子胞、脑髓等器官关系密切。

**奇经八脉考** 医书名。1卷。〔明〕李时珍撰辑。成书于隆庆六年（1572）。与《濒湖脉学》《脉诀考证》合刊于万历三十一年（1603），并附刊于《本草纲目》后。本书引据《黄帝内经》《难经》《脉经》及金、元、明各家著作，就奇经八脉的循行、经穴和主病进行考证。另据《脉经》载气口九道脉，末附释音。

**奇经纳卦法** 即灵龟八法。

**奇脉** ❶指奇经八脉。❷指与色泽不相符合的脉象。见《素问·五脏生成篇》："凡相五色之奇脉。"

**奇效良方** 医书名。69卷。〔明〕董宿辑录，方贤、杨文翰补订。刊于成化七年（1471）。明正统年间先由太医院使董宿编辑诸家名方而成《试效神圣保命方》

10卷，后太医院使方贤与御医杨文翰考求医药文献，重新修订，类编荟萃，更改为现名，并增至69卷。又名《太医院经验奇效良方大全》。本书据病证分为64门，载方7000余首。有论有方，以《黄帝内经》《脉经》等书之理论为依据，汇集宋至明初医方之精华，综合内、外、妇、儿、杂病医疗经验。刊行之后，流传较广。

**奇邪** 病因名。❶指留于大络之邪。《素问·三部九候论篇》："其病者在奇邪，奇邪之脉则缪刺之。"❷指不正之邪。《灵枢·口问》："凡此十二邪者，皆奇邪之走空窍者也。"《素问注证发微》："奇邪者，不正之邪。"

**奇穴** 即经外穴。详见该条。

**脐** 即神阙。详见该条。

**脐疮** 儿科病证名。即脐湿疮。出《诸病源候论》。以脐部红肿热痛，甚则糜烂流脓为主要表现的新生儿疾病。患儿常先有脐湿，皮肤破损，再感毒邪，壅于肺部，郁而不散所致。轻者可见脐部红肿，重者向周围蔓延糜烂，脓水外溢，兼有发热，烦躁，唇红，口干等。治宜清热解毒，疏风止痒。

**脐风** 儿科病证名。又名风搐、七日口噤、四六风、七日风。出《备急千金要方》。即新生儿破伤风。因断脐不洁，感染外邪所致。以全身各部发生强直性痉挛，牙关紧闭，苦笑面容为主要表现的新生儿疾病。属于危重疾病，病死率高。治宜通经开闭，镇痉息风。参见"焠脐风"条。

**脐风三证** 病证名。指脐风的三种危重证候。《幼科发挥》："一曰撮口，二曰噤风，三曰锁肚，虽曰不同，皆脐风也。"

**脐漏** 儿科病名。指脐痈溃穿形成瘘管。出《外科真诠》。又名脐漏疮、落脐疮。多由脐痈久治不敛，形成漏管。症见脐中时流脓血臭水，久不收口。外用提脓去腐药，腐去继用生肌收口之药。

**脐漏疮** 即脐漏。详见该条。

**脐旁** 经外穴名。出《针灸集成》。位于腹中部，以患者两口角的长度为底边，以脐中（神阙）穴为顶点，作一底边水平的等边三角形，两下角是穴。主治急、慢性肠炎，细菌性痢疾等。本穴加神阙一穴，又名三角灸。

**脐湿** 儿科病证名。即脐湿肿。出《颅囟经》。指新生儿脐带脱落后，脐孔湿润不干，甚至有水溢出，或脐孔周围稍现红肿。由于断脐后护理不当，为水湿所侵而成。宜外用收涩药物，如煅龙骨粉或煅牡蛎滑石粉，干敷脐部。

**脐湿疮** 即脐疮。详见该条。

**脐湿肿** 即脐湿。详见该条。

**脐石症** 儿科病证名。指小儿脐部四周肿硬疼痛。见《医方一盘珠》。

**脐突** 儿科病证名。指脐部肿胀高凸。因先天发育缺陷，小肠脂膜突入脐中所致，以啼哭、屏气则脐部突起为主要表现的新生儿疾病。治宜清热。方用白芍药汤。外用外消散。但小儿年龄在2岁以上，脐环直径过大者，应考虑手术治疗，并修补腹壁缺损。

**脐下悸** 病证名。指脐下悸动不安。出《伤寒论·辨太阳病脉证并治中》。多因发汗后心阳不振，水气上逆所致。治宜通阳利水。

**脐血** 以脐部出血为主要表现的新生儿疾病。出《本草纲目》。

**脐痈** 病证名。指生于脐部的急性化脓性疾病。又名脐痈毒。出《疮疡经验全书》。因心经火毒流入小肠积聚而成，或脐部搔抓染毒所致。多见于初生婴儿，因结扎、剪断脐带，或在包扎处理时感染毒邪发病。也可由于脐部先天性畸形如卵黄管残留症或脐尿管闭合不全而继发感染邪毒引起。其特点是初起脐部微肿，渐大如瓜，皮色或红或白，脓稠无臭则易愈，脓水臭秽则成漏。治宜清热解毒利湿。外治参见"外痈"条。如不消散，可内溃穿透腹膜或形成脐漏。

**脐中** 经穴名。出《针灸甲乙经》。又名神阙。别名气舍、维会等。属任脉。位于脐窝正中。主治虚脱、四肢厥冷、腹痛、腹泻、痢疾、脱肛。禁针。

**脐肿** 病证名。以脐孔周围稍现红肿为主要表现的新生儿疾病。

**气** ❶本指云气，引申为一切气体的统称。《素问·阴阳应象大论篇》："地气上为云；天气下为雨。"❷指气候。《温疫论·杂气论》："寒热温凉，四时之气，往来可觉。"❸指节气。《素问·六节藏象论篇》："五日谓之候，三候谓之气。"张介宾注："气，节也。岁有二十四节，亦曰二十四气。"❹指气息。呼吸出入之气。《金匮要略·痰饮咳嗽病脉证并治》："咳逆倚息，气短不得卧。"❺中国哲学名词。指形成宇宙万物的最根本物质。包括气分阴阳，以及万物由气化生的原理等。王充《论衡》:“天地气合，万物自生。”《素问·保命全形论篇》:“天地和气，命之曰人。”王冰注:“气者，生之母也。”❻中医学术语。在中医学术语中，气与不同的词合用可表达各种不同的意义。①泛指流行于体内，具有濡养人体各组织器官作用的精微物质，是构成人体和维持生命活动的最根本、最微细的物质，同时也具有生理功能的含义。《灵枢·决气》:“上焦开发，宣五谷味，熏肤，充身泽毛，若雾露之溉，是谓气。”②泛指人体一切组织器官的功能活力。如心气、肝气、肾气、脾气、肺气五脏之气，胃气、胆气、大肠气、小肠气、膀胱气、三焦气六腑之气。依据其来源、分布和功能的不同，还可分为元气、真气、正气、阳气、阴气、营气、卫气、宗气、经络之气等。③泛指致病邪气。如六淫之气、疠气等。《素问·痹论篇》:“风寒湿三气杂至，合而为痹也。”又《素问·玉机真脏论篇》:“五脏受气于其所生，传之于其所胜。”④指药物寒热温凉四性。《医学启源·制方法》:“夫药之气味不必同，同气之物，其味皆咸，其气皆寒之类是也。”⑤指针感。即针刺效应的得气。《灵枢·九针十二原》:“刺之而气不至，无问其数；刺之而气至，勿复针。”⑥温病学术语。指温病辨证的阶段或病位，即气分证的简称。《温热论》:“在卫汗之可也，到气才可清气。”详见“气分证”条。

**气闭** ❶病机名。指气机阻滞的一类病机及其相关病证。多由情志过极，如抑郁或暴怒惊恐等致使气机闭塞，或外邪、痰浊等阻碍气机，使气机闭阻不通的病理变化。常见神昏、晕厥、肢厥等。❷癃闭之一。指气虚或气滞导致小便不通。《景岳全书·杂证谟·癃闭》:“气闭证，当分虚实寒热而治之。凡气实者，气结于小肠膀胱之间而壅闭不通，多属肝强气逆之证，惟暴怒郁结者多有之，宜以破气行气为主，如香附、枳壳、乌药、沉香、茴香之属，兼四苓散而用之。”参见“癃闭”条。❸指由气滞所致的便秘。参见“便秘”条。

**气闭证** 病证名。指邪气阻闭神机、脏器、管窍，以致气机逆乱，闭塞不通，以突发神昏晕厥、绞痛等为主要表现的证。

**气痹** 病机名，也作病证名。指由于情志刺激等因素引发的各种气机闭阻的病变机制及其相关病证。《中藏经·论气痹》:“气痹者，愁忧思喜怒过多，则气结于上，久而不消则伤肺，肺伤则生气渐衰，则邪气愈胜。留于上则胸腹痹而不能食，注于下则腰脚重而不能行，攻于左则左不遂，冲于右则右不仁，贯于舌则不能言，遗于肠中则不能溺，壅而不散则痛，留而不聚则麻。”宜节忧思，慎喜怒。不能食者，用异功散加郁金、香附；腰脚重痛者，用蠲痹汤加减。

**气不固证** 病证名。指气虚失其固摄之职，以自汗，或二便、经血、精液、胎元等不固为主要表现的证。

**气不化津** 阳气虚损，无法蒸化水津的病理变化。

**气不摄血** 由于气虚不足，统摄血液功能减退，以致血不循经，逸出脉外，从而导致各种出血的病理变化。

**气不摄血证** 病证名。指气虚不能统摄血液而致出血，以气虚及出血症状为主要表现的证。

**气池** 望诊术语。指小儿头面部的望诊部位。双眼平视，瞳孔直下1寸处，相当于眶下孔部位。见《奇效良方》。气池红，主伤风传变在脏，三焦热证。

**气喘** 病证名。❶气上喘促的通称。包括实喘与虚喘。详见“喘证”条。❷专指精神因素所致的喘证。见《东医宝鉴·杂证篇》。由七情所伤，气机郁结而致。症见呼吸急促而无痰声，甚则鼻张引息，或伴有躁怒，惊惕，郁闷等。治宜疏调气机，顺气解郁，可用四七汤、四磨汤等方加减。

**气促** 症状名。指呼吸短促，似喘而无痰声。多属虚证，亦有因外邪、水饮等所致者。若症见气促胸闷，咳逆倚息而不能平卧，或兼见头晕目眩，心下痞坚等，治宜苓桂术甘汤、肾气丸等方。如气短乏力，小便不利者，治宜四君子汤去茯苓，加黄芪，若气短促，动则尤甚，则倍人参，加白芍。

**气短** 又称气少、少气。呼吸微弱短促，言语无力，或短气不足以吸，似喘而无声。

**气道** 同息道。出《灵枢·口问》。

**气呃** 病证名。指气逆或气虚所致的呃逆。见《杂病源流犀烛·呃逆源流》。由于气机郁滞，或气虚而致呃逆，统称为气呃。因肺气郁痹而致呃者，症见咽喉不利，面冷频呃，宜宣肺气；因气郁而上逆者，宜调气解郁；因气虚而呃逆者，宜补中益气；若阳气欲绝，呃逆声低断续，或兼呕吐、下利、脉微者，急温阳祛阴。

**气反** 病机名。指上下或内外之病气相反。《素问·五常政大论篇》：“气反者，病在上，取之下；病在下，取之上；病在中，旁取之。”张志聪注：“气反者，谓上下内外之病气相反也。如下胜而上反病者，当取之下；上胜而下反病者，当取之上；外胜而内反病者，当取之外旁。”

**气分** 温热病邪由卫入里，邪热亢盛，正邪交争激烈的病理阶段。

**气分证** 病证名。即卫气营血辨证阶段之一。指外感温热病邪内传脏腑，正盛邪炽，阳热亢盛所表现的里实热证，是温热病的化热阶段。以发热不恶寒，舌苔转黄为特点。简称气分。多从卫分证发展而来，或由伏热内发。气分以中焦阳明为主，也包括肺、胃、脾、胆、大肠等脏腑。若热郁于肺则鼻扇气促、咳嗽痰黄；热结胃肠则口渴引饮、大便秘结或下利；湿热交困于中焦则胸闷脘满、舌苔白腻或黄腻。其他如热毒壅盛，或邪传少阳等，均属气分证。

**气疳** 即肺疳。详见“疳”条。

**气高** 病证名。指胸满气喘。《素问·脉要精微论篇》：“上盛则气高。”上盛，可由病邪壅阻，致肺气胀满，亦可见于下虚上盛之证。参见“喘”“虚喘”“实喘”等条。

**气膈** 病证名。指气郁所致的噎膈。出《肘后备急方》。又名怒膈。多因情志抑郁而成。症见噎塞不通，胸胁逆满，嗳气腐臭。可用七气汤、四七汤等方。参见“噎膈”条。

**气功** 养生康复方法名。指采用调身、调心、调息等法以养精、气、神，达到强身保健目的的一类自我身心锻炼方法。一般分静功、动功两大类。静功有坐、卧、站等不同姿势，以保持相对静止体态为特点，如内丹术、内养功、放松功等。动功以特定肢体运动方式为主，如五禽戏、八段锦导引法、易筋经等。气功锻炼有扶助正气、调整经络脏腑的作用，因其能治疗疾病，故称气功疗法。

**气鼓** 病证名。指气机郁滞所致的鼓胀。症见胸腹鼓胀，中空无物，外皮绷急，叩之有声，甚则腹大皮厚，一身尽肿，青筋暴露，肤色苍黄等。治宜疏肝健脾行气，方用沉香降气散、调中健脾丸、消气散等加减。参见“气胀”“鼓胀”条。

**气鼓法** 正骨手法名。指适用于胸肋骨骨折及移位的整复手法。患者仰卧，垫高背部，嘱患者用力咳嗽或深呼吸，同时助手下压腹部，医者下压突出的骨端，借鼓气之力将内陷的骨折端或移位骨端复位，达到整复目的。

**气关** ❶切诊术语。小儿指纹诊法中的“三关”之一。以小儿食指桡侧浅静脉为三关的观察部位，其中食指端的第二节，称为气关。当小儿指纹伸延至气关时，表示病邪较重。详见“小儿指纹”条。❷推拿部位名。指三关之一。位于食指中段指节的腹面，用揉法可行气通窍。

**气海** ❶经穴名。出《针灸甲乙经》。别名脖胦、下肓、下气海。属任脉，位于腹正中线上，脐下1.5寸处。主治虚脱、厥逆、腹痛、泄泻、月经不调、痛经、崩漏、带下、遗精、阳痿、遗尿、尿潴留等。本穴又为肓之原，具有强壮作用。参见“十二原”条。❷身体部位名。①指膻中。是宗气汇聚发源之处。又名上气海。《灵枢·海论》:“膻中者，为气之海。”②指丹田。又名下气海。见《类经附翼》。

**气化** 通过气的运动产生各种变化，简称气化。❶运气学术语。指自然界风、寒、暑、湿、燥、火六气的运动变化及其化生万物的作用。出《素问·气交变大论篇》等。❷泛指人体内各脏器、组织气机运行变化。如脏腑的功能、气血的输布、经络的流注等。又专指某些器官特殊功能的概括，如三焦气化、膀胱气化等。《素问·灵兰秘典论篇》:“膀胱者，州都之官，津液藏焉，气化则能出矣。”

**气化无权** 病机名。由于阳气不足，气化作用失职，影响气、血、精、津液等化生，导致津液代谢产物排出不利而潴留于体内的病理变化。一般常指因阳虚引起水液代谢障碍，并可导致痰饮内停或水湿不化等病变。

**气会** 经穴名。八会穴之一。即膻中穴。膻中位于两乳之间，其内为肺脏，肺主气，诸气皆属于肺，故名。《难经·四十五难》:“气会，三焦外一筋直两乳内也。”凡诸气病，皆可酌情取用。

**气积** 病证名。指气机郁滞成积聚者。见《儒门事亲·五积六聚治同郁断》。多因忧思郁怒，气机不和，日久积聚而成。症见胸闷嗳气，胁腹膨胀，或有痞块时隐时现，游走无定处等。治宜疏肝理气。参见“积聚”条。

**气机** 基础理论术语。气的运动，以升、降、出、入为基本形式。泛指人体内气的升降出入运行机制，用以概括各脏腑经络的生理性或病理性活动，如气机通畅、气机失调、气机阻滞等。

**气机不利** 病机名。泛指脏腑功能活动失于调畅。通常用以说明脏腑气化过程中的升清降浊功能紊乱。由于气流通不畅，甚至阻滞，或气郁不散，导致脏腑、经络功能障碍的病理变化，包括气滞、气郁等，影响气、血、津、精等的化生，以及人体代谢产物的排泄。常可见呃逆、胸脘痞闷、腹胀、腹痛、二便失调等症状。

**气街** ❶经络学术语。指经络之气通行的道路。全身分四气街。《灵枢·卫气》：“胸气有街，腹气有街，头气有街，胫气有街。故气在头者，止之于脑；气在胸者，止之膺与背俞；气在腹者，止之背俞与冲脉于脐左右之动脉者；气在胫者，止之于气街与承山、踝上以下。”说明经络在头面、胸、腹、胫的分布联系。❷人体部位名。指腹股沟股动脉处，见《素问·气腑论篇》：“气街动脉各一。”王冰注：“气街，穴名也。”❸气冲穴之别名。出《铜人腧穴针灸图经》。

**气结腹痛** 即气滞腹痛。详见该条。

**气厥** 病证名。❶厥证的一种。指因中气衰竭或气机逆乱引起的昏厥。见《丹溪心法·厥》。有气虚、气实之分。气虚而厥，症见眩晕昏仆，面色㿠白，汗出肢冷，脉微弱等，治宜培补气血；气实而厥，症见卒然昏仆，胸膈喘满，脉弦滑等，治宜顺气开郁。参见“厥证”条。❷指气逆。出《素问·气厥论篇》。

**气口** 脉诊部位名。即寸口。《素问·经脉别论篇》：“气口成寸，以决死生。”参见该条。

**气劳** 病证名。指虚劳病之中虚气滞者。症见胸膈噎塞，呕逆，脘腹胀气，饮食不下，大便时泄，面色萎黄，四肢无力等。治宜补中行气。参见“虚劳”条。

**气利** 即气痢。详见该条。

**气疬** 病证名。瘰疬的一种。见《医宗金鉴》。症见颈两侧肿块，推之可动，形圆而软，遇恼怒愤郁则胀大而痛。治宜疏肝理气解郁。

**气痢** 病证名。即气利。❶指中气下陷而致的痢疾。症见下痢滑脱，大便随矢气而出。治宜温涩固脱。《金匮要略·呕吐哕下利病脉证治》："气利，诃梨勒散主之。"❷指痢疾属气滞者。《医学入门》谓"气痢如蟹沫，拘急甚"者，可用流气饮子、茱连丸、六磨汤等。《世医得效方》治气痢，泄如蟹沫，用牛乳、荜茇，水煎服。

**气淋** 病证名。淋证的一种。因中气不足，或气滞不通，或脾肾虚膀胱热所致，以小腹胀满，小便艰涩疼痛，尿后余沥不尽为主要表现。可分虚、实两种情况。虚者中气不足，少腹坠胀，尿出无力，宜用补中益气汤，或八珍汤加杜仲、牛膝等；实者气滞不通，小便涩滞，脐下胀满疼痛较剧，宜用瞿麦汤，或沉香散加青皮、乌药、小茴香等。参见"淋"条。

**气瘤** 病名。指肿块或瘤体随喜怒或大或小的一类病证。多因劳伤肺气，复被外邪侵袭所致。瘤体软而不坚，皮色如常，无寒无热，随喜怒而增大或缩小。治宜益肺调气，化痰散结。

**气癃** 即气淋。详见该条。

**气轮** 眼科学术语。目五轮之一。即眼球白睛部分，包括球结膜与巩膜。见《秘传眼科龙木论》。气轮属肺，其疾患多与肺、大肠有关。详见"白睛"条。

**气秘** 病证名。指气滞或气虚所致的便秘。见《济生方·大便》。多起于七情郁结，症见脘腹胀满，胸胁刺痛，嗳气，欲便而不得便，治宜顺气润肠，可用四磨汤、搜风润肠丸。肺气不降者，用苏子降气汤加枳壳；老年虚秘者，用橘杏丸、二仁丸；气虚不运者，症见大便秘结，精神倦怠，言语无力，舌淡脉弱，治宜益气润肠，可用黄芪汤、威灵仙丸等。

**气门** ❶人体组织名。即汗孔。汗孔是阳气散泄的门户，故称。又名鬼门。《素问·生气通天论篇》："故阳气者，一日而主外，平旦人气生，日中而阳气隆，日西而阳气已虚，气门乃闭。"❷经外穴名。见《备急千金要方》。位于腹正中线脐下3寸，旁开3寸处。主治产后恶露不止、崩漏、不孕症、尿闭等。

**气逆** 病机名。指气的升降出入反常，升发太过或降之不及，以脏腑之气上逆为特征的一种病理变化。

**气逆证** 指气机升降失常，逆而向上，以咳喘、呕恶、头痛、眩晕等为主要表现的证。一般来说，气逆证多指实证，但也有因虚而气上逆者，如肺气虚则肃降无力，或肾气虚失于摄纳，导致肺气上逆，胃气虚或胃阴虚，胃和降失职，亦能使胃气上逆，此皆因虚而致气上逆。此外，气逆只是一种病机，并不是一个完整的证名，临床应注意辨别病因，再结合病位、病机构成完整的辨证诊断，如胃寒气逆证、胃火气逆证、肝火气逆证等。

**气呕** 病证名。指气逆致呕吐者。见《三因极一病证方论》。指因盛怒、忧思、情志不舒等导致气逆呕吐的病证。常见胸膈胀满，饱闷少食，食入呕吐，或饮食如常，半夜即吐。治宜和中降逆。

**气痞** 病证名。指气滞而痞胀的病证。其病因病机不同，症状亦有区别。外感表实证误下可致气痞。《伤寒论·辨太阳病脉证并治》："脉浮而紧，而复下之，紧反入里，则作痞，按之自濡，但气痞耳。"忧思郁结，气机涩滞也可致气痞。症见腹部微痛，心下痞满，食欲减退等。治宜理气和营，解郁消痞，用木香化滞汤等方。若虚中夹实，治宜健脾行滞，用枳实消痞丸等。

**气怯** 病证名。指胆气虚怯出现易惊慌等症状。由于中气不足，脾虚生痰，或痰湿夹热扰胆，阻碍胆气的疏泄和肝气的升发所致。临床表现为气短，心烦，失眠，惊悸不安，口苦，恶心等。治宜益气安神。

**气疝** 病证名。❶指以腹痛时作为特征的病证。多因饮食寒温不适，气机阻塞所致。如腹中疼痛，时作时止，时轻时重。治宜理气。❷指小儿疝气。常见脐腹绞痛，或间现睾丸肿大。《幼幼集成》："小儿性急，多叫哭而得之者，此气动于内，谓之气疝。"治宜行气开郁。

**气少** ❶病证名。指少气或短气。即呼吸无力且浅表、急促，患者自觉气交换不足。多由气虚所致。❷病机名。指气血虚弱不足。《素问·脉要精微论篇》："(脉)细则气少。"

**气嗽** 病证名。❶指咳嗽且见气机不利、胸膈满闷之症。见《太平圣惠方》。多因肺虚、邪气壅塞所致。治宜宣肺化痰，扶正祛邪。❷指七情内伤所致的咳嗽。见《杂病源流犀烛·咳嗽哮喘源流》。症见咳嗽气急，痰黏稠，或如败絮，咽喉作梗，如有物塞咽，吐之不出，咽之不下，脉浮洪滑数。治宜化痰解郁。

**气随血脱** 病机名。指因大

失血，气随血液流失的危重病理变化。即血脱气脱。

**气随血脱证** 病证名。指大量失血时引发气脱，以大出血及气脱症状为主要表现的证。

**气随液脱** 大汗、大吐、大泻，使津液大量丢失，气亦随津液大量外泄而脱失的危重病理变化。

**气胎** 妇产科病名。假孕症之一。见《续名医类案》。因平素性躁多怒，肝气郁结，气血运行不畅，冲任胞脉阻滞，以致经闭腹大，状如怀孕。治宜疏肝理气行血。

**气痛** 病证名。指气滞所致的疼痛。七情郁结、痰湿阻滞、饮食劳伤等，均能导致气滞不通，引起疼痛。常发于胸腹腰胁等处。

**气脱** 病证名。指元气亏虚至极，气不内守，大量亡失，以致生命功能突然衰竭、气息奄奄欲脱的危重证候。常见面色苍白，汗出不止，呼吸微弱，脉微欲绝，甚者可见神识昏迷，二便失禁等。治宜大补元气，方用独参汤、生脉饮、参附汤等加减。

**气脱证** 病证名。指元气亏虚至极而欲脱，以气息微弱、汗出不止、脉微等为主要表现的危重证候。

**气为血帅** 基础理论术语。气对血有推动、统摄和化生等作用，具体表现为气能生血，气能行血，气能摄血。气为阳，是动力，血为阴，是基础。气行血亦行，气虚血亦虚，气滞血亦滞。脾气虚则血失统摄而外溢。临床补气摄血、行气活血、益气固脱等治法都是这一理论的运用。

**气味** 指药物的基本属性，包括寒、热、温、凉、平之气和辛、甘、酸、苦、咸、淡之味，与药物作用与效能直接相关。参见“气味阴阳”条。

**气味阴阳** 指中药的四气、五味及升降浮沉的阴阳属性。四气中的热、温属阳，寒、凉属阴。五味（实为六味）中的辛、甘、淡属阳，酸、苦、咸属阴。升、浮属阳，沉、降属阴。《素问·阴阳应象大论篇》：“辛甘发散为阳，酸苦涌泄为阴。”

**气陷** 病机名。指气虚无力升举及清阳之气下陷的病机。临床常表现为气虚症状，同时兼见内脏下垂。

**气陷证** 病证名。指气虚升举无力反而下陷，以自觉气坠，或内脏下垂为主要表现的证。由于气陷主要指中焦脾虚气陷，故此证又称为中气下陷证或脾虚气陷证。

**气泄** 病机名。指人体真气外泄的病理状态。《素问·举痛论篇》:“炅则腠理开，荣卫通，汗大泄，故气泄。”

**气泻** 病证名。指气郁导致泄泻的病证。见《证治要诀·大小腑门》。多因郁怒夹食、肝气犯脾所致。症见胸膈痞闷，肠鸣腹痛，泻后痛缓，随后又作，恼怒则甚，舌苔薄，脉弦细。治宜行气和中，调和肝脾。

**气心痛** 病证名。指因郁怒气滞而作的心胸痛证。见《外台秘要》。实证见胸中气壅胀闷，攻窜作痛，游走不定，治宜理气降逆，用香苏散、沉香降气散等加减。虚证按之则痛减，脉大无力，治宜和中温脾，用二陈汤加炮姜，或理中汤，或用六君子汤加炮姜。

**气虚** 病机名。❶指因一身之气不足而表现出相应功能低下的病机。出《素问·调经论篇》。多由劳倦内伤或重病、久病后所致。症见气短乏力，懒言声低，神疲纳减，自汗眩晕，心悸等症。治宜补气益气。❷指脏腑之气虚弱。如肺气虚、心气虚、肝气虚、肾气虚、脾气虚、胃气虚等。❸专指肺虚。《素问·通评虚实论篇》:“气虚者，肺虚也。”

**气虚崩漏** 妇产科病证名。多因素体虚弱，忧思伤脾，或饮食不节，以致中气下陷，冲任失固，血失统摄。症见阴道突然出血量多，或淋漓不断，色淡红，质清稀，伴有精神疲倦，气短懒言，不思饮食，或见面色㿠白，心悸，小腹空坠等。治宜补气摄血，健脾固冲。方用补中益气汤、举元煎、固本止崩汤等。

**气虚痹** 病证名。见《医学入门》。多因气虚阳弱，寒湿内盛所致。症见四肢关节活动不利，身冷不温，或兼肢体麻木。治宜益气温阳，方用四君子汤加桂枝、川芎、附子。麻木重者，可用神效黄芪汤加减。

**气虚不摄** 病机名。因气虚固摄无力，不能统摄血、津液等物质的病理变化，可见自汗、遗精、泄泻、遗尿、崩漏、便血等证，治宜益气固涩。如气虚不能摄血，可见各种出血症状，治宜补脾益气摄血。

**气虚喘** 病证名。指脾肺气虚或肺肾气虚所致的气喘。见《证治汇补》。症见呼吸急促，似不能接续，身倦乏力，言语低微，动则汗出、喘逆更甚等。治宜益气平喘，用人参平肺散等方。气阴两虚者，用生脉散；气虚严重者，用独参汤；肺肾两虚者，用参蛤散。

**气虚耳聋** 病证名。指耳聋因于气虚者。多见于体弱、年迈或大病重病后患者。症见耳鸣耳聋，少气倦怠，心悸，口淡纳呆，脉弱无力。治宜补中益气。方用补中益气汤加减。参见“耳聋”条。

**气虚耳鸣** 病证名。指因气虚所致的耳鸣。见《诸病源候论·耳病诸候·耳鸣候》。多因脾胃气虚，清阳之气不升所致。可用四君子汤、补中益气汤等方加减。

**气虚发热** 病证名。❶指脾胃气虚或脾肺气虚所致的虚热。多由饮食劳倦，内伤脾胃，导致气虚火旺，虚热内生。症见身热心烦，自汗恶寒，头痛体倦，懒于言语，动则气喘乏力，脉洪大而虚等。治宜培补中气，用补中益气汤加减。❷指因暑热伤气而致发热者。可伴见四肢困倦，精神短少，心烦气促，口渴自汗，小便黄短，脉虚等，即《素问·刺志论篇》中所谓“气虚身热，得之伤暑”。暑热夹湿者，治以李东垣清暑益气汤；若暑热之邪耗气伤津，身热脉虚而汗多烦渴者，治宜清暑热、益气津，方用王孟英清暑益气汤加减。

**气虚腹痛** 病证名。指中气虚弱所致的腹痛。见《症因脉治》。症见腹痛绵绵，劳倦则甚，痛而喜按，饮食减少，面色萎黄，言语低微，呼吸气短，脉细涩或虚大。治宜补气健中，可用香砂六君子汤、补中益气汤合芍药甘草汤或黄芪建中汤等方。

**气虚滑胎** 妇产科病证名。孕妇多有滑胎病史，怀孕后气血聚以养胎，导致中气不足，脾胃虚，冲任不固，胎失摄养，以致腰酸腹胀，胎动下坠，或阴道下血，气短无力。治宜益气安胎。方用补中益气汤、举元煎。若腰酸腹痛坠甚者，加杜仲、桑寄生；阴道下血者，加阿胶、艾叶炭。

**气虚咳嗽** 病证名。指气虚引起的咳嗽。多因劳役过度，肺气有伤，或饮食劳倦，中气有损，土不生金所致。治宜健脾益气补肺。方用四君子汤、补中益气汤等。参见“咳嗽”条。

**气虚淋** 病证名。气淋之一。指因气虚而致的淋证。《证治准绳·淋》：“气虚淋，八珍汤加杜牛膝、黄芩汁煎服。老人气虚亦能淋，参、术中加木通、山栀。”参见“气淋”条。

**气虚身热** 即气虚发热。详

见该条。

**气虚头痛** 病证名。指因气虚所致的头痛。见《脉诀·头痛》。多因脾胃气虚，清阳之气不升所致。症见头痛耳鸣，眩晕气短，神疲乏力，饮食无味，脉弱或大而无力，遇劳更甚。治宜健脾益气。可用补中益气汤或四君子汤加黄芪、蔓荆子等。参见“头痛”条。

**气虚痿** 病证名。指脾胃气虚所致的痿证。多由于劳倦内伤，或病后饮食失调，以致脾胃气虚，不能充养肢体所致。症见手足痿弱，举动无力。治宜补脾益气。方用四君子汤合二妙丸、补中益气汤、六君子汤等方加减。参见“痿”条。

**气虚心悸** 病证名。指阴阳气虚弱导致心悸、怔忡类病证。见《伤寒明理论·悸》。症见心下空虚，状若惊悸，多先烦后悸，脉大而无力。治宜温阳益气。可用小建中汤、真武汤、四逆汤加肉桂等方。参见“心悸”条。

**气虚眩晕** 病证名。泛指各种因阳气虚衰、清阳不升所致的头晕。见《丹溪心法》。脾胃气虚者，症见头晕眼花，神疲乏力，食少便溏，脉虚，遇劳则发。治宜益气健脾。方用四君子汤、补中益气汤、都气丸等方。阳虚者，详见“阳虚眩晕”条。

**气虚血瘀** 病机名。指因气虚推动无力导致血行不畅，甚至瘀阻不行血瘀的病机。气为血之帅，气虚则推动无力，血行迟缓，停滞于脉络，结成瘀血。

**气虚血瘀证** 病证名。指因气虚运血无力导致血行瘀滞，以气虚和血瘀症状相兼为主要表现的证。

**气虚则寒** 病机名。指阳气不足导致虚寒性病变的病机。阳气不足则不能温养脏腑，致使脏腑活动和代谢功能相应减弱，可出现恶寒肢冷，神疲乏力，口淡不渴，面白舌淡，尿清便溏，脉沉迟或细弱等虚寒性症状。《素问·调经论篇》：“阳虚则外寒。”

**气虚证** 病证名。指机体元气不足，脏腑组织功能减退，以神疲乏力、少气懒言、脉虚等为主要表现的证。

**气虚中满** 病证名。指因气虚运化失职，导致脘腹胀满的病机。脾胃居于中焦，主运化。若脾胃气虚，则运化功能失调，出现食欲不振，腹胀痞满，或兼大便溏泄等症。治宜健脾益气助运。

**气虚自汗** 病证名。指气虚腠理不固所致的自汗。见《红炉点雪》。症见自汗恶风，动则尤甚，汗出身冷，神疲乏力，脉微而缓或虚大。治宜益气固表。可用玉屏风散、补中益气汤等方。参见“自汗”条。

**气血辨证** 辨证方法名。内伤杂病的辨证方法之一。即以气、血为纲进行辨证。根据气血的生理功能、病理特点，对四诊所收集的各种病情资料进行分析、归纳，以辨别疾病当前病理本质是否存在着气血病证的辨证方法。主要包括气病辨证、血病辨证、气血同病辨证。

**气血冲和** 基础理论术语。指气血之间正常的相济协调状态。中医认为气血失和，是引发各种疾病的基本病机之一。《丹溪心法》：“气血冲和，万病不生。一有怫郁，诸病生焉。”

**气血两燔** 病机名，也作病证名。指温热病时，气分之热邪炽盛，邪热涉及或深入营分、血分，而气分证候未解，气分、血分病变同在且邪热炽盛的病机及病证。临床症见壮热口渴，烦躁谵妄，或发斑出疹，或吐血，衄血，下血，舌绛苔黄，脉细数等。治宜清气凉血。

**气血两虚证** 病证名。指气血不能互相化生，以气虚和血虚症状相兼为主要表现的证。

**气血失调** 病机名。指气与血失去正常的相互协调平衡关系导致发生病理变化。生理上，气血相依相附，气可生血，血以养气，气为血帅，血为气母。病理上，气病引起血病，血病也可影响气病。故气滞则血涩，血凝则气滞，可出现各种疼痛、痞块、癥瘕等气血瘀滞病证。气逆可使血随之上溢，出现吐血、咯血、衄血等症状；气虚不能统摄，可使血不循经出现便血、尿血、月经不调、崩漏、皮下出血等症状。临床上凡久痛、厥逆、月经不调、慢性出血等病证，多与气血失调有关。

**气血双补** 治法名。指补气、补血药并用以治疗气血俱虚证的治法。气血俱虚者多见面色苍白，头晕心悸，气短乏力，舌质嫩淡，脉细弱等，可用八珍汤或十全大补汤治疗。

**气血痰食辨证** 辨证方法名。内伤杂病辨证方法之一。即根据气、血、痰（饮）、食所致病证的特征，分别进行辨证。气的病证多指气的不足、紊乱或障碍，如气虚、气滞、气逆、气厥等；血的病证多指阴血生成不足或运行失常，如血虚、血瘀、出血、血厥等；痰的辨证一般分痰证和饮证，其症繁多；食的病证主要有宿食、食积、食厥等。

**气血虚痹** 痹证经久不愈，耗伤气血，损及脏腑，症见骨节酸痛，时轻时重，以屈伸时为甚，或筋肉时有惊掣跳动，面黄少华，气短懒言，自汗，肌肉瘦削，食少，便溏，舌淡，苔白或无苔，脉象濡弱或细微。

**气血虚弱痛经** 妇科病证名。痛经证之一。患者素体气血不足，经行后气血更虚，以致胞脉失养导致痛经。症见经后小腹绵绵作痛，喜温喜按，经血量少，色淡质稀。治宜补气养血，扶脾止痛。

**气腰痛** 即气滞腰痛。详见该条。

**气阴两伤** 即气阴两虚。详见该条。

**气阴两虚** 病机名，也作病证名。气虚和阴虚同时并见的病理变化。又称气阴两伤。常见于温热病或内伤杂病。温热病耗津夺液，出现大汗、气促、烦渴、舌嫩红或干绛、脉散大或细数，有虚脱倾向者；温热病后期阴液亏损，元气大伤，出现神疲乏力、少气懒言、口干咽燥、低热或潮热或五心烦热、自汗、盗汗、舌红苔少、脉虚大或虚数者；温热病邪恋气分，汗出不彻，久之伤及气液，出现白㾦，其色枯白不亮者；内伤杂病兼见气虚津亏证者。

**气翳** 即混睛障。详见该条。

**气淫** 五运六气术语。指气候失常。即时令未到而气候先至，属太过之气。《素问·六节藏象论篇》:“未至而至，此谓太过，则薄所不胜，而乘所胜也，命曰气淫。”

**气营两燔** 病证名。指温热病中，邪热入于营分，而气分证候未解，气分、营分病变同在且邪热炽盛的病理变化。常见壮热烦渴，神志昏迷，甚则出现斑疹，舌绛苔黄燥等。治宜清气凉营，可用清营汤等方。

**气营两清** 治法名。清热法之一。指用辛凉甘寒诸药治疗温热病邪入气分和营分的治法。如临床见高热心烦，口渴汗出，舌绛苔黄而干，脉洪数等，可同时使用石膏、知母、竹叶心、连翘、黄芩、石斛、生地黄、玄参等清气分和营分的药物，常用方如清瘟败毒饮等。

**气营同病** 病证名。指温热病邪同时侵及气分与营分的病证。参见“气营两燔”条。

**气瘿** 病名。瘿病之一。以

Q

颈前漫肿，肿块柔软无痛，可随喜怒消长为主要表现的瘿。出《备急千金要方》。多因情志抑郁，或水土失调所致。症见颈部出现较大肿块，皮色如常，按之柔软，可随喜怒增大或缩小。治宜理气解郁，化痰软坚，健脾除湿。亦可选用碘剂、针灸及手术治疗。类似于西医学的单纯性甲状腺肿及部分地方性甲状腺肿。

**气有余便是火** 病机名。指体内阳气偏盛导致火热病变的机制。出《丹溪心法·火》。如临床常可见因阴液不足，阳气偏盛引起目赤、咽痛、牙龈肿痛等虚火上炎症状。或七情五志过极，气郁化火而见肝火、胆火、胃火、心火等证候。

**气郁** 病证名。郁证的一种。气郁而不得疏泄发散的病理变化。出《丹溪心法·六郁》。多因情志郁结，气机不畅所致，症见胸满胁痛，嗳气腹胀，脉象沉涩。治宜行气解郁。可选用越鞠丸、气郁汤、木香调气散、七气汤等方。若气郁生痰者，可用温胆汤、半夏厚朴汤；若气郁化火者，可用丹栀逍遥散等方。

**气郁化火** 气郁日久，化生火热的病理变化。

**气郁脘痛** 病证名。指气郁所致的胃脘痛。见《类证治裁》。又名肝胃气痛。多因情志不舒，肝气郁结，横逆犯胃所致。症见胃脘胀痛游走，常痛连两胁，按之痛减，嗳气频繁，或嘈杂吐酸等。治宜疏肝理气，调和脾胃。可酌情选用柴胡疏肝汤、沉香降气散、金铃子散、左金丸等方。

**气郁胁痛** 病证名。指肝气郁结所致的胁痛。见《东医宝鉴·外形篇》。详见“肝气胁痛”条。

**气郁眩晕** 病证名。因七情郁结，气郁生痰所致的眩晕。见《证治汇补·气郁眩晕》。又称气晕。症见精神抑郁，心悸怔忡，面部时热，眉棱骨痛。治宜理气解郁，安神化痰。可用十四友丸、茯神汤、玉壶丸等方。

**气郁血崩** 妇科病证名。血崩证之一。多因暴怒伤肝，血失所藏，气乱血动，冲任失调所致。症见阴道突然下血，量多，色紫红有块，烦躁易怒，胸胁不舒，宜止血以治标，用固冲汤。血少后再疏肝解郁，用逍遥散加炒香附、青皮，或用醋炒香附为末，每服10g，米汤送下。

**气胀** ❶病证名。胀病之一。①指七情郁结导致的气滞腹胀。症见腹部胀满，四肢瘦削，饮食减少。治宜疏肝理气。②指鼓胀。腹大胀满而中空无物者，称气胀；中实有物者，称为蛊胀。❷眼科病证名。见《目经大成》。即目胞胀大，状若鱼鳔者。

**气至病所** 针刺术语。指通过一定的针刺手法操作，使针刺感应到达病变的部位。见《针经指南》。气至，指针下得气感应。

**气痔** 肛肠科病名。指因气滞所致的痔疮。出《诸病源候论》。多因风冷之邪及忧思郁怒，使气滞三焦，邪结肠间而成。症见腹胁胀满，肛门肿痛，大便艰难，便血脱肛，每遇忧思郁怒易发。治宜开郁散邪。因情志而发者，可用加味香苏饮；因风邪蕴积者，可用威灵仙丸加减；因酒食所伤者，可用橘皮汤。

**气滞** 病机名。指脏腑、经络之气运行不畅郁滞不通的病理变化。可因饮食邪气或七情郁结导致，亦可因体弱气虚不运引起。随所滞之脏腑经络出现不同的症状。气滞于脾，则胃纳减少，胀满疼痛；气滞于肝，则肝气横逆，胁痛易怒；气滞于肺，则肺气不清，痰多喘咳；气滞于经络，则该经所过部位疼痛，或运动障碍，或出现与该经有关的症状。气滞过甚、过久，可引起血瘀。

**气滞腹痛** 病证名。指由气滞导致的腹痛。见《赤水玄珠·腹痛门》。又称气结腹痛。因情志不舒，使气机郁滞所致。症见腹部胀痛，或攻痛不定，胸闷胁痛，得嗳气或矢气后痛可减轻，情志不舒则胀痛加重。治宜疏肝解郁，理气止痛。可用木香顺气丸或四逆散。气郁化火者兼清火，用柴胡清肝饮等方。

**气滞痛经** 妇科病证名。指因气滞导致痛经。多因情志抑郁，气机不畅，导致冲任血行郁阻，不通则痛。症见经前或经行时下腹部胀痛，多兼胸乳等处胀闷不舒，经行涩滞不畅。治宜行气开郁止痛。

**气滞血瘀** 病机名。指因气运行不畅，导致血液运行障碍，形成气滞与血瘀并存的病理变化。气行则血行，气滞则血瘀。气机不利，郁滞日久，影响血行，造成瘀血内阻。

**气滞血瘀证** 病证名。指因气滞导致血行瘀阻，或血瘀导致气行阻滞，出现以气滞和血瘀症状相兼为主要表现的证。

**气滞腰痛** 病证名。指因气滞导致的腰痛。见《医学入门·腰痛》。因失意愤怒，郁闷不舒，或闪挫跌仆，肝经气滞所致。

症见腰痛胀满，连及腹胁，似有气走注，忽聚忽散，不能久立远行，脉沉弦或伏等。治宜疏肝行气通经。病变日久者兼活血通络。参见“腰痛”条。

**气滞证** 病证名。指人体某一部位、脏腑、经络的气机阻滞，运行不畅，以胀闷、疼痛、脉弦为主要表现的证。气滞证又称气郁证、气结证。由于引起气滞的原因不同，气滞部位、病变脏腑亦有差异，故其证候表现各有特点。临床常见的气滞证有肝郁气滞证、胃肠气滞证、肝胃气滞（不和）证等。

**气肿** 病证名。❶指水肿病以气滞为主者。见《丹溪心法·水肿》。多因气滞湿郁所致。症见皮厚色苍，四肢瘦削而腹胁膨满作胀，或痛连胸胁，或突然浮肿，或肿自上而下，其肿按之觉皮厚，皮紧内软，按之凹陷，抬手即起，似皮下藏气，富有弹性，不红不热，或随喜怒消长。治宜理气化湿，消肿除满。参见“水肿”条。❷指风邪搏于气分导致皮肤局部肿痛。见《诸病源候论·肿病诸候·气肿候》。

**气中** ❶病证名。类中风之一。见《太平惠民和剂局方·论诸风气中》。又名中气。多因七情气结，或怒动肝气，气逆上行所致。症见忽然仆倒，昏迷不省人事，牙关紧急，手足拘挛等。其状似中风，但身凉不温，口内无涎声，或有痰涎但不多，亦无口眼㖞斜及手足偏废等中风症状。治宜理气、散结、降逆。重者用姜汁调苏合香丸灌之，以开其闭。❷经外穴名。出《医学纲目》。位于脐下1.5寸旁开1.5寸处。主治腹痛、肠鸣、泄泻、妇女月经不调等。

## qia

**髂窝流注** 发生于髂窝部的多发性脓肿。即缩脚流注。详见该条。

## qian

**千金要方** 《备急千金要方》之简称。详见该条。

**千金翼方** 医书名。共30卷。又称《备急千金翼方》。〔唐〕孙思邈撰。成书于永淳元年（682）。本书是作者为补充其所撰《备急千金要方》而编集。首载本草，其次为妇产、伤寒、小儿病、养生、内科杂病、外科、色脉、针灸及禁经（祝由科）等。取材广博，大多辑自唐代以前的古医书。集辑唐代以前古医方1900余首、药物800余种。其药物分类法，一种是继承传统的按部品分类，另一种是按药物功效、主治分类。后者属孙氏首创，便于临证选药。孙氏将晚年所见《伤寒大论》，按“方证同条，比类相附”之法，编入本书，是校勘《伤寒论》的重要版本。此书还重视药物与针灸的配合治疗，认为“良医之道，必先诊脉处方，次即针灸，内外相扶，病必当愈”，对诸病的取穴和针灸治疗记述较详，收载了大量的古方和验方。本书与《备急千金要方》合称《千金方》，保存了唐代以前极为珍贵的医学资料，对后世医学的发展具有深远影响。

**千日疮** 外科病名。即寻常疣。出《外科启玄》。又名疣疮、瘊子。本病由风邪搏于肌肤而变生，或因肝虚血燥，筋失荣养所致。初起小如粟米，渐大如黄豆，突出皮面，色灰白或污黄，蓬松枯槁，状如花蕊，数目多少不一，少则一个，多则数十个，挤压时有疼痛，碰撞或摩擦时易出血，好发于背、指背、头皮等处。外用鸡内金擦之，或用鸦胆子仁捣烂涂敷，也可用蕲艾灸之。

**千岁疮** 即流注病。详见该条。

**前板齿** 即门牙。《金匮要略·痉湿暍病脉证并治》：“太阳中暍，发热恶寒，身重而疼痛，其脉弦细芤迟。小便已，洒洒然毛耸，手足逆冷，小有劳，身即热，口开，前板齿燥。”

**前臂托板** 骨伤科器械名。指用于限制已整复固定的前臂，防止发生旋转及下垂，保持患肢在功能位置，以利于骨折愈合的器械。多用木质材料制作，长度为鹰嘴到手指端，宽以前臂横径为度，并于远段做一个圆柱状小把手，便于手握。使用时置前臂托板于患臂下，挂颈部，将患肢悬于胸前。

**前发际** 人体部位名。指额部上方的头发边缘部。

**前关** 太阳穴之别名。

**前后** 前指小便，后指大便。《灵枢·邪气脏腑病形》：“肾脉急甚为骨癫疾；微急为沉厥奔豚，足不收，不得前后。”

**前后不通** 病证名。五实之一。即大小便闭塞不通。出《素问·玉机真脏论篇》。

**前后血** 指大小便出血。参见“便血”“溺血”条。

**前溲** 即尿。详见该条。

**前囟** 人体部位名。婴儿出生后，额骨与左右顶骨间的菱形间隙，应在生后12~18个月闭合。

参见“囟门”条。

**前阴** 人体部位名。泛指男女外生殖器及尿道部位。又称下阴。《素问·厥论篇》:“前阴者，宗筋之所聚，太阴阳明之所合也。”

**钱匕** 量具名。古代称量药末的器具。用汉代的五铢钱币，量取药末至不散落者为一钱匕，用五铢钱币量取药末至半边者为半钱匕，钱五匕者，是指药末盖满五铢钱边的“五”字至不落为度。一钱匕合五分六厘，约2g，半钱匕合二分八厘，约1g；钱五匕约为一钱匕的1/4，合一分四厘，约0.6g。

**钱潢** 医家名。清代医学家。字天来。虞山（今江苏省常熟市附近）人。尊崇《黄帝内经》《伤寒论》，认为仲景之方，后世无能逾越其矩度者，而王叔和之编次，成无己等注释，皆附己意而有失仲景原意，主张仲景之学当上溯《素问》《灵枢经》，于康熙四十六年（1707）撰成《重编张仲景伤寒证治发明溯源集》10卷。

**钱乙** 医家名。（约1032—1113）宋代儿科学家。字仲阳。东平郓州（今山东省东平县）人。专儿科，临证经验丰富，曾任太医院丞等职。他根据小儿生理病理特点，提出“五脏六腑，成而未全，全而未壮”及“脏腑柔弱，易虚易实，易寒易热”说，首先把五脏辨证的方法运用到儿科临床。在诊法上提出“面上证”和“目内证”，治疗上强调平和柔润，补泻并施，并善于化裁古方和创制新方。其理论、临证经验、医案等，经阎孝忠整理编成《小儿药证直诀》，对中国儿科学的发展做出了重要贡献。

## qiang

**强刺激** 针灸学术语。指刺激强度较大的针灸方法。一般以粗针、高频率、大幅度、长时间捻转提插，患者自觉针感较为强烈，并向四周或远端扩散。艾灸则以大炷、多壮，或长时间熏灸为强刺激。适用于体质壮实，起病急骤者。可用于治疗痉挛瘫痪。

**强上** 病证名。指颈项强直且上仰。《素问·脉解篇》:“强上引背者，阳气大上而争，故强上也。”常见于热病、痉、厥等病。

**强阴** 治法名。即补阴。为强壮阴精的治法，故称。多在滋补肾阴药中酌加壮阳之品，取阳生阴长之义，效用较著。

**强硬舌** 舌体板硬强直，失于柔和，屈伸不利，甚则语言謇涩。

**强者泻之** 治法名。即实者泻之。指对邪气亢盛、正气未虚的患者用攻逐泻下的方药治疗。出《素问·至真要大论篇》。

**强直** 病证名。强，筋不柔和；直，肢体挺直不能屈伸。强直是痉病、破伤风、痫症等病的主要症状。出《素问·至真要大论篇》。

**强中** 病证名。指阴茎勃起坚硬，久久不痿而精液自泄的病证。出《诸病源候论·消渴病诸候·强中候》。又名内消。多由过食金石丹药导致火毒内盛，或性欲过度，肝肾阴亏阳亢所致。治宜滋阴泻火。

## qing

**青肠** 胆的别称。出《难经·三十五难》。参见“黄肠”条。

**青春期** 女孩从11~12周岁到17~18周岁的时期，男孩从13~14周岁到18~20周岁的时期。

**青带** 妇产科病证名。指白带色青者。见《傅青主女科》。亦名带下青候。多因经产后胞脉正虚，湿浊秽邪乘虚侵袭，或肝经湿热下注，伤及任脉所致。阴道流出青绿色、气味臭秽的黏液，连绵不断。治宜调肝清热利湿。

**青风** 即青风内障。详见该条。

**青风内障** 眼科病名。五风内障之一。见《秘传眼科龙木论》。简称青风。多因肝肾阴虚，风火升扰所致。症见瞳神呈淡青色，略微散大或不大，抱轮微红，头眼胀痛轻微，畏光流泪不明显，视力渐降。若失治可变绿风。治宜养阴清热，平肝祛风。

**青黑为痛** 望诊术语。指青色和黑色多见于痛证。出《灵枢·五色》。多因寒邪凝结，气机不畅，血脉瘀滞所致。《望诊遵经》:“鼻头色青，腹中痛；青黑甚者，痛甚为挛；面青而唇口撮者，疼痛方殷也；心痛，色苍苍如死状；终日不得太息者，心肝痛。”

**青黑纹** 小儿指纹诊法术语。即指纹色青而紫黑。多见于风热邪气深重，闭郁血络者，病情危重。

**青黄牒出** 眼科病证名。指眼之“风轮破碎，内中膏汁叠出”之证。见《证治准绳·杂病》。又名青黄凸出。参见“蟹睛”条。

**青黄凸出** 即青黄牒出。详见该条。

**青筋** 推拿穴位名。推拿六筋穴之一。出《小儿按摩经》。又称阳筋。

**青睛** 即黑睛。详见该条。

**青龙摆尾** 针刺手法名。指进针得气后，斜刺向病所，不进不退，持针勿转，然后向左右慢慢摆动针柄，如扶船舵状。见窦汉卿《金针赋》。又名苍龙摆尾。适用于经络气血壅滞之证。另《针灸问对》描述行针方法为“行针之时，提针至天部（浅部），持针摇而按之”。

**青龙疽** 即中搭手。

**青盲** 眼科病证名。相当于视神经萎缩。指眼外观无异常而逐渐失明者。多因肝肾亏衰，精血虚损，目窍萎闭所致。《诸病源候论》:“青盲者，谓眼本无异，瞳子黑白分明，直不见物耳。”治宜滋养肝肾，填精补髓，开窍明目，宜配合针灸治疗。

**青盲翳** 眼科病证名。❶指青盲患者，复生翳障。见《诸病源候论》。❷指感受天行风赤，无端忽然不见物。见《外台秘要》。❸指五脏风热。发于目睑如粟状者。见《秘传眼科龙木论》。

**青如草兹** 望诊术语。草兹，枯死的青草。青如草兹，指色青而枯，失去润泽之象。属肝的真脏色。《素问·五脏生成篇》:“青如草兹者死。”参见“真脏色”条。

**青蛇毒** 病名。以小腿肚结块长二三寸，色青紫，肿硬疼痛，头大尾小，形如青蛇，可见全身憎寒壮热为主要表现的脉管疾病。相当于西医学的急性血栓性静脉炎。又名青蛇便。因肾经虚损，湿热下注所致。

**青蛇头** 外科病证名。指足大趾红肿剧痛的一种病证。见《疡医大全》。多因在里之邪毒外发，或局部染毒所致。患趾红肿热痛，甚则憎寒壮热，四肢酸痛，或胬肉突出，疼痛难忍。宜用人龙散或蜈蚣散外搽，内服白芷散。

**青腿牙疳** 病名。指患牙疳且兼见下肢青肿者。类似坏血病。见《医宗金鉴》。多因寒湿凝滞经脉，气血不畅，瘀郁于下，加之胃肠郁热，热毒上冲，灼伤齿龈所致。初起齿龈肿痛，渐致牙龈溃腐出脓血，甚者可穿腮破唇，两腿青肿，形如云片，色似茄黑，筋肉顽硬，步履艰难，兼见肢体疼痛，四肢浮肿。治宜散寒、活络、解毒。宜常吃新鲜蔬菜、水果等。

**青为风** 五色主病之一。青色属肝、属木，主惊风抽搐之证。《望诊遵经》:“目下色青者，肝风也；风门色青者，风病变搐也；

乍赤乍青者，瘛疭也；面青吐沫，卒不知人者，痫也。”

**轻剂** 方剂分类名。❶十剂之一。指轻清升散药物组成的具有解除肌表邪气作用的一类方剂。参见“十剂”条。❷指主治相似方剂中作用较轻缓者。《伤寒论翼·制方大法》：“其间有轻重之分，下剂之轻者，只用气分药；下剂之重者，兼用血分药。酸苦涌泄，下剂之轻者，故芍药、枳实为轻剂；咸苦涌泄，下剂之重者，故大黄、芒硝为重剂。”

**轻清疏解** 治法名。指用轻清上浮、疏解泄热的方药治疗上焦风热病证的治法。《温病条辨》：“治上焦如羽，非轻不举。”常用药物有薄荷、牛蒡子、桑叶、菊花、桔梗、竹叶等。常用方有桑菊饮等。

**轻宣润燥** 治法名。润燥法之一。指用轻清宣化、生津润燥的方药治疗外感凉燥或温燥表证的治法。燥邪有温凉之别，用药各有不同。凉燥犯肺表现为头痛恶寒，咳嗽鼻塞，咽干口燥，方用杏苏散加味；温燥伤肺表现为头痛身热，干咳无痰，口渴咽干，方用桑杏汤加味。

**清** ❶清澈。与浑相对。《伤寒论》：“其小便清者，知不在里。”❷指大自然的清阳之气，或水谷精微所化的人体清阳之气。《素问·阴阳应象大论篇》：“寒气生浊，热气生清。”《灵枢·本输》：“胃为五脏六腑之海，其清气上注于肺。”❸清凉，清寒。《素问·脉要精微论篇》：“腰足清也。”《素问·六元正纪大论篇》：“热病生于上，清病生于下。”❹指寒凉类药。《素问·五常政大论篇》：“治温以清，冷而行之。”❺治法名。八法之一。即清法。《医学心悟》：“而论治病之方，则又以汗、和、下、消、吐、清、温、补，八法尽之。”详见“清法”条。❻通圊。指排泄。《伤寒论》：“必清脓血。”

**清肠润燥** 治法名。润燥法之一。指以润肠、清热药为主治疗大肠燥热便秘的治法。如患者大便干结，口臭唇疮，面赤，小便短赤，苔黄燥，脉滑实，用麻仁丸。

**清肠泄热** 治法名。指用清热解毒凉血或行气药配合治疗大肠实热病证的治法。常见温热病热结旁流、痢疾、便秘、便血等。常用方剂有大承气汤、白头翁汤、芍药汤等。

**清胆安神** 治法名。清法之一。指清胆热以安神的治法。常用方有蒿芩清胆汤。

Q

**清法** 治法名。八法之一。指用寒凉类方药清解火热病邪的治法。又称清热法。适用于外感热病和其他热证。就温热病而言，有清卫分、清气分、清营分、清血分之分。对其他杂病热证，则多根据八纲、脏腑等辨证方法立法处方。热证又有虚热和实热之分。治实热证用苦寒清热法；治虚热证用甘寒清热、咸寒清热、甘温除热等法。参见“八法”条。

**清肝泻火** 即泻肝。

**清宫** 即清心。详见该条。

**清谷** 指排泄物完谷不化。《伤寒论》：“下利清谷，里寒外热。”

**清解** 治法名。热性病治法之一。有清热解表、清热解毒、清热解暑等。详见各条。

**清净廓** 眼科术语。八廓之一。即泽廓。《医宗金鉴·眼科心法要诀》：“清净廓即泽廓，三焦者，阳相火也，蒸化水谷，为决渎之官，故名清净，附于火廓也。”

**清凉透邪** 治法名。温病治法之一。见《时病论》。即对温病初起，症见发热、口渴、小便黄、无汗、苔黄、脉数者，用鲜芦根、石膏、连翘、竹叶、淡豆豉、绿豆皮等清热宣透药物，促使温邪外解。

**清络保阴** 治法名。清法之一。指清肺热以护肺阴的治法。如暑温病恢复期，但咳无痰，咳声清高者，是肺络中仍有余热，肺阴亦有受伤，可用清络饮加甘草、桔梗、甜杏仁、麦冬、知母等。

**清气** ❶运气学术语。指秋令清肃之气。《素问·五常政大论篇》：“秋气劲切，甚则肃杀，清气大至，草木凋零。”❷基础理论术语。指水谷精华的轻清部分。《灵枢·本输》：“胃为五脏六腑之海，其清气上注于肺。”❸治法名。即清气分热。《温热论》：“到气才可清气。”

**清气分热** 治法名。即清解气分热邪。包括辛凉清气、苦寒清气等法。

**清热法** 即清法。详见该条。

**清热化湿** 治法名。指清热药与化湿药并用治疗湿热病邪结中、上焦的治法。如胸闷腹胀，纳呆口苦，咽喉痛，小便黄赤，黄疸，舌苔黄腻，脉濡数等湿热证，方用甘露消毒丹或茵陈蒿汤之类加减治疗。

**清热化痰** 治法名。化痰法之一。指用清肺热、化痰结的药物为主，治疗痰热壅肺的治法。

Q

由于邪热壅肺，炼液成痰，症见咳嗽不利、咯痰黄稠、面赤烦热、舌红苔黄等，可用清肺饮（桔梗、甘草、杏仁、天花粉、黄芩、栀子、薄荷、连翘）酌加桑白皮、瓜蒌皮、川贝母、芦根之类。

**清热解表** 治法名。❶指用辛凉解表药治疗风热表证的治法。方用银翘散。❷指清热药与解表药同用，属表里双解法。适用于里热较重而表证较轻者。如高热微恶风寒，咽痛口渴，心烦少汗或无汗，便秘尿黄，苔黄白而干，脉滑数等，治宜三黄石膏汤。

**清热解毒** 治法名。指用具有清热邪、解热毒的方药治疗瘟疫、温毒及各种热毒病证的治法。适用于治疗外感内伤之里热炽盛病证，以及热毒壅盛之痈疮、疖肿疔毒、斑疹等。常用药有黄连、黄芩、黄柏、石膏、野菊花、连翘、板蓝根、蒲公英等，代表方有普济消毒饮、黄连解毒汤等。

**清热解暑** 治法名。指用清热药与祛暑药为主，治疗外感暑热病的治法。适用于外感暑热兼见头痛身热，汗出烦渴，小便黄赤，苔薄而黄，脉数等，方用清暑汤等，常用药有鲜荷叶、扁豆花、青蒿、香薷、金银花、连翘、藿香、黄连等。

**清热开窍** 治法名。指用清热与芳香开窍药为主，治疗温热病神志昏迷的治法。又称清心开窍。适用于温病高热，神昏谵语，烦躁不安，唇焦齿燥，四肢抽搐，以及小儿热证惊厥等病证。方用安宫牛黄丸或紫雪丹合清营汤。

**清热利湿** 治法名。利湿法之一。指清热药与利湿药并用治疗下焦湿热的治法。如湿热蕴结下焦，症见小腹急胀，小便浑赤，溺时涩痛，淋漓不畅，舌苔黄腻，可用八正散等。

**清热收涩药** 指具有清热收涩作用的药物，掺敷于皮肤病糜烂渗液不多的皮损处，达到消肿、干燥效果的外用制剂。

**清热止血** 治法名。止血法之一。指清泄实热以疗血热妄行出血的治法。凡衄血、咯血、吐血、下血及妇女崩漏等血热妄行者均可用之。如胃热吐血，血色鲜红，口干咽燥，唇舌绛红，苔黄，脉洪数者，常用药有黄连、黄芩、侧柏叶、生地黄、小蓟、大黄等。

**清暑利湿** 治法名。指用清暑、利湿药为主，治疗夏季暑湿病的治法。暑湿病患者，症见发热、心烦、口渴、小便不利，可用六一散、薏苡竹叶散等。

**清暑益气** 治法名。指用祛暑、益气药为主，治疗暑病耗伤津气的治法。如夏天高热不退，口渴，烦躁汗多，神疲少气，苔黄白而干，脉虚数无力者，可用《温热经纬》清暑益气汤。若虚人夹湿病暑者，可用《脾胃论》清暑益气汤。

**清肃肺气** 治法名。指以清肺降气药为主，治疗肺气上逆的治法。若风、热、燥邪犯肺，或痰热恋肺，导致肺失清肃，肺气上逆，出现咳嗽气急，咯黄痰，口干渴，身热不恶寒，舌红苔黄，脉浮数等。用桑白皮、鱼腥草、石膏、芦根、前胡、枇杷叶等清肺降气。

**清胃降逆** 治法名。指清胃热以治疗呃逆的治法。常用方有《温病条辨》新制橘皮竹茹汤。

**清邪** 病因名。指雾露之气。《伤寒论》："清邪中上，名曰洁也。"

**清心** 治法名。指用清心涤热或清热凉血方药治疗温病或邪热入心包的治法。又称清宫。热入心包，症见神昏谵语，高热，烦躁不安，舌质绛，脉细数，可用牛黄清心丸、安宫中黄丸、清宫汤等。

**清心开窍** 即清热开窍。详见该条。

**清阳** 基础理论术语。指人体轻清的阳气。《素问·阴阳应象大论篇》："清阳出上窍，浊阴出下窍；清阳发腠理，浊阴走五脏；清阳实四肢，浊阴归六腑。"

**清阳不升** 病机名。指水谷化生的清阳之气不能正常上达和濡养头部、肌表和四肢。多因劳倦过度、饮食不节、情志不宁，使脾胃气虚，升清降浊功能失常所致。症见头晕，眼花，耳鸣，耳聋，畏寒肢冷，困倦乏力，食不知味，纳减便溏，舌淡苔白，脉弱或虚等。治宜补中益气。如湿浊内阻，兼以芳香化浊。

**清饮** 指清冷的饮料。《灵枢·杂病》："齿痛不恶清饮。"

**清营** 治法名。指用清泄营分邪热的方药，治疗温热病邪入营分的治法。又称清营泄热。热邪入于营分，症见高热，烦躁，夜睡不安，舌绛而干，脉细数，口渴不甚，可用清营汤清营解毒、泄热养阴。

**清营透疹** 治法名。指用清营透疹药为主，治疗温病邪热入营、皮疹隐现病证的治法。如高热烦躁，夜寐不安，口不甚渴，皮肤疹点隐隐，舌绛而干，苔少，脉细数者，可用生地黄、赤芍、牡丹皮、大青叶等清营分热邪，并用金银花、连翘、竹叶、牛蒡子等透疹。

**清营泄热** 即清营。详见该条。

**清燥救肺** 治法名。指用清肺润燥药为主，治疗燥热伤肺病证的治法。适用于肺燥咳嗽、肺痿等病证。治宜甘凉微辛以清肺胃之热，益胃气、滋肾水以保肺金。方用喻氏清燥救肺汤加减等。治疗时应注意避苦寒，忌温热。

**清者温之** 治则名。指寒性病证应用温热法的治疗原则。出《素问·至真要大论篇》。

## qiu

**秋脉如浮** 即秋脉如毛。详见该条。

**秋脉如毛** 切脉术语。指正常人适应秋季时令变化的脉象特征。又称秋脉如浮。毛，轻微而浮之象。秋季阳气开始收敛，脉象搏动相应地减弱而稍浮。参见“毛脉”条。

**秋应中衡** 脉应四时之象。出《素问·脉要精微论篇》。秋季阳气收敛，脉象应轻平而浮，像秤杆一样平衡。

**秋燥** 指秋季感受燥热病邪，初期以病在肺卫并具有干燥特征的急性外感病。见《医门法律·秋燥论》。一般病情较轻，传变较少。有凉燥、温燥之别。凉燥偏于寒，症见发热头痛，恶寒无汗，唇燥咽干，咯痰不爽，舌苔白薄而干，治宜辛开温润，疏邪宣肺，方用杏苏散、葱豉汤等；温燥偏于热，症见发热，微恶寒，头痛肤干，咯痰黏，咽鼻干燥，口渴尿黄，治宜辛凉甘润，方用桑杏汤、清燥救肺汤等。

## qu

**去腐生肌药** 指具有去除腐肉、解毒活血、生肌收敛作用的药物，具有促进腐肉脱落，新肉生长，加速疮口愈合的作用。

**去火毒** 药物制剂方法名。指去除膏药的火毒。外用膏剂制成后，如果立即敷贴，可刺激皮肤，轻者皮肤发痒，重者出现水疱，甚至皮肤溃烂。常用去火毒方法，如把刚制成的膏药，置于阴凉处若干时日，或浸泡在井水或凉水里，待数天后使用。

**去来心痛** 病证名。出《备急千金要方》。症见心痛倏痛倏止，甚则一日数十遍，饮食无碍，昼夜不安，久而不愈。多因阳气不足、湿痰内滞所致。治宜补气温阳，祛湿消痰。方用去来汤、苍乌参苓散等。

## quan

**颧** 人体部位名。位于眼的外下方，颜面部隆起的部位。

**颧赤** 色诊术语。指颧部泛现红色。见《灵枢·五色》。多因肝肾阴亏，虚阳上泾所致。常见于久病及劳瘵等病证。治宜滋阴降火。

**颧疔** 外科病名。指长于颧部的疔。见《外科大成》。又名颧骨疔、赤面疔。多因胃经有热，火热上炎所致。初起如粟米，色黄，次如赤豆，顶凹坚硬，按似疔头，麻木，瘙痒，疼痛。治宜清热解毒。外治参见“疔疮”条。

**颧骨** 骨名。解剖学同名骨。在眼眶下外侧，左右各一。出《灵枢·五变》。

**颧骨伤** 骨伤科病名。见《医宗金鉴·正骨心法要旨》。多因跌打等暴力所致。伤后轻者青肿硬痛，重者颧骨平塌或凹陷，可伴有牙关紧急、嚼物艰难、鼻孔出血、流泪、听觉障碍等。治宜清创、整复，内服正骨紫金丹或云南白药等，外用海桐皮汤熏洗，荜菱散漱口。

**颧红** 又称“颧赤”。指面部仅两颧部位皮肤发红的表现。

**颧疽** 外科病名。指生于颧部的疽。出《疡科选粹》。多由阴分积热而成。患处色紫硬肿，麻木疼痛，毒甚根深，难溃难愈。治宜清热散结。参见“无头疽”条。

## que

**缺乳** 以哺乳期内，产妇乳汁较少，甚至全无为主要表现的疾病。

**雀斑** 病证名。见《外科正宗》。因火郁孙络，复感风邪，血分凝滞，或肺经血热所致。多发于颜面、颈和手背等处，皮肤有黑褐色或淡黑色散在斑点，小如针尖，大如绿豆，多少不一，甚则延及满面。

**雀盲** 即雀目。详见该条。

**雀目** 眼科病证名。即夜盲症。相当于维生素A缺乏症、视网膜色素变性等病。出《诸病源候论》。又名雀目内障、鸡盲、雀盲，或称鸡蒙眼。症见白昼视力正常，每至黄昏以后或在暗处，视力明显减退，视物不清。有先、后天致病两种。先天者，称高风雀目，多因肾阳不足，脾虚失运所致，治宜温补肾阳，健脾益气，用右归丸加健脾药；后天者，多属肝虚雀目，由脾失健运引起，常出现在疳疾上目的早期，治宜益气健脾，杀虫消痛，用肥儿丸加减。并可食用鲜猪肝。

**雀目内障** 即雀目。详见该条。

**雀舌** 即重舌。详见该条。

**雀啄法** 针灸手法名。提插法的一种。详见该条。

**雀啄灸** 灸法名。悬起灸之一。即将艾条燃着的一端在施灸部位施以一上一下、忽近忽远的熏灸手法。以其状如雀啄，故名。适用于昏厥急救及一般虚寒性疾病。施灸时注意避免过于贴近肌肤导致局部皮肤灼伤。

**雀啄脉** 脉在筋肉之间，连连数急，三五不调，止而复作，如雀啄食之状。其特点为脉位居中或沉，至数快，脉律不齐，在连续三五次快速搏动后出现一次较长的歇止，反复出现，并伴有脉力不匀。主脾之谷气绝于内。

# R

## ran

**染苔** 指舌苔被食物或药物所染而改变原来的苔色。又称假苔。如食橄榄可染为黑苔，食枇杷等可见黄苔。望舌时须加以注意，排除假象。

## re

**热** ❶病因名。指热邪。六淫中与火同一属性的致病因素。《素问·五运行大论篇》:“其在天为热，在地为火。”❷病机名，也作病证名。指各种原因所致阳气亢盛的病机及其相应的病证。《素问·阴阳应象大论篇》:“阳盛则热。”❸八纲辨证之一，热证。治疗方法用温法或祛寒法。《素问·至真要大论篇》:“寒者热之。”❹药物寒热温凉的四气之一。

**热闭** 病证名。❶泛指热邪壅闭脏腑经络的病机。麻疹热毒内闭则疹点不透，麻毒内陷；邪热闭肺则咳逆喘促；膀胱热闭则小便痛涩，淋沥不通，均为热闭。❷由热邪内陷引起的闭证。参见“闭”条。❸中风闭证中以热象为主者，亦称热闭。

**热痹** ❶病证名。指热毒流注关节，或内有蕴热，复感风寒湿邪，与热相搏结导致的痹证。症见关节红肿热痛，可有发热，口渴。多见于风湿性关节炎活动期，类风湿关节炎，痛风急性发作期等疾患。治宜清热祛湿，宣痹止痛。方用桂枝芍药知母汤、犀角散等方加减。❷指脉痹。《张氏医通》:“脉痹者，即热痹也，脏腑移热，复遇外邪客搏经络，留而不行，其证肌肉热极，皮肤如鼠走，唇口反裂，皮肤色变。”参见“脉痹”条。

**热病** 有广义和狭义之分。❶广义泛指一切外感热病与内伤发热两大类疾病。❷狭义包括以下几种含义。①一切外感热性病，意同广义的伤寒。《素问·热论篇》:“今夫热病者，皆伤寒之类也。”②伤寒病五种疾患之一。《难经·五十八难》:“伤寒有五，有中风，有伤寒，有湿温，有热病，有温病。”③夏季伏气所发的暑病。《医宗必读·伤寒》:“热病者，冬伤于寒，至夏乃发，头疼，身热恶寒，其脉洪盛。”《温热逢源》：“伏气所发者，名为热病。而以暴感而病者，仍名曰暑病。”④指五脏热病。见《素问·刺热篇》所论“肝热病”“心热病”“脾热病”“肺热病”“肾热病”，指五脏的内伤性疾病。

**热产** 妇产科病证名。又称暑产。《十产论》：“热产者，言盛暑之月，产妇当温凉得宜。热甚，产母则头疼，面赤昏晕。若产室人众，热气蒸逼，亦致前患，名曰血晕。若夏月风凉阴雨，亦当谨避。”

**热喘** 病证名。指肺热炽盛的气喘。见《古今医鉴·喘急》。多因肺受邪热，痰火壅阻气道所致。症见气急迫喘促，痰多黄稠，烦热胸满。治宜清肺泄热涤痰。方用双玉散、泻火清肺汤等。若肺有热邪又外感于寒，中有积痰，亦可导致气喘，通常称寒包热喘，往往遇寒即发，治宜宣解郁热，方用麻黄定喘汤。

**热疮** 外科病名。类似于单纯疱疹。见《刘涓子鬼遗方》。又名热气疮。俗名燎疱。由风热外感，或肺胃积热上蒸所致。易发生在上唇、口角和鼻翼周围，也可发生在颜面。患处皮肤出现密集成簇的小水疱，形如粟米，或如小豆，疱液澄清，渐变浑浊，有瘙痒灼痛，一周左右消退，愈后常可复发。治宜清热解毒。内服黄连解毒汤，外搽黄连膏或金黄膏。

**热毒** ❶病因名。又称“火毒”。指火热郁积所成，易导致疔疮痈肿之类的邪气。❷病证名。温毒之别名。详见该条。

**热毒下血** 病证名。便血的一种。类似于细菌性痢疾、出血性结肠炎、溃疡性结肠炎等。见《丹溪心法附余·火门》。多因嗜食辛辣之品，或饮酒过多，热毒蕴结大肠，迫血妄行所致。症见便血鲜红，腹痛，肛门灼热，口干舌燥。治宜清热解毒，凉血止血。方用黄连丸、凉血地黄汤、芍药黄连汤等。

**热呃** 病证名。指因胃火上逆或痰火郁遏所致的呃证。见《丹溪心法·咳逆》。又名火呃。症见呃声有力，面赤烦渴，口干舌燥，舌苔黄，脉洪大而数。治宜和胃降火。可用安胃饮。热结便秘者，可用凉膈散；胃有痰火者，可用栀连二陈汤；胃虚膈热者，可用橘皮竹茹汤。参见“呃逆”条。

**热烦啼** 儿科病证名。指小

儿热伏心经，烦躁啼哭。又名胎热伏心啼。多因热扰心阴所致。治宜清心养阴。

**热伏冲任** 病机名，也作病证名。指邪热蕴伏冲任二脉，使阴精暗耗，肾阴亏损，或迫血妄行的病理变化。临床可表现为低热，腰酸痛，下腹疼痛，崩漏等。

**热服** 服药方法名。指煎剂趁热服下，以充分发挥疗效。热剂热服，适用于大寒证；寒剂热服，适用于假寒真热证。

**热胕** 病机名。指血中疠气热腐气血致使皮肉成脓溃烂的病机。《素问·风论篇》："疠者，有荣气热胕，其气不清，故使其鼻柱坏而色败，皮肤疡溃。"

**热疳** 病证名。疳证之一。又名肥热疳。详见"冷热疳"条。

**热膈** 病证名。五膈之一。出《诸病源候论》。症见胸痛短气，腰背痛，水谷不消，不能多食，消瘦，口烂生疮，五心烦热，或发热，四肢沉重。参见"噎膈"条。

**热烘疗法** 在病变部位涂药，再加热烘，通过热力的作用，使局部气血流畅，腠理开疏，药物渗入的外治法。适用于鹅掌风、皲裂疮、慢性湿疹、银屑病等皮肤疾病。

**热化** ❶指寒邪化热入里，此为寒从热化。❷伤寒少阴病从手足厥冷转为手足尽热的热化之证。见《伤寒论·辨少阴病脉证治》。❸运气学说术语。《素问·至真要大论篇》："少阴司天为热化。"参见"少阴热化证"条。

**热霍乱** 病证名。指暑热呕吐腹泻重症。类似于西医学的急性胃肠炎、食物中毒等病。见《医学纲目·伤寒部》。又称热气霍乱。多因内伤饮食，或外感暑热、秽浊，郁遏中焦所致。症见心腹绞痛，呕吐泄泻，胸闷心烦，发热口渴，小便黄赤，舌苔黄腻，脉洪数或沉数。治宜清热化湿，辟秽泄浊。方用连朴饮、黄连香薷饮、燃照汤等。

**热极生风** 又称热甚动风、热盛风动。指邪热炽盛，伤津耗血，燔灼肝阴，致使筋脉失养，挛急抽搐等动风的病理变化。多见于小儿高热惊厥，流行性脑脊髓膜炎，流行性乙型脑炎，中毒型痢疾，败血症等。以高热，昏迷，筋脉强急，抽搐，甚则角弓反张等症状为临床特征。

**热极生寒** 病机名。指阳热病证在一定条件下转化为阴寒病证的病机。一般由热转寒，多因正气极度耗伤，属病情逆转的危

R

候。出《素问·阴阳应象大论篇》。如热性病热极伤阴，阴竭导至阳脱，出现四肢厥冷、大汗淋漓、脉微欲绝的亡阳证，也可因热邪深伏，出现热深、厥深的假寒现象等。

**热剂** 方剂分类名。指以温热药为主，用以祛除沉寒痼冷之病的一类方剂。如麻黄细辛附子汤能温经助阳、解表散寒；四逆汤、参附汤等大温大热，可用于回阳救逆固脱等。

**热疖** 外科病证名。指因火热之邪导致的疮疖。详见“疖”条。

**热结** 热邪结聚于里的病理变化。如热结于胃肠，则出现腹痛、大便燥结、潮热谵语、脉沉实等症。若热邪搏结血分，则出现蓄血证。

**热结膀胱** 出《伤寒论·辨太阳病脉证并治》。热邪与瘀血相搏，瘀热互结于膀胱，致小腹硬满，神志如狂的病理变化。

**热结旁流** 病证名。指阳明腑实、燥屎内结所致的病证。见《瘟疫论·大便》。如外感热病见阳明腑实证，出现腹胀痛硬满，下利臭水者，宜用大小承气汤急下燥屎实热。参见阳明病诸条。

**热结胸** 病证名。结胸证之一。参见“热实结胸”条。

**热厥** 病证名。厥证的一种。因邪热过盛，阴分不足所致，症见手足心热，身热，溺赤等。或因邪热过盛，阳郁于里不能外达所致，初病身热头痛，继则神志昏愦，手足厥冷，脉沉伏按之滑，或畏热，或渴欲饮水，或扬手掷足，烦躁不得眠，胸腹灼热，便秘尿赤等。

**热厥心痛** 病证名。指热郁气逆所致的心痛。见《活法机要·心痛证》：“热厥心痛者，身热足寒，痛甚则烦躁而吐，额自汗出，知为热也。”参见“热心痛”条。

**热泪** 眼科病证名。指泪出灼热如汤者。见《银海精微》。多因风热外袭，肝肺火炽或阴虚火炎所致，异物入目亦可引起。症见泪多，泪下有热感，甚至灼热如汤，常伴有目赤肿痛、畏光等。治宜疏风清热，养阴平肝，凉血祛瘀。异物入目者，应及时清除异物。

**热痢** 病证名。指痢疾由肠胃蕴热所致者。出《金匮要略·呕吐哕下利病脉证治》。多因肠胃热盛，积滞不清所致。症见身热腹痛，里急后重，痢下赤白，烦渴引饮，小便热赤，舌苔黄腻，脉滑数有力等。可见于急性细菌性痢疾、溃疡性结肠炎发作期及细菌性食物中毒等。治宜清热解毒，涤荡积滞。可用白头翁汤、黄连芍药汤、香连丸等。

**热淋** 病名。淋证的一种。多因湿热蕴结下焦所致，以起病急，尿频，尿急，尿道灼热涩痛，尿黄为主要表现。可伴见腰痛、小腹拘急胀痛等症状。

**热秘** 病证名。指因热结大肠所致的便秘。见《圣济总录·大小便门》。又名阳结。症见身热面赤，恶热喜冷，口舌生疮，口燥唇焦，小便黄赤，舌苔黄，脉数实。治宜清热攻下。方用凉膈散、三黄枳术丸、木香槟榔丸等。参见“阳明腑证”条。

**热呕** 病证名。指因脾胃积热或热邪犯胃所致的呕吐。见《三因极一病证方论》。症见食入即吐，其势急迫，面赤心烦，口渴喜冷，大便秘结，小便黄赤，脉多洪数。治宜清热泻火，和胃止呕。可用小柴胡汤、竹茹汤、栀连正气散、大黄甘草汤等。现代临床常见于急性胃炎、胆囊炎、胰腺炎、肝炎等病。

**热迫大肠** 病机名，也作病证名。热邪下迫，来势急骤，入里下迫大肠，大肠传导功能失常的病机及其相应病证。多见于急性肠炎等病。常见卒然腹痛，泻下如注，粪便黄臭，肛门灼热，小便短赤，或伴见发热，口渴，舌苔黄干，脉滑数等。

**热气霍乱** 即热霍乱。详见该条。

**热入血分** 病机名，也作病证名。温热病邪侵入血分，出现耗血动血，甚至迫血妄行，扰乱心神，伤阴动风的病理变化。临床表现为发热夜重，神志昏迷，躁扰不安或抽搐，以斑疹、出血、舌色深绛、神昏躁扰为特征。《温热论》：“入血就恐耗血动血，直须凉血散血。”

**热入血室** 病证名。❶指妇女在经期或产后，感受外邪，邪热乘虚侵入胞宫，与血相搏结所出现的病证。症见下腹部或胸胁下硬满，寒热往来，白天神志清醒，夜晚则胡言乱语，神志异常等。《金匮要略·妇人杂病脉证并治》：“妇人中风七八日，续来寒热，发作有时，经水适断，此为热入血室，其血必结，故使如疟状，发作有时，小柴胡汤主之。”又：“妇人伤寒发热，经水适来，昼日明了，暮则谵语，如见鬼状者，此为热入血室。治之无犯胃气及上二焦，必自愈。”又：“妇人中风发热恶寒，经水适来，得七八日，热除脉迟，身凉和，胸胁满，如结胸状，谵语者，此为热入血室也。当刺期门，随其实而取之。”❷指伤寒阳明病下血谵语证。《伤寒论·辨太阳病脉证并治》：“阳明病，下血谵语者，此为热入血室，但头汗出者，当刺期门，随其实而泻之，濈然汗出则愈。”

**热入心包** 病机名，也作病证名。温热病邪内陷，灼液为痰，痰热闭阻心包，扰乱神明，导致神昏肢厥的病理变化。可见于各型脑炎、化脓性脑膜炎、大叶性肺炎、中毒型痢疾、中暑等急性热病的极期。主要表现为高热神昏，谵语，甚则昏迷不醒，四肢厥逆或抽搐等。

**热伤肺络** 病机名，也作病证名。指肺络被火热病邪所伤，致使咯血的病机及其相应病证。有实热、虚热之分。实热属新病，多因外邪郁而化热，热伤肺络，症见咯血量多，发热面赤，舌红苔黄，脉滑数；虚热多属慢性病，平素肺肾阴亏，虚火灼肺所致，症见咯血量少，或仅痰中带血，时有低热，午后潮热，两颧潮红，舌质嫩红，苔少，脉细数等。

**热伤筋脉** 病机名，也作病证名。指高热或久热灼伤营阴，导致筋脉失养的病机及其相应病证。临床表现以四肢拘挛、痿软、瘫痪等为特征。

**热伤气** 病机名。指暑热伤人，腠理开泄太过导致伤津耗气的病机。出《素问·阴阳应象大论篇》。

**热伤神明** 病机名，也作病证名。因邪热炽盛，扰乱神明，导致神志障碍的病理变化。类似于热入心包，都属于因高热出现神志症状的温病病证。热入心包指病变部位，热伤神明则指神志失常的征象。参见“热入心包”条。

**热深厥深** 病证名。热厥证的一种征象。即热邪越深伏，则手足厥冷的程度越甚。属真热假寒证，可见于温热病的深重阶段。因邪气内闭，阳气被遏所致。常可伴见高热、神昏、谵语等证候。

**热甚发痉** 病机名，也作病证名。指热盛伤阴、筋脉失养所致的病机及其相应病证。多因邪热壅滞，或热甚伤阴，筋脉失养所致。症见壮热，项背强，口噤龂齿，手足挛急，腹满便秘，甚则角弓反张，神昏不清，舌苔黄，舌质红，脉洪数或沉滑有力。治宜泄热存阴。方用增液承气汤。无腹满便秘者，治宜清热救津，可用白虎加人参汤、玉女煎等。

**热盛风动** 即热极生风。详见该条。

**热盛气分** 病机名。指温病气分热邪炽盛。临床以壮热不恶寒，大汗出，口大渴，脉洪大为主要特征，并可兼见面红赤，烦躁，舌苔黄干等症状。

**热胜则肿** 出《素问·阴阳应象大论篇》。热邪炽盛，蕴郁肌肤，导致痈肿疮疡的病理变化。

**热实结胸** 病证名。结胸证之一。指邪热伏饮搏结胸膈之证。见《类证活人书》。《伤寒全生集·辨伤寒结胸》亦称热结胸。症见脘腹胀满硬痛，发热烦渴，懊侬，昏闷，口燥便闭，脉沉滑等。治宜开结泄热。方用柴胡陷胸汤、三黄泻心汤、大陷胸汤等。参见“结胸证”条。

**热嗽** 病证名。指邪热犯肺或积热伤肺所致的咳嗽。见《外台秘要》。症见咽喉干痛，鼻出热气，咳嗽少，痰色黄黏稠，难咯，或带血丝，或有发热。治宜清热润肺。若见咳嗽多痰，色黄腥臭，胸脘满闷，烦热面赤，脉数，治宜清热豁痰。

**热痰** 病证名。痰证的一种。出《诸病源候论·痰饮诸病候》。《杂病源流犀烛·痰饮源流》又名火痰。❶指素有痰疾，因“食辛辣烧炙煎煿、重裀厚褥及天时郁勃”所引发的喘咯咳唾者。❷指因痰热相搏，抟而不散，蒙迷于心者。常见嬉笑癫狂，嘈杂懊侬，痰色黄稠而浊，或兼带赤，咯之难出，坚如胶结，脉数或洪，或面赤烦热，或怔忡心痛，或口干唇燥等。治宜清心泄热导痰，方用清气化痰丸、礞石滚痰丸或清热导痰丸等，并可酌情选用吐法，以清膈涌痰。

**热无犯热** 治则名。指治疗用药应注意时令气候宜忌，夏季如无寒证，治疗时不宜使用热药，以免伤津化燥。出《素问·六元正纪大论篇》。

**热痫** 儿科病证名。指小儿内有积热所致的痫证。见《太平圣惠方》。多因乳食伤胃，胃肠积热，热甚则风动痰壅。症见口眼相牵，手足抽掣，腰背强直，口中吐沫，鼻里作声，颈项反张，壮热啼哭。治宜退热除痫。方用紫雪丹、羚角钩藤汤等。

**热哮** 病证名。指肺热炽盛，痰壅气升所致的哮病。见《类证治裁·哮症论治》。多在夏月暑火旺盛时发作。症见哮喘痰鸣，气粗息促，咯痰黄稠，胸膈烦闷，面赤口渴，舌红，苔黄腻，脉滑

R

数。治宜宣肺清热，祛痰定喘。方用定喘汤、桑白皮汤等。若因受寒引起者，为寒包热证，宜散寒以解郁热，用麻黄汤、越婢加半夏汤等。

**热邪** 病因名。火与热异名同类，是导致阳热性病证邪气的统称，但热性易弥散，多见全身性发热症状。

**热邪传里** 病机名。指外邪不从表解而化热入里的传变病机。又称表热传里。外感六淫传里的症状标志为不恶风寒，发热更甚，或兼见目赤，胸中烦闷，口渴引饮，烦躁，大便秘结，舌红，苔黄，脉数等。

**热邪阻肺** 病机名，也作病证名。指热邪壅阻于肺发生高热喘咳的病机及其相应的病证。多见于急性支气管炎、肺炎等。主要表现为发热，咳嗽，痰稠黄或痰中带血，甚则呼吸急促，胸胁痛，舌边尖红，苔黄干，脉洪数或弦数。

**热泻** 病证名。指因邪热内迫所致的泄泻。常见于细菌性痢疾、急性肠炎、急性食物中毒等疾患。见《丹溪心法·泄泻》。又名热泄、火泻、火泄。多因邪热内迫肠胃所致。症见肠鸣腹痛，痛泻阵作，泻下稠黏，或注泻如水，或水谷不化，肛门灼痛，后重不爽，口渴喜冷，小便赤涩，脉数。治宜清热泻火。方用黄芩汤、柴葛芩连汤、加味四芩汤、香连丸等。气虚有热者，可用卫生汤；阴虚火动者，可用升阴丸。

**热心痛** 病证名。指邪热攻心所致的痛证。出《备急千金要方·心脏》。又名热厥心痛、火心痛。多因暑毒入心，或因常服热药、热食致热郁作痛。症见心下灼热剧痛，畏热喜冷，时作时止，或兼见面赤，身热烦躁，掌中热，大便坚。治宜解郁泄热。参见“厥心痛”条。

**热罨** 外治方法名。罨法之一。指用热汤或热药汁进行局部掩敷的方法。有止痛、消肿、舒筋活络及醒神等作用。如用湿热毛巾罨头面醒酒，罨关节、腹部止痛，以热药汁湿罨患处去痹消肿等。

**热夜啼** 儿科病证名。夜啼证之一。见《证治准绳·幼科》。又名心躁夜啼。多因胎热、惊热、风热等热邪内犯，心神不安所致。症见小儿啼哭，见灯火则烦躁更甚，面红溺赤，或身热。治宜清心宁神，方用导赤散加黄连。

**热因寒用** 治法名。指以温热药治寒证，佐寒凉药的治法。

出《素问·至真要大论篇》。如阴寒证格热于外，服温热药常见患者格拒吐出，佐以少量寒凉药，或采用热药凉服的方法，则患者可顺利服药而不呕吐。

**热因热用** 治法名。反治法之一。指以热药治疗真寒假热证的治法。如患者四肢逆冷，下利清谷，脉沉细，面颊反见浮红，烦躁，口渴不欲饮。其四肢逆冷、下利清谷、脉沉细是真寒，面颊浮红、烦躁、口渴是假热。方用白通汤（葱白、干姜、附子）加猪胆汁煎汤冷服。

**热淫** 病机名。指热邪或暑热之气过甚的病机。《素问·至真要大论篇》："热淫所胜，平以咸寒，佐以苦甘，以酸收之。"

**热郁** 病证名。六郁之一，又称火郁。见《丹溪心法·六郁》。多因情志不舒，肝气郁结而化热。症见头昏目眩，口渴喜饮，唇舌干燥，胸闷胁胀，嘈杂吞酸，小便黄赤，大便秘结，舌红苔黄，脉弦数等。治宜清热解郁。可选用热郁汤等。

**热越** 病机名。指热邪随汗外越的病机。《伤寒论·辨阳明病脉证并治》："阳明病，发热汗出者，此为热越，不能发黄也。"

**热熨法** ❶在未破皮之软组织损伤处用药物进行热敷。❷利用热灼去腐生新的一种外治法，常用于治疗宫颈糜烂、宫颈息肉等。

**热则气泄** 同炅则气泄。

**热胀** 病证名。指腹胀由湿热或邪热内结所致。见《兰室秘藏·诸腹胀大皆属于热论》。多因伤于酒食厚味，酒毒、湿热蕴结于中，或气郁化火，邪盛伤阴所致。症见腹部胀满，大便干结，小便黄赤，或见发热，脉洪数。治宜泻火燥湿。

**热者寒之** 治则名。指热证要用寒凉方药治疗的治疗原则。出《素问·至真要大论篇》。热证有表、里、虚、实之不同。表热证用辛凉解表药，疏散风热；里热证，实者用清法通里攻下，虚者则用甘凉养阴透热或滋阴清热等法。

**热阵** 祛寒剂。八阵之一。收录四味回阳饮、六味回阳饮、理阴煎等具有散风寒、温虚寒、散经络之寒作用的二十五首方剂。

**热证** 病证名。八纲辨证的基本纲要之一。与寒证相对。指感受热邪，或脏腑阳气亢盛，或阴虚阳亢，导致机体功能活动亢进，表现出具有"温""热"等症状特点的证。临床以发热或身热

R

恶热，口渴，喜冷饮，小便短赤，大便秘结，面色红赤，舌质红，苔黄或干黑，脉数等为基本特征。由于阳盛或阴虚都可表现为热证，故热证有实热证、虚热证之分。

**热证转寒** 指原为热证，后出现寒证，且热证随之消失。热证转寒常见于邪热毒气严重，因失治、误治，导致邪气过盛，耗伤正气，正不胜邪，功能衰败，阳气耗散，故而转为虚寒证，甚至出现亡阳证。

**热中** 病证名。❶指胃火炽盛，善饥能食的病证。《灵枢·五邪》："邪在脾胃，则病肌肉痛，阳气有余，阴气不足，则热中善饥。"❷指多饮多尿的病证。《素问·腹中论篇》中王冰注："多饮数溲，谓之热中。"❸指消瘅。见《杂病源流犀烛·三消源流》。参见"消渴"条。❹以目黄为主症的病证。由于风邪入侵于胃，胃脉上系于目，因人体肥而腠理致密，邪气不得外泄，故成热中，导致目黄。见《素问·风论篇》。❺指由于饮食劳倦等伤及脾胃所致气虚火旺的病证。见《脾胃论》。症见身热，烦躁，气喘，头痛，恶寒，或口渴，脉洪大（无力）等。治宜益气升阳泻火。

**热灼肾阴** 病机名，也作病证名。指肾阴被热邪消耗的病机及其相应病证。多发生在温病后期。症见低热，手足心灼热，口齿干燥，耳聋，舌光绛干瘦，脉细数或虚数等。

## ren

**人定** 时辰名。即亥时（21~23点），夜卧入睡安定之时，故名。《素问·标本病传论篇》："冬人定，夏晏食。"

**人痘接种术** 古代免疫接种法。取天花患者痘痂制浆，接种于健康儿童，使之产生免疫力，以预防天花的方法。

**人工喂养** 以兽乳或其他代乳品为主要食物喂养婴儿的方式。

**人面疮** 外科病证名。指生于肘膝部位的一种疮疡，溃后疮面如人面。见《医学入门》。常见于骨关节结核、化脓性关节炎等病。治疗参见"疮疡""流痰""附骨疽"各条。

**人迎** ❶切诊部位名。①指喉结旁两侧颈总动脉搏动处。又称人迎脉。《灵枢·寒热病》："颈侧之动脉人迎。人迎，足阳明也，在婴筋之前。"②指左手寸口脉。《脉经》："左为人迎，右为气口。"❷经穴名。出《灵枢·寒热病》。别名天五会。位于颈部，喉结旁开1.5寸，胸锁乳突肌前缘处。属足阳明胃经。主治高血压，咽喉肿痛，气喘，咯血，甲状腺肿等。进针应避开颈总动脉。

**人迎脉** 即人迎。详见“人迎”条。

**人中** ❶人体部位名。指鼻唇沟，在鼻下方、唇上方的皮肤纵沟部。见《灵枢·经脉》。又名水沟。古人认为此处可作为望诊膀胱和子宫的参考。❷水沟穴别名。见《针灸资生经》。

**人中疔** 外科病证名。颜面部疔疮的一种。又名龙泉疔。生于人中穴，易走黄，切忌挤压。参见“疔疮”条。

**仁斋直指方** 医书名。共26卷。〔南宋〕杨士瀛撰。又名《仁斋直指》《仁斋直指方论》《(杨氏)直指方》《杨(氏)仁斋直指方论》等。书名“直指”出于杨氏自序“明白易晓之谓直，发踪以示之谓指”。本书以论治内科杂病为主，兼论外科及妇科病证，将诸科病证分为72门，每门之下均先列“方论”，述生理病理、证候表现、疾病分类、治疗法则，次列“证治”，条陈效方，各明其主治病证、方药组成、药物修制方法、服用注意事项等。本书内容广博，选材精当，是一部现存较早的方论紧密结合的方剂学专著，充分体现了杨氏的学术思想，是其医学理论与临证实践的结晶。

**任脉** 经络名。奇经八脉之一。起于胞中，下出会阴，向上前行至阴毛部位，沿腹部和胸部正中线直上，经咽喉，至下颌，环绕口唇，沿面颊，分行至目眶下。

**任脉络** 经络名。十五络脉之一。原称任脉之别。见《灵枢·经脉》:“任脉之别，名曰尾翳，下鸠尾，散于腹。”

**任脉之别** 即任脉络。出《灵枢经·经脉》。详见该条。

**任主胞胎** 基础理论术语。指任脉主女子胞宫与胎孕。出《素问·上古天真论篇》。女子肾气充盛，发育成熟，冲任二脉气血流通，即有月经来潮和孕育胎儿的能力。任脉对孕育胎儿，起着重要作用，故称。

**妊娠** 又称“怀孕”。从受孕至分娩的生理过程。出《金匮要略·妇人妊娠病脉证并治》。《素问·奇病论篇》中名重身。又名妊子、怀娠、有身、有子、六甲等。

**妊娠病** 妇女在妊娠期间，出现与妊娠有关疾病的统称。

**妊娠喘** 妇产科病证名。指

妊娠而哮喘者。见《胎产辑萃》。可因肺气素虚，孕后水气上乘，或感受风寒，肺气上逆，或胎死不下，奔迫上冲，或火动胎元，气逆所致。以妊娠兼见痰喘气急、夜卧不安等为特征。肺气素虚者，多卒然气喘发作，兼见四肢无力，治宜补肺益气；感受风寒者，兼见发热恶寒，治宜疏风散寒；胎死不下者，兼见面赤舌青，喘不得卧，用催生汤加川芎、当归；火动气逆者，兼见烦躁发热，用黄芩、香附末，水调服。

**妊娠疮疡** 妇产科病证名。指孕妇患有痈疽疔毒者。一般宜用调气安胎、托里解毒之剂。不可妄施通里泻下药。妊娠禁忌药须慎用。

**妊娠大便不通** 妇产科病证名。以妊娠期间大便秘结不通，或欲大便但排便艰难为主要表现的疾病。

**妊娠毒药伤胎** 妇产科病证名。指孕妇误服毒药，药毒伤及胎元。见《证治准绳·女科》。症见孕妇误服毒药，腰痛腹坠，胎动不安。治宜解毒安胎。用甘草、黑豆、淡竹叶浓煎频服，并根据所服毒药进行抢救。

**妊娠恶阻** 妇产科病证名。以妊娠早期，出现较重的恶心呕吐，头晕厌食，甚则食入即吐为主要表现的疾病。

**妊娠风痉** 即子痫。详见该条。

**妊娠腹痛** 妇产科病证名。妊娠期间，出现以小腹疼痛为主要表现的疾病。亦名胞阻、妊娠小腹痛。多由虚寒、血瘀、气郁冲任、气血失畅所致。

**妊娠惊悸** 妇产科病证名。以孕后心悸善惊，心神不宁为主要表现的疾病。

**妊娠脉** 脉象名。指孕妇的脉象。常见脉来滑而冲和，或滑数搏指，或尺脉滑数、寸脉微小等。《素问·阴阳别论篇》:“阴搏阳别，谓之有子。”《素问·平人气象论篇》:“妇人手少阴脉动甚者，妊子也。”《濒湖脉学》:“滑而冲和，娠孕可决。”《医宗金鉴·四诊心法要诀》:“滑疾而散，胎必三月；按之不散，五月可别。”

**妊娠期** 受孕后至分娩前的生理时期。

**妊娠数堕胎** 妇产科病证名。指经常堕胎者。相当于西医学的习惯性流产。出《诸病源候论》。参见“堕胎”条。

**妊娠痫证** 即子痫。详见该条。

**妊娠消渴** 病证名。以原有糖尿病合并妊娠，或孕前原有隐性糖尿病于妊娠后发展为糖尿病为主要表现的疾病。

**妊娠小便不利** 妇产科病证名。指孕妇小便不利者。出《诸病源候论》。因小肠积热，热结膀胱，气化受阻，或脾肺气虚，通调转输失职，不能下输膀胱所致。小肠积热者，兼见口渴，心烦，尿赤，治宜清热行水；脾肺气虚者，兼见心悸气短、神疲无力，治宜补益脾肺。

**妊娠小便不通** 妇产科病证名。以妊娠期间小便不通，小腹胀急疼痛为主要表现的疾病。

**妊娠泄泻** 妇产科病证名。以妊娠期间腹痛肠鸣，大便次数增多，粪便稀薄为主要表现的疾病。

**妊娠心腹胀满** 妇产科病证名。指妊娠过程中出现脘腹胀满等病证。见《太平圣惠方》。多因素有脾胃虚寒，孕后感寒，或内伤饮食，以致胃气壅滞，浊邪中阻，升降失调所致。常见心腹胀满，脘闷不食。感寒者，兼见食后胀甚，喜按喜热，治宜温中散寒；伤食者，兼见食后胀痛，嗳腐吞酸，治宜消食化滞。

**妊娠眩晕** 妇产科病证名。指孕妇伴发眩晕病证。见《妇科辑要》。多因肝肾阴虚，肝阳偏亢，上扰清窍所致。如头痛眩晕，耳鸣眼花，心烦急躁。治宜养阴清热，平肝潜阳。

**妊娠腰痛** 妇产科病证名。以妊娠期间腰痛为主要表现的疾病。多因妊娠肾虚所致，或跌仆闪挫，损伤肾气，或风冷所乘，瘀血阻滞经络。腰痛重甚者可致堕胎。肾虚者，腰酸，劳动则甚，治宜温补肾阳；闪挫伤肾者，腰痛下坠，转侧不利，治宜养血补肾、止痛安胎；风冷所乘者，可见腰冷痛，治宜祛风散寒。

**妊娠药忌** 指妊娠期禁用或慎用的药物。这类药物可能引起流产，或损伤胎元。大致可分为植物药类、动物药类和矿物药类。植物药类又包括毒草类、破血药类、吐下滑利药类、辛温辛热药类；动物类包括毒虫类及其他动物类如狸皮、牛黄、麝香、龟甲、鳖甲等；矿物药类有代赭石、水银、锡粉、硇砂、砒霜、芒硝、硫黄、雄黄等。其中，有的药物如砒霜、巴豆、斑蝥等剧毒药是绝对禁用的，有些药物经过炮制减毒可以使用，如生半夏用姜汁炮制而成的姜半夏，是妊娠恶阻的常用药之一。这些药物是否完全禁用，还需进一步研究。

**妊娠遗尿** 妇产科病证名。以妊娠晚期小便不能控制而自行排出为主要表现的疾病。

**妊娠肿胀** 妇产科病证名。指孕妇出现肢体肿胀。可因脾肾阳虚，水湿停聚，泛溢肌肤所致。根据肿胀部位、程度及症状的不同，有子肿、子满、子气、脆脚、皱脚之分。

**妊娠中风** 妇产科病证名。指妊娠突然中风者。出《诸病源候论》。多因孕后血虚，经络、脏腑失荣，复中于风邪所致。中于经络者，肌肤不仁，手足麻木，口眼㖞斜，甚则半身不遂；中于脏腑者，卒然昏倒，痰涎壅滞，不省人事。治宜补虚安胎，佐以祛风。若口眼㖞斜，手足顽痹者，治宜养生祛风，佐以安胎；若卒然昏倒，痰涎壅滞者，治宜搜风、开窍、祛痰；若中风不语，肢体强直，不省人事者，治宜祛风开窍。

**妊子** 即妊娠。详见该条。

## rou

**肉** ❶指肌肉。详见该条。❷体质学术语。肥人的一种类型。出《灵枢·卫气失常》。参见“肉人”条。

**肉痹** 病名。❶指四肢肌肉消瘦、不能随意活动为主的一类病证。出《素问·四时刺逆从论篇》。《华氏中藏经·论肉痹》谓其多因“饮食不节，膏粱肥美之所为”“肉痹之状，其先能食而不能充悦，四肢缓而不能收持者是也”“宜节饮食以调其脏，常起居以安其脾，然后依经补泻以求其愈尔”。❷即肌痹。详见该条。

**肉刺** 外科病名。即鸡眼。出《诸病源候论》。因鞋紧窄，或足骨畸形，局部长期受压摩擦，使皮肤角质增厚而成。多生于足底前端或足趾间，状如鸡眼，根部深陷，顶端硬凸，表面淡黄，受压则痛，影响行走。宜外敷鸡眼膏或用修脚手术治疗。

**肉䐃** 即肌䐃。详见该条。

**肉度** 诊断学术语。即度量人的形体肥瘦、大小、体质强弱，作为辨证治疗的参考。《素问·方盛衰论篇》：“诊有十度，度人脉度、脏度、肉度、筋度、俞度。阴阳气尽，人病自具。”《灵枢·卫气失常》把肥壮之人，区分为脂、膏、肉三种类型，并指出各型形态特征、气血多少、体质强弱等生理上的差别，提示针刺时应注意补泻得当，掌握适度的刺激量。

**肉分** 指肌肉与肌肉之间、肌束与肌束之间的间隙。肌肉与肌肉之间的分界谓之大分，肌束与肌束之间的分界称之为小分。《素问·气穴论篇》："肉分之间，溪谷之会。"

**肉龟** 即黄瓜痈。详见该条。

**肉肓** 泛指肌肉汇合处的组织间隙。《灵枢·胀论》："陷于肉肓而中气穴者。"张介宾注："肓者，凡腔腹肉理之间、上下空隙之处，皆谓之肓。"

**肉疽** 病名。即肉瘤。出《灵枢·刺节真邪》："有所结，中于肉，宗气归之，邪留而不去。有热则化而为脓，无热则为肉疽。"详见"肉瘤"条。

**肉苛** 病证名。指肌肉顽木、沉重不用的一类病证。因营卫俱虚、气血俱痹所致。《素问·逆调论篇》："人之肉苛者，虽近衣絮，犹尚苛也。"张介宾注："苛，顽木沉重之谓。"

**肉里之脉** 出《素问·刺腰痛论篇》："肉里之脉，令人腰痛，不可以咳，咳则筋缩急。"❶经络名。指阳维之脉。王冰注："肉里之脉，少阳所生，则阳维之脉气所发也。"❷经穴名。指阳辅穴。张志聪注："肉者分肉，里者肌肉之文理也……足少阳阳辅穴，又名分肉，穴在太阳膀胱经之外、少阳绝骨穴之后，去足外踝四寸乃其脉也。"

**肉瘤** 病名。多因思虑伤脾，脾气郁结所致。瘤体初如桃李，渐大如拳，其根宽大，坚实柔韧，皮色不变，无热无寒。治宜健脾益气，开郁化痰。方用归脾汤化裁，亦可手术治疗。相当于西医学的肌纤维瘤。

**肉轮** 五轮之一。指眼睑部，又名土轮。见《秘传眼科龙木论》。肉轮属脾，眼睑的疾病多与脾胃有关。《银海精微》："脾属土，曰肉轮。在眼为上下胞睑。"

**肉人** 体质学术语。指躯体肥胖、魁梧、皮肉结实的一种体质类型。其生理特点是血多，寒热平和。《灵枢·卫气失常》将肥壮之人分为肥、膏、肉三种类型，肉人的特点是"皮肉不相离者，肉""肉者，身体容大""肉者，多血则充形，充形则平"。

**肉烁** 病证名。指肌肉消瘦。多因阳盛阴虚所致。《素问·逆调论篇》："逢风而如炙如火者，是人当肉烁也。"

**肉脱** 病证名。指肌肉瘦削如脱。属重病危证时出现的恶病质征象。出《素问·玉机真脏论篇》等。多因精血内竭，中气虚衰所致。

**肉痿** 病名。痿证之一。指

肌肉萎缩、麻木不仁为主症的一类病证。重者可见四肢不能举动。出《素问·痿论篇》等。因脾主一身之肌肉，故亦称脾痿。由于脾气热导致肌肉失养，或水湿之邪困脾，伤及肌肉所致。治宜清热化湿，健脾和胃。参见“痿”条。

**肉蜒痈** 外科病名。即病虾。详见该条。

**肉瘿** 病名。生于颈两侧的瘿病。相当于西医学的甲状腺腺瘤、结节性甲状腺肿等病。多因郁结伤脾，痰邪凝结而成。结喉正中或两侧出现单个或多个肿块，其状如覆碗，皮色如常，表面光滑，质地软如棉或硬如馒，始终不溃，不痛，可随吞咽动作上下移动，或伴有性情急躁，容易出汗，心悸胸闷，月经不调，手抖震颤，眼球突出等症。

## ru

**儒门事亲** 医书名。共15卷。〔金〕张从正撰。成书于1228年。秉承张氏“唯儒者能明其理，而事亲者当知医”之思想，故命名为《儒门事亲》。书中前3卷为张从正亲撰，其余各卷由张氏口述，经麻知几、常仲明记录整理完书。张从正融贯轩岐、仲景之学，法宗河间之说，结合临证所见，认识到正气不能自病，必因邪客而病，强调治病以祛邪为首务，邪去正自安，不可畏攻而养病。在情志病病因病机及诊断治疗方面，本书创造性地应用以情易情、行为转移、开导等各种治疗方法，开辟了中医心理治疗新局面。

**乳** ❶指乳房。《灵枢·经别》：“手阳明之正，从手循膺乳。”详见该条。❷指哺乳。如乳母、乳子等。❸指乳汁。如通乳。

**乳瓣** ❶即乳腺体。因女性发育后的乳房内组织成瓣状，故名。❷指小儿呕出之乳积，细碎成块。又称为奶瓣。是小儿伤乳的临床特征之一。

**乳齿** 人体器官名。即乳牙。参见该条。

**乳毒** 外科病证名。出《刘涓子鬼遗方》。❶泛指非孕期、哺乳期发生的乳房皮下脓肿、乳疖等。❷指产后乳痈。《外科大成》：“有儿食乳内外吹，又名乳毒。”证治参见“乳疖”“乳痈”各条。

**乳蛾** 病名。指邪热结于喉核（即扁桃体），致使喉核红肿疼痛者。以其形似乳头、状如蚕蛾而得名。类似于急、慢性扁桃体炎。见《喉科秘旨》。又名蛾子、喉蛾。急性发作者称为急乳蛾、

R

风热乳蛾，多因肺胃热壅，复感风热之邪，火毒熏蒸而成。慢性发作者多称为虚火乳蛾、木蛾、石蛾等，多因风热乳蛾治疗不彻底，邪毒滞留喉核，灼伤阴液而成，或因肝肾阴津亏损，虚火上炎，或因气滞血凝，老痰肝火结成恶血，核肿不消。病发于喉核一侧者称单乳蛾，发于两侧者称双乳蛾。急性发作者常见喉核充血肿胀，表面可见黄白色脓性分泌物，颌下淋巴结肿大触痛，口臭便秘，舌苔厚腻，汤水难咽，身发寒热。慢性发病者喉核肿大，微痛或不痛，吞咽不利，长期不愈。若感受外邪，则可出现发热恶寒等急性病变特点。肺胃热壅者，治宜疏风宣肺，清热解毒；痰浊肝火者，治宜清热、化痰、散结；阴虚火旺者，治宜滋阴降火。

**乳蛾核** 病名。即乳蛾之慢性发病者。

**乳发** 病证名。即乳痈之重症。相当于乳房部急性蜂窝织炎。又名脱壳乳痈、发乳。症见乳房部红肿，伴发热，若破溃则皮肉腐烂，迅速扩大，易成乳漏。参见“乳痈”条。

**乳房** 人体器官名。解剖学同名器官。为足阳明胃经所过。其中央有乳头，属肝，周围有乳晕。

**乳疳** 病名。指乳房部所生的疮疡肿块，经年不愈，或乳头溃烂，或腐去半截，状如破莲蓬，疼痛难忍。常见于乳岩、乳腺结核等慢性乳病。参见“乳岩”条。

**乳核** 病名。生于乳房的良性肿瘤，相当于乳腺纤维腺瘤。

**乳积** 即乳食积滞。详见该条。

**乳疖** 病名。指乳房部所生的疖肿。详见“疖”条。

**乳疽** 病名。指生于乳房部的阴疽。多因寒邪侵于血分，血行不畅所致。症见乳房肿硬麻木，破而不溃，肿亦不消。

**乳痨** 病名。❶又名乳痰。多因肝气郁结，胃经痰浊凝结所致。初起乳房中生肿块形如梅李，硬而不痛，皮色如常，数月后肿块逐渐增大，与皮肤粘连，隐痛，皮色转微红，肿块逐渐变软成脓。溃后脓汁稀薄，腐肉不脱，周围肤色暗红，病变可延及胸胁下。相当于乳房结核。治疗早期同乳癖，若化脓则兼用透脓散，溃后以调补气血为主。疮口按溃疡处理。❷即哺露疳。

**乳疬** 病名。以男性、儿童乳晕部发生扁圆形肿块，触之疼痛为主要表现的乳房疾病。

**乳漏** 病名。指生于乳房或乳晕部的漏管或窦道。出《诸病源候论》。多因乳痈、乳发、乳疽等治疗不当，久不收口所致。症见疮口经久不敛，时流脓水，或溢出乳汁。宜内服托里散，外用提脓去腐药，如红升丹之类作为药线插入。腐去，则用生肌散生肌收口，或手术切除管壁促其愈合。乳晕部的漏管，可用挂线疗法。

**乳麻** 即奶麻。详见该条。

**乳难** 妇产科病名。❶即难产。出《神农本草经》。❷指乳汁分泌不足，或乳汁不下。

**乳衄** 病证名。以乳窍溢出血性液体，乳晕部触及可活动且质软、形态大小不同肿块为主要表现的乳房疾病。多因忧思过度，肝脾受伤，血失统藏所致。相当于西医学的乳房腺管内乳头状瘤。治宜平肝扶脾，养血止血。

**乳癖** 病名。❶乳中结核之一。又名乳粟、奶粟。因肝气不舒、郁结而成。此核可随喜怒而消长，大小不等，形如鸡卵或呈结节状，质硬，多无痛感，无寒热，推之可移，不破溃，皮色不变。古代文献有将乳癖与乳痞混称者。本病类似于西医学的慢性纤维囊性乳腺病。❷癖疾之一。又名奶癖。指哺乳期婴儿，因伤乳食所致的癖疾。病位主要在肝、脾。因乳积损伤脾胃，肝气横逆，气血瘀阻，遂成癖疾。临床表现为身瘦肌热，面黄腹大，腹壁青筋怒张，胁下痞块坚硬。用调理肝脾，消乳化积之剂，如消癖丸。但过于攻下克伐之药，不宜滥用，以免损伤正气。

**乳少** 妇产科病证名。即缺乳。多因产后气血亏虚，乳汁化源不足，或肝郁气滞，气血运行不畅，乳汁壅滞不行所致。气血亏虚者宜补气养血，佐以通乳；肝郁气滞者宜疏肝解郁通乳。

**乳食积滞** 儿科病证名。指婴幼儿伤乳、伤食所致的胃肠病。多因饮乳过多或脾胃虚弱，哺乳、饮食不当所致，故有乳滞、乳积、伤乳食等名称。症见口腔常有乳酸或馊臭气味，或吐出未消化的奶瓣，腹胀泄泻，烦啼，睡眠不安，口中气热，或大便干结。治宜消乳和胃。乳食积滞者，兼见食不知味，胃纳欠佳，脘痞腹胀，或有潮热、低热等，日久失治，易成虚羸，宜消积导滞以治标，调理脾胃以治本。

**乳嗽** 即百晬内嗽。详见“奶嗽”条。

**乳粟** 即乳岩。详见该条。

**乳痰** 即乳痨。详见该条。

**乳头风** 病名。指哺乳期妇

女乳头破裂。见《疡科心得集》。多因肝火不能疏泄，肝胃湿热蕴结而成。症见乳头、乳颈及乳晕部裂口疼痛，易破损出血，或流黏水，或结黄痂，易继发乳痈。治宜清肝泻火。

**乳悬** 妇产科病证名。指产后两乳细小，下垂疼痛。出《医学入门》。因胃虚血燥所致。治当养血和血。

**乳牙** 人的第一副牙齿，出生后4~10个月萌出，2岁半前出齐，共20颗。

**乳岩** 病名。又名石榴翻花发、乳粟。多见于中年以上妇女。由恚怒忧思，肝失疏泄，脾失健运，血瘀成毒所致。初起乳中结核大如枣栗，表面不平，坚硬不痛，后渐增大，始觉疼痛不止。未溃时，肿若堆粟或如覆碗，肿块处皮核相连，推之不移，乳头内陷。若顶透紫色，则渐溃烂，溃后状如岩穴，形似菜花，时流污水或出血。即乳腺癌。

**乳痈** 病名。又名疟乳、妒乳、乳毒、吹妒、吹乳、内吹、外吹、乳根痈、乳疯。多因肝气郁结、胃热壅滞，或乳汁瘀积而成。初起乳房出现硬结、胀痛、乳汁流出不畅，全身可有恶寒发热，继则肿块增大，焮红剧痛，寒热不退，内蕴成脓。

**乳晕** 人体部位名。位于乳房中央，乳头的外围，呈淡红色。怀孕时，乳晕色素沉着，色泽加深，可作为诊断妊娠的参考。

**乳蒸** 即蒸乳。详见该条。

**乳汁不行** 妇产科病证名。即产后无乳。又名乳汁不通、乳脉不行。《三因极一病证方论》："产妇有两种乳脉不行，有气血盛而壅闭不行者，有血少气弱涩而不行者，虚常补之，盛当疏之，盛者当用通草、漏芦、土瓜根辈，虚者当用炼成钟乳粉、猪蹄、鲫鱼之属。"参见"乳少"条。

**乳汁自出** 以哺乳期内，乳汁不经婴儿吸吮而自然流出为主要表现的疾病。

**乳滞** 即乳食积滞。详见该条。

**乳子** ❶指婴儿。出《素问·通评虚实论篇》。吴崑注："乳子，乳下婴孩也。"❷指产育。《说文解字》："人与鸟生子曰乳，兽曰产。"❸指哺乳。《张氏医通》："乳子，言产后以哺乳时，非婴儿也。"

**乳子伤寒** 儿科病证名。指婴幼儿感受寒邪引起急性发热性的疾病。出《幼幼集成》。初起表寒者，治宜辛温解表；表寒化热者，治宜辛凉清解；表里俱热者，治宜表里双解。

**褥疮** 病名。又称压疮、席疮。由于长期卧床，躯体重压引起的慢性溃疡。

## ruan

**软膏** 又称“油膏”。将药物、药材细粉、药材提取物与适宜基质混合制成的半固体外用制剂。

**软坚除满** 治法名。指用润下通便药物治疗腹部胀满的治法。因大便燥结不通引起腹部胀满不舒者，用大黄、芒硝、玄参等药软坚润下，大便通畅则胀满自除。

**软坚散结** 治法名。指用软坚消散药物治疗癥瘕肿块一类病证的治法。如浊痰凝聚所致的瘰疬、瘿气等，治宜消痰软坚散结，常用浙贝母、海藻、昆布、牡蛎等；久疟脾脏肿大者，治宜软坚破结，用醋鳖甲、三棱、莪术等。此外，热结胃肠的燥粪，可用芒硝等咸寒软坚，亦属本法治疗范围。

**软疖** 外科病证名。指疖上有脓头者。见《卫济宝书》。多因热毒内盛，郁久所致。治宜清热解毒，内服黄连解毒汤类，外敷金黄膏等。若脓已熟，宜刺破排脓。参见“外痈”条。

**软瘫** 即五软。详见该条。

## run

**润肺化痰** 治法名。指用益肺养阴化痰类方药治疗肺燥有痰的治法。又名润燥化痰。温燥之邪犯肺，或肺阴不足，虚火灼金，炼液为痰，可见咽喉干燥痛，呛咳，痰稠难咯，舌红苔黄而干等。方用润肺饮加减，可酌加瓜蒌、杏仁、沙参、梨皮等。

**润苔** 舌苔润泽有津，干湿适中。

**润下** 治法名。指以滋润通下药物为主治疗大便秘结的治法。又称缓下。用于治疗不宜峻下的肠燥津枯之证。如老年人肠燥便秘或习惯性便秘，孕期或产后便秘等。所用药物多为甘平且润滑之品，如火麻仁、瓜蒌仁、杏仁、蜂蜜等。如大肠热结，津液枯燥的便秘，可用滋阴增液之品，如玄参、麦冬、生地黄等，代表方有增液汤等，又称之为增液润下。

**润燥** 治法名。指用滋润养阴方药治疗燥证的治法。《素问·至真要大论篇》:“燥者润之。”燥证分内燥、外燥两种。外燥是外感燥气致病，内燥是内脏津液亏损之证。润燥分为轻宣润燥、甘寒滋润、清肠润燥、养阴润燥等。

**润燥腐腻** 舌诊术语。望舌苔的基本纲要，即察润燥以知津液之盈亏，望腐腻而详脾胃之清浊。润，指舌苔湿润，反映津液充足，但若苔润而厚，则表明有湿邪。燥，指舌苔干燥，不论见于何种舌苔，均表明津液已伤。腐，是胃中浊气上升。腻，是湿浊阻滞，多有湿邪、痰饮、食积、顽痰等。参见“腐苔”“腻苔”条。

**润燥化痰** 同润肺化痰。详见该条。

R

# S

## sai

**塞流** 治崩三法之一，即止血，用具有止血作用的药物，治疗崩漏急则治标的方法。

**塞因塞用** 治法名。反治法之一。指用止塞的方法治疗闭塞不通证的治法。出《素问·至真要大论篇》。对闭塞不通之证，一般应采用通利法。本法适用于某些本虚标实病证，不可误通，必须采用补塞之法，故称。如中气不足、脾阳不运所致的气虚胀满，命门火衰所致的尿闭症，气虚血枯、冲任亏损所致的月经不通等，应分别采用补脾、固肾、养血方法治疗。

## san

**三宝** 指精、气、神，是维持生命活动的三大要素。《寿世传真·修养宜宝精宝气宝神》："高氏云，吾人一身所恃，精、气、神具足，足则形生，失则形死，故修养之术保全三者，可以延年，是以谓之三宝。"

**三痹** 病证名。指行痹、痛痹、着痹三种痹证。《素问·痹论篇》："风寒湿三气杂至，合而为痹也。其风气胜者为行痹，寒气胜者为痛痹，湿气胜者为着痹也。"

**三部九候** 古代脉诊方法名。❶全身遍诊法。出《素问·三部九候论篇》。即将人体头部、上肢、下肢分为三部，每部各有上、中、下动脉，若这些部位的脉出现独大、独小、独迟、独数，即表示该经脏气有相应的寒热虚实变化。❷寸口诊法。出《难经·十八难》。寸口脉分为寸、关、尺三部，每部以轻、中、重指力切按，各分为浮、中、沉之三候，合为三部九候，是中医最常用的切脉候诊法。

**三部诊法** 见于《伤寒杂病论》，即诊人迎、寸口、趺阳三脉。其中诊寸口脉候脏腑病变，诊人迎、趺阳脉候胃气。也有去趺阳脉加诊太溪以候肾气者。

**三承气汤** 即大承气汤、小承气汤和调胃承气汤的合称。

**三虫病** 病证名。长虫病、赤虫病、蛲虫病的合称。出《诸病源候论》。

**三法** 治法名。指汗、吐、下三种治法。参见“汗法”“吐法”“下法”各条。

**三关** 切诊术语。❶指小儿指纹诊法的三个部位，即风关、气关、命关。又称指三关。详见各相关条。❷推拿穴位名。出陈氏《小儿按摩经》。又称大三关。①位于前臂桡侧缘。常用推法，自腕推至肘，为推上三关；自肘推至腕，为推下三关。旧说男推上，女推下，现在皆推左手，取推上三关之法。寒证、虚证用之，能培补元气，发汗行气。治发热恶寒无汗，四肢冷弱，痢兼赤白，还可治因寒而引起的头痛、腹痛等症。②位于前臂伸侧。见《幼科铁镜》。❸气功术语。指小周天功法中气机运行经过的三个部位，即尾间关、夹脊关、玉枕关。

**三光** ❶古称日、月、星为天之三光。❷症状名。指视力减退至仅存光感。历代眼科对视力严重减退者，以是否能见三光来分辨患眼有无光感。《秘传眼科龙木论》：“目不辨人物，惟睹三光。”

**三焦** 出《灵枢·营卫生会》。上、中、下三焦的合称。❶六腑之一，具有疏通水道，运行津液的作用。❷后世又指人体上、中、下三部位划分的代称。❸温病学的三焦辨证，指温病发生发展过程中由浅及深的三个不同病理阶段。

**三焦辨证** 辨证方法名。清代医家吴塘创立的一种诊治温热病的辨证方法。他依据《黄帝内经》及先贤对三焦所属部位的论述，结合张仲景六经辨证及叶天士卫气营血辨证，以临床温热病的传变特点及规律为核心总结而成。三焦辨证将外感温热病的各种证分别纳入上焦病证、中焦病证、下焦病证，着重阐明了三焦所属脏腑在温热病发展过程中的病理变化、临床表现、证候特点及传变规律。

**三焦经** 手少阳三焦经之简称。详见该条。

**三焦手少阳之脉** 即手少阳三焦经。详见该条。

**三焦胀** 病证名。《灵枢·胀论》：“三焦胀者，气满于皮肤中，轻轻然而不坚。”因三焦气滞不行所致者，症见腹部胀满而不坚硬，全身虚肿，治宜调气疏导。三焦气滞导致水气不行者，症见腹部胀满，小便不利，全身水肿，治宜疏导利水，或在治胀方中加入利水之品。

**三角灸** 灸法名。指以患者两口角的长度为底边，取神阙穴为顶点，作一底边水平的等边三角形，两下角为脐旁穴，取此三穴灸治者即三角灸。主治急慢性肠炎、细菌性痢疾等。

**三棱针** 针具名。与九针之锋针同。现用不锈钢制成，针身呈圆柱状，针尖呈三角形，三面有刃。临床多用于点刺放血疗法，治热病、瘀血等病证。

**三品** 药物分类方法名。出《神农本草经》。该书将有延年益寿作用且无毒性，多服或久服不会损害人体健康的药物，列为上品；无毒或毒性不大，可以治病补虚的药物列为中品；有毒或药性峻烈不宜长期服用，但足以祛除寒热邪气、破积聚的药物，列为下品。三品分类法具有简便易行的分类特点，曾在其后近千年的本草学分类中占有主导地位，直至宋代《经史证类备急本草》中药物种属分类法问世后才逐渐淡化。

**三日疟** 病证名。指隔两日发作一次的疟疾。见《先醒斋医学广笔记》。亦称三阴疟。《素问·疟论篇》有"间二日或至数日发"的记载。参见"三阴疟"条。

**三十六黄** 病证分类名。指黄疸的三十六种病候。出《外台秘要》，但未列举具体名称、症状。后世医学文献对此有不同分类。❶《圣济总录·三十六黄》中指心黄、肝黄、脾黄、肺黄、肾黄、鬼黄、奸黄、血黄、人黄、髓黄、瘕黄、急黄、气黄、痫黄、白黄、阴黄、胆黄、惊黄、风黄、走精黄、酒黄、鸡黄、蛐蜒黄、火黄、走马黄、房黄、黑黄、厌黄、水黄、爪黄、肠黄、犊黄、气黄、猪黄、土黄、虾蟆黄这三十六种黄疸。❷《太平圣惠方·治三十六种黄证候点烙论并方》中指肝黄、心黄、脾黄、肺黄、肾黄、胆黄、脑黄、行黄、癖黄、胃黄、鬼黄、奸黄、走马黄、立黄、黑黄、体黄、劳黄、脊禁黄、食黄、火黄、阴黄、气黄、煴黄、髓黄、房黄、血黄、忧黄、惊黄、花黄、疟黄、水黄、蛇黄、牛黄、鸦黄、鸡黄、蛐蜒黄这三十六种黄疸。

**三十脉** 脉象分类名。即三十种脉象的约称。出滑寿《诊家枢要》。即浮、沉、迟、数、虚、实、洪、微、弦、缓、滑、涩、长、短、大、小、紧、弱、动、伏、促、结、芤、革、濡、牢、疾、细、代、散诸脉象。

**三水** 即三阴。指脾。参见"三阴"条。

**三调** 气功术语。指气功锻炼方法中的三个组成部分，调身（姿势）、调息（呼吸）、调心（入静）。见《童蒙止观》。

**三消** 病证名。消渴一类疾病的总称。历史上三消说法略有不同。❶指消渴、消中、肾消的合称。出《外台秘要·消中消渴肾消方》。参见“消渴”条。❷指上消、中消、下消的合称。出《丹溪心法·消渴》。详见各条。

**三消论** 医书名。1卷。〔金〕刘完素著。约成书于金大定至承安年间（1161—1200）。书成未刊，后由麻九畴（字知几）访得刘完素后裔，求获遗书，并附刊于《儒门事亲》。本书是刘完素承《黄帝内经》之旨，论述“热气怫郁，玄府闭塞”之说及治验，印证消渴病机证治之专著。书末载神白散、猪肚丸、葛根丸、胡粉散、三黄丸、人参白术散、人参散七方，体现出刘完素治疗消渴偏重寒凉宣通的证治特色。此外，书中对脏腑六气病机说、六气标本病传、五味补泻治法等亦有阐发，对研究河间学说及其临证运用经验均有重要参考价值。

**三形** 体质分类名。指肥、膏、肉三种类型的人。《灵枢·卫气失常》：“必先别其三形，血之多少，气之清浊，而后调之。”

**三阳** ❶“太阳”的别称。《素问·阴阳类论篇》：“所谓三阳者，太阳为经。”❷泛指手、足三阳经。❸专指太阳小肠及膀胱之脉。❹特指“三阳病”。详见“六经病”条。

**三阳病** 病证名。太阳病、阳明病、少阳病的合称。参见“六经病”条。

**三阳并病** 病证名。见《伤寒论》。外感伤寒太阳经、阳明经、少阳经中，一经病变未解，又并发另一经的病变，两经病证同时存在。有太阳阳明并病、太阳少阳并病。

**三阳合病** 病证名。见《伤寒论》。指太阳、少阳、阳明三经的证候同时出现。

**三阳五会** 百会穴之别名。

**三因** 病因分类名。即内因、外因、不内外因的合称。《三因极一病证方论》：“然六淫天之常气，冒之则先自经络流入，内合于脏腑，为外所因。七情，人之常性，动之则先自脏腑郁发，外形于肢体，为内所因。其如饮食饥饱，叫呼伤气，尽神度量，疲极筋力，阴阳违逆，乃至虎狼毒虫，金疮踒折，疰忤附着，畏压溺等，有背常理，为不内外因。”

S

**三因方** 《三因极一病证方论》的简称。详见该条。

**三因极一病证方论** 医书名。共18卷。〔宋〕陈言撰。成书于淳熙元年（1174）。原题《三因极一病源论粹》，现名为《宋志》所载，简称《三因方》。首叙医学总论，全面阐述“三因学说”，把复杂的病因分为三类，即内因、外因和不内外因，认为“三因”既可单独致病，又可相兼为病。至此“三因致病说”成为整个中医理论体系的组成部分。陈言强调“分别三因，归于一治”，故在总论后分述内、外、妇、儿等各科病证，并附治疗方剂。全书的特点是将病证和三因密切结合，对研究病因和临床治疗均有参考价值。

**三因学说** 宋代陈言《三因极一病证方论》中关于中医病因分类的学说，六淫为外因，七情为内因，饮食所伤、劳倦过度、外伤、虫兽伤、溺水等为不内外因。

**三阴** ❶“太阴”的别称。指脾和肺及其所属经脉。《素问·阴阳别论篇》：“三阴结谓之水。”王冰注：“三阴结，谓脾肺之脉俱寒结也。”❷泛指手、足三阴经。❸特指“三阴病”。详见“六经病”条。❹专指足太阴脾经。《素问·太阴阳明论篇》：“足太阴者，三阴也。”

**三阴病** 病证名。太阴病、少阴病、厥阴病的合称。参见“六经病”条。

**三阴疟** 病证名。❶即三日疟。见《名医类案》。多因元气内虚，卫气不固，疟邪潜伏三阴，故名。治以扶正为主，兼以疏邪。参见“三日疟”“疟疾”条。❷指疟发在处暑后、冬至前之三日疟。见《杂病源流犀烛·疟疾源流》。❸指疟发于夜间。见《医宗金鉴》。治疗时先用汗法，后按疟疾常法治疗。参见“疟疾”条。

**散剂** 剂型名。即将药物研成粉末的剂型。有内服与外用两类。制成粗末者，可加水煮服；制成细末者，用白汤、茶、米汤或酒调服。外用者研成极细末，撒于患处，或用酒、醋、蜜等调敷于患处。

**散脉** ❶脉象名。指脉搏浮散不聚，轻按有分散零乱之感，中按渐空，重按则无的脉象。主元气离散，多见于病危阶段。《脉经》：“散脉，大而散，散者，气实血虚，有表无里。”❷经络名。指足太阴之别络。以其散行而上，故名。《素问·刺腰痛论篇》：

“刺散脉，在膝前骨肉分间，络外廉。”

**散者收之** 治则名。指耗散不固之证当用收摄固涩类方药治之。出《素问·至真要大论篇》。如心血亏损，心神浮越，心悸易惊，是心气不固，当养血安神，收摄心气；如久咳多汗，肺气不固，当敛肺止咳，以固肺气而止咳止汗；如遗精滑泄，经久不愈，是肾气不固，当固肾涩精，固肾气以止遗泄。其他如脱肛、崩漏、出血，以至元气散越的亡阳虚脱等，均属该治则的应用范围。

**散阵** 解表剂。八阵之一。收录柴胡饮、麻桂饮、大温中饮等具有辛温、辛凉、扶正解表作用的十七首方剂。参见“八阵”条。

## se

**色部** 望诊术语。指全身脏腑及其器官组织映射于面部的色诊分区部位。色诊分区的方法不一，如《灵枢·五色》将面部中央自眉心至鼻端这一部位分属五脏，六腑则分夹于两旁，其余头面、咽喉、四肢等上下内外依次排列。《素问·刺热篇》则以左颊配肝，右颊配肺，额配心，颐配肾，鼻居中央配脾。后世医家还有面部分区诊断女科病的诊法等。

**色悴** 望诊术语。指面色憔悴无华的慢性病面容，多因久病气血耗伤、精气亏损所致。

**色厥** 厥证的一种。因纵欲过度所致。症见忽然昏晕，不省人事，手足逆冷。

**色劳** 即房劳。详见该条。

**色脉** 诊断学术语。即中医诊法。主要指望诊、脉诊等诊法。《素问·移精变气论篇》:“上古使僦贷季，理色脉而通神明。”又曰:“治之要极，无失色脉。”《汉书·艺文志》中颜师古注:“诊，视检。谓视其脉及色候也。”参见“诊法”条。

**色脉合参** 诊断学术语。指在临床辨证过程中，把脉象和病色变化互相参照，综合分析，以判断疾病病程、性质与预后等。如患者面赤唇红，舌红苔黄，脉见洪数或滑数者，属于色脉相合的顺证，提示多为新病，预后较好；若脉象洪数而面色苍白，则属色脉不相合，为逆证，提示其为重病或久病，预后欠佳。逆证常见于邪盛正衰，或阴阳寒热虚实错杂的重病危候。《素问·脉要精微论篇》:“征其脉小色不夺者，新病也；征其脉不夺其色夺者，此久病也；征其脉与五色俱夺者，此久病也；征其脉与五色俱不夺者，新病也。”

**色似胭脂症** 眼科病证名。即球结膜下出血症。见《证治准绳·杂病》。又名白睛溢血。多因肺经蕴热，血热妄行，溢于络外所致，或由剧咳、呕吐、外伤等引起。表现为球结膜下有不规则的片状或点状鲜红色出血斑，边界分明，大多无明显的不适感。治宜清肺散血。因外伤所致者，内服桃红四物汤加减。因他病所致者，除病因治疗外，可酌加通络散瘀之品。

**色鲜明** 望诊术语。❶与面色晦暗相对，属正色，为有胃气的征象。❷指面目浮肿，肤色透亮而有光泽。《金匮要略·脏腑经络先后病脉证》：“色鲜明者有留饮。”

**色夭** 望诊术语。指皮肤枯槁无华。又名夭然不泽。多见于久病及津液气血严重耗损的患者。《灵枢·决气》：“液脱者，骨属屈伸不利，色夭。”

**色欲伤** 即房劳。详见该条。

**色泽** 色是颜色，即色调变化；泽是光泽，即明亮度。色泽指皮肤、黏膜、爪甲、毛发的颜色与光泽，尤其是面部的颜色与光泽。

**色诊** 望诊名。望诊内容之一。指观察颜面肤色变化了解病情的方法。诊察时，以五色主病为重点，结合颜色的浮沉、散抟、泽枯和上下扩散方向等。如颜色浅显为浮，主表病；颜色隐晦为沉，主里病。颜色淡而疏落为散，多为新病邪浅；颜色深而壅滞为抟，多为久病或邪盛。色润泽为有胃气；色枯槁为胃气衰败。病色上下扩展的方向，常与病变方向有关。临床上须注意四诊合参，才能做出正确的判断。

**涩肠固脱** 同涩肠止泻。详见该条。

**涩肠止泻** 治法名。指用坚肠固涩方药治疗大便滑泄不禁的治法。如泻痢日久，大便不能控制，脓血不净，血色暗红，或脱肛不收，腹痛喜温喜按，脉迟弱者，可用桃花汤、真人养脏汤等加减。

**涩剂** 方剂分类名。十剂之一。指具有固涩作用的方剂。参见“十剂”条。

**涩可去脱** 指用收敛固脱方药治疗滑脱不禁类疾病的治法。如患者动则自汗，属卫气不固，用牡蛎散以敛汗固表。如患者肾虚遗精滑泄，用金锁固精丸以涩精止遗。

**涩脉**　脉象名。指脉如轻刀刮竹般往来极为艰涩、细且迟的脉象。形细且行迟，往来艰涩不畅，脉势不匀。多见于气滞、血瘀、痰食内停、精伤和血少。《脉经》："涩脉细而迟，往来难，且散，或一止复来。"

## sha

**痧**　❶病证名。指感受秽浊不正之气出现腹痛、吐泻昏闷等症状。见《世医得效方》。又名痧气、痧胀。详见"痧胀"条。❷指皮肤出现红点如粟，抚之略高于皮肤的疹点。《临证指南医案》邵新甫按语："痧者，疹之通称，有头粒如粟。"参见"疹"条。

**痧筋**　证名。指痧发时膝弯、肘弯上下怒张的静脉，呈深青色、紫色、深红色。见《痧胀玉衡》。一般出现痧筋者，毒入血分者多；乍隐乍现者，毒入气分者多；微现者，毒阻于气分者多；伏而不现者，毒结于血分者多。用三棱针刺痧筋出紫血，可排泄痧毒。

**痧块**　病证名。指痧证余毒未尽，积聚成块者。见《痧胀玉衡》。痧证刮痧后，痧毒未尽，聚结成块作痛，治宜分清毒结。毒结气分，宜用沉香、砂仁类气分药疏理之；毒结血分，宜用桃仁、红花、茜草、三棱、降香、五灵脂类血分药破导之；毒与食滞互结，宜用莱菔子、槟榔类消导之。

**痧气**　痧的俗称。详见该条。

**痧胀**　病证名。指感受四时不正之气或秽浊邪毒后导致的一种急性病。因痧气壅阻经络胀塞胃肠，故名。多见于夏秋之季。见《痧胀玉衡》。又名痧。常见突然头晕、头痛，脘腹闷胀或绞痛，欲吐不吐，欲泻不泻，或上吐下泻，或神昏喉痛，或腰如带束，或指甲青黑，或手足直硬麻木等。痧毒在气分者刮之；在血分者刺（放血）之；在皮肤者汗之；痧毒入脏腑者，宜荡涤攻逐之。痧无补法，总以开泄攻邪为主。

**痧胀玉衡**　医书名。痧证专书。3卷。〔清〕郭志邃撰。成书于康熙十四年（1675）。又名《痧胀玉衡书》。上卷载"痧胀发蒙论""痧胀要语"及"痧胀脉法"；中卷列各痧证症状，并附以治疗验案；下卷列各痧证备用要方。卷后为"痧胀看法"及"痧胀兼证及变证"，间附治疗验案。郭志邃鉴于痧胀发病多、传变快，若治不对症，则预后不良，遂在前人有关论述的基础上，总其大纲，撮其要领，论述多种痧胀脉症及治疗大法。书中详载刮痧之法及放痧十法，所载方药包括汤、丸、丹、散各剂共56方，收录治痧药70余种，是一部较为系统的痧证专著。

**痧证** 感受时疫秽浊之气，以发热，胸腹闷胀痛，或上吐下泻，或神昏闷乱，或皮下青紫等为常见症的危急外感热病。

**痧子** 即麻疹。详见该条。

## shan

**疝** 病名。出《素问·大奇论篇》等。历代医家论疝，包括多种病证，名目繁多，众说不一。《诸病源候论》中有石疝、血疝、阴疝、妒疝、气疝之五疝说；《素问·骨空论篇》中有冲疝、狐疝、㿗疝、厥疝、瘕疝、㿗疝、癃疝之七疝说；《儒门事亲》中分为寒疝、水疝、筋疝、血疝、气疝、狐疝、㿗疝等。疝病与肝经病变关系密切，故有“诸疝皆属于肝”之说。根据有关论述及其临床表现归纳如下。❶泛指体腔内容物向外突出的病证。多伴有气痛症状，故有疝气、小肠气、小肠气痛等病名。如突出于腹壁、腹股沟，或从腹腔下入阴囊的肠段等。❷指生殖器部位的病证。如男、女外生殖器溃肿流脓，溺窍流出败精浊物，睾丸或阴囊肿大疼痛等症，多兼有腹部症状。❸指腹部剧烈疼痛，兼有二便不通的病证。常见于腹股沟疝，以及睾丸、阴囊、前列腺、膀胱、肠痉挛等。如《素问·长刺节论篇》：“病在少腹，腹痛不得大小便，病名曰疝。”《素问·骨空论篇》：“（督脉为病）从少腹上冲心而痛，不得前后，为冲疝。”

**疝瘕** 病名。出《素问·玉机真脏论篇》。又名瘕疝、蛊。常分为两类。一类以小腹部热痛，溺窍流出白色黏液为特征。多因风邪化热传于下焦，湿热相结所致，治用五苓散类。另一类为以腹皮隆起，推之可移，腹痛牵引腰背为特征。因风寒与腹内气血相结所致，治用茴香丸。

**疝气** 病名。阴囊、小腹疼痛肿起，涉及腰、胁、背、心窝部、脐周，伴有四肢厥冷，冷气抢心，止作无时为主要表现的疾病。

**善悲** 病证名。指经常悲伤欲哭，不能自制者。多见于妇人。出《素问》。又名喜悲。因阴血不足，内脏虚燥所致，治宜养心润肺，方用甘麦大枣汤、生脉散、二冬膏等加减。心火旺者，可用黄连解毒汤加减。

**善饥** 病证名。指容易产生饥饿感。出《素问·至真要大论篇》。多因胃热所致，是消渴主症之一。治宜清泄胃火，养阴生津。方选太清饮、泻黄散、玉女煎等加减。参见“消渴”条。

**善惊** 病证名。指遇事容易受惊吓，或经常自觉惊慌者。出《素问》。又称喜惊。常可伴见心悸不宁、睡卧不安等症状。多因心气虚或心火旺，肝阳上亢，胆虚及气血亏损所致。若突为外事所惊，以致目睛不转，不能言，短气，自汗，体倦，坐卧不安，睡多惊梦者，治宜养心安神，方选琥珀养心丹、黄连安神丸、妙香散加减等；若胆虚者，治宜补虚安神；若肝阳上亢者，治宜珍珠母丸；若气血虚者，治宜养心汤；若痰浊扰心者，治宜十味温胆汤、寿星丸、控涎丹等，酌加远志、茯神等。

**善恐** 病证名。指胆怯恐怖，甚则有如被人追捕感者。出《素问》。心、肾、肝、胃之伤皆能致恐。心气不足者，治宜益心气，方用远志丸；肾虚者，治宜补精髓，方用六味丸加远志、枸杞子等，肾阳虚者，加鹿角胶、肉桂等；脾胃虚者，治宜补中气，方用四君子汤加木香等；对于肝胆之气不足者，治宜养肝补胆，方用酸枣仁汤、补胆防风汤等。

**善眠** 即嗜卧。详见该条。

**善怒** 病证名。指容易发怒。病多在肝。出《素问》。又称喜怒。肝实气滞者，善怒而胁痛腹满，治宜疏泄，方用柴胡疏肝散、四磨汤等；血少肝燥者，易动怒，治宜养血柔肝，方用解怒平肝汤；肾水不足、肝火偏旺者，症见心烦易怒，夜间口干舌燥，睡眠短少，治宜滋补肾阴，方用润肝汤等。

**善色** 望诊术语。凡五色光明润泽含蓄者为善色，亦称“气至”。善色说明病变尚轻，脏腑精气未衰，胃气能上荣于面，多见于新病、轻病，其病易治，预后较好。《素问·五脏生成篇》所述“青如翠羽”“赤如鸡冠”“黄如蟹腹”“白如豕膏”“黑如乌羽”，均属善色。

**善忘** 即健忘。详见该条。

## shang

**伤茶** 病证名。伤食之一。因饮茶过多所致。《杂病源流犀烛·伤食不能食源流》：“伤茶，轻者姜黄、芝麻；甚者吴萸、椒、姜。”《世医得效方》：“磨积丸治茶积饮食减少，面黄腹痛。”参见

S

"伤食""伤饮"条。

**伤产** 妇产科病名。❶指产妇用力太早，不能正常分娩。《十产论》："伤产者，言怀胎未足月，有所伤动，以致忽然脐腹疼痛，或服催药过早，或产母努力太早，逼儿错路，不能正生。"❷指过月而产。见汪嘉漠《胎产辑萃》。

**伤风** 病证名。❶指伤寒太阳中风。《时病论·伤风》："伤风之病，即仲景书中风伤卫之证也。"❷感冒的别称，又称冒风。见《伤寒直格》。指感受风邪，以鼻塞、流涕、喷嚏、头痛、恶寒、发热、全身不适为主症的病证，以冬、春季节多见。病情有轻重不同，轻者俗称伤风，重者称为重伤风。详见"感冒"条。

**伤风咳嗽** 病证名。指因外感风邪引起的咳嗽。见《症因脉治》。又名风嗽。因风邪伤肺而成。常见自汗，恶寒，发热，鼻塞流涕，声重，喉痒咳嗽，脉浮等，治宜疏风宣肺，化痰止咳。

**伤谷** 病名。伤食之一。指伤于谷食类者。《古今医鉴》："食者，有形之物，伤之则宜损其谷，其次莫如消导，重者，宜吐宜下，枳术丸、保和丸、备急丹之类，量轻重择用。"伤谷轻者，加麦芽、谷芽、砂仁；伤谷重者加鸡内金。参见"伤食"条。

**伤寒** 有广义和狭义之分。❶病名。外感热病的总称。即广义伤寒。《素问·热论篇》："今夫热病者，皆伤寒之类也。"又："人之伤于寒也，则为病热。"《伤寒论》以伤寒命名，包括了多种外感热病在内。❷病名。专指感受外感六淫邪气中的"寒"邪而发的病变。即狭义伤寒。《难经·五十八难》："伤寒有五，有中风，有伤寒，有湿温，有热病，有温病，其所苦各不同。"王叔和《伤寒例》："从霜降以后，至春分以前，凡有触冒霜露，体中寒即病者，谓之伤寒。"❸病证名。特指伤寒太阳表证。《伤寒论·辨太阳病脉证并治》："太阳病，或已发热，或未发热，必恶寒，体痛，呕逆，脉阴阳俱紧者，名曰伤寒。"❹病机名。指感受寒邪的发病机制。《伤寒例》："冬时严寒，触冒之者，乃名伤寒耳。"其发病除了具有寒邪致病的一般特点外，还与季节相关。❺古代医学分科名。设于明代，是诊治外感热性病的医学专科。明代太医院内共设十三科，伤寒为其中一科。参见"十三科"条。

**伤寒表证** 病证名。指伤寒病邪在表的各种病证。见《伤寒论》。又称为外证、太阳表证。《伤寒论·辨太阳病脉证并治》："太阳病，脉浮紧，无汗，发热，身疼痛，八九日不解，表证仍在，此当发其汗。"又"太阳病，外证未解，脉浮弱者，当以汗解。"

**伤寒补亡论** 医书名。25卷（现存19卷）。〔宋〕郭雍撰。成书于南宋淳熙八年（1181）。原版25卷，其中第十六卷及方药5卷毁于兵火。郭雍认为仲景《伤寒论》足为百世之师，但原书残缺已久，故以仲景本论为主，分门别类，采撷孙思邈《千金方》、朱肱《南阳活人书》、庞安时《伤寒总病论》及常器之等诸家合乎仲景宗旨者，参以己见，予以阐发补正，故名"补亡"。本书鉴别了温毒、天行时行、温疫、寒疫、痉湿暍病等似伤寒而非伤寒之疾，对痰证、食积、虚烦、脚气、疮毒、虫毒、溪水、瘴雾、温疟及伤寒常见证候等也作了较为深入的分析，对仲景有证无方的条文进行了补充。《四库全书总目》评价其书"阐仲景所已言，并及仲景所未言"。

**伤寒发颐** 外科病证名。类似于化脓性腮腺炎、下颌骨骨髓炎等病。见《外科正宗》。多因伤寒发汗未尽，致余毒壅积而成。初起感受风寒，发汗未解，继见一侧颐颔之间肿胀疼痛，微热，并逐渐延及患侧耳之前后，若溃后脓出臭秽。参见"发颐"条。

**伤寒附翼** 医书名。2卷。〔清〕柯琴撰。成书于康熙四十五年（1706）。本书专论《伤寒论》方，卷上列论太阳病方篇，卷下分述阳明、少阳、太阴、少阴、厥阴病方等。各经方论篇前均设有总论，揭示本经治疗大法及主方功用。方证分析详尽透彻，除阐明其适应证外，还对方剂配伍、方药出入、剂量增减、相似方比较等参合已验，详加阐析，并指出后世用法上的不当之处。叶天士作序，称本书"能独开生面，可为酬世之宝"。

**伤寒贯珠集** 医书名。8卷。〔清〕尤怡撰。初刊于嘉庆十五年（1810）。又名《宗圣要旨伤寒贯珠集》。尤怡研究伤寒之学，从临证实际出发，采用以法类证、据证论治的方法，提纲挈领，将《伤寒论》原文中治法相类的条文集结于一，犹如一贯轮珠在手，故名。全书据六经病分篇，每经病篇篇首均有条例大意。卷一、卷二为太阳篇，突出太阳本病治法，分正治法、权变法、斡旋法、救逆法、类病法，兼论痉病、湿病、暍病等证治；卷三、卷四为阳明篇，以胃家实立论，立正治法、明辨法、杂治法；卷五为少阳篇，注重和法，立正治法、权变法等；卷六为太阴篇，按表里之异分述脏病、经病、经脏俱病诊治；卷七为少阴篇，有热化、寒化之别，分清法、下法、温法、生死法等；卷八为厥阴篇，论厥逆之进退，有清、温之别，兼论病禁、简误、瘥后、劳复等法。尤怡从治法类证角度编次，充分揭示了《伤寒论》理法方药统一的辨证论治体系，对于临床辨证立法及经方应用具有重要的指导意义。

**伤寒来苏集** 医书名。8卷。〔清〕柯琴所撰《伤寒论注》《伤寒论翼》《伤寒附翼》之合刊本。详见各条。

**伤寒类书活人总括** 医书名。7卷。〔宋〕杨士瀛撰。约成书于南宋景定五年（1264）。杨士瀛以《伤寒论》《伤寒类证活人书》两书论述为主，并参合已见撰成。每一个条目之前，将主要内容编为歌括，故名。卷一为活人证治赋，主要论述外感风、寒、暑、湿、热诸脉证治法；卷二为伤寒概括，主要论述伤寒六经病证的辨证用药；卷三为伤寒证治以及春温、夏热、风温、湿温、风湿、中湿、中暑、温疫等病的证治；卷四至卷六分述发热、恶风、四逆、发黄、吐血等病的证治；卷七论述小柴胡汤加减法、伤寒诸笃证、伤寒戒忌、产妇伤寒、小儿伤寒等。书中对温热病辨治较详，指出了中暑与夏月热病证治的异同，风温与湿温的脉象区别和选方不同，以及痉病、温疟、温疫等病的证治。

**伤寒类证活人书** 医书名。22卷（一作20卷）。〔宋〕朱肱撰。成书于大观元年（1107）。初名《无求子伤寒百问》，又名《南阳活人书》，简称《类证活人书》。本书分为四部分，分别论述伤寒各证杂病，并介绍妇人、小儿伤寒及其治疗方药等，对仲景学术有颇多发展。朱肱认为治伤寒须先识经络，不识经络，触途冥行，并依据经络学说阐述三阳三阴病证发生发展的病理机制，从经络角度归纳论述了六经病的主要证候，补充了六经病的脉象，并提出伤寒传经只传足经不传手经的观点，较皇甫谧《针灸甲乙经》、巢元方《诸病源候论》论述得更为具体深入。书中采集《备急千金要方》《外台秘要》《太平圣惠方》等书中名方126首，补《伤寒论》方之不足，对后世有很大影响。

**伤寒里证** 病证名。指伤寒病邪入里的各种病证。见《伤寒论》。包括里热实证、里虚寒证及寒热虚实错杂证等。如伤寒邪在三阳，以阳明为里。阳明病脉迟，身重短气，腹满而喘，有潮热者，可攻里，宜承气汤。阳明病，但头汗出，身无汗，小便不利，口渴引饮，为瘀热在里，身必发黄，宜茵陈蒿汤。少阴病，但欲寐，脉细沉数，病在里，不可发汗，如下利清谷，里寒外热，手足厥逆，脉微欲绝，宜通脉四逆汤。

**伤寒论** 医书名。共10卷。〔汉〕张仲景所撰《伤寒杂病论》中有关伤寒部分，经〔晋〕王熙整理，复经北宋校正医书局校订而成。作者以六经辨证为纲，对伤寒各阶段的辨脉审证大法和立法、用药规律，以条文的形式作了较全面的论述。总结了汉代以前有关外感病证的发生发展规律及诊治经验，奠定了中医学辨证论治的基础，对后世临床医学的发展有深远的影响。现有多种刊本和注本。

**伤寒论辑义** 医书名。7卷。日本丹波元简编注。刊于日本文政五年（1822）。系《津修堂医学丛书》之一。卷首载“综概”等，论《伤寒论》之沿革及伤寒含义，其后各卷据明代赵开美所刻宋本《伤寒论》为底本，参照别本校勘，并辑集成无已等数十家论注，参以已见，对《伤寒论》原文逐条阐释。原文之下，先采辑最允当之注解一至数条，或兼采众说，旨在融会贯通，凡难领会之处，举数说并存，丹波元简见解则用“按语”区别，以免混淆，仲景方后附古今医案，另增补部分后世实用或常用方，为临证参酌。本书是日本学者研究《伤寒论》有重要影响的专著之一。

**伤寒论类方** 医书名。不分卷。〔清〕徐大椿撰。初刊于乾隆二十四年（1759）。又名《伤寒类方》。徐大椿积30年经验，始悟“方之治病有定，而病之变迁无定；知其一定之治，随其病之千变万化，而应用不爽。此从流溯源之法，病无遁形”之理，遂舍弃“类经”之法而从“类方”研究的角度撰成本书。书中将《伤寒论》中113方归纳为桂枝汤、麻黄汤、葛根汤、柴胡汤、栀子汤等12类方证。各类方证中，先出“主方”，后论类从方证及其加减法，以“发明其所以然之故”。本书对于《伤寒论》方的临床运用具有重要指导意义。

**伤寒论浅注** 医书名。6卷。〔清〕陈念祖辑注。初刊于嘉庆二年（1797）。陈念祖删去辨脉法、平脉法、伤寒例、诸可诸不可诸篇原文，另加注释而成。其编注方式为原文用大字，注文用小字，文与注，既可连读，又可分读，每节后另设总注，以便研习。陈念祖取众家之长融会贯通，他尤为推崇张志聪、张锡驹两家，以“六经气化学说”阐发五运六气、阴阳交会之理，并对伤寒的证候、病机及方药等加以阐发，是较有影响的《伤寒论》注本之一。

**伤寒论条辨** 医书名。8卷。〔明〕方有执编撰。成书于万历十七年（1589），初刊于万历二十年（1592）。方有执认为经王叔和整理，已失《伤寒论》原貌，应伤寒、杂病相间而论，故重新考订，删削，移易其文，逐条疏注，故名“条辨”。书中删削“伤寒例”，合并“平脉法”“辨脉法”，移易汗、吐、下、可与不可诸篇及有关温病杂病的条文，对太阳病篇进行重大修订，后附《本草钞》《或问》《痉书》各1卷。其中《本草钞》将《伤寒论》方所用之90余种药物进行了论述发挥。《或问》中提出的“表里三层”说及《痉书》对痉与惊风的论述，亦有独特见解。对后世研究伤寒学说有重大影响。

**伤寒论翼** 医书名。2卷。〔清〕柯琴撰。成书于康熙十三年（1674）。柯琴认为仲景之六经是为百病立法而非专为伤寒立法，伤寒、杂病治无二理，咸归六经之节制，为使后学者得仲景伤寒杂病合论之旨，故撰本书。卷上列全论大法、六经正义、合并启微、风寒辨惑、温暑指归、痉湿异同、平脉准绳七篇；卷下列太阳、阳明、少阳、太阴、少阴、厥阴病解及其制方大法七篇。强调六经分证皆兼伤寒杂病，伤寒之中杂病最多，内外夹杂，虚实互呈。仲景之六经是“经界之经，而非经络之经”，创立六经为六区地面之说。《四库全书总目提要》称本书为“研究《伤寒》者不可不读之书”。

**伤寒论注** 医书名。4卷。〔清〕柯琴编注。成书于康熙八年（1669）。柯琴认为经王叔和整理后《伤寒论》已非张仲景之旧意，鉴于张仲景有太阳证、桂枝证、柴胡证等论说，乃宗此义，以证名篇，将其原文重新编次，逐条注疏。卷一、卷二载伤寒总论、太阳病主要方证等；卷三载阳明、少阳病主要方证；卷四载太阴、少阴、厥阴病主要方证及阴阳易证、诸寒热证等。柯琴认为仲景作论大法，六经各立基本病机，总揭其证治纲领，必择本经至当之脉证而论述之，故每篇先立总纲以概述本经之纲要及其相关脉证方治。本书“立言明彻，独出新裁”（马中骅跋）之誉，实非过誉，是后世研究《伤寒论》的重要著作之一。然书中对有疑难之原文，往往轻予改动，是为不足。

**伤寒明理论** 医书名。共4卷。〔金〕成无己撰。约成书于正隆元年（1156），初刊于泰和五年（1205）。书中首载伤寒明理药方论序，明确提出了“十剂”方剂分类理论，以及“七方”制方论，并详细论述了“君臣佐使”的组方原则，对方剂学理论的创建颇有建树。卷1~3从“发热”始至“劳复”止，从诊断及鉴别诊断角度对《伤寒论》中50种临床常见的主要证候进行阐述。卷4“药方论”选辑桂枝汤、白虎汤等仲景常用方20首，援引《黄帝内经》《难经》《神农本草经》相关论述，分析其主治病证、配伍关系，开后世方论之先河。成无己对伤寒证候鉴别与方剂研究的论述，开拓了《伤寒论》研究的新途径与新思路，是学习研究《伤寒论》的重要参考书。

**伤寒微旨论** 医书名。2卷。〔宋〕韩祗和撰著。约成书于元祐元年（1086）。又名《伤寒微旨》。原书已佚，后世刊印本是从《永乐大典》中辑录编成。全书载有自“伤寒源”至“劳复证”凡15篇，次第论述伤寒脉法，用药加减，汗、下、温中等治疗大法，以及相关病证的证治，并附方论、治案。韩祗和以《黄帝内经》等有关理论释《伤寒论》，旨在阐发仲景未尽之意。创立七物理中丸、橘皮汤、厚朴汤、白术汤、橘叶汤、二苓汤、羊肉汤等温法之方。对阴黄证治，提出用茵陈茯苓汤、茵陈四逆汤、茵陈附子汤、茵陈茱萸汤等方，以补其不备。本书在仲景《伤寒论》证治基础上有颇多阐发，对伤寒、温热及伏邪等论说起到了承上启下的作用。

**伤寒五法** ❶治法名。指伤寒有发表、解肌、和解、攻里、救里五种基本治法。见《伤寒五法》。❷医书名。5卷。〔明〕陈长卿著，陈志明增补。原刊于明崇祯四年（1631），清康熙五年（1666）石楷校订，并增按语重刊。一名《窥垣秘术》。卷一为总论、五法大旨、诸证问答；卷二为五法证及杂论；卷三为五法治例方药；卷四杂纂仲景论愈证、死证、吐证诸证及陶节庵六经用药法；卷五为伤寒赋，赋注中附汤法及续补。本书将《伤寒论》397法归纳为五法，即发表、解肌、和解、攻里、救里，并作为治伤寒之纲领。

**伤寒蓄水证** 病证名。太阳腑证之一。见《伤寒论·辨太阳病脉证并治》。膀胱为太阳之腑，太阳病不解，邪热随经入腑，膀胱气化不行，与水相结而成蓄水证。症见脉浮发热，渴不欲饮，小便不利，少腹满，或水入即吐。治宜通阳化气，利水解表。方用五苓散。

**伤寒蓄血证** 病证名。❶指太阳蓄血证。太阳腑证之一。因太阳邪热随经入腑，瘀热结于下焦所致。《伤寒论·辨太阳病脉证并治》："太阳病不解，热结膀胱，其人如狂，血自下，下者愈。其外不解者，尚未可攻，当先解其外。外解已，但少腹急结者，乃可攻之，宜桃核承气汤。"❷指阳明蓄血证。多因素有瘀血，阳明邪热与瘀血相结而成。《伤寒论·辨阳明病脉证并治》："阳明证，其人喜忘者，必有畜血，所以然者，本有久瘀血，故令喜忘，屎虽鞕，大便反易，其色必黑，宜抵当汤下之。"

**伤寒学派** 学术流派名。中医学术流派之一。自东汉张仲景撰成《伤寒杂病论》以来，后世医家对其研究、注释发挥，渐成风气，使仲景学说得到不断发展。明清时期，温病学说渐兴，并形成独立的学术流派。伤寒与温病之间的学术争鸣，进一步推动了伤寒学派的发展。对外感热病独尊仲景而成一派者，后世称为伤寒学派。

**伤寒杂病论** 医书名。共16卷。又名《伤寒卒病论》。〔汉〕张仲景撰。约成书于三世纪初。是一部论述外感病与内科杂病的医学典籍。因兵燹，原著已散佚。本书曾经〔晋〕王熙（叔和）整理。后将伤寒与杂病部分分为两书。北宋时校正医书局曾分别校订，计有《伤寒论》10卷、《金匮要略方论》3卷、《金匮玉函经》8卷三种传本。

**伤寒总病论** 医书名。6卷。〔宋〕庞安时撰。约刊于元符三年（1100）。卷一首先概述外感病的病因病机、分类、传变、治疗、预后等，并提出"寒毒"概念，次论六经分证；卷二介绍汗、吐、下、温、灸等治法；卷三分述伤寒结胸、心下痞、阳毒、阴毒、狐惑、百合、痉湿暍、劳复、阴阳易等证治；卷四、卷五讨论暑病、时行寒疫、天行温病、黄疸病等非伤寒类病证；卷六载伤寒杂方、妊娠杂方、通用刺法、伤寒温病死生候及瘥后禁忌等。庞安时据《黄帝内经》《难经》相关理论，对外感病的发病机制、证治原则等进行研究，并在“阴阳大论”“小品方”的基础上重点阐发“寒毒伤阳”的学术观点。庞安时除法宗仲景外，还善于灵活化裁诸家众方，全书载方230首，仲景方85首，新增《备急千金要方》等治疗温病、伤寒劳复、妇人妊娠、小儿等病证效方145首。作为一部论治外感热病的名著，对明清温病学说的建立与发展起到了承前启后的学术影响。

**伤寒卒病论** 即《伤寒杂病论》。详见该条。

**伤津** 病证名。即津液损伤所致的病证。伤津的原因有三。一是外感病过程中，由于高热，或出汗过多，或燥邪损伤肺胃津液所致；二是吐泻、大汗、大面积烧伤等损及津液，又不能及时补充所致；三是慢性疾病耗伤，久病体弱，津液生成不足，则易导致津液亏损。

S

**伤筋** 骨伤科病名。指肌腱、肌肉等软组织损伤。出《素问·宣明五气篇》。多因跌打、扭挫所致，患处疼痛、青紫、肿胀，甚则关节屈伸不利。可分为扭伤和挫伤，也包括后世文献中的筋断、筋走、筋转、筋翻、筋强等病证。治宜活血化瘀，舒筋通络。并可配合针灸、按摩、拔火罐、功能锻炼，还可用海桐皮汤洗溺患处。

**伤痉** 病名。即破伤风。详见该条。

**伤酒** 病证名。伤食之一。指饮酒过度所致的病证。见《证治要诀·伤酒》。酒性热而有毒，饮酒过量，可致头晕头痛，视力模糊，恶心呕吐，失眠，躁动或昏睡，治宜和胃醒酒，可用缩脾饮、葛花解酲汤等方。酒客贪杯，久而伤及脾胃，可致胸膈痞塞，饮食减少，大便溏泄，治宜健脾利湿，用胃苓汤、五苓散等方加减。伤酒严重者，可成癥积、黄疸、鼓胀。参见“酒疸”“水鼓”各条。

**伤酒头痛** 病证名。指饮酒过量，气血逆乱所致的头痛。见《证治准绳·头痛》。又称中酒头痛。因嗜酒过量导致头痛昏眩，恶心呕吐，口渴，甚则神昏，脉数。治宜和胃解酲。常用葛花解酲汤。参见“头痛”条。

**伤科** 医学分科名。指诊治跌打损伤类病证的医学专科。《仙授理伤续断秘方》是中国现存最早的一部伤科专书，为后世伤科学的发展奠定了基础。伤科诊治的范围包括金创（金刃伤）、折疡（跌仆、骨折等）、烫火伤、虫兽伤等。

**伤科补要** 医书名。4卷。〔清〕钱秀昌撰。成书于嘉庆十三年（1808）。卷一为人身骨度、名位、伤科器具和脉诀等；卷二阐述损伤证治36则，包括金疮论治、治伤法论、跌打损伤内治法、至险之症不治论、人体各部受伤症状和治疗预后、外治法及应刺诸穴等；卷三以歌诀形式列举了止血黑绒絮、玉红膏等91方；卷四载录名家秘方46首，急救良方49首。

**伤冷乳** 儿科病证名。指婴幼儿因生冷乳食伤胃导致吐泻病证。《幼科发挥》：“伤冷乳者，所出清冷，面㿠白者是也。”治宜温中化滞，益胃和中。方用益黄散，煨生姜煎汤调服。

**伤力证** 骨伤科病证名。因负重或持重远行致使内脏气血伤损类病证。见《医学六要》。患者轻则气短不续，乏力懒言，纳食顿减；重则胸胁疼痛，口鼻出血等。轻者应着重调养，兼益气养血，用八珍汤；重者应益气摄血，止血化瘀，用四君子汤加黄芪、当归、三七、焦蒲黄、丹参等。

**伤面** 病证名。伤食之一。指伤于面食类者。《不知医必要·不思食》中治用平胃散加谷芽、麦芽、神曲。《证治准绳·伤饮食》中选用三黄枳术丸、除湿益气丸等。参见“伤食”条。

**伤气** 骨伤科病证名。指外伤后因气闭、气滞所致病证。多因跌仆、挤压、坠堕、打击而成。气闭者，可见人事不省；气滞者，可见胸胁胀闷窜痛，甚则呼吸牵掣作痛，心烦，气急，咳嗽等。治宜行气开闭，疏通气机，方用复元通气散。气为血帅，气滞则血凝，气血两伤，局部肿痛并见者，宜酌加活血之品内服，患处以舒筋通络手法治之。

**伤乳食** 即乳食积滞。详见该条。

**伤乳食吐** 儿科病证名。指婴幼儿因乳食过饱或饮食不节引起的呕吐。又名伤乳吐（嗌乳）、伤食吐，吐出物多夹奶片，伴有发热、腹胀等。伤食吐者，多吐出未消化食物，气味酸臭，伴低热潮热、厌食、口臭等，治宜消食导滞，用保和丸加藿香、生姜煎服。伤乳吐者，哺乳后溢吐奶片，用消乳丸或藿香正气丸煎化去滓，小量频喂。哺乳时应注意缓缓喂乳，勿令过饱，并注意适度节制饮食。

**伤乳吐** 即伤乳食吐。详见该条。

**伤湿** 病机名。因湿邪所伤而发病。分外感湿邪和湿浊内阻肠胃。参见“湿”条。

**伤湿咳嗽** 即湿咳。详见该条。

**伤湿腰痛** 病证名。腰痛的一种。见《证治准绳·杂病》。《丹溪心法》中称湿腰痛。多因久坐寒湿之处，或被雨露淋着所致。常见腰部冷痛沉重，如坐水中，逢阴雨天或久坐则痛剧，可兼见身肿、脉缓等。治宜健脾化湿。因本病有夹风、夹寒、夹热的不同，当审因论治。参见“腰痛”条。

**伤湿自汗** 病证名。自汗证之一。见《三因极一病证方论》。因湿邪阻遏所致。常见自汗恶风，声音重浊，身重体倦，关节疼痛，逢天阴转甚。治宜健脾化湿。可用防己黄芪汤、羌活胜湿汤等方。因脾胃湿热熏蒸热胜湿者，治宜清热去火化湿，方用当归六黄汤、黄芩芍药汤等加减。

**伤食** 病证名。见《丹溪心法·伤食》。又称食伤。因饮食不节或脾虚不运所致，以胸脘痞闷，嗳气腐臭，厌食，恶心呕吐，泄泻，苔腻等为主要表现的病证。治宜健脾消食，可用保和丸、枳术丸等方。伤食、饮食停积，日久不化，称为宿食。详见“宿食”条。

**伤食头痛** 病证名。指因脾胃饮食积滞、清阳不升所致的头痛病证。见《证治要诀·头痛》。常见头痛伴有胸脘痞闷，嗳腐吞酸，恶食，或见身热，脉滑实等，治宜消食导滞。可用保和丸、香砂枳术丸、治中汤等方加减。参见“头痛”条。

**伤食吐** 即伤乳食吐。详见该条。

**伤食泻** 病证名。指因饮食不节或生冷伤食导致的泄泻。见《丹溪心法·泄泻》。又名食泻、食泄。常见饱闷恶食，嗳腐吞酸，腹痛则泻，泻下不畅，泻后痛减，苔腻，脉弦紧等。治宜消食和中，用保和丸、枳术丸、七香丸等。兼寒者宜温，可用红丸子；兼虚者宜补，可用治中汤加减。

**伤暑** ❶病因名。五邪之一。

S

指夏季因暑热之邪而发病。《难经·四十九难》："有中风，有伤暑，有饮食劳倦，有伤寒，有中湿，此之谓五邪。"❷病机名。指感受暑热之邪的发病机制。其发病除了有热邪致病的一般特点外，还与季节相关。《素问·刺志论篇》："气盛身寒，得之伤寒，气虚身热，得之伤暑。"❸病证名。专指中暑轻证。《医学心悟》："伤暑者，感之轻者也，其证烦热口渴，益元散主之。中暑者，感之重者也。"伤暑有阴暑、阳暑之分，详见各条。

**伤暑咳嗽** 即暑咳。详见该条。

**伤损腰痛** 骨伤科病证名。因外伤致使腰部筋肉不利，经脉瘀阻而成的相应病证。见《医宗金鉴》。常见腰部疼痛，或肿胀、青紫，甚则痛及背部，活动受限。治宜活血化瘀，舒筋通络。方用复元活血汤化裁，外用药物熏洗、热敷。

**伤血** 骨伤科病证名。指外伤后瘀血和失血的证候。前者多见局部瘀血肿块，刺痛，固定不移；后者或因体内某部出血，或自诸窍溢于体外，可出现头昏、心悸、口干等症状。根据不同的病证，治以行瘀、活血、益气、止血等法，出血严重时，宜中西医结合救治。

**伤阳** 病证名。指阳气受损类病证。❶伤寒病寒邪直中或内寒阴气偏盛所致。《素问·阴阳应象大论篇》："阴胜则阳病。"❷误治伤及阳气。如过用苦寒药，或因发汗、泻下太过，伤及阳气所致。❸情志所伤。如暴喜伤阳，心神浮越，阳气易于耗散，出现心悸、怔忡、精神恍惚、失眠等症状。治宜温阳散寒。方用十补丸等方。

**伤阴** 病证名。指真阴耗损类病证。❶阳气偏亢，内灼阴液。《素问·阴阳应象大论篇》："阳胜则阴病。"常见于慢性消耗性疾病，或疾病的恢复期。参见"阴虚""阴虚则内热"等条。❷温热病中后期津伤的进一步发展。如温热病中后期出现低热、手足心灼热、神倦、消瘦、口干舌燥、咽痛、耳聋、颧红、舌干绛、脉细数无力等，治疗以滋阴降火或育阴潜阳为主，方用增液汤、六味地黄类方等。

**伤饮** 病名。伤食之一。指伤于茶饮酒水类者。《证治百问》："饮即茶、汤、酒、水之类，或脾虚不运而结滞，或暴渴多饮而停留，或豪兴狂饮而沉醉，或僧家清客以茶茗自供，往往至后面黄肌瘦，脾泄中满，烦渴肿胀。”治宜发汗利小便，上下分消其湿邪，用葛花解酲汤、五苓散之类。参见“伤食”“伤酒”“伤茶”等条。

**伤脏腑** 骨伤科病证名。因跌仆、坠堕、打击或金刃等严重外伤引起内脏损伤的总称。见《世医得效方》。治宜行气活血止痛，内服复元通气散或复元活血汤。有内出血者，应止血化瘀，内服药宜加三七或云南白药等。因骨折断端内陷刺伤脏腑者，属危重症，必要时中西医结合救治。

**伤燥咳嗽** 病证名。指因外感燥气耗伤肺津所致的咳嗽。见《症因脉治》。以喘急咳嗽，咯痰不出，或带血丝，口渴唇焦，烦热引饮等燥热症状为主要特征。治宜清燥救肺汤、人参白虎汤等。

**上胞下垂** 眼科病证名。又名睢目、侵风、睑废。症见上眼睑不能提起，垂下掩及瞳神一部分或全部，妨碍视力。发病有先后天之分。先天者，常因发育不全引起；后天者，多因脾虚气弱，脉络失和，风邪客睑而成，亦可由外伤所致。治宜补脾益气，祛风通络。可选用补中益气汤或人参养荣汤加减。也可配合针灸、按摩等疗法，或手术治疗。

**上病下取** 治则名。采取与病变所在部位上下相反的治疗原则。《素问·五常政大论篇》：“气反者，病在上，取之下；病在下，取之上；病在中，旁取之。”指病证表现虽然在躯体上部，但可根据经络、脏腑相关的理论，选用位于人体下部的穴位治疗，或通过辨证用药物从下部的脏腑治疗。如头颠顶痛，可针刺足底的涌泉穴；久病喘促，动辄气急，可采用补肾纳气法等。本法的运用，当以谨守病机为前提，注意整体联系及上下升降的调节。

**上搭手** 外科病名。见《证治准绳》。又名上鼠疽。指有头疽生于肺俞穴者。因患者的手可由上搭着患处而得名。参见“发背”条。

**上腭疮** 咽喉口齿科病名。多因脾胃三焦蕴热所致。症见上腭部生疮如黄粟，肿而疼痛，口中有腥味，可伴有恶寒发热等。治宜泻火解毒。方用凉膈散、清胃散等加减，外用冰硼散。

**上腭痈** 咽喉口齿科病名。见《疡医准绳》。指生于上腭部位的痈。因其悬于上腭，故又名悬痈。多由少阴、三焦积热而成。症见上腭部位红肿，状如紫葡萄悬于上腭，伴恶寒发热，口、舌活动不利，舌红，苔黄，脉数等，甚者壮热，神昏，谵语，为热毒内盛之象。治宜解毒，泄热，消肿。方用黄连消毒饮、五味消毒饮、仙方活命饮等加减。若脓已成，可用刀针刺破排脓。

**上发背** 外科病名。发背之一。见《外科活人定本》。又名脾肚发。为有头疽生于天柱骨（即第七颈椎）之下者。参见“发背”条。

**上膈** ❶《灵枢经》篇名。该篇阐述噎膈病因下脘虫积成痈的病因、症状与治法。篇首有“气为上膈者”句，故名。❷病证名。指食入即吐的一类病证。《灵枢·上膈》：“气为上膈者，食饮入而还出。”

**上工** 古代对医术高明者的称谓。❶指重视预防疾病，主张早期诊断、早期治疗的医生。《素问·八正神明论篇》：“上工救其萌牙，必先见三部九候之气，尽调不败而救之，故曰上工。”《灵枢·逆顺》：“上工治未病，不治已病。”❷指医技高明，能十愈其九者。《灵枢·邪气脏腑病形》：“能参合而行之者，可以为上工，上工十全九。”

**上寒下热** 病证名。指同时出现寒热症状上下相对的临床证候。患者在同一时期内，上部出现寒性证候，下部表现为热性证候，即属本证。《灵枢·刺节真邪》：“上寒下热，先刺其项太阳。”患者可同时存在胃脘冷痛、呕吐清涎等上部脾胃虚寒证及尿频、尿痛、小便短黄等下部膀胱湿热证的表现。参见“上热下寒”条。

**上横骨** 骨名。指胸骨柄。《伤科汇纂》：“上横骨在喉前宛宛中，天突穴之外。”

**上焦** ❶人体部位名。三焦之一，即三焦的上部，多指横膈以上，包括心、肺两脏的胸部。亦有将头面部、上肢归属于上焦的说法。其主要功能是敷布水谷精气至全身，以温养肌肤，充养周身，通调腠理。《灵枢·营卫生会》：“上焦出于胃上口，并咽以上贯膈，而布胸中。”《灵枢·决气》：“上焦开发，宣五谷味，熏肤，充身泽毛，若雾露之溉，是谓气。”❷三焦辨证的纲领之一。指温病由上而下的传变过程中，邪在心、肺两脏的阶段。《温病条辨》：“凡病温者，始于上焦，在手太阴。”

**上焦病证** 指温热病邪侵袭手太阴肺经和手厥阴心包经表现出相应症状的证。

**上焦如雾** 藏象学说术语。

出《灵枢·营卫生会》。指上焦宣发中焦上输的水谷精微之气，如雾露之状敷布全身，充养人体各组织器官的功能，故称。

**上焦主纳** 藏象学说术语。指上焦的主要功能是摄纳清气与饮食精微。

**上竟上** 切诊术语。诊寸部脉时，手指向腕掌处上推探切脉象，直至脉搏显现的尽端，所谓上寻鱼际，以测候病位与病情的变化。《素问·脉要精微论篇》："上竟上者，胸喉中事也。"一说为诊尺肤部位。

**上厥下竭** 病机名，也作病证名。上厥，通常指阴阳气不相顺接导致突然昏倒、不省人事等急重病证；下竭，指下焦真阴、真阳衰竭。《素问·厥论篇》："阳气衰于下，则为寒厥；阴气衰于下，则为热厥。"

**上临** 运气学说术语。上，指司天之气；临，会合之意。上临指值年中运与司天之气相会，据其五行属性关系，确定该年是否属运气同化之年。《类经·运气》："上临者，以下临上也，谓以中运而临于司天也。"

**上皮疹** 即马牙病。详见该条。

**上品** 药物分类方法名。指有延年益寿作用且无毒性、多服或久服不会损害人体健康的药物。出《神农本草经》。详见"三品"条。

**上气** 病证名。❶指气逆急促，呼多吸少之证。《灵枢·五邪》："邪在肺，则病皮肤痛，寒热，上气喘，汗出。"❷指上焦心肺之气。《灵枢·大惑》："上气不足，下气有余，肠胃实而心肺虚。"❸特指头部的清阳之气。《灵枢·口问》："上气不足，脑为之不满，耳为之苦鸣，头为之苦倾，目为之眩。"

**上气不足** 病机名。指五脏六腑上升于头部的精气不足。《灵枢·口问》："故上气不足，脑为之不满，耳为之苦鸣，目为之眩。"

**上窍** 眼、耳、口、鼻等头面部七孔窍的通称。《素问·阴阳应象大论篇》："清阳出上窍。"参见"七窍"条。

**上取** 治则名。泛指下病从上施治，或采用探吐法以宣泄壅滞之气的治疗原则。《灵枢·卫气失常》："其气积于胸中者，上取之。"参见"外取"条。

**上热下寒** ❶病证名。指同时出现寒热症状上下相对的临床证候。患者在同一时期内，上部出现热性证候，下部表现为寒性证候，即属本证。如患者同时存在胸中烦热、咽痛口干、频频呕吐等上焦热证及腹痛喜暖、大便稀薄等中焦脾胃虚寒证的表现。《灵枢·刺节真邪》：“上热下寒，视其虚脉而陷之于经络者取之，气下乃止，此所谓引而下之者也。”❷病机名。指火不归原而虚阳上浮。《肘后偶抄》：“阴平阳秘，水火既济，自然无病。今则反之，上热下寒，故所见咽痛音低，咳嗽涎痰，此属上热；足冷便泄、溲血，此属下寒。脉来浮数无根，损疾成痨，诚为重候。”

**上盛** 病机名。指人体上部邪气偏盛的状态。《灵枢·卫气》：“上盛则热痛。”也指人迎脉象浮大。《素问·脉要精微论篇》：“上盛则气高。”

**上盛下虚** 邪气实于上而正气虚于下的病理变化。

**上石疽** 外科病名。见《医宗金鉴》。指生于颈项两侧的石疽，或左或右，小如豆粟，大如核桃，坚硬疼痛。参见“石疽”条。

**上实** ❶病机名。泛指上焦邪实一类病证。详见“上实下虚”条。❷指涕泣俱出的衰老征象。《素问·阴阳应象大论篇》：“年六十，阴痿，气大衰，九窍不利，下虚上实，涕泣俱出矣。”《素问集注》：“精竭于下，水泛于上，而涕泣俱出矣。”

**上实下虚** 又称下虚上实。❶病机名。多因肝肾不足，阴虚于下，阳亢于上所致。《素问·三部九候论篇》：“上实下虚，切而从之。”《素问·五脏生成篇》：“头痛颠疾……下虚上实，过在足少阳、巨阳，甚则入肾。”❷病证名。泛指同时出现邪实于上而正虚于下的一类病证。如在出现腰膝酸软无力、遗精等下虚证的同时，又出现胁痛、头眩、头痛、目赤、烦躁易怒等肝阳上亢证。脾肾两虚的腹泻久病患者，因外感时邪出现目赤痛痒、头痛恶风等。

**上鼠疽** 即上搭手。详见该条。

**上水鱼** 外科病名。出《证治准绳》。指生于腘窝折纹两梢处的肿疡。因血热为外寒所束，血瘀凝结而成。患处紫肿胀痛，隆起如高埂，状若鱼形。参见“委中毒”条。

**上损** 病证名。虚损病分类名之一。一般指五脏中肺与心的劳损。《医门棒喝》：“论治虚损，当先辨阴阳，次分上下，阴虚者最忌胀气，阳虚者在禁寒凉，上损则清金为先，下损必固肾为主。”参见“上损及下”条。

**上损及下** 病机名。指上部脏腑虚损，逐渐向下部脏腑发展的病变过程。如自肺虚损开始，渐累损及心、胃、肝、肾的病理发展过程，称为上损及下。《慎斋遗书》：“虚损一证，或从上而损下，如金衰卫弱，而多外感之来，则气伤而肺损，肺损则不能制木，木邪乘土，土又不能生金，而水益枯、火益旺，此由上而下，故有毛落、喉哑等证。”《景岳全书·杂证谟》有“按此上损、下损之说，其义极精，然有未尽者，犹宜悉也。盖凡思虑劳倦外感等证则伤阳，伤于阳者，病必自上而下也；色欲醉饱内伤等证则伤阴，伤于阴者，病必自下而上也”及“盖自上而下者，先伤乎气，故一损损于肺，则病在声息肤腠，二损损于心，则病在血脉颜色”之说，也可参考。

**上脘** ❶指胃的上部，包括贲门。《金匮要略·腹满寒宿食病脉证治》：“宿食在上脘，当吐之，宜瓜蒂散。”❷经穴名。出《针灸甲乙经》。属任脉。位于腹正中线脐上5寸处。主治呕吐、呃逆、胃脘痛等病证。现代临床多用于治疗急慢性胃炎、胃和十二指肠溃疡、胃下垂、食管痉挛等。

**上消** 病证名。消渴的一种。《素问·气厥论篇》中称膈消、肺消，《丹溪心法·消渴》中称上消，《证治要诀·三消》中称消心。指以口渴引饮为主症的消渴，多属心胃火盛，上焦燥热。可伴见少食、大便如常、小便清利等症状。治宜润肺清胃。方用人参白虎汤、消渴方、二冬汤等。参见“消渴”“三消”条。

**上虚下实** 病机名，也作病证名。指正气虚于上、邪气实于下的病理状态及其相应的一类病证。如素有肺气虚的患者，合并泌尿系统感染，上见头眩、咳嗽、胸闷等症状，下见小便窘迫、淋漓涩痛等症状，法当先治其下实，后治其上虚。

**上药三品** 即三宝。详见该条。

**上燥治气** 治法名。指燥证偏重上焦者，应侧重于从气分治疗。出《临证指南医案》。如秋燥袭肺，症见身热头痛，干咳无痰，咽喉干痛，甚至痰中带血者，宜辛凉润肺，兼清气分之热，宜选用桑叶、杏仁、玉竹、沙参、梨皮、香豆豉等。

**上杼** 大椎穴之别名。

**尚论篇** 医书名。8卷。〔清〕喻昌编撰。初刻于顺治五年（1648）。原名《尚论张仲景伤寒论重编三百九十七法》。乾隆二十八年（1763）江西陈守诚重刻并合为4卷，且另刻喻昌《尚论后篇》4卷，与原书合成《尚论篇》8卷，即现今通行本。喻昌主要参考方有执《伤寒论条辨》，但编次上有所不同，内容亦有所补正。他主张伤寒六经中，以太阳为大纲，太阳经中又以风伤卫、寒伤营、风寒两伤营卫为大纲，以此阐发病机与治法，拓宽了研究《伤寒论》的思路。书中还提出“冬伤于寒”“冬不藏精”“既冬伤于寒，又冬不藏精”的温病三纲说，与太阳病三纲学说相提并论。他对温疫病病机、辨证、治疗从三焦立论的观点，对后世温病学具有一定的启迪作用。全书提纲挈领，条理比较清楚。是学习《伤寒论》的重要参考书。

**尚论张仲景伤寒论** 即《尚论篇》。详见该条。

## shao

**烧存性** 中药炮制方法名。指把药物烧至外部枯黑，里面焦黄为度，使药物部分炭化，另一部分还能保存原有的气味。烧存性是直接用火烧焦，另有炒存性是间接用火炒焦，两者在操作上有所不同。

**烧山火** 针刺手法名。指通过特定手法使患者针刺后出现局部或全身有温热感的针刺手法。有引经通气、益阳补虚的作用，适用于一切顽麻冷痹及虚寒之证。出《金针赋》。即先将针刺深度分为浅、中、深三层，操作时由浅至深，每层紧按慢提9次，如此反复几遍，至患者自觉某一局部或全身有温热感时出针，并揉闭针孔。

**烧伤** 病名。指接触高温、强酸、强碱等因素引起的损伤。见《千金翼方》。又名“火烧疮”“汤火伤”“汤泼火烧”。轻浅者一般不影响内脏功能，仅在皮肤局部呈现红晕，或腐烂；重者损害面大而深，皮焦肉烂，热毒气炽，耗伤体内阴液。甚则热毒内攻，出现口渴、发热、神昏、便秘、小便不利等症。

**少精** 病证名。指性交时泄精量少。又称精少。多因先天不足，房事不节，或劳心过度，饮食不调，伤肾耗精所致。治宜补肾益精。方用生髓育麟丹、鹿茸丸等。

**少瞑** 病证名。即睡而少寐。《灵枢·大惑论》：“卫气之留于阴也久，故少瞑焉。”详见“不痳”条。

**少气** 病证名。出《素问·玉机真脏论篇》。指呼吸微弱且声低，气少不足以息，言语无力。少气又称气微，主诸虚劳损，多因久病体虚或肺肾气虚所致。

**少神** 又称“神气不足”。其临床表现为精神不振，嗜睡健忘，目光乏神，双目少动，面色淡白少华，肌肉松弛，倦怠乏力，动作迟缓，气少懒言，食欲减退等。少神多因正气不足，精气轻度损伤，脏腑功能减退所致，多见于轻病或疾病恢复期的患者。素体虚弱者，平时亦多出现少神。

**少腹** 下腹的两侧部，即小腹两旁。

**少腹拘急** 病证名。指患者自觉少腹部拘急不适，并见小便不利的病证。常见于尿路感染、前列腺炎及盆腔炎等病。出《金匮要略·血痹虚劳病脉证并治》。多因肾气虚寒，膀胱气化失司，或因湿浊瘀热蕴结下焦所致。肾气虚寒者，治宜温补肾阳，用八味肾气丸之类。湿浊瘀热蕴结下焦者，治宜清热化湿，方选萆薢分清饮、知柏地黄丸等方加减。

**少腹痛** 病证名。指小腹部两侧疼痛。出《素问·五常政大论篇》。或称小腹痛。见《杂病源流犀烛·腹少腹病源流》。小腹两侧，为厥阴肝经所过之处。肝气失于疏泄，常见少腹痛。治宜疏泄肝气。

**少火** 基础理论术语。指正常的、有助于生长的温和之火，是维持人体生命活动的阳气。《素问·阴阳应象大论篇》：“少火生气。”

**少师** 传说中上古时代的医家。传为黄帝之臣。旧说黄帝与少师等问对创医学。

**少阳病** 《伤寒论》病名，六经病之一。指以口苦、咽干、目眩、往来寒热、胸胁苦满、默默不欲饮食、心烦喜呕、脉弦为主要表现的病变。其病位既不在表，又未入里，属半表半里证。少阳属胆，其病位在太阳表与阳明里之间，属半表半里。其病包括少阳经病和少阳腑病。治宜和解少阳，扶正达邪。方用小柴胡汤主之。少阳病有汗、下、利小便三禁，但有兼症者不拘。如少阳兼太阳表证时可兼用汗法，方用柴胡桂枝汤；少阳兼阳明里证时可用下法，方用大柴胡汤、柴胡加芒硝汤等。

**少阳腑病** 病证名。指少阳病热郁胆腑的证候。症见口苦，咽干，目眩，胸闷呕吐。少阳腑病与少阳经病均属小柴胡汤的主治范围。

**少阳经病** 病证名。指邪热郁于少阳经，症见胸胁苦满，往来寒热，心烦，胁痛等。热邪郁于半表半里，尚未入里。治宜小柴胡汤。

**少阳头痛** ❶病证名。指伤寒少阳病头痛。见《兰室秘藏·头痛门》。主要表现为往来寒热，两颞侧头痛，脉弦细。宜用小柴胡汤加减。❷指少阳经头痛。《冷庐医话·头痛》："属少阳者，上至两角，痛在头角。"参见"头痛"条。

**少阴病** 《伤寒论》病名，六经病之一。指伤寒六经病变后期阶段出现心肾亏虚，全身性阴阳衰惫所表现的证。少阴经属心、肾，为水火之脏，人身之根本。其病可从三阳病传变而来，也可因外邪直中少阴而致。病至少阴，属疾病后期危重阶段。少阴阳衰，阴寒内盛，症见脉微细，但欲寐，恶寒蜷卧，下利清谷，四肢逆冷，甚至汗出亡阳。治宜温经回阳。四逆汤主之。少阴病除虚寒证外，还有少阴热证，其主要表现为心中烦，不得卧，舌红口燥，脉细数等。治宜滋阴泻火。方用黄连阿胶汤。

**少阴寒化证** 指病邪深入少阴，心肾阳气虚衰，从阴化寒，阴寒独盛所表现的虚寒证。

**少阴热化证** 指病邪深入少阴，心肾阴虚，从阳化热所表现的虚热证。

**少阴三急下** 病证名。指急性热病，少阴阴液耗伤，又见阳明燥实内结的三种急下证。《伤寒论·辨少阴病脉证并治》谓"少阴病，六七日，腹胀不大便者，急下之，宜大承气汤""少阴病，自利清水，色纯清，心下必痛，口干燥者，可下之，宜大承气汤""少阴病，得之二三日，口燥咽干者，急下之，宜大承气汤"。

**少阴头痛** 病证名。指寒邪侵犯少阴经所致的头痛。见《兰室秘藏·头痛门》。常见头痛足寒，蜷卧少气，心痛烦闷，脉沉细等。治宜温经散寒。可用麻黄附子细辛汤、独活细辛汤等方加减。参见"头痛"条。

## she

**舌** ❶人体部位名。位于口腔，解剖学同名器官，司味觉，与吞咽、发音密切相关，内应心。又名灵根、心窍。心窍。《灵枢·五阅五使》："舌者，心之官也。"《灵枢·脉度》："心气通于舌，心和舌能知五味矣。”《灵枢·忧恚无言》：“舌者，音声之机也。”❷舌诊的部位。观察舌的色、质、形态及其舌苔变化，以便分析、判断疾病的性质、病位、病程、预后等，是中医望诊的重要内容之一。详见“舌诊”“舌质”“舌苔”条。

**舌本** ❶舌诊部位名。即舌根。由于诸多经脉络于舌根，故舌与经络脏腑关系密切。如足太阴脾经连舌本，散舌下；足少阴之脉夹舌本；手少阴之别系舌本；足厥阴之脉络于舌本。一般认为舌诊分部属肾，或谓属下焦。如舌根黑而干焦，为下焦火热炽盛。参见“舌”条。❷风府穴之别名。❸廉泉穴之别名。

**舌本出血** 即舌衄。详见该条。

**舌本烂** 即舌烂。详见该条。

**舌本强** 即舌强。详见该条。

**舌痹** 病证名。指舌体有麻木不仁的感觉。见《赤水玄珠·舌门》。又名麻舌、舌自痹。实证多因痰气滞涩经络所致，常见舌肿大，麻木不仁或疼痛，不辨五味，舌质紫赤，治宜清火涤痰，方用温胆汤加黄连、木通；虚证多因血虚失荣所致，症见舌时常无故自痹，舌麻不仁，脉虚无力，治宜养血温中，方用归脾汤、四物汤合理中汤加远志。

**舌边** 舌诊部位名。舌的边缘，主要指两侧。舌诊分部属肝胆。如舌边色赤，为肝胆有热；如有瘀点，多主瘀血。

**舌瘪** 即舌瘦。详见该条。

**舌瘪瘦** 即舌瘦。详见该条。

**舌颤** 舌象名。指舌体外伸时不自主地震颤。又称战舌。舌淡红或淡白且蠕蠕微动，多属心脾两虚或血虚生风；舌紫红且颤动，多属肝风内动、热极生风；舌紫红，挺出颤动，多属酒精中毒。

**舌出** 病证名。出《伤寒杂病论》。因心火炽盛者，症见舌伸出口外不收，肿胀多涎，治宜清心泻火、涤痰开窍，方用黄连解毒汤加竹沥、大黄、木通。因热病后阴液伤而热未尽者，症见舌伸长，吐出口外，无力收缩，舌起裂纹，治宜养阴清热，方用知柏地黄丸加龟甲、麦冬。因胃气虚寒者，症见舌出不收，四肢逆冷，口流清涎，脉象沉伏，治宜温胃摄涎，方用理中汤加益智仁、白豆蔻。

**舌疮** 病名。指疮生于舌部，舌体表面溃破，出现一个或多个细小溃疡，伴有疼痛的表现。见

《外台秘要》。又名红点舌、坐舌风。因心胃积热熏蒸，或胎毒上冲所致。症见舌上生疮，舌裂舌肿，时流鲜血，口臭便秘，脉实有力，治宜泻火解毒，方用黄连解毒汤合导赤散。若虚火上炎者，多久治不愈，疮破成窟，四肢倦怠，脉虚大，治宜补中益气，方用补中益气汤；若上盛下虚，腰膝酸软，小便频多者，治宜重镇摄纳，方用黑锡丹。

**舌垫** 病证名。舌下肿痛起核。见《杂病源流犀烛》。多因风邪夹痰结于患处所致。治宜祛风化痰散结。可选用防风、荆芥、白芷、羌活、香附、陈皮等煎服。也可用二陈汤加荆芥、防风、白芷、香附等。

**舌疔** 病名。疔生舌上者名卷帘疔；生舌下者名鹌鹑疔、蝎虎疔；生舌根者名赤疔；生舌尖者名鱼鳞风。见《医宗金鉴》。因心经火毒所致者，症见舌生紫疱，其形如豆，坚硬疼痛。初起发热恶寒者，治宜泻火解毒，方用五味消毒饮、黄连解毒汤等加减，噙化蟾酥丸，外吹紫雪散、冰硼散加牛黄。舌疔化脓后治法同舌痈。若因疫火毒所致，舌疔大如樱桃，或红或紫，疼痛肿胀，易化脓出血，治宜清解热毒消肿，方用清瘟败毒饮。外治法同上。

**舌短** 舌象名。又称舌缩、阴强舌。舌体紧缩难以伸张。舌淡而苔白润者，属寒凝经脉；舌红绛而干，无苔或有焦黑苔者，属热病伤津；舌胖黏腻者，属痰湿阻闭。若兼见阴囊内缩者，是厥阴肝经欲绝之兆；兼见舌短缩强硬，神昏不语者，为厥阴心包危重证候。

**舌疳** 病名。舌溃烂一类病证。详见“舌烂”条。

**舌根** 舌诊部位名。指舌根部。即舌本。舌诊分部属下焦、肾与膀胱。

**舌根痈** 舌痈之一。详见该条。

**舌骨** 骨名。系于舌根，状如马蹄形的软骨。司舌之活动，与饮食和发音均有关系。

**舌横** 哑门穴之别名。

**舌红** 舌象名。舌质较正常舌更红，主热证。《伤寒舌鉴》：“夫红舌者，伏热内蓄于心胃，自里而达于表也。”可根据红色的深淡，结合舌苔来辨别热的部位和轻重。一般来说，舌深红且有黄苔为实热；舌鲜嫩红色为虚热；舌红瘦无苔为阴虚火旺；舌鲜红起芒刺为营分有热；舌红而干为胃津已伤；舌尖红为心火上炎；

舌边红为肝胆郁热。

**舌红痈** 舌痈之一。见舌痈条。

**舌缓** 即舌瘖。详见该条。

**舌黄** 舌痈之一。详见该条。

**舌黄风** 舌痈之一。详见该条。

**舌尖** 舌诊部位名。舌之尖部。舌诊分部属心，或谓属上焦。

**舌謇** 病证名。又名舌涩。因脾胃积热，津液灼伤所致者，症见舌体卷缩，转动不灵，言语不清，治宜清热生津，用导赤散加减。若因中风、暑痉，导致痰阻心窍，舌謇失语者，治宜豁痰开窍，用温胆汤等加减。

**舌绛** 舌象名。舌色深红。提示温病邪热传入营分的征象。《温热论》："其热传营，舌色必绛。绛，深红色也。"初起舌绛伴有黄白苔，是邪在气分，未入营分；全舌鲜绛，是心包络受病；舌绛而舌中心干，是胃火伤津；舌尖独绛，是心火盛；舌绛而有大红点，是热毒乘心；舌绛而光亮，是胃阴已亡；舌绛而干枯不鲜，为肾阴已涸；舌望之若干，手摸觉有津液，是津亏伴湿热上蒸，或有痰浊；舌绛而舌面黏腻，似苔非苔，是中焦有秽浊；舌绛而瘦小，有裂纹，光剥无苔，多属久病阴耗或阴液大伤的重症。

**舌卷** 病证名。指舌体卷曲，回缩向后，转动不灵，言语不清的舌象。《素问·脉要精微论篇》："心脉搏坚而长，当病舌卷不能言。"因心火上炎者，则舌卷曲不能言，心脉弦长有力，治宜清心泻火，用犀角地黄汤；因肝经热甚而舌卷曲不伸，阴囊上缩者，治宜清泻肝火，用龙胆泻肝汤去柴胡、当归，加白芍、板蓝根；因温邪内陷心包，舌卷而绛，舌燥有芒刺，治宜增液急下，用增液承气汤，另用三棱针刺少商穴出血，以泄热毒。

**舌卷囊缩** 病证名。舌体卷曲与阴囊上缩同时并见，是病情危重的标志。出《灵枢·经脉》。属足厥阴肝经气绝之候，或因寒邪直中少阴、厥阴所致，也可因邪热灼损心、肝、肾阴精所致。常见于外感疾病的危重阶段，或心脑血管病的危重时期。

**舌菌** 病名。类似于西医学的舌恶性肿瘤。见《杂病源流犀烛》。又名舌岩、舌蕈，溃烂、感染后称舌疳。因七情郁结，心脾痰热内蕴，火毒上炎而成。初起局部黏膜增厚，渐隆起形成硬结，舌肿如豆，逐渐增大如菌状，头大蒂小，色红疼痛，继之舌肿似莲花，或如鸡冠样，舌体因肿而缩短，语言、吞咽受碍，伴颈项及下颌结块，坚硬疼痛，甚至破溃流臭涎，穿透腮部。治疗宜清热解毒，泻火散结。方选导赤散、犀角地黄汤、黄连解毒汤、清咽润燥汤、归脾汤等。

**舌烂** 病证名。指舌痛溃烂。见《世医得效方》。又名烂舌边、舌本烂。肝胃湿热者，舌边起白点、溃烂疼痛，兼见口苦善怒，小便短赤，脉象弦数，治宜清泻肝胆湿热，方用龙胆泻肝汤；心脾热毒熏蒸者，常见舌面、舌体溃烂，肿痛皆甚，妨碍饮食，治宜泻心脾热毒，方用导赤散合大黄黄连泻心汤。

**舌裂** 病证名。指舌有裂纹，甚至生疮。见《景岳全书·杂证谟》。又名舌破。因心火上炎、化燥伤津，或阴虚热盛所致。如兼见口中干燥，心烦，舌痛等症，治宜清心泻火，方用黄连泻心汤、导赤散等加减，外敷黄连末。若口燥咽干，舌裂声嘶，津液耗伤，治宜养阴清热润燥，方用养阴清肺汤、六味地黄丸等加减。

**舌面如镜** 舌象名。指舌面光滑无苔。也称镜面舌。多属久病伤阴，为胃气将绝之征兆。

**舌膜** 儿科病证名。指新生儿舌体上被一层白膜裹住。见《疡医大全》。多因胎中热毒蕴结，或胃热上蒸于口而成。治宜急泄热毒。

**舌衄** 病证名。即舌体出血。见《证治要诀·诸血门》。又名舌血。心火上炎者，症见舌出血如泉涌，伴有舌红肿，治宜清心凉血，方用泻心汤加白茅根、槐花，或用犀角地黄汤加童便冲服；肝火上扰者，多伴有头痛目赤，胁痛舌干，治宜清肝泻火，方用龙胆泻肝汤、当归龙荟丸等加减；肝肾两经虚火上炎所致者，常见舌上渗血，或有潮热盗汗，治宜滋阴凉血，用六味地黄丸加白芍、甘草。

**舌旁** 舌诊部位名。即舌之两侧。参见“舌”条。

**舌胖** 舌象名。指舌体胖大。与舌肿胀有轻重程度上的差异。舌胖淡白，边有齿印，属气虚或脾肾阳虚；舌胖而色红，属血热。

**舌胖齿形** 即齿痕舌。详见该条。

**舌破** 即舌裂。详见该条。

**舌起芒刺** 舌象名。指舌苔隆起呈芒刺状，为热极之象。又称芒刺舌。邪热越盛，芒刺越多，一般多属胃肠实热。有时也可根据芒刺所生部位判断邪热所在，如舌尖芒刺为心热，舌中芒刺为脾胃热，舌边芒刺为肝胆热。

**舌强**　舌象名。指舌体强硬，伸缩不利。又名舌本强。多兼见语言謇涩不清。若肢体瘫痪，口眼㖞斜，属中风；若兼见舌质红绛，神昏谵语者，多属温病邪入心包，或高热伤津，燥火炽盛，筋脉失养所致。

**舌色**　舌诊术语。舌诊的重要内容之一。主要指观察舌体的颜色变化。正常的舌色是淡红色，活泼光润。临床常见有淡白、红、绛、紫、蓝等颜色。一般来说，淡白（指比正常淡红色浅）主血虚、阳虚；红色主热证，据其舌鲜红的程度判断热在卫分、气分或营分，杂病舌红绛而无苔或少苔，提示阴虚火亢；绛色主热在营分、血分；紫色见于外感疾病，提示热入营血，干枯者属热毒，浅润者属寒凝，杂病属痰积或血瘀；蓝色为气血极亏的重证。现代临床研究与临床观察认为舌色的变化与血液循环关系密切，如贫血、水肿等病则舌色淡，充血、血管增生则舌色深红，瘀血或缺氧则舌青紫。

**舌涩**　即舌謇。详见该条。

**舌上龟纹**　病证名。舌红光滑，舌面上有不规则的灰白色纹理。类似于西医学的脱屑性舌炎。见《喉科指掌》。若由心火暴盛所致，症见舌色红赤，满口糜烂，腮舌俱肿，口干，脉实有力，治宜清心凉膈，方用凉膈散，外吹冰硼散加儿茶末；若由五志过极，虚火妄动所致，症见舌色偏淡，舌若无皮，时起白斑细点，不渴，脉虚无力，治宜滋阴清热，方用知柏地黄丸加减。

**舌上痈**　舌痈之一。详见该条。

**舌上珠**　即舌生疱。详见该条。

**舌神**　舌诊术语。即以舌体色泽荣枯、灵动与否，作为判断人体有神、无神与病情轻重的依据之一。荣，指舌色泽红润、鲜明，活动灵敏，提示津液足，生机好；枯，指舌色泽晦暗、干瘪，活动僵硬，提示津液竭，病情重。曹炳章《辨舌指南》："荣润则津足，干枯则津乏。荣者谓有神。神也者，灵动精爽，红活鲜明，得之则生，失之则死。明润而有血色者生，枯暗而无血色者死。"

**舌生疱**　病证名。指舌部生疱。类似于西医学的舌下或舌上黏液腺癌。见《丹溪心法》。白疱生于舌上，名舌上珠；白疱生于舌下，名舌下珠；白疱大小不一，五六个连绵而发，称之为珍珠毒、连珠疳；若白疱溃烂者，名口疳风。舌下珠多属脾肾虚火上炎，

S

脉见虚而无力，治宜养阴清热；若因心脾积热而发者，常见舌上珠，亦多五六个连绵而发，疼痒溃烂，脉洪有力，治宜清心凉膈。

**舌瘦** 舌象名。指舌体瘦小或瘪瘦。又名舌瘪、舌瘪瘦。舌瘦薄嫩，色淡红或嫩红，属心脾两虚、气血不足；舌瘪瘦红绛，属阴虚火旺，或津液亏损；若舌干瘪无津，或瘪而色暗，或瘪而不能言语，提示病势严重，预后不良。

**舌笋** 儿科病证名。指小儿舌起血疱。见《串雅内编》。因舌疼痛妨碍吮乳，可伴见小儿啼哭不止。可用鲜生地黄取汁，涂患处。

**舌苔** 舌诊术语。指散布在舌面上的一层苔状物。也称舌垢。可观察舌苔的变化，有助于了解病邪的性质、浅深和津液的存亡，是舌诊的重要内容之一。正常人舌面上均有一层白色薄苔，因胃气蒸腾，熏蒸胃中谷气、食浊，凝聚于舌面而成。病理性舌苔，则因病邪外侵，或内有痰浊、食积所致。诊察舌苔，主要从舌苔颜色、润燥、厚薄、腐腻、偏全、有无等方面，并结合舌质来加以分析、判断。察苔之厚薄，可知邪气之深浅；苔之润燥，可知津液之存亡；苔之腐腻，可知肠胃之湿浊；苔之偏全，可知病之部位；苔之有无，可知病之进退。同时要注意区分由食物或药物染色造成的假象。

**舌态** 舌体的动态。舌体活动灵便，伸缩自如为正常舌态。病变的舌态包括痿软、强硬、颤动、歪斜、吐弄、短缩等。

**舌体** 即舌质。详见该条。

**舌痛** 病证名。多因舌生疮痈、舌光剥、舌碎裂、舌尖红刺所致。火热上炎者，舌起红刺，舌痛难举，口渴心烦，小便短赤，治宜泻火解毒，用黄连解毒汤合导赤散；阴虚者，口舌干燥疼痛，或舌光剥，喉痛声嘶，治宜养阴清热，用甘露饮、六味地黄丸加减。

**舌歪** 舌象名。指舌伸出时偏于一侧，歪斜不正。常与口眼㖞斜、半身不遂等症状同时出现。多因肝风内动，风邪中络所致。

**舌痿** 病证名。指舌肌痿软无力的一类病证。出《灵枢经》。脾主肌肉，舌以肌肉为本，脾衰则舌痿。或因阴液耗损，筋脉失养所致。症见舌短缩而痿，一般兼有肌肉痿软症状。新病舌干红而痿，属热灼阴伤；久病舌绛而痿，是阴亏已极；若舌淡白而痿，是气血俱虚。治宜滋阴养血或补中养血。

**舌系** 舌诊部位名。指舌底的经筋部。即舌下静脉丛及系带。

**舌下络脉** 正常人舌下位于舌系带左右两侧各有一条纵向的大络脉。

**舌下痰包** 即痰包。详见该条。

**舌下珠** 即舌生疱。详见该条。

**舌象** 患者舌质、舌苔的色泽与形态所构成的形象。正常舌象，即健康人的舌象，可概括为淡红舌，薄白苔。

**舌形** 舌诊术语。指舌质的形状，主要观察舌质的老嫩，有无芒刺、裂纹、胀瘪、齿痕等方面的特征。老、嫩指舌形坚敛苍老或浮胖娇嫩。老属实证，嫩属虚证。舌上隆起如刺状称芒刺，主胃肠实热结滞或邪热内结。舌有裂纹是营血热盛或血虚而阴不足。舌绛干而有裂纹者，多属阴液大亏。舌体肿胀，病多属血分，或为痰饮，或为湿热内结。舌薄瘦干瘪，主心脾两虚，气血不足，若兼见色红绛，是阴虚热盛、津液大伤之证。

**舌血** 即舌衄。详见该条。

**舌蕈** 即舌菌。详见该条。

**舌岩** 即舌菌。详见该条。

**舌厌** 哑门穴之别名。

**舌瘖** 病证名。指各种原因引起舌转动不灵、语言不清的一类病证。出《灵枢经》。又名舌缓。暴病属风痰为患，舌本转动不灵，痰声辘辘，不能言语，脉大有力，治宜祛风豁痰，用小续命汤或温胆汤加胆南星、僵蚕、全蝎、石菖蒲。久病多血虚风动，舌强痿而不能言，形体消瘦，治宜补益心脾，方用归脾汤加减。

**舌痈** 外科病名。泛指生于舌部的痈。因其所生部位、颜色的不同而有各种病名。红肿者名舌红痈；黄色者名舌黄、舌黄风；色白木痛者名死舌痈；生于舌根者名舌根痈；生于舌之两侧者名哑舌痈；生于舌下左右或正中者名卷舌痈；生于舌上者名舌上痈。见《杂病源流犀烛》。多因心火炽盛，胃中伏热熏蒸，化毒凝滞而成。初起舌赤红肿，不能饮食、语言，治宜清热解毒，用黄连解毒汤或凉膈散加黄连，外吹冰硼散。已成脓者，治宜清热解毒，用黄连解毒汤加皂角刺、桔梗等。脓已成熟，可切开排脓，用金银花、薄荷、硼砂、甘草煎水漱口，外吹锡类散。若溃不收口，口中臭腐，可用锡类散加儿茶末等药吹敷局部。

**舌胀** 即舌肿。详见该条。

**舌胀大** 即舌肿。详见该条。

**舌诊** 望诊方法名。即通过观察人体舌质、舌苔和舌下络脉的变化，了解人体生理功能和病理变化的诊察方法，又称望舌。是望诊的重要内容，也是中医独具特色的诊法之一。分察看舌质和舌苔两个方面，可观察舌的形态、色泽、润燥等异常现象，对判断病邪性质、病势深浅、气血盛衰、津液盈亏和脏腑虚实等病理变化有重要的临床价值。曹炳章《辨舌指南》:“辨舌质可辨脏腑的虚实，视舌苔可察六淫之浅深。”

**舌质** 舌诊术语。即舌的肌肉和脉络组织，为舌的本体，故又称舌体。望舌质是舌诊的重要内容之一，包括舌的神、色、形、态四个方面，以诊察脏腑的虚实，气血的盛衰。舌诊应按照舌体的不同部位观察脏腑的病变。一般舌尖候心肺与上焦；舌边候肝胆；舌中候脾胃与中焦；舌根候肾、膀胱与下焦。但也要结合舌苔变化和全身症状，全面了解病情来做出正确的诊断。望诊舌质，主要辨别其荣枯老嫩，包括形态、色泽、动态和湿润度等。一般来说，察脏腑虚实，重点在舌质；察病邪深浅与胃气存亡，重点在于舌苔。但也有“气病察苔，血病观质”之说。

**舌中** 舌诊部位名。即舌心，舌的中心部分。舌诊分部属中焦脾胃。若细分，则谓中心属胃，四畔属脾。如舌中芒刺，为脾胃有热；舌苔黄厚腻，为中焦湿热。

**舌肿** 舌象名。指舌体肿大，甚至充塞口腔。见《诸病源候论》。又称舌胀、舌胀大，暴肿者又名䘽舌。舌赤而肿胀，不能转动，甚至妨碍呼吸，属心脾两经有热，或血络热盛，血气壅滞；舌肿青紫晦暗，可见于食物中毒、酒毒上壅、心火炽盛；舌肿胀而质淡，边有齿印，属脾虚而水湿壅盛。

**舌自痹** 即舌痹。详见该条。

**舌纵** 舌象名。指舌伸出口外或不能收回口内。出《灵枢·寒热病》。又称伸舌。舌热胀而常欲伸出口外者，是心有痰热的实证；舌纵而麻木不仁者，属气虚；舌纵而不能缩，干枯无苔者属危重症；舌伸而能缩，舌润者属病情较轻。

**蛇背疔** 外科病名。指生于指背甲根部的疔疮。形如半个红枣，色赤胖肿。

**蛇瘭** 即瘭疽。指人体表的一种急性化脓性感染疾病，随处可生，大多见于指端腹面。多因外伤感毒、脏腑火毒凝结所致。又名蛇瘴。

**蛇串疮** 即缠腰火丹。详见该条。

**蛇腹疔** 外科病名。指疔的一种。包括化脓性腱鞘炎。又名鱼肚疔、鱼肚毒、鱼肚疽、中节疔、鳅肚疔。多生于中指中节掌面，形如鱼肚，色赤疼痛。

**蛇窠疮** 外科病名。指因感染秽毒所致的皮肤疮疡。多见于带状疱疹兼有溃破感染者。出《外科启玄》。好发于胸胁、脐腹，形如蛇绕，皮肤疼痛，轻则腐浅，重则深烂。治宜解毒止痛，祛腐生肌。参见“缠腰火丹”条。

**蛇啮** 病名。即蛇咬伤。可分毒蛇咬伤和非毒蛇咬伤。见《马王堆汉墓帛书》。毒蛇咬伤后，局部红肿疼痛，迅即更剧，以至伤处起水疱，甚则发黑，形成溃疡，可伴见头晕头痛，出汗胸闷，四肢无力，瞳孔散大，视力模糊，呼吸困难，严重者舌强难言语，声音嘶哑，吞咽困难，抽搐，血压下降，黏汗淋漓，头项软瘫，甚则晕厥死亡。蛇咬伤后，应立即在伤口近心端缚扎，防止蛇毒扩散，并及时对症处理。

**蛇身** 外科病证名。即鱼鳞癣。出《诸病源候论》。又名蛇体、鱼鳞风、蛇皮癣。由于血虚，肌肤失于濡养，风盛生燥而成。本病多为胎传，婴儿出生后，皮肤即变灰色，干燥粗糙，上有鳞屑，紧附皮肤，边缘翘起，状如蛇皮，触之刺手。如皮肤皲裂疼痛，冬季加重，缠绵难愈。以四肢伸侧多见，重者遍及全身。治宜养血祛风，健脾润燥。

**蛇头疔** 外科病名。即指疔。因其生于手指尖，肿似蛇头，故名。生于手指螺纹处的，又称螺疔。相当于西医学的化脓性指头炎。若漫肿无头者，又称天蛇毒、天蛇头、手指毒疮、发指。症轻有头呈明亮黄疱者，名水蛇头疔。

**蛇眼疔** 外科病名。生于甲缘，状似蛇眼的疔疮。

**舍脉从症** 辨证术语。在脉症不相应的情况下，医生经过分析，认为症状反映了疾病的本质，而脉象与疾病本质不相符，也就是说症真脉假。

**舍症从脉** 辨证术语。在脉症不相应的情况下，医生经过分析，认为脉反映了疾病的本质，而症状与疾病本质不相符，也就是说症假脉真。

## shen

**身目俱黄** 全身皮肤和白睛黄染的表现。其中黄而鲜明如橘皮色者，称为阳黄，多因湿热蕴结所致；黄而晦暗如烟熏者，称为阴黄，多因寒湿困阻而成。

**身热** 指全身发热。《素问·阴阳应象大论篇》："阳盛则身热。"亦指阳气虚衰而身热者。详见"发热"条。

**身热夜甚** 发热以夜间为甚。温病多见于热入营分，耗伤营阴。

**身瘦不孕** 妇产科病证名。不孕症之一。出《傅青主女科》。消瘦者多内热性躁，经血不足，阴虚火旺，冲任胞宫失于濡润，精不得聚养。治宜滋阴补肾养血。

**身体尫羸** 身体瘦弱而关节肿大变形的表现。

**身痒** 患者自觉全身皮肤瘙痒不适的表现。多因风邪袭表、血虚风燥、湿热浸淫等所致。多见于风疹、瘾疹、疮疥、黄疸等疾患。

**身重** 患者自觉身体沉重的症状。主要与水湿泛溢及气虚不运有关。

**神** ❶指自然界物质运动变化的表现及其内在规律。❷基础理论术语。①有广义、狭义之分。广义者泛指人体生命活动的总称。狭义者指人的精神、意识、思维等活动。先天和后天的精气是神的物质基础。《灵枢·本神》："两精相搏谓之神。"《灵枢·平人绝谷》："故神者，水谷之精气也。"②泛指气血、水谷精气、正气等维持生命活动的基本物质。《素问·八正神明论篇》："血气者，人之神。"《灵枢·九针十二原》："神者，正气也。"❸望诊术语。指人的神志活动，包括对一切生理活动的协调控制和精神意识思维活动。即神采、神色。是人体生命活动的外在表现。《素问·移精变气论篇》："得神者昌，失神者亡。"若神清气朗，表明人体脏腑精气充足、功能协调；若神气涣散，说明脏腑精气将竭，生机衰亡。❹针刺术语。指针刺感应。《素问·诊要经终论篇》："秋刺皮肤，循理，上下同法，神变而止。"❺指医疗技术高超。《灵枢·邪气脏腑病形》："按其脉，知其病，命曰神。"

**神不安啼** 儿科病证名。指婴幼儿睡中惊啼。见《片玉新书》。多因胎热，入睡时热扰于心，引起心神不安，故睡中忽然自哭，并有烦躁、易惊等症。治宜清心安神。

**神灯照法** 外治疗法名。熏法的一种。详见该条。

**神膏** 眼科学术语。类似于眼球玻璃体。眼内无色透明的半胶冻状物质，充填着眼珠内面晶珠之后的五分之四空腔，可从眼珠内面对视衣均匀施加压力，使其贴附于眼珠内壁，并支撑眼珠维持球形的作用。与神水、瞳神之间有着“水养膏，膏护瞳神”的关系。

**神昏** 病证名。神志模糊，不省人事，甚至昏睡不醒，呼之不应。多因邪阻清窍，神明被蒙所致。不论外感、内伤杂病见此，均属危急证候。

**神机** 基础理论术语。指生命活动及其机制。《素问·五常政大论篇》：“根于中者，命曰神机，神去则机息。”

**神劳** 因情志过极、思虑过度等导致的以神疲乏力、失眠、健忘、头痛、眩晕等为主要表现的病证。

S

**神乱** 指神志、意识错乱失常，主要表现为焦虑恐惧，淡漠痴呆，狂躁妄动，卒然昏仆等，多见于脏躁、癫、狂、痫等病。

**神门脉** 切诊部位名。“三部九候诊法”中诊脉部位之一，即手少阴心经神门穴脉动处，位于掌后锐骨端陷中的脉动处。《素问·至真要大论篇》：“神门绝，死不治。”

**神明** ❶泛指事物内部阴阳二气的变化及其外在的征象。《素问·阴阳应象大论篇》：“阴阳者，天地之道也，万物之纲纪，变化之父母，生杀之本始，神明之府也。”吴崑注：“阴阳不测之谓神，神之昭昭谓之明。”❷形容医疗技术高超神验。出《素问·八正神明论篇》。❸指人的精神意识与聪明智慧。《素问·灵兰秘典论篇》：“心者，君主之官也，神明出焉。”张介宾注：“心为一身之君主，禀虚灵而含造化，具一理以应万几，脏腑百骸，惟所是命，聪明智能，莫不由之，故曰神明出焉。”

**神农** 传说中古代农业和医药的发明者。又称炎帝。据《淮南子》记载，神农曾“教民播种五谷……尝百草之滋味，水泉之甘苦，令民知所避就。当此之时，一日而遇七十毒”。后世敬其创医之难，将中国第一部本草著作托名神农，称为《神农本草经》。

**神农本草经** 医书名。简称《本草经》或《本经》。是现存最早的中药学专著。约成书于秦汉时期（一说战国时期）。原书早佚，其内容辗转保存于历代本草著作中。现传本系明、清以后学者根据《太平御览》《证类本草》和《本草纲目》等书整复、辑佚、刊印而成。书中收载药物365种，分为上、中、下三品。其中，上品、中品各120种，下品125种。在药物理论方面提出药有君臣佐使、七情合和、四气五味论。并著述药物的别名、性味、生长环境及主治功效等。较系统和全面地总结了秦汉以前药物学成就，奠定了本草学的发展基础，为中医学经典著作之一。

**神农本草经集注** 医书名。共7卷。〔梁〕陶弘景撰。约撰于5世纪末，是《神农本草经》的较早注本。原书已佚，佚文收载于《证类本草》等书。书中除补充药物总论的序列部分外，还将原《神农本草经》中未有的条文插入各原条文项下，更将《神农本草经》中未记载的365种药物，附于集注之后，即所谓“别录”。本书在药物分类法方面亦有所改进，计分类为玉石、草木、虫兽、果、菜、米食及有名未用七类。前六类药物又各分上、中、下三品，促使本草著作从《神农本草经》的三品分类法转向主要根据药物的自然属性分类。药物条目之下，以朱字书《神农本草经》原文、以墨字书《名医别录》，陶弘景注释与评议则采用小字撰述，从而保持了引录文献的原貌，创立了新的本草学编写体例。对于药物的产地、采制及功效等都有较多的补充和发挥。本书系统整理了南北朝以前的药物学资料，反映了当时中药学的发展情况，起到了承前启后的重要作用。

**神阙** ❶经穴名。即脐中穴。属任脉。《疡医准绳》：“脐为神阙穴。”详见“脐中”条。❷脐的别名。即脐带脱落结痂后的陷窝。

**神水** ❶眼科学术语。为眼珠内的清澈津液，具有濡养眼内组织及维持眼内压力的作用。在目珠内者，指房水；在目珠外者，指泪液。❷唾液之别称。

**神水将枯** 眼科病证名。指眼泪枯少导致目涩痛者。见《证治准绳·杂病》。因阳虚或阴虚之人椒疮失治、㾓疾上目或泪泉疾病等引起。症见泪液减少，甚则枯竭，不能润泽目珠，自觉干涩、刺痛、畏光，视力减退，甚至失明。属阳虚者宜健脾益气，用调中益气汤；属阴虚者宜养阴明目，用杞菊地黄丸化裁。

**神脏** 藏象学说术语。五脏的别称。因五脏与神志活动有关，故名。《素问·三部九候论篇》：

"神脏五，形脏四。"王冰注："神脏五者，一肝，二心，三脾，四肺，五肾也。所谓神脏者，肝藏魂，心藏神，脾藏意，肺藏魄，肾藏志也。"

**神珠** 眼科学术语。❶指眼珠。见《证治准绳·杂病》："神珠目胀证，目珠胀也。"❷指黑睛。《目经大成》："气轮之中青睛则属木应肝，轮曰风，世称神珠。"详见"黑睛"条。

**神珠自胀** 眼科病证名。指目珠胀痛高突的一类病证。见《证治准绳·杂病》。多因风邪湿热，瘀滞脉络所致。症见自觉目内胀痛，眼球突起。若胀轻而无红赤者，系风邪为患；若目赤、胀而疼痛者，多为瘀滞。参见"鹘眼凝睛"条。

**审苗窍** 诊断学术语。指审察舌、鼻、目、口唇、耳等苗窍的变化，以识别脏腑病变的方法。如心火炽盛者，可见舌赤糜烂；邪气壅肺者，可见鼻翼扇动；肝胆湿热者，可见目睛发黄；脾胃虚寒者，可见口唇淡白；肾气亏损者，可见耳鸣、耳聋等。参见"五官"条。

**审视瑶函** 医书名。共7卷。眼科著作，又名《傅氏眼科审视瑶函》《眼科大全》《审视瑶函眼科大全》等。〔明〕傅仁宇撰。首刊于崇祯十七年（1644）。傅仁宇采集前贤经验、文献，在《原机启微》和《证治准绳》的基础上，结合家传及临床经验撰成本书。首载眼科前贤医案及五轮八廓学说等眼科生理及证治大要。卷1~2阐述眼与脏腑经络的关系，眼病的病因病机等；卷3~6以眼科病证为目，论述各病脉因证治，兼论小儿目疾、眼科针灸等。后附眼科针灸要穴图说1卷。此书在眼科病证的诊断上，强调鉴形辨色以验其因。论病因遵循陈无择"三因学说"；论治法主张标本兼顾，内外并治。对金针拨内障及其他外治法阐释得尤为详明。书中所列"用药寒热论""用药生熟各宜论""开导之后宜补论"以及对冰片的运用，点服之药等多有新见解。

**审症求因** 通过审察临床表现的证候推求疾病发生发展的内在机制和本质。

**肾** ❶藏象名。五脏之一。肾居下焦，其经脉为足少阴肾经，与足太阳膀胱经相表里，五行属水，主时冬季，主藏精，主水，主纳气，在体合骨，在华为发，开窍于耳，在志为恐，在液为唾，在味为咸，通于冬气。病理特征为寒。其主要功能如下。①肾主藏精，为先天之本，主生长、发育与生殖，肾中精气促进机体的生长、发育，并逐步具备生殖能力。②肾主水，合三焦、膀胱主津液，与肺、脾同主司体内水液代谢与调节，为人体水液代谢的重要器官。③肾主骨、生髓，髓通于脑。脑、髓、骨的生长和功能与肾密切相关。故牙齿和头发的生长、脱落，均与肾气盛衰有关。肾气盛，则齿更发长；肾气衰，则发堕齿槁。④肾为元气之根，主纳气。⑤肾寄命门之火，为元阳、元阴之所藏，称为“水火之脏”。⑥肾开窍于耳，司听觉。《灵枢·脉度》：“肾气通于耳，肾和则耳能闻五音矣。”⑦肾开窍于二阴，主司二便。❷指足少阴肾经的经气。《灵枢·本输》：“肾出于涌泉。”❸指肾的脉象。《素问·玉机真脏论篇》：“冬脉者，肾也。”❹指肾在面部的望诊部位，即两颊下方。《灵枢·五色》：“夹大肠者，肾也。当肾者，脐也。”❺推拿穴位名。详见“肾经”条。

**肾痹** 病证名。指骨痹不已，复见腰背伛偻疼痛的病证。出《素问·痹论篇》。因骨痹日久不愈，复感外邪，或远行劳倦、伤骨，或不慎房劳伤肾所致。症见腰背伛偻，曲不能伸，下肢痉挛，行走不便，伴见腰痛、遗精等。治宜益肾蠲痹。

**肾不纳气** 病机名。指肾气虚损，不能摄纳肺气，致气浮于上，动则气急的病理变化。

**肾不纳气证** 病证名。又称肺肾气虚证。指肾气亏虚，纳气无权，以久病咳喘、呼多吸少、动则尤甚及肾虚症状为主要表现的证。伴见面虚浮，或足肢浮肿，脉细无力或虚浮无根。多见于慢性心肺功能不全的患者。治宜补肾纳气。

**肾藏精** 肾具有贮存、封藏人身精气的生理功能。

**肾藏志** 志指人的意志，以及经验和知识的记存。志由心立，贵在坚定，而肾藏精，是一身精气之根。肾精充足，志方能坚。

**肾虫病** 即蛲虫病。出《普济本事方·诸虫飞尸鬼疰》。

**肾喘** 病证名。喘证之一。指肾中水逆上扰于肺所致的气喘。见《证治准绳·喘》。多因肾虚水停，水气逆行，上乘于肺所致。症见气逆喘急，不得平卧，咳而足肿等。治宜肃肺降气，温肾利水，可用平肺汤、泻白散、真武汤等方。本证与真元耗损、肾不纳气的气喘有别。参见“水喘”条。

**肾疔** 即耳疔。详见该条。

**肾风** 病名。属水肿病的初期或急性发病阶段。因肾病水肿兼见发热、头身疼痛、恶风等风邪表证，故名。《素问·风论篇》：“肾风之状，多汗恶风，面痝然浮肿，脊痛不能正立，其色炲，隐曲不利，诊在肌上，其色黑。”

**肾肝下虚痿** 病证名。指肝、肾精血亏损所致的痿证。见《医宗必读》。多因先天不足，房劳过度，或久病体虚，肝肾精血亏损，不能充养筋骨所致。症见腰膝酸软，肢体痿软无力，伴有眩晕、视物模糊、耳鸣、遗精、舌淡、脉虚等症。治宜滋养精血，补益肝肾。选用虎潜丸、补血荣筋丸、补益丸等方加减。参见“痿”条。

**肾疳** 儿科病证名。五疳之一。见《小儿卫生总微论方》，又名急疳、骨疳。多因先天不足，禀赋虚弱，复因乳食失调，脏腑伏热，耗伤津液所致。常见四肢消瘦，面色黝黑，齿龈生疮溃烂，上热下冷，寒热时作，吐逆，便溏等。若原有解颅、鹤膝、齿迟、行迟等肾气不足的小儿，则病情较重。治宜滋肾补脾。方用六味地黄丸加味。

**肾合骨** 藏象学说术语。指骨骼的发育与荣枯与肾藏精气之盛衰密切相关。肾藏精，精化生髓，髓充于骨，故名。《素问·阴阳应象大论篇》：“肾生骨髓。”《素问·五脏生成篇》：“肾之合骨也。”

**肾合膀胱** 藏象学说术语。指肾与膀胱相表里的脏腑相合关系。出《灵枢·本输》。肾为脏，属阴；膀胱为腑，属阳。其经脉互相络属，互为表里，两者在生理上相互配合。肾为水脏，主津液，开窍于二阴；膀胱是水液之腑，主贮存与排泄尿液。肾的气化作用调节膀胱的开合。肾气蒸腾，则膀胱宣泄，尿液得以排出体外；肾气封固，则膀胱闭合，尿液得以贮存。两者在病理上也互相影响。临床上常见肾阳虚气化失司，出现小便不利、癃闭、尿频尿多、小便失禁等症状，体现了肾和膀胱在生理、病理上的密切关系。

**肾火偏亢** 病机名。指肾水亏损使肾火偏亢，火迫精泄的病机。又称命门火旺。肾为阴脏，内藏水火（即真阴、真阳），生理上肾阴、肾阳必须保持相对平衡。若肾水亏损或肝肾阴虚，则可使肾火偏亢，出现性欲亢进、遗精、早泄等病证，治宜滋阴降火，方用知柏地黄丸等。

**肾积** 古病名。即奔豚。见《脉经·平五脏积聚脉证》。王叔和据《难经》中“肾之积，名曰贲豚，发于少腹，上至心下，若豚状，或上或下无时，久不已，令人喘逆，骨痿，少气”的论述，又补充了脉沉而急，腰脊牵引作痛，少腹里急，咽喉肿烂，视力减退，骨中寒冷，饥饿时易发病等症，治用奔豚汤类。

**肾间动气** 藏象学说术语。见《难经·八难》。指两肾之间所藏的真气，即命门之火。人体脏腑经脉之气与三焦气化等生理活动，均依赖肾间动气的温煦与推动。

**肾经** ❶足少阴肾经的简称。详见该条。❷推拿穴位名。又名肾、肾水。①位于小指远端指骨的腹面。见《小儿推拿方脉活婴秘旨全书》。②位于腕部尺侧。见《幼科推拿秘书》。❸即后溪穴。

**肾经咳嗽** 即肾咳。详见该条。

**肾经疟** 即温疟之一。

**肾精** 一身之精分布于肾的部分，禀受于父母的先天之精为主体，加部分后天之精相合而成。

**肾精不足** 肾精亏虚，功能减退，脑、髓、骨骼、齿、发、官窍失养，导致小儿生长发育迟缓，成人生殖功能减退早衰的病理变化。

**肾精不足证** 病证名。指肾精亏损，脑、骨、髓失充，以生长发育迟缓、生育功能低下、成人早衰等为主要表现的证。

**肾绝** 病证名。指肾气衰竭的危重病候。《中藏经·虚劳死证》：“肾绝，大便赤涩下血，耳干，脚浮舌肿者，六日死。”《注解伤寒论·辨脉法》：“溲便溺失、狂言、目反直视者，此为肾绝也。”

**肾厥头痛** 病证名。指因肾气上逆所致的头痛。属下虚上实证。见《本事方》。症见头顶痛不可忍，四肢逆冷，胸脘痞闷，多痰，脉弦。治宜温肾纳气。可选用玉真丸、来复丹、黑锡丹等方。参见“头痛”条。

**肾开窍于耳** 肾的经脉上络于耳，耳的听觉功能依赖于肾脏精气的充养，肾的生理、病理状况，也可由耳反映出来。

**肾咳** 病证名。指咳嗽时腰背相引痛，甚则唾涎的病证。出《素问·咳论篇》。又称肾经咳嗽。多因肾亏或感受外邪所致。肾受寒邪者，可用麻黄附子细辛汤；肾阴枯涸者，用人参固本丸，或都气丸加人参、麦冬。

**肾劳** 病证名。指因过劳伤肾引起的虚损性病证。《诸病源候论·虚劳病诸候》："肾劳者，背难以俯仰，小便不利，色赤黄而有余沥，茎内痛，阴湿囊生疮。小腹满急。"参见"虚劳""五劳"条。

**肾囊风** 外科病证名。指生于阴囊部的疮疹。见《外科正宗》。又名绣球风。多因肝经湿热下注，风邪外袭所致。初起肾囊干燥作痒，甚则起丘疹、水疱，形如粟米，色红，搔破后流出脂水，或热痛如火燎，日久局部皮肤肥厚脱屑、剧痒。治宜清热祛风除湿。内服龙胆泻肝汤，用蛇床子散煎汤外洗，青黛散加三石散外搽，后期用狼毒膏。

**肾囊痈** 即囊痈。详见该条。

**肾气** ❶藏象学说术语。指肾藏精气，亦指其功能活动。肾精所化生的气，具有推动和调控人体生长发育、生殖、呼吸津液代谢等功能。肾气包括肾阴、肾阳。肾气的盛衰，与人体的生长发育、生殖功能等有密切的关系。《素问·上古天真论篇》："女子七岁肾气盛，齿更发长。"又曰："丈夫八岁，肾气实，发长齿更。二八，肾气盛，天癸至，精气溢泻，阴阳和，故能有子。"《灵枢·脉度》："肾气通于耳，肾和则耳能闻五音矣。"❷经穴名。即大横穴。

**肾气不固** 病机名。指肾气虚损，封藏固摄功能失职，致膀胱失约，大肠不固，或精关不固，冲任失约的病理变化。

**肾气不固证** 病证名。指肾气亏虚，失于封藏、固摄，以腰膝酸软，小便、精液、经带、胎气不固及肾虚症状为主要表现的证。治宜固肾涩精。

**肾气不足** 即肾气虚。详见该条。

**肾气盛** ❶藏象学说术语。指肾气充盛者。指具备生殖能力，并以其功能强弱与持续能力为基本标志，兼见体格强健、发育旺盛、精力充沛等。《素问·上古天真论篇》："丈夫八岁，肾气实，发长齿更。二八，肾气盛，天癸至，精气溢泻，阴阳和，故能有子。"❷病机名。指患肾病且邪气壅盛者。《灵枢·淫邪发梦》："肾气盛则梦腰脊两解不属。"《诸病源候论·五脏六腑病诸候》："肾气盛，为志有余，则病腹胀，飧泄，体肿，喘咳，汗出憎风，面目黑，小便黄，是为肾气之实也。"

**肾气虚** 病机名，亦作病证

名。指肾之阴阳两气俱虚，无明显寒热偏象者。出《素问·方盛衰论篇》。多因肾阳素亏、劳累过度、房事不节或久病失养所致。症见滑精早泄，尿后余沥，小便频数而清，甚至不禁，腰脊酸软，听力减退，短气，动则尤甚，脉细弱。治宜补肾固肾。肾气虚弱，功能减退，封藏固摄功能失职，进一步可致阴阳失调的病理变化。

**肾气游风** 外科病证名。即小腿丹毒。见《疮疡经验全书》。因肾火内蕴，外受风邪，郁蒸肌肤而成。症见腿胫红肿，形如云，游走灼痛。治宜清热疏风，泻火解毒。

**肾热** 病证名。邪热伤肾所致，以发热恶寒，腰部胀痛，尿热，尿频，尿急，尿痛等为主要表现的疾病。

**肾实** 病机名。指肾病邪气壅盛。《景岳全书·传忠录》："肾实者，多下焦壅闭，或痛或胀，或热见于二便。"

**肾实热** 病机名，亦作病证名。指肾病热邪炽盛的病机及其病变。《备急千金要方》："左手尺中神门以后脉阴实者，足少阴经也。病苦舌燥咽肿，心烦咽干，胸胁时痛，喘咳汗出，小腹胀满，腰背强急，体重骨热，小便赤黄，好怒，好忘，足下热疼，四肢黑，耳聋，名曰肾实热也。"又："右手尺中神明以后脉阴实者，足少阴经也。病苦痹，身热，心痛，脊胁相引痛，足逆热烦，名曰肾实热也。"

**肾实证** 病证名。指肾病因邪气盛实所出现的证候。多因寒热偏盛、水湿壅闭等所致。《脉经》："肾实也，苦恍惚，健忘，目视䀮䀮，耳聋怅怅，善鸣。"又因："肾实，左手尺中神门以后脉阴实者，足少阴经也。病苦膀胱胀闭，少腹与腰脊相引痛。"参见"肾实""肾实热"等条。

**肾俞** 经穴名。出《灵枢·背腧》。属足太阳膀胱经，位于腰部，第2腰椎棘突下旁开1.5寸处。主治水肿、腰痛、遗尿、溺血、泄泻、虚喘、耳鸣、耳聋、月经不调、赤白带下、遗精、阳痿、肾炎、肾绞痛、尿路感染等。

**肾俞发** 即下搭手。

**肾俞漏** 外科病证名。指生于肾俞穴部位的漏管（窦道）。出《外科大成》。相当于腰椎结核在肾俞部位出现寒性脓疡破溃的病证。可内服调补气血药，外用药线引流或手术治疗。

**肾俞虚痰** 外科病证名。流痰病的一种。相当于胸、腰椎结

S

核并发寒性脓疡。见《疡科心得集》。常继发于龟背痰（胸、腰椎结核）之后，肿块起于腰部肾俞穴，色白漫肿而硬，酸胀不舒，日久疼痛破溃流脓，分泌物清稀或如败絮状，不易收口。参见“流痰”条。

**肾衰** 病证名。指肾体受损，脏真衰竭，阴液不化，五液失司，开合失职，引起水津代谢失常，溺毒入血，壅塞三焦的急危重症。以突发少尿，甚至无尿，或多尿，精神萎靡，面色无华，口有尿味等为主要表现。本病中医还有“关格”“水毒”之称。

**肾水** ❶即肾。肾主水，属水脏，故名。《素问·气交变大论篇》：“雨湿流行，肾水受邪。”❷指肾阴。详见该条。❸推拿穴位名。即肾经。见《小儿按摩经》。❹病证名。指因肾阳虚不能化气行水所致的以腹部胀大，脐肿，腰痛，尿少，阴部潮湿，下肢冷，面反瘦等为主要表现的水肿病。《金匮要略·水气病脉证并治》：“肾水者，其腹大，脐肿腰痛，不得溺，阴下湿如牛鼻上汗，其足逆冷，面反瘦。”

**肾死脉** 脉象名。指肾脏真气将绝的脉象。肾脉当沉反浮，轻取似乎坚实，重按则紊乱如弹丸滚动，尺部尤甚。《金匮要略·五脏风寒积聚病脉证并治》：“肾死脏，浮之坚，按之乱如转丸，益下入尺中者死。”

**肾为唾** 藏象学说术语。指唾液为肾所主。出《素问·宣明五气篇》。足少阴肾经循喉咙、夹舌本，通于舌下廉泉、玉英穴，汩汩而出，则为唾，故唾为肾液。

**肾为先天之本** 先天之精藏于肾，主生殖，为生命产生的本源，故言。

**肾痿** 即骨痿。详见该条。

**肾恶燥** 藏象学说术语。出《素问·宣明五气篇》。肾为水脏，主藏精、主津液，燥则阴津受伤，肾精耗损，难以对全身脏腑组织器官起滋养、濡润作用，甚则骨髓枯竭，故有肾恶燥之说。

**肾消** 病证名。❶即下消。消渴病中以渴而饮不多、数小便、腿肿而脚瘦小、阴痿等为特征的疾病。❷指强中、内消。《张氏医通·消瘅》：“肾消之病，古曰强中，又名内消。”

**肾哮** 病证名。❶指肾寒聚水，上凌于肺所致的哮证。临床以哮时气不得续，咯痰白唾，肢体肿胀等为特征。《类证治裁》中主张用温劫法行水平喘，即以椒目五至六钱研细，分二三次，用

S

姜汤调服。哮止后，因痰、因火辨证论治。❷指肾水衰少、火盛灼肺所致。症见下午潮热，哮声如雷，头疼面赤，盗汗烦躁，昼轻夜重，脉数无力等。治宜补肾制火，清肺润燥。

**肾泄** 病证名。泄泻的一种。即五更泻。类似于西医学的慢性肠炎、结肠炎等病。见《世医得效方》。又名五更泄。因肾元不足、闭藏失职所致。泄泻日久不愈，多在黎明前肠鸣腹痛作泻，或洞泄清水，或完谷不化，或泄下不爽，腹部畏寒，腰、膝时冷，面色黧黑，舌淡，苔白，脉沉细等。治宜补肾益元。可用七气汤送服安肾丸、震灵丹、四神丸等。

**肾虚不孕** 妇产科病证名。指因肾虚引起的不孕症。见《女科指掌·种子门》。因禀赋素弱，肾气不足，或久病、房劳损伤肾气，导致精亏血少，冲任胞脉失养，难以摄精成孕。症见精神疲倦，头晕耳鸣，腰酸腿软，月经不调等，治宜补肾调经、调和冲任。方用毓麟珠。偏于肾阳不足者，兼见形寒肢冷，小腹发凉，加补骨脂、巴戟天、肉桂、附子或金匮肾气丸；偏于肾阴不足者，兼见颧红唇赤，潮热盗汗，宜配合六味地黄汤治疗。

**肾虚带下** 妇产科病证名。指因肾虚导致的带下证。多因早婚或分娩次数多，损伤肾气，以致肾阳不足，寒湿下注，伤及任、带二脉所致。症见带下量多清稀，淋漓不断，形寒肢冷，面色晦暗，腰痛如折，小腹有凉感，大便溏，小便清长，舌淡胖，脉细。治宜温阳补肾，可用内补丸。如日久不止，有滑脱倾向者，可加乌贼骨、煅龙骨、煅牡蛎、芡实、金樱子以固涩止带；若年老体衰，带下如注者，可酌加人参、升麻以补气升提固摄。

**肾虚寒** 病机名，亦作病证名。指肾阳虚生内寒的病机及其病证。临床常见肾阳虚证兼腹胀、浮肿、黎明前泄泻等症状。《备急千金要方》：“左手尺中神门以后脉阴虚者，足少阴经也。病苦心中闷，下重足肿，不可以按地，名曰肾虚寒也。”又：“右手尺中神门以后脉阴虚者，足少阴经也。病苦足胫小弱，恶寒，脉代绝，时不至，足寒，上重下轻，行不可按地，小腹胀满，上抢胸痛引胁下，名曰肾虚寒也。”

**肾虚寒证** 病证名。指肾气亏损、肾阳虚衰而引起的病证。《备急千金要方》：“病苦心中闷，下重足肿，不可以按地，名曰肾

S

虚寒也。”还可伴有阴痿，身重，腰脊痛，语音浑浊，耳鸣，小便清长等。治宜温补肾阳，选用温肾散、人参补肾汤、八味丸等方。

**肾虚滑胎** 妇产科病证名。指因肾虚、胞胎失养引起的滑胎。多有滑胎既往史。症见腰脊酸痛，小腹下坠，或有阴道流血，头晕耳鸣，两膝酸软等。治宜补肾安胎，可用寿胎丸加减。若流血较多者加艾炭、杜仲炭以止血。

**肾虚经闭** 妇产科病证名。指因肾虚导致的闭经。多因先天不足，早婚，分娩次数多，或房事不节等，或久病损伤肾气，导致冲任不足，胞宫血虚而成。症见面色苍白，头晕耳鸣，心悸气短，腰膝酸软，小便频数等。治宜补肾养血。可用固阴煎加鹿角胶、补骨脂、肉苁蓉。

**肾虚水泛** 病机名。指肾阳虚损，不能温化水湿，水液代谢障碍，导致水湿泛滥的病理变化。肾主水，与膀胱相表里，若肾阳虚弱不能主水，则膀胱气化不利，小便量少，同时也影响脾的运化，致水湿泛滥。症见全身浮肿，下肢尤甚，按之凹陷，腰痛酸重，畏寒肢冷，小便不利，舌淡胖、苔白润，脉沉细等。常见于慢性肾炎、肾病综合征等。

**肾虚水泛证** 病证名。指肾阳气亏虚，气化无权，水液泛溢，以下肢浮肿为甚、尿少及肾阳虚症状为主要表现的证。治宜温肾利水，方用真武汤。

**肾虚头痛** 病证名。见《证治准绳·杂病》。指因肾阴、肾阳虚衰，或髓海不足所致的头痛。有肾阴虚、肾阳虚的不同。肾阴虚为主者，症见头脑空痛，头晕耳鸣，腰膝无力，舌红，脉细，治宜滋补肾阴，可用六味地黄丸、大补元煎加减；肾阳虚为主者，症见头痛畏寒，四肢不温，面色白，舌淡，脉沉细，治宜温补肾阳，可用金匮肾气丸、右归丸加减。参见“头痛”条。

**肾虚眩晕** 病证名。因肾精不足，不能上充脑髓所致的眩晕。常见于神经衰弱、脑动脉粥样硬化症、贫血等病证。见《证治汇补·肾虚眩晕》。症见头晕耳鸣，神疲乏力，健忘，腰膝酸软。偏肾阳虚者，伴畏寒肢冷，舌淡，脉细弱，治宜补肾温阳，用右归丸、金匮肾气丸等方；偏肾阴虚者，伴心烦内热，舌质红，脉细数，治宜滋阴补肾，用左归丸、知柏八味丸等方。

**肾虚腰痛** 病证名。指因肾虚所致的腰痛。见《备急千金要方》。多因先天不足、劳倦过度、房事不节等，致使肾精虚衰，腰失所养。症见腰脊酸痛，腿膝无力，遇劳更甚，卧息少安。若脉细无力，气怯力弱，形寒肢冷，小便清长者，为肾阳不足，治宜温补肾阳，方用金匮肾气丸、右归丸之类；若脉洪无力，小便黄赤，心烦，面红升火者，属肾阴不足，治宜滋补肾阴，方用六味地黄丸、左归丸之类。

**肾虚遗精** 病证名。指肾虚所致的遗精。见《医学纲目》。多因思虑过度，心火偏亢，或房事不节而成。因心阳亢盛而肾阴内烁者，症见梦遗频频，甚则一夜数次，口渴舌干，面红颧赤，疲倦困顿，舌红，脉细数等，治宜清心摄肾，方用补心丹、六味地黄丸加减；因肾精亏虚，相火妄动者，症见腰足痿弱，骨内酸疼，夜热盗汗，阴茎易举，遗泄频频，舌红，脉细数等，治宜滋阴降火、厚味填精，药用熟地黄、花胶、枸杞子、羊肾、猪脊髓、五味子之类，佐以养阴固摄之品；因房劳过度，下元虚惫，肾阳亦虚者，症见寐中滑精，腰酸肢软，畏寒肢冷，舌淡，脉沉细等，治宜阴阳双补，温摄命门，方用六味地黄丸加鹿茸、菟丝子、五味子、龙骨、肉苁蓉，或用鹿茸大补汤。

**肾虚证** 病证名。指肾气、肾阴、肾阳不足所致的各种证候。《脉经》:“肾虚，左手尺中神门以后脉阴虚者，足少阴经也。病苦心中闷，下重，足肿不可以按地。”《圣济总录》:“若肾气虚弱，则足少阴之经不利，故其证腰背酸痛，小便滑利，脐腹痛，耳鸣，四肢逆冷，骨枯髓寒，足胫力劣，不能久立。”方用补肾丸、鹿茸丸、补肾磁石丸等方。参见“肾虚寒”等条。

**肾岩** 病名。好发于阴茎冠状沟及外尿道口边缘的岩。相当于西医学的阴茎癌。又名肾岩翻花。多因肝肾素亏或忧思郁怒，导致相火内灼，肝经血燥，火邪郁结而成。症见龟头或阴茎冠状沟附近发生结节，坚硬痒痛，或滋水渗出，渐成溃疡面，疮面扁平，或呈菜花样，晚期腹股沟部有坚硬如石的肿块，并伴见形神困顿，甚至阴茎糜烂，危及生命。

**肾岩翻花** 即肾岩。详见该条。

**肾阳** 藏象学说术语。指肾所藏之阳气，与肾阴相对而言，是肾气温煦、推动、运动、兴奋和气化的一面。又称元阳、真阳、真火、命门之火、先天之火。肾阳是肾生理功能的原动力，也是人体生命活动力的源泉，有温养和推动全身脏腑组织生理活动、促进生殖发育等作用。《景岳全书》：“五脏之阳气，非此不能发。”肾阳与肾阴互相依存，两者共同维持人体的生理功能和生命活动。

**肾阳不振** 即肾阳虚。详见该条。

**肾阳衰微** 即肾阳虚衰。详见该条。

**肾阳虚** 病机名。指肾阳虚弱，温煦功能衰退无力，导致气化失常，阴寒内生的病理变化。

**肾阳虚衰** 病机名，亦作病证名。即肾阳虚之重证。又称肾阳衰微、命门火衰、下元虚惫、真元下虚。临床表现为精神萎靡，动则气喘，腰膝酸冷，四肢清冷，腹大胫肿，黎明前泄泻，癃闭或夜尿频数，尺脉沉迟等。治宜温补命门。方用真武汤、四神丸等加减。

**肾阳虚证** 病证名。指肾阳亏虚，机体失其温煦，以腰膝酸冷、性欲减退、夜尿多及阳虚症状为主要表现的证。多因先天禀赋不足，或烦劳过度，或房事不节，或久病失养所致。症见畏冷蜷缩，四肢不温，腰脊酸软，阳痿滑泄，小便清长，大便溏泄，甚至不禁，下肢浮肿，四肢不温，舌淡苔白，脉细迟。治宜温补肾阳为主。方用右归丸等。

**肾遗** 病证名。指肾病遗精者。治宜补肾固精。方用六味地黄丸合金锁固精丸加减。参见“遗精”条。

**肾阴** 藏象学说术语。指肾所藏的阴精，与肾阳相对而言，是肾气宁静、滋润、濡养和成形的一面，可制约过亢的阳热。又称元阴、真阴、肾水、真水。人体阴精之根本，与肾阳互根互用，是肾阳功能活动的物质基础，对全身脏腑组织器官起着滋养、濡润等作用。《景岳全书》：“五脏之阴气，非此不能滋。”肾阴与肾阳的有机结合，能维持人体生理功能和生命活动。

**肾阴虚** 病机名。指肾阴气虚的病变。肾阴亏损，精津亏耗，阴不制阳，导致腰酸、耳鸣、潮热盗汗等表现的病理变化。

**肾阴虚证** 病证名。指肾阴亏损，失于滋养，虚热内扰，以腰酸而痛、遗精、经少、头晕耳鸣及阴虚症状为主要表现的病证。多因先天阴气虚亏，或情志抑郁，痰火炽盛，或相火妄动，房劳损精，或久病吐泻失血等所致。常见五心烦热，腰脊酸软，阳强易动，梦交梦遗，小便短赤，大便

S

坚结，或便血，尿血，舌红苔燥，脉细数。治宜滋补肾阴。方用左归丸等。

**肾痈** 外科病名。指生于京门穴处的痈。京门穴为肾经之募穴，故名。见《圣济总录》。多因肾虚不足，复感寒邪、湿痰所致。症见京门穴处肿痛，面白不渴，少腹及胁下痞胀满，寒热等。治宜温肾散寒。初服五积散加细辛，后用桂附地黄丸调理。

**肾胀** 古病名。指以腹满引背、腰髀痛为特征者。出《灵枢·胀论》。大多由于下焦虚寒，气血不畅，复感寒湿之邪所致。治宜温经散寒。

**肾之府** 藏象学说术语。指腰部。腰为肾所居之处，为肾之外腑，故名。《素问·脉要精微论篇》："腰者肾之府，转摇不能，肾将惫矣。"

**肾主耳** 藏象学说术语。指肾开窍于耳而司听觉。出《素问·阴阳应象大论篇》。耳为肾之窍，肾中精气充盈，髓海得养则听觉聪敏，肾中精气虚衰，髓海失养则耳鸣、耳聋，故名。《灵枢·脉度》："肾气通于耳，肾和则耳能闻五音矣。"《医林改错》："两耳通脑，所听之声归于脑。"

**肾主封藏** 藏象学说术语。指肾具有贮存、封藏精气的生理功能。

**肾主骨** 藏象学说术语。骨骼的发育，标志着人形体的发育由肾精充养、肾气推动与调控。

**肾主骨髓** 藏象学说术语。肾的生理功能之一。指骨、髓的生长、发育及其功能活动与肾密切相关。因髓由肾精化生，髓能滋养骨骼，故名。《素问·逆调论篇》："肾不生则髓不能满。"

**肾主伎巧** 藏象学说术语。指肾气充盛的人，其动作轻劲而敏捷精巧。《素问·灵兰秘典论篇》所谓"肾者，作强之官，伎巧出焉"，因肾有藏精、主骨、生髓的功能，而脑为髓海之故。

**肾主纳气** 藏象学说术语。肾的生理功能之一。指肾具有摄纳肺所吸入的清气，保持吸气深度，防止呼吸表浅，以完成吐故纳新的呼吸过程。反映了肾与呼吸功能之间的关系。肾之经脉，经过肝、膈，入肺中。肾合命门，命门有"呼吸之门""元气之所系"（见《难经》）之称。呼吸出入之气机，其主在肺，其根在肾。肾虚则不能助肺吸气，症见气促气短，呼多吸少，吸气困难等。参见"肾不纳气"条。

**肾主生殖** 藏象学说术语。

指肾中精气具有促进生殖器官成熟，维持生殖功能。男、女生殖器官的发育、成熟及生殖能力，均有赖于肾气的充实，而精气的生成、储藏和排泄亦由肾主司。《素问·上古天真论篇》："二八，肾气盛，天癸至，精气溢泻，阴阳和，故能有子。"

**肾主水** 藏象学说术语。指肾具有气化功能并能调节全身水液代谢的功能。《素问·上古天真论篇》："肾者主水，受五脏六腑之精而藏之。"《素问·逆调论篇》："肾者水脏，主津液。"

**肾主先天** 藏象学说术语。指在肾气的充盛和滋养下，所藏的父精母血抟合而成的先天之精，具有主司人生长、发育与生殖的作用，故称。

**肾着** 病证名。由寒湿附着肾经所致，以腰部冷痛重着，转侧不利，遇阴雨则加重为主要表现的疾病。多伴有腹重下坠等症状。参见"腰痛"条。

**肾浊** 病证名。赤、白浊之一。指小便色白浑浊。见《世医得效方·溺浊》。多因肾气虚寒，膀胱虚冷，元气不固所致。症见小便白浊，腰膝酸软，并可伴见遗精阳痿、耳鸣目花等。治宜温肾固涩。选用秘精丸、固精丸等方。

**肾子** 睾丸和附睾的统称。

**肾足少阴之脉** 即足少阴肾经。详见该条。

## sheng

**升降出入** 指气运动的四种基本形式。向上为升，向下为降，向外为出，向内为入。

**升降浮沉** 指药物作用的趋向特性。升是上行，降是下行，浮是发散，沉是通利。升浮药上行而向外，有升阳、发表、散寒等作用，凡气温热、味辛甘的药物大多有升浮作用，如麻黄、桂枝、黄芪之类；沉降药下行而入里，有通利、泻下、重镇等作用，凡气寒凉、味苦酸的药物大多有沉降作用，如大黄、芒硝、黄柏之类。花叶及质轻的药物大多升浮，如辛夷、荷叶、升麻等；子、实及质重药物大多沉降，如紫苏子、枳实、寒水石等。

**升降失常** 病机名。泛指气血升降失调产生的病理改变。《素问·阴阳应象大论篇》："清气在下，则生飧泄；浊气在上，则生䐜胀。此阴阳反作，病之逆从也。"是脾胃升降失常的病机。其他如肺失肃降、肾不纳气、气虚下陷、心肾不交等，也属于升降失常的病变。

**升提中气** 治法名。指用健脾升提类药物治疗中气下陷的治法。中气，指脾胃之气。脾胃之气健旺，则可将水谷精微之气上输于肺，并荣养诸脏。若脾胃虚，中气下陷，可出现久泻、脱肛、子宫脱垂等病证，或不能制水而小便不利，可用补中益气汤加减治疗。

**升阳益胃** 治法名。指用升发脾阳类药物治疗脾虚气陷的治法。常用于治疗劳倦伤脾，胃阳不振，体重肢困，怠惰嗜卧，恶风厥冷，口苦舌燥，饮食无味，食不消化，大便不调等，可用升阳益胃汤加减。

**生化** 运气学术语。即运气学中初之气厥阴风木当令的物候变化。《素问·六元正纪大论篇》："厥阴所至为生化。"指厥阴之气加临，风木之气敷布，一派春生升发景象，故名生化。

**生肌法** 治法名。促进体表溃疡愈合的治法。出《刘涓子鬼遗方》。又名收口法。适用于气血不足，痈疽溃后肌肉不生，或溃疡长期不愈。治宜健脾益气养血。方用四君子汤、补中益气汤、当归补血汤、四物汤等化裁。并外敷生肌散。

**生肌收口药** 具有解毒、收敛、促进新肉生长的作用，掺敷创面能使疮口加速愈合的外用制剂。

**生克乘侮** 五行学说术语。即中医借用五行学说中各行间相生、相克、相乘、相侮的四种类型关系，来说明和解释人体脏腑间发生的一些生理现象与病理改变。其中，相生、相克关系一般用于说明脏腑间的生理现象，相乘、相侮关系多用于解释脏腑间的病理变化。

**生克制化** 五行学说术语。中国古代哲学认为，五行之间的相互化生、相互制约，是保证事物平衡协调和发展变化不可分割的两个方面。没有五行间的相生运动，就没有事物的发生和成长；没有五行间的相克制约，事物的发展就会亢而为害。该理论引入中医基础理论后，中医学以五行（木、火、土、金、水）分别代表五脏（肝、心、脾、肺、肾），并认为唯有脏腑间这种相互化生、相互制约、化中有制、制中有化的有序运动，才能维持人体气血阴阳的平衡协调与发展变化。因此，五行的生克制化，是中医藏象学说系统模型的基本理论来源之一。《类经图翼·运气上》："造化之机，不可无生，亦不可无制。无生则发育无由，无制则亢而为害。”

**生气** ❶指春令生发之气，在五行属木。《素问·五常政大论篇》：“委和之纪，是谓胜生，生气不政。”亦称为木气。《素问注证发微篇》：“生气者，木气也。”❷指生发和增强元气。《素问·阴阳应象大论篇》：“壮火食气，气食少火；壮火散气，少火生气。”❸指阳气，元气。《素问经注节解》：“生气者何？生生之气，阳气也。”《难经·八难》：“寸口脉平而死者，生气独绝于内也。”❹生机，泛指人体的生命活动。包括阳气与阴精，是维持身体健康，促进生长发育的一种内在的、不息的生机。《素问·四气调神大论篇》：“唯圣人从之，故身无奇病，万物不失，生气不竭。”

**生气之源** 基础理论术语。指肾间动气，亦称原气。以其为生命之气的根源，故名。出《难经·八难》。

**生药库** 医疗机构名。明代太医院属下掌管全国各地药材储存与保管的机构。设大使和副使各1人。

**圣惠方** 《太平圣惠方》之简称。详见该条。

**圣济经** 医书名。共10卷。又名《宋徽宗圣济经》。宋徽宗赵佶撰于北宋政和八年（1118）。吴禔注。本书是宋代学校课试命题蓝本，曾诏颁全国。《文渊阁书目》《宋史艺文志》《直斋书录解题》《文献通考》《郡斋读书志》皆有著录。全书包括体真、化原、慈幼、达道、正纪、食颐、守机、卫生、药理、审剂10卷，共42章，以阐述《素问》要义为主。论及阴阳五行、运气、体质、色脉诊、药物、方剂、养生、食疗、气功、孕妇养护、婴儿养护及各种病证等。书中吴禔注文，是为当时“试题”“进讲”而作，为之解义，附加注说，阐析颇详，较切实用。

**圣济总录** 医书名。共200卷。宋徽宗赵佶敕编。成书于政和年间（1111—1118），故又名《政和圣济总录》。金元时期曾经两次重刊。一为金世宗大定年间（1161—1189）再刻刊行，一为元大德四年（1300）重校再刻，故又名《大德重校圣济总录》，均由当时政府主持，并作为官定本颁行。本书采辑历代医籍并征集民间验方和医家献方整理汇编而成。全书以病证分门别类，所载病证，涉及内、外、妇、儿、五官、针灸、其他杂治、养生等诸科，有论有方，载方近2万首。书首数卷大量论述了当时盛行的“运气学说”，与叙例、治法等合为本书的总论部分，之后自“诸风”至“神仙服饵”止，共分66门，每门之下又分若干病证。每种病证先论病因病机，次列方药治疗。全书内容极其丰富，堪称宋代医学全书，至今仍是一部具有研究和运用价值的重要参考书。

## shi

**尸厥** 病证名。各种原因使脑神严重受损所致，以突然昏倒，不省人事，神志丧失，身体僵直，不能言动，二便失禁，其状若尸为主要表现的疾病。可兼见手足逆冷，肌肤起粟，头面青黑，精神恍惚不宁，或错言妄语，牙紧口噤，头旋晕倒，呼吸低微不连续，脉微弱欲绝。治以针灸外治，内服苏合香丸开窍，或中西医结合抢救。参见“厥证”条。

**尸咽** 古病名。以咽痒或痛为主的一种外感性疾病。见《诸病源候论》。多因阴阳不和，风热邪毒，壅塞肺脾，阻遏气机所致。旧说因腹内尸虫，上食入喉咽生疮，故名。参见“狐惑”条。

**尸注** 即劳瘵。详见该条。

**失合症** 病名。指成年女性因未婚、鳏寡，或同房而性欲未遂，导致郁郁寡欢而劳损之症。症见乍寒乍热，喘嗽，白淫，甚则经闭成痨。治宜疏肝理脾，开郁降火，方用丹栀逍遥散。

**失精家** 经常梦遗、滑精的患者。

**失颈** 即失枕。详见该条。

**失眠** 病证名。又称不寐或不得眠，是指患者经常不易入睡，或睡而易醒，难以复睡，或时时惊醒，睡不安宁，或伴有多梦甚至彻夜不眠的症状。失眠主要由于机体阴阳平衡失调，阴虚阳盛，阳不入阴，神不守舍，心神不安所致。

**失溺** 病证名。即小便失禁。出《素问·本病论篇》。详见该条。

**失气** 病证名。❶指肛门排气多。出《素问·咳论篇》。又称转矢气，俗称放屁。多因脾虚饮食不化或气滞不行所致，治以健脾、消食、行气和中法。伤寒阳明腑实证也见矢气、腹满。❷指因针刺十二种禁忌处引起脉气紊乱，乃至真气脱失的危重症。《灵枢·终始》：“凡此十二禁者，其脉乱气散，逆其荣卫，经气不次，因而刺之，则阳病入于阴，阴病

S

出于阳，则邪气复生。粗工勿察，是谓伐身，形体淫泆，乃消脑髓，津液不化，脱其五味，是谓失气也。”

**失荣** 病名。发生于颈部或累及耳部的一种癌症。又名失营。因情志所伤，肝郁络阻，痰火凝结而成。病生于颈项，初起微肿，皮色不变，日久渐大，坚硬如石，固定难移。后期破溃，渗流臭秽血水，疮口高低不平，疼痛剧烈。类似于颈部原发或继发性恶性肿瘤。

**失神** 又称“无神”。可见于久病虚衰或邪实神乱的重病患者。久病精亏神衰而失神者，临床表现为精神萎靡，意识模糊，目暗睛迷，瞳神呆滞，或目翻上视，面色晦暗无华，表情淡漠，肌肉瘦削，大肉已脱，动作失灵，循衣摸床，撮空理线，呼吸异常，气息微弱。提示人体精气大伤，脏腑功能严重受损，功能衰竭，预后不良。邪盛扰神失神者，临床表现为神昏谵语或昏愦不语，舌謇肢厥，或卒倒神昏，两手握固，牙关紧急，二便闭塞。多因邪陷心包，内扰神明，或因肝风夹痰，蒙蔽清窍所致。二者皆属病情危重。

**失溲** 病证名。指小便自遗症。出《伤寒论·辨太阳病脉证并治》。失溲病因繁多，内伤、外感及遗传因素均可出现该症状，而以伤寒、热病病危时见此症为重。《伤寒论后条辨》：“直视、失溲者，水亏营竭而肾气不藏也。”

**失心风** 病名。癫病的别称。《证治准绳》：“癫病，俗谓之失心风。”

**失信** 病证名。指月经不调。见《女科要略》。详见“月经不调”条。

**失血** 病证名。衄血、呕血、咯血、唾血、便血、尿血等各种大出血的总称。见《三因极一病证方论·失血叙论》。血不循经而妄行，多因火热、虚寒、外伤、瘀阻等所致，而脾虚不能统血等亦可导致失血。

**失血心痛** 妇产科病证名。见《张氏医通·妇人门》。《妇人大全良方》中又名杀血心痛。指失血后心失所养或瘀血未化，出现血崩，心痛甚，血色浅淡如水，小腹喜按者，治宜收敛止血，用乌贼骨炒为细面，醋汤调服，再以补中益气汤升举之。若血崩色紫有血块，心下痛拒按者，为血瘀凝滞不散，治宜行瘀止痛，先用失笑散，后用十全大补汤补之；若心脾血虚者，可用归脾汤调补之。

**失血眩晕** 病证名。眩晕的一种。见《杂病源流犀烛·头痛源流》。因失血过多、脑失荣养所致。常伴有吐血、衄血、崩漏、损伤等大出血史，并见头晕眼花，面色苍白，心悸自汗，舌淡等，重者可见厥脱。治宜补血益气，方用人参养荣汤、归脾汤等。危急者应先益气回阳固脱，用参附汤、独参汤等。

**失音** 神志清楚而不能发出声音，语而无声者为失音，古称为“喑”。有外感、内伤、虚、实之分。一般外感多属实证，因外邪乘肺，闭塞气道所致。治宜宣肺散邪，用三拗汤、桑杏汤等方。久病失音用清音汤、百合固金汤等方。又可因高声叫呼，强力骂詈，损其会厌，伤及肺气，引发本病。

**失营** 外科病名。即失荣。详见该条。

**失枕** 病名。出《素问·骨空论篇》。又名失颈、落枕。多因睡姿不当，或颈受风寒，或外伤引起。症见颈部酸痛不适，俯仰转动不灵，重者疼痛延及患侧肩背及上肢，头向一侧歪斜，伴有患侧颈部压痛。治疗以按摩、针刺为主，并可配合热敷、温熨。因外邪所致者可内服蠲痹汤；外伤所致者，可用复元活血汤；日久不愈者，可用六味地黄丸。

**失枕手法** 推拿手法名。治疗失枕的推拿手法。患者正坐，医者立于背后，一手扶患者头顶，另一手中、拇指点按天柱、风池、风府等穴，并顺诸穴部位自上而下按摩多次，再拿、捏、提颈部及肩背诸肌肉多次，后将双手拇指放在枕骨关节，余指放在下颌部，双前臂下压患者双肩，用力边摇晃、边提、边旋转头部多次，再用一手托枕后部，一手托下颌部向前、向左、向右轻缓旋转，最后一次加大旋转幅度，常可听到响声。注意手法宜柔和，忌粗暴。

**湿** ❶指潮湿的气候。六气之一，是长夏所主的气候，五行属土。《素问·阴阳应象大论篇》：“中央生湿，湿生土。”❷病因名。六淫之一。湿属阴邪，性质重浊、黏腻，能阻滞气机妨碍脾的运化。如外感湿邪，常见恶寒发热，虽汗出但热不退，头重如裹，胸闷脘痞，口不渴，肢节疼痛，痛有定处，四肢困倦。湿浊内阻肠胃者，常见食欲不振、小便不利、大便溏泄等。❸病机名。指湿邪致病的病机。《素问·至真要大论篇》:“诸痉项强，皆属于湿。”❹病证名。指水湿停滞所致的浮肿胀满类病证。多因脾肾阳虚，运化功能障碍所致。《素问·至真要大论篇》:“诸湿肿满，皆属于脾。”

**湿痹** 病名。❶指风寒湿邪侵袭肢节、经络，以湿邪为甚的痹证。见《金匮要略·痉湿病脉证并治》。又名着痹。症见肢体重着，肌肤顽麻，或肢节疼痛，阴雨天发作。治宜祛湿，兼散风逐寒。方用茯苓川芎汤、除湿痹汤等方加减。❷脚气病的一种。指脚气病见脚腿疼痛不仁者。见《寿世保元·脚气》。

**湿喘** 病证名。指因湿阻气逆所致的喘证。见《杂病源流犀烛》。多因外感水湿或湿气内蒸，肺失宣降，脾失运化，导致水道不调，气机上逆，症见胸脘胀闷，气逆喘促，甚至张口抬肩。治宜泻肺、利湿、平喘。方用渗湿汤、平气散等加减。

S

**湿毒** ❶病因名，也作病机名。如湿毒下注、湿毒下血等。参见该条。❷病证名。泛指湿热之邪郁积成毒而致病。其特点为病情呈慢性发展的趋势，病灶渗出物多且较难愈合。如湿毒积于肠而下注，可致湿毒便血。湿毒下注于肌肤，则小腿溃烂流水，称湿毒流注、湿赤疮。妇女则有湿毒带下。参见“湿毒下血”“湿毒疮”“湿毒带下”条。

**湿毒疮** 外科病名。指风湿热邪客于小腿足踝等处的一种皮肤疮疹。即下肢湿疹。出《外科启玄》。又名下注疮。急性者初起患部皮肤潮红，继起丘疹、水疱，常对称发病，瘙痒，搔破后黄水淋漓，属湿热偏重；慢性者多伴有血虚，皮肤肥厚粗糙，脱屑，瘙痒无度，病程迁延，属邪留血燥。急性者宜清热利湿，方用萆薢渗湿汤合二妙丸，外用黄柏煎汤冷湿敷，待渗水减少后，用青黛散；慢性者宜养血祛风，方用当归饮子合三妙散，外用青黛膏搽患处。

**湿毒带下** 妇产科病证名。指湿毒秽浊伤及胞脉所致的带下。多因经期或产后，湿毒秽浊之邪乘虚内袭，伤及胞脉，损及冲任，以致带脉失约、任脉不固而成。症见带下色如米泔，或黄绿如脓，或五色杂下，气味臭秽，阴部痒痛，可伴见发热、腹痛、小便短赤等。治宜清热解毒，除湿止带。方用止带方加金银花、连翘、鱼腥草等。须注意排除癌变可能。

**湿毒流注** 外科病证名。指

湿毒下注小腿肌肤所致的疮疡。症见小腿溃烂，疮形平塌，漫肿，色紫或紫黑，溃破后脓水浸渍蔓延，久不收口。

**湿毒下血** 病证名。因湿毒蕴结大肠所致的便血。见《丹溪心法附余》。症见大便下血，血色不鲜，或紫黑如赤豆汁，腹不痛，胸膈胀闷，饮食减少，面目发黄，小便不利。治宜化湿毒，佐以止血，方选槐花散、升麻去湿和血散、黄连汤等加减。

**湿遏热伏** 病机名，也作病证名。指湿邪阻遏导致内热不能宣散透发的病机及其病证。亦称湿郁热伏。主要表现为身热不扬，午后热甚，汗出热不退，神疲头重，胸闷腹胀，厌食，小便黄赤，舌苔白腻或黄腻，脉濡数等。

**湿黄** 病名。指湿邪偏重的黄疸病。见《证治准绳·杂病》。症见小便不利，四肢沉重，渴不欲饮，大便自利而黄，或发热，或往来寒热，或一身尽黄，或腹痛而呕。可酌选大茵陈汤、小柴胡加栀子汤、茵陈五苓散、茵陈栀子黄连三物汤、麻黄连翘赤小豆汤等方。参见“黄疸”等条。

**湿火** 病证名。指湿伤脾胃，久而化火的热证。症见口渴不饥，大便坚结，舌苔先灰滑、后黄燥。《温病条辨·中焦篇》：“湿久生热，热必伤阴，古称湿火者是也。”

**湿霍乱** 病名。与干霍乱相对，指霍乱病伴见呕吐、泄泻者。见《外台秘要》。多因内伤饮食生冷，外感寒、湿、暑邪所致。本病吐泻无度，甚者手足逆冷、转筋。本证有寒、热之分。

**湿剂** 方剂分类名。十剂之一。指根据湿可去枯的组方原则配伍组成的具有润燥作用的一类方剂。《本草纲目·序例上》：“时珍曰，湿剂当作润剂。枯者燥也，阳明燥金之化，秋令也，风热怫甚，则血液枯涸而为燥病。上燥则渴，下燥则结，筋燥则强，皮燥则揭，肉燥则裂，骨燥则枯，肺燥则痿，肾燥则消。凡麻仁、阿胶膏润之属，皆润剂也。养血则当归、地黄之属；生津则麦门冬、栝楼根之属；益精则苁蓉、枸杞之属。若但以石英为润药则偏矣。”参见“十剂”条。

**湿家** 指体质偏于湿盛或有湿病史者。《金匮要略·痉湿病脉证并治》：“湿家之为病，一身尽疼，发热，身色如熏黄也。”

**湿脚气** 病名。指湿邪下受，经络不得宣通所致，以腿脚肿胀酸软为主要表现的脚气病。类似于维生素B缺乏症。见《太平圣惠方》。症见脚膝肿甚，麻木重着，软弱无力，小便不利，舌苔白腻，脉濡缓。治宜宣壅逐湿，方用鸡鸣散加减。湿热偏盛者，症见口渴尿赤，苔黄腻，脉濡数，治宜宣通清利，方用防己饮加减。

**湿疥** 即疥疮。

**湿痉** 病证名。指感受湿邪而致的痉证，多见于小儿。症见神昏痉厥，身热不扬，闷乱，舌苔白厚。治宜芳香化浊。方用藿香正气汤加开窍药。

**湿咳** 病证名。即伤湿咳嗽。见《儒门事亲》。《证治要诀》中又称湿嗽。因感受湿邪，湿痰壅肺所致。症见咳嗽多痰，骨节疼痛，四肢沉重，面浮肢肿，小便不利。治以化湿祛痰为主。方用白术汤、不换金正气散等加减。

**湿可去枯** 治法名。指用滋润的药物治疗津枯血燥病证的治法。如肺受燥热，咳嗽无痰而胁痛，口舌干燥，舌红无苔者，可用清燥润肺之剂。

**湿困脾阳** 病机名。指水湿影响脾阳运化功能的病机。与脾虚湿困证候相类似，其病机大致相同，但阳气困滞程度略有差异。脾虚湿困，治疗以健脾为主，结合利湿。湿困脾阳，治疗以通阳燥湿为主，湿去则脾阳可复。参见“脾虚湿困”条。

**湿痢** 病证名。指感受湿邪而致的痢疾。《医学入门》：“湿痢，腹胀身重，下如豆汁，或赤黑混浊，危症也。”有寒湿痢与湿热痢之分。寒湿痢宜升阳除湿，方用升阳除湿防风汤；湿热痢宜清热燥湿，方选葛根黄芩黄连汤、白头翁汤、芍药汤等加减。

**湿疟** 病名。指外受雨露，内停水湿，或外感湿热引起的疟疾。见《证治汇补》。病发则症见恶寒、发热不甚，一身尽痛，四肢沉重，脘闷呕恶，或面浮溲少，舌苔白腻，脉濡缓等。治宜解表除湿。方用柴平煎、胃苓汤、苍术白虎汤加草果等。湿热者，方用加味香薷饮。

**湿气** ❶指潮湿的气候。多见于长夏之令。《素问·五常政大论篇》：“大雨时行，湿气乃用。”❷运气学说术语。指运气概念中的太阴湿土。《素问·天元纪大论篇》：“太阴之上，湿气主之。”❸病因名。指湿邪。《素问·痹论篇》：“湿气胜者为着痹。”

**湿热** ❶病机名。指湿热病邪所致病证的病机。如湿热内蕴、湿热下注等。详见各条。❷病证名。①温病之一。症见发热，头痛，身重而痛，腹满食少，小便短而黄赤，舌苔黄腻，脉濡数等。②湿热病之一。湿与热合邪，常可出现黄疸下痢、滞下等病。

**湿热腹痛** 病证名。指湿热之邪蕴结脾经所致的腹痛。常见于胆囊炎、胆石症、肠结核、慢性细菌性痢疾等病。见《杂病源流犀烛·腹少腹病源流》。症见腹痛时作时止，痛而拒按，时或呕吐，或恶寒发热，或身目发黄，胸闷纳呆，口苦而腻，大便秘结或下利，舌苔黄腻，脉濡数或洪数。治宜清热泻火，行气化湿。可用散火汤或大柴胡汤等方加减。

**湿热黄疸** 病证名。指湿热相搏、郁蒸所致的发黄。又称阳黄。见《丹溪心法·疸》。症见身热烦渴，或躁扰不宁，或消谷善饥，或小便黄赤，或大便秘结，脉洪滑有力。治宜清热利湿退黄。方用大黄硝石汤、茵陈蒿汤。

**湿热痢** 病证名。指痢疾属于湿热者。见《症因脉治》。因湿热积滞肠中，气血阻滞，传导失职所致。症见下痢赤白，稠黏臭秽，里急后重，肛门灼热，发热腹痛，小便短赤，苔黄腻，脉滑数等。治宜清热燥湿，调气行血。方选芍药汤、白头翁汤、香连丸等加减。身热甚者，用葛根芩连汤；气滞腹痛、里急后重明显者，用枳实导滞丸等。并可选用地锦草、马齿苋、白槿花、一见喜、大蒜等单味药。

**湿热内蕴** 病机名，也作病证名。指湿热之邪蕴蓄体内的病机及其病证。湿邪重浊黏滞，阻碍气机，若与热邪相合，则湿热交蒸难解，通常表现为热势缠绵，午后热甚，身重疲乏，头重昏蒙，胸脘痞满，不思饮食，大便黏腻不爽，小便不利，或黄疸，或淋浊，或带下，或梦遗等。临床多见湿热蕴蓄于中焦脾胃及肝胆。

**湿热条辨** 医书名。1卷。〔清〕薛雪撰著。约成书于乾隆三十五年（1770）前，初刊于道光十一年（1831）。王孟英将其收入《温热经纬》，对书中内容加以补订评按，增补痢疾、湿温、暑热等病证条文，更名为《湿热病篇》，将原先35条湿热病证条文增至46条，每条之下均由薛雪详加注释，系统又全面地阐述了湿热病的病因病机及其辨证治疗。本书自问世后，被后世医家极力推崇，是学习温病湿热证治的必读之作。

**湿热头痛** 病证名。指湿热熏蒸，上蒙清窍所致的头痛。见《兰室秘藏》。常见头昏蒙重痛，或颠顶似有重物压痛，肢节困乏、沉重而痛，或面目、四肢浮肿，舌苔黄腻，脉濡数等。治宜清热化湿。方用清空膏、三仁汤等加减。参见“头痛”条。

**湿热痿** 病证名。指湿热浸淫，伤及筋脉所致的痿证。见《医学纲目》。症见两足痿软、微肿，或足趾麻木，伴有身重胸闷，小便赤涩，舌苔黄腻，脉濡数。治宜清热燥湿，健脾渗湿。方用加味二妙散、健步丸。参见“痿”条。

**湿热下注** 病机名，也作病证名。指湿热之邪流注下焦的病机及其病证。常见小便短赤，大便不爽，或下利黏冻，或白带稠秽，身重疲乏，舌苔黄腻等。临床多见于湿热痢疾、湿热泄泻、淋浊、癃闭、阴痒、白带、下肢关节肿痛、湿脚气感染等。

**湿热胁痛** 病证名。指湿热郁蒸，肝胆脉络气滞所致的胁痛。见《丹溪心法附余·火郁门》。症见胁肋持续胀痛，或阵发性剧痛，痛引心下或胸背，恶心呕吐，胸闷纳呆，或有寒热，身目发黄，小便短赤等。治宜疏肝利胆，清化湿热。方选龙胆泻肝汤或茵陈蒿汤、加减大柴胡汤等。

**湿热眩晕** 病证名。指暑令感受湿热而致眩晕。详见“暑湿眩晕”条。

**湿热腰痛** 病证名。指湿热之邪阻遏肝肾经络所致的腰痛。见《丹溪心法》。常见腰、髋疼痛，局部有热感，或小便短赤，脉弦数等。治宜清热利湿。方选加味二妙散、大分清饮、七味苍柏散等。参见“腰痛”条。

**湿热遗精** 病证名。指湿热下注、扰动精室所致的遗精。见《丹溪心法·梦遗》。治宜泄热导湿。方用秘精丸、二陈汤加二术知柏等。参见“遗精”“梦遗”“滑精”条。

**湿热蕴脾** 水湿停滞，湿蕴化热，湿热郁蒸导致脾失健运的病理变化。

**湿热蕴脾证** 病证名。指湿热内蕴，脾失健运，以腹胀、纳呆、便溏及湿热症状为主要表现的证。

**湿胜阳微** 病机名。指湿邪过盛导致使阳气伤损的病机。湿为阴邪，过盛则损伤阳气，尤其是损伤脾阳，导致脾阳衰微的病理变化，因而治湿证须顾护阳气，注意通利小便，不得过用寒凉。

**湿胜则濡泻** 出《素问·阴阳应象大论篇》。湿邪偏盛就容易导致大便湿软泄泻的病理变化。脾恶湿，湿气内盛则脾阳被遏，水液运化功能失调，故见脘腹胀闷，大便泄泻等。详见“湿泻”条。

**湿嗽** 即湿咳。详见该条。

**湿痰** ❶病因名。指肺、脾等脏输布津液的功能失职，聚液成痰湿者。详见“痰湿阻肺”条。❷病证名。痰证的一种。见《医学入门》。多因脾失健运，湿蕴酿痰所致。以痰多而易咯出，痰色大多稀白，或虽黄但咯出滑爽为主要特征，可兼见喘嗽，倦怠喜卧，脘腹闷胀，腹痛，肿胀，泄泻等症。

**湿痰流注** 外科病证名。流注病之一。出《疡医大全》。多因脾虚气弱，湿痰内阻，复感邪毒，流溢于营卫肌肉之间所致。初起患处肌肉疼痛，漫肿无头，皮色不变，伴有寒热，周身关节疼痛。后期脓成，肿疼较剧，可见壮热，汗出。溃后流出稀白脓液，脓尽渐愈。初起治宜木香流气饮，佐以健脾化痰之剂，外用冲和膏敷贴，或艾条灸，促其消散。溃后宜用托里透脓汤。日久不敛脓稀者，宜补益气血，用人参养荣汤。

**湿痰嗽** 病证名。指痰湿壅肺引起的咳嗽。《万病回春》：“湿痰嗽者，有痰，痰出嗽止是也。”治宜涤痰化湿止嗽。

**湿痰痿** 病证名。指湿痰客于经脉所致的痿证。见《证治汇补》。多发于肥胖者，常见四肢痿弱，腰膝麻木，脉象沉滑。治宜燥湿化痰。方用二陈汤酌加苍术、白术、黄芩、黄柏、竹沥、姜汁等药。参见“痿”条。

**湿痰眩晕** 病证名。指因湿痰壅遏清窍所致的眩晕。见《证治汇补》。症见头目昏重，胸闷恶心，或时呕吐痰涎，体多肥胖，苔白腻，脉濡等。治宜燥湿化痰。方用半夏白术天麻汤合二陈汤加减。

**湿痰腰痛** 病证名。指湿痰流注肾经所致的腰痛。见《丹溪心法》。症见腰部冷痛沉重，牵引背胁，阴雨天痛甚，或见便溏，脉滑等。治宜燥湿化痰，活血通络。方用龟樗丸、二陈汤等加活血通络之品。参见“腰痛”条。

**湿痛** 痛而酸胀，肢体沉重，按之出现凹陷性水肿或见糜烂流液的表现。

**湿温** 病名。指湿热病邪所引起的以脾胃为病变中心的急性外感热病，发病多在夏末秋初雨湿较盛、气候炎热之时。出《难经·五十八难》。症见发热持续，头重身痛，胸脘痞闷，苔白腻或黄腻，脉濡。湿偏重者，宜化湿为主，方选藿朴夏苓汤、三仁汤等加减；热偏重者，宜清热为主，方用连朴饮、甘露消毒丹等。病情发展可入营、入血，出现痉厥、便血等变证。

**湿温潮热** 日晡（下午3~5点，即申时）发热明显，且热势较高，亦称为日晡潮热。兼见口渴饮冷、腹胀便秘等症。阳明经气旺于申时，因胃肠燥热内结，正邪斗争剧烈，故在此时热势加重。常见于伤寒阳明腑实证。

**湿癣** 外科病名。指湿邪浸淫肌肤而外发的一种皮疹。即急性皮炎、湿疹等。出《诸病源候论》。患处皮损潮红糜烂，瘙痒不止，搔破有水淋漓，浸淫不断扩大，皮内似虫行。治宜除湿杀虫。内服除湿胃苓汤，外用蛇床子散以麻油调敷。

**湿邪** 凡致病具有易阻气机、重浊、黏滞、趋下等特点的邪气。

**湿泻** 病证名。指因湿气伤脾所致的泄泻。见《丹溪心法》。又名濡泄。症见泻下如水，或每日大便数次且溏薄，苔腻，脉濡，治宜化湿和中。方选豆蔻散、除湿汤、胃苓汤等加减。夹热者，方选厚朴汤、戊己丸加减。

**湿性黏滞** 黏，即黏腻不爽；滞，即停滞。湿邪致病，常表现出分泌物黏稠、排出困难且病程缠绵难愈的特点。

**湿性趋下** 湿邪属阴有趋下之势，其致病多发生于人体下部。

**湿性重浊** 重，即沉重、附着；浊，即秽浊。湿邪致病，常易导致肢体沉重及分泌物浑浊的特点。

**湿腰痛** 即伤湿腰痛。详见该条。

**湿阴疮** 外科病证名。指肾虚风湿相搏所致的外阴部皮疹。类似于西医学的阴囊湿疹。出《外科真诠》。症见阴囊瘙痒湿烂，浸淫成疮。治宜益肾祛风解毒。

**湿淫** 病机名。指湿气偏甚类病证的病机。《素问·至真要大论篇》："湿淫于内，治以苦热。"

**湿淫证** 病证名。指感受外界湿邪，阻遏人体气机与清阳，以头身困重、肢体倦怠、关节酸痛重着等为主要表现的证。

**湿郁** 病证名。指湿困气滞，郁而不散的郁证。见《丹溪心法·六郁》。症见周身沉重疼痛，头重昏蒙，倦怠嗜卧，遇阴天或寒冷则发，舌苔薄腻，脉沉涩而缓。如因湿郁使邪热不能外透，称湿遏热伏；如因湿郁阻碍脾的运化，称湿困脾阳。治宜除湿解郁。方选湿郁汤、渗湿汤、除湿汤、王氏连朴饮、平胃散等加减。

**湿郁热伏** 即湿遏热伏。详见该条。

**湿肿** 病证名。指水肿因于湿重者。见《医学入门·水肿》。多因久居湿地，水湿浸渍，不能运行所致。症见肢体浮肿，按之没指，腰以下至脚沉重，两腿胀满，小便短少，或有气急、便溏等。治宜健脾、温阳、利水。方选五苓散、防己黄芪汤、金匮肾气丸等。参见“水肿”条。

**湿中** 即痰中。详见该条。

**湿浊** 病因名。即湿邪。因湿性重浊黏腻，致病后可于病位停留滞着，阻碍阳气，并产生秽浊不清分泌物和排泄物（如流脓水、带下黏稠等），故名。

**湿阻** 病证名。指湿邪阻滞中焦，运化功能减弱，以脘腹满闷，肢体困重，纳食呆滞等为主要临床特征的外感病。

**湿阻气分** 病机名，也作病证名。指湿邪阻滞气分的病机及病证。主症包括身热不扬，头重如裹，骨节烦痛，身重体倦，胸闷纳呆，脘腹痞痛，恶心呕吐，大便黏腻不爽，或腹泻，舌苔腻，脉濡缓等。

**湿阻气机** 湿属于阴邪，其性黏腻、弥漫，常留滞于脏腑经络，故有阻遏气机的特点。

**湿阻中焦** 病机名，也作病证名。指湿邪阻滞中焦脾胃的病机及其相关病证。常见头重，倦怠，脘闷腹胀，大便不爽，纳呆口黏，渴喜热饮，小便短赤，舌苔厚白或腻，脉缓等。

**十八反** 药物配伍禁忌术语。若两种药物同用，发生剧烈毒性反应或不良反应，称药物相反。据文献记载，有十八种药物相反。甘草反大戟、芫花、甘遂、海藻；乌头反贝母、瓜蒌、半夏、白蔹、白及；藜芦反人参、丹参、沙参、苦参、玄参、细辛、芍药。十八反为古人经验，有的与临床实际不尽相符，有待于进一步研究。

**十二病绝产** 指影响生育的十二种病证。《备急千金要方》卷四：“一曰白带，二曰赤带，三曰经水不利，四曰阴胎，五曰子脏坚，六曰脏癖，七曰阴阳患痛，八曰内强，九曰腹寒，十曰脏闭，十一曰五脏酸痛，十二曰梦与鬼交。”

**十二辰** 即十二时辰。详见“十二时”条。

**十二刺** 十二节刺法之简称。详见“十二节”条。

**十二地支** 简称十二支。古代原用来说明物候的变化，自夏朝始用于纪月、纪时。即用子、丑、寅、卯、辰、巳、午、未、申、酉、戌、亥分别纪月、纪时辰。运气学说中以十二地支分主风、热（暑）、湿、火、燥、寒六气，并配十干纪年，以推算每年的运气变化。

**十二官** 十二脏腑的合称，亦作十二脏。即心、肝、脾、肺、肾、膻中（心包络）、胆、胃、大肠、小肠、三焦、膀胱。《素问·灵兰秘典论篇》："凡此十二官者，不得相失也。"

**十二剂** 方剂学分类名。出《本草衍义》。即《本草拾遗》中"十剂"加寒剂、热剂。参见"十剂"条。

**十二节** ❶指双侧肩、肘、腕、髋、膝、踝十二大关节。《灵枢·邪客》："岁有十二月，人有十二节。"《素问直解》："十二节，两手、两肘、两臂、两足、两腘、两髀，皆神气之游行出入也。"❷指十二种针刺方法。又称十二刺。即偶刺、报刺、恢刺、奇刺、扬刺、直针刺、输刺、短刺、浮刺、阴刺、傍针刺、赞刺。《灵枢·官针》："凡刺有十二节，以应十二经。"

**十二经别** 十二经脉各经别的合称。详见"经别"条。

**十二经筋** 详见"经筋"条。

**十二经脉** 又称"十二正经"。指人体与脏腑直接相连属的十二条经脉，是手三阳经、手三阴经、足三阳经、足三阴经的合称，也是经络系统的主干部分，故又称正经。出《灵枢·海论》。包括手太阴肺经、手阳明大肠经、足阳明胃经、足太阴脾经、手少阴心经、手太阳小肠经、足太阳膀胱经、足少阴肾经、手厥阴心包经、手少阳三焦经、足少阳胆经、足厥阴肝经十二条经脉。每一条经脉都和体内的脏腑直接联属，各经脉之间有表里配合关系。详见各条。

**十二经穴** 指分属手足十二经脉的穴位。

**十二井穴** 即井穴。

**十二皮部** 即皮部。详见该条。

**十二时** 即子、丑、寅、卯、辰、巳、午、未、申、酉、戌、亥十二个时辰。时辰是古时的计时单位，每一时辰相当于2小时。子时相当于23点至次日1点，丑时相当于1点至3点，依次类推。又有把子时称夜半，丑时称鸡鸣，寅时称平旦，卯时称日出，辰时称食时，巳时称隅中，午时称日中，未时称日昳，申时称晡时，酉时称日入，戌时称黄昏，亥时称人定的说法。《灵枢·经别》:“十二时、十二经脉者，此五脏六腑之所以应天道也。”又《灵枢·卫气行》:“日有十二辰。”

**十二原** 指五脏、膏、肓的十二个原穴。即肺之原穴太渊，左右各一；心之原穴大陵，左右各一；脾之原穴太白，左右各一；肾之原穴太溪，左右各一；肝之原穴太冲，左右各一；膏之原穴鸠尾；肓之原穴脖胦（气海）。《灵枢·九针十二原》:“五脏有疾，当取之十二原。”十二原与十二经脉原穴虽意相近，但内容有差异，参见“十二原穴”条。

**十二原穴** 指十二经脉在腕、踝关节附近各有一个原穴，是脏腑原气经过和留止的部位。

**十二支** 十二地支之简称。详见该条。

**十干** 十天干之简称。详见该条。

**十怪脉** 脉诊术语。见《世医得效方》。指在病情急重、生命垂危时出现的十种常见脉象，提示胃气枯竭、脏气将绝。包括釜沸脉、鱼翔脉、弹石脉、解索脉、屋漏脉、虾游脉、雀啄脉、偃刀脉、转豆脉、麻促脉十种。

**十剂** 方剂分类名。即宣剂、通剂、补剂、泄剂、轻剂、重剂、滑剂、涩剂、燥剂、湿剂。

**十九畏** 药物配伍禁忌术语。一种药物的作用受到另一种药物的抑制，从而降低其毒性或功效，甚至完全丧失功效者，称相畏。据文献记载，有十九种药物相畏。硫黄畏朴硝，水银畏砒霜，狼毒畏密陀僧，巴豆畏牵牛，丁香畏郁金，牙硝畏三棱，川乌、草乌畏犀角，人参畏五灵脂，肉桂畏赤石脂。古人经验的十九畏，与历代个别医家及现代有些临床实际不尽相符，其内涵尚有待进一步研究。

**十绝** 病证名。指虚劳的十种危重征象。气短，目视亭亭无精光，心绝；鼻虚张，气短，肺绝；面青，眼视人不直，数出泪，肝绝；面黑睛黄，素汗流，肾绝；泄涎唾，时时妄语，脾绝；爪青，恶骂不休，胆绝；背脊酸痛，腰重，反复难，骨绝；面无精光，头目自眩，血绝；舌卷缩如红丹，咽唾不得，足踝小肿，肉绝；发直如麻，汗出不止，肠绝。

**十六络脉** 十五络脉加胃之大络，合称十六络脉。《东垣十书》卷上:“十二大经之别，并任督之别，脾之大络脉别，名曰大包，是为十五络，诸经皆言之。予谓胃之大络，名曰虚里，贯膈

S

络出于左乳下，其动应衣，脉宗气也。是知络有十六也。”

**十六郄穴** 十二经及阴跷脉、阳跷脉、阴维脉、阳维脉各有一个郄穴，即孔最（肺）、温溜（大肠）、梁丘（胃）、地机（脾）、阴郄（心）、养老（小肠）、金门（膀胱）、水泉（肾）、郄门（心包）、会宗（三焦）、外丘（胆）、中都（肝）、交信（阴跷）、跗阳（阳跷）、筑宾（阴维）、阳交（阳维），合称十六郄穴。

**十七椎穴** 经外穴名。见《千金翼方》。位于第5腰椎棘突和第1骶椎假棘突之间。主治腰骶痛、坐骨神经痛、痛经、外伤性截瘫等。

**十三鬼穴** 指古代用来治癫狂等精神疾患的十三个经验穴位。旧说精神疾患是因鬼神作祟所致，故名鬼穴。《备急千金要方》中的“百邪所病者，针有十三穴也”即指此十三鬼穴，包括人中（鬼宫），少商（鬼信），隐白（鬼垒），大陵（鬼心），申脉（鬼路），风府（鬼枕），颊车（鬼床），承浆（鬼市），劳宫（鬼窟），上星（鬼堂），男会阴、女玉门头（鬼藏），曲池（鬼腿），海泉（鬼封）。

**十三科** 古代医学分科名。元代、明代太医院都把医学分为十三科。元代十三科为大方脉、杂医、小方脉、风、产、眼、口齿、咽喉、正骨、金疮肿、针灸、祝由、禁。明代十三科为大方脉、小方脉、妇人、疮疡、针灸、眼、口齿、咽喉、伤寒、接骨、金镞、按摩、祝由。1571年，明代十三科改为十一科，增设了痘疹科，改疮疡为外科，改接骨为正骨，去金镞、祝由与按摩科。

**十水** 病证名。古代对水肿病的分类记载，历代说法不一。❶《中藏经·论水肿脉证生死》：“水有十名，一曰青水，二曰赤水，三曰黄水，四曰白水，五曰黑水，六曰玄水，七曰风水，八曰石水，九曰里水，十曰气水。”❷《三因极一病证方论》卷十四：“以心水、肝水、肺水、脾水、肾水、胆水、大肠水、膀胱水、胃水、小肠水为十水。”

**十四经** 十二经脉和任脉、督脉的合称。出《十四经发挥》。

**十四经发挥** 医书名。共3卷。〔元〕滑寿撰。成书于至正元年（1341）。作者对《灵枢·本输》《素问·骨空论篇》及《金兰循经》等十四经内容详加训释编成此书。卷上“手足阴阳流注篇”，总论经脉循行规律；卷中

S

"十四经脉气所发篇"，论十二经脉、督脉、任脉之脏腑功能，经脉循行路径，所属经穴部位及经脉主病等。上、中卷正文内容基本同《金兰循经》；卷下"奇经八脉篇"，乃作者参考《素问》《难经》《针灸甲乙经》及《圣济总录》等书，对奇经八脉之循行、主病及所属经穴予以系统记述。并附有仰、伏人尺寸图及十四经穴分图。书中将经脉与腧穴结合阐述，着重发挥督、任二脉蕴义，并与十二经相提并论称作"十四经"，对后世针灸学发展有重大影响。

**十四经穴** 指十四经脉所属的穴位。简称经穴。穴位归经在《黄帝内经》中已有分散记述，至《针灸甲乙经》已相当系统全面，共有349穴。以后历朝历代也有增加，至清代《医宗金鉴》中已有361穴。目前多以此为准。

**十天干** 简称十干。即甲、乙、丙、丁、戊、已、庚、辛、壬、癸。商代便用十天干纪天日，其顺序取义于种子的萌芽、生长、发育、繁殖、衰老、死亡、新生的全过程。《汉书·律历志》解释："出甲于甲，奋轧于乙，明炳于丙，大盛于丁，丰楙于戊，理纪于已，敛更于庚，悉新于辛，怀妊于壬，陈揆于癸。"在运气学说中，主要代表五行、五运，并用来与十二地支相配纪年，以推算每年的运气变化。

**十问** 古人总结的问诊十项重点内容。《景岳全书》："一问寒热二问汗，三问头身四问便，五问饮食六问胸，七聋八渴俱当辨，九因脉色察阴阳，十从气味章神见。"（后两句包括切诊、望诊和闻诊内容）。《医学实在易》："一问寒热二问汗，三问头身四问便，五问饮食六问胸，七聋八渴俱当辨，九问旧病十问因。"两说大致相同，均可作为临床问诊参考。

**十五别络** 即十五络。详见该条。

**十五络** 又称十五络脉、十五别络。十二经脉各有一条别络，加上任脉络、督脉络和脾之大络，共为十五络。各络脉均有一络穴，大多分布在体表。十五络具有网络全身，沟通表里内外的作用，并具有辨证诊断与治疗意义。《灵枢·经脉》："凡此十五络者，实则必见，虚则必下。视之不见，求之上下。"《难经·二十六难》："经有十二，络有十五，余三络者，是何等络也？然，有阳络，有阴络，有脾之大络。阳络者，阳跷之络也；阴络者，阴跷之络也。故络有十五焉。”马莳按：“《难经》以阳跷、阴跷之络为十五络。殊不知督脉所以统诸阳，任脉所以统诸阴，还以《灵枢》为的也。”今从《灵枢·经脉》所列。另参见“十五络穴”条。

**十五络脉** 即十五络。详见该条。

**十五络穴** 指十五络脉自经脉别出的穴位，即列缺（肺）、偏历（大肠）、丰隆（胃）、公孙（脾）、通里（心）、支正（小肠）、飞扬（膀胱）、大钟（肾）、内关（心包）、外关（三焦）、光明（胆）、蠡沟（肝）、鸠尾（任脉）、长强（督脉）、大包（脾之大络），合称十五络穴。

**十宣** 经外穴名。见《针灸大成》。位于两手十指尖端。主治昏迷晕厥、高热、中暑、休克、急性扁桃体炎、癫痫、小儿惊厥、手指麻木等。

**十药神书** 医书名。1卷。〔元〕葛可久编撰。约成书于至正八年（1348）。本书系肺痨证治专著，共载包括十灰散等方十首，按十天干次序排列。葛可久主张呕血、咯血者，先服十灰散止血，如不止，须加花蕊石散止之，血止后用独参汤补之，有“阴阳血脱可回生”之功。一切病久虚惫、咳嗽吐痰、咯血发热者，用白凤膏治之。宗《难经》损其脾者，调其饮食之旨，主张药以治病，食以养人，强调食疗食养，为虚劳既愈筹一善后之计。

**石蛾** 儿科病证名。乳蛾之一。见《喉科秘旨》。小儿形气未充，脏腑柔弱，易被外邪侵袭，邪毒留滞喉核（即扁桃体），凝结不散，肿而为蛾。相当于西医学的慢性扁桃体炎。其蛾如乳头，不甚疼痛，感寒易发，病难速愈。宜用清咽利膈汤方制为丸常服，并注意饮食起居，冷暖适度，勿再受外邪，使正气渐旺，以期病愈。若石蛾肿大妨碍饮食吞咽、呼吸，或反复发作者，宜手术切除，或用烙法。参见“乳蛾”条。

**石瘕** 妇产科病名。一名血瘕。《灵枢·水胀》：“石瘕生于胞中，寒气客于子门，子门闭塞，气不得通，恶血当泻不泻，衃以留止，日以益大，状如怀子，月事不以时下，皆生于女子，可导而下。”治宜温经行气，活血逐瘀。方用琥珀丸或桂枝茯苓丸。

**石疽** 病名。见《诸病源候论》。指生于颈项、腰胯、腿股间或其他部位的肿核。因其质坚如石，故名。多因寒凝气滞所致。

分上、中、下石疽，其形状如桃、李核般，皮色不变，坚硬如石，渐渐增大，难消难溃，溃后难敛。体实者治宜和营行瘀，散寒止痛，用没药丸或阳和汤加减，外敷捣烂的鲜商陆或外贴阳和解凝膏，并配合针灸。溃后及体虚者宜托里透发，用千金内托散与阳和汤化裁，或用十全大补汤温补气血。

**石困** 即石女。详见该条。

**石淋** 病名。淋证的一种。因下焦积热，煎熬水液杂质所致，以小便排出砂石为主症，主要表现为排尿时突然中断，尿道窘迫疼痛，腰腹部绞痛难忍，若有砂石排出则痛解。可伴见尿黄赤或尿血。又称砂淋、砂石淋。

**石女** ❶又名石人。指先天性阴道闭锁或阴道狭小的女性。见万全《广嗣纪要》。❷又称石困、实女。指一生无月经的女性。见《女科万金方传灯》。

**石人** 即石女。详见该条。

**石水** 病名。❶水肿病的一种。出《素问·阴阳别论篇》等。多因肝肾阴寒，水气凝聚下焦所致，以反复发作的腹部胀痛，肿硬如石，全身水肿为主要表现。可伴见胁下胀痛，腹满不喘，脉沉等证候。参见“水肿”条。❷单腹胀。指腹部鼓胀一类的病证。《医门法律·胀病论》：“凡有癥瘕积块痞块，即是胀病之根，日积月累，腹大如箕，腹大如瓮，是名单腹胀，不似水气散于皮肤面目四肢也。仲景所谓石水者，正指此也。”参见“鼓胀”条。❸指癥瘕类病证。《医门法律·水肿论》：“石水，其脉自沉，外证腹满不喘，所主在肾，不合肺而连肝，经谓肝肾并沉为石水，以其水积胞中，坚满如石，不上大腹，适在厥阴所部，即少腹癥瘕之类也。”

**石瘿** 病名。瘿病之一。多因气郁、湿痰及瘀血凝滞而成，以颈前单侧或双侧结块，凹凸平平，坚硬如石，不可移动为主要表现，可伴有易怒、多汗、胸闷、心悸，后期可有气管、食管、声带受压症状。治宜化痰开郁，行瘀软坚。方用海藻玉壶汤。外用阳和解凝膏掺阿魏粉，亦可根据病情选用手术疗法。相当于西医学的甲状腺肿瘤。

**石痈** 病名。出《肘后备急方》。多因寒邪客于肌肉，入于血分，蕴结而成。症见患处肿块坚实有根，核皮相亲，疼痛，寒多热少。治宜温阳散寒化瘀。方用阳和汤加减。长久不愈者，服黄芪当归散加减。偏热者可用升麻汤化裁。

**时病** 病名。指季节性多发病，即时令病。《时病论》:“时病者，乃感四时六气为病之证也，非时疫之作也。”如春季的风温、伤寒，夏季的中暑、泄泻，秋季的疟疾、秋燥，冬天的咳嗽、伤寒等。

**时病论** 医书名。8卷。〔清〕雷丰撰著。约成书于光绪八年(1882)。全书以《素问·阴阳应象大论篇》“冬伤于寒，春必温病；春伤于风，夏生飧泄；夏伤于暑，秋必痎疟；秋伤于湿，冬生咳嗽”之论为纲领，论述四时外感病共70余种。每一种病均列病因、症状、治法，并附有拟用诸法、备用成方、临证治案等。全书主要介绍不同时令外感病发生、发展和证治特点，分述其新感和伏气发病机制，并拟订许多切合临床的实用方药。雷丰融会伤寒和温病学说，对各种外感病之理、法、方、药均有独到见解，是一部较全面总结中医外感病理论证治的重要参考著作。

**时疮** 即杨梅疮。详见该条。

**时毒** 病名。❶指时邪疫毒客于三阳经络，发于项腮颔颐等部位，形成肿痛的疾患。类似于西医学的流行性腮腺炎、颜面丹毒等。见《景岳全书》。《时病论》中称为时毒发颐。临床常见憎寒发热，肢体酸楚，或有咽痛，一二日间，腮颐漫肿，焮红疼痛。治宜疏邪、清热、解毒、消肿。方用荆防败毒散、甘桔汤、连翘败毒丸等方加减。若两颐连面部皆肿者，加白芷、漏芦；坚肿水消者，加皂角刺、穿山甲；大便燥结者，加大黄。若时毒虽盛但外实内虚，出现脉弱神倦等症状者，宜用托里消毒散等方，可结合外敷法治疗。❷即温毒。详见该条。

**时毒发颐** 即时毒。详见该条。

**时方** 方剂分类名。与经方相对。泛指张仲景时代以后医家所创制的方剂。

**时令病** 指感受某一季节常见外邪导致的本季节多发病，如夏季的痢疾、中暑，秋季的疟疾等。

**时气** 即时行之气。详见该条。

**时生顿呛** 即百日咳。详见该条。

**时邪** 病因名。泛指与四时相关的病邪，为各种季节性流行病病因的统称。

**时行** 即天行。详见该条。

**时行暴嗽** 即时行嗽。见《世医得效方》。详见该条。

S

**时行感冒** 病名。指感冒具有时令特征，病情较重且广为流行者。类似于西医学的流行性感冒等。见《类证治裁·伤风》。症见恶寒高热，头痛，骨节酸痛，神疲乏力，口渴，咽痛，苔白质红，脉数等。治宜疏散外邪，清热解毒，用荆防败毒散、银翘散等方加减。参见“感冒”“温病”条。

**时行寒疫** 病名。指春夏季节应热但暴寒所引起的一种流行性疾病。类似西医学的流行性感冒等疾患。《时病论》：“大概众人之病相似者，皆可以疫名之，此又与瘟疫之疫，相悬霄壤。须知瘟疫乃天地之厉气，寒疫乃反常之变气也。”常见头痛身疼，寒热无汗，或见呕逆，苔白不渴，脉浮紧等。治宜辛温解表。方用消风百解散等。

**时行戾气** 即时行之气。详见该条。

**时行伤寒** 病证名。春夏季节因感受风寒之邪而引起的一种流行性外感热病。

**时行嗽** 病名。指具有时令特征的流行性咳嗽。见《证治要诀·杂病》。又称时行暴嗽、天行嗽。因感时行之气所致。如咳嗽连声不已，感疾者众，可伴见发热恶寒，头痛鼻塞等。治宜宣肺解表。用参苏饮、败毒散等方加减。

**时行之气** 病因名。指因四时气候异常而发生的、能引起疾病流行的致病因素。简称时气、时行，又名时行戾气。《伤寒论·伤寒例》：“凡时行者，春时应暖，而复大寒；夏时应热，而反大凉；秋时应凉，而反大热；冬时应寒，而反大温。此非其时而有其气，是以一岁之中，长幼之病多相似者，此则时行之气也。”

**时疫** 病名。通常指具有季节性发病特点的瘟疫病，亦有将夏、秋季发生的某些肠道传染病（如霍乱、急性胃肠炎等）称为时疫。见《瘟疫论》。时疫多属热证，亦有将腹痛肢厥，身蜷卧，吐泻清冷，脉沉迟的疫病称为寒疫。

**时疫发斑** 病名。亦称温疫发斑。为瘟疫病重证之一。见《瘟疫论补注·发斑》。多因邪留血分，伏邪不得外透所致。斑疹的色泽、密度，一般以淡红稀小为轻，以紫黑稠密为重。如欲出未出，治宜透达，用葛根升麻汤；斑疹已透，壮热烦渴，脉洪数，用白虎汤；脉虚加人参；斑疹紫赤，狂言咽痛，宜清营解毒，用黄连解毒汤、清瘟败毒饮、犀角元参汤等方；斑疹未透而腑气不通，可用承气法缓下；若斑疹已透，则不可再下；若中气受伤，邪毒内陷，宜升提，可用托里举斑汤加减。

**时疫痢** 即疫痢。详见该条。

**实** 与虚相对，指以邪气亢盛为矛盾主要方面的一种病理变化，表现为正气与邪气均较强盛，正邪相搏，可见斗争剧烈，反应明显的症状。

**实按灸** 灸法名。艾条灸的一种。将艾条（常用药艾条）点燃，隔布数层，按在穴位上施灸以刺激穴位的方法。常用于治疗风湿性关节炎等病。

**实喘** 病证名。指邪实壅盛的喘证。见《证治准绳·喘》。因外邪侵袭、饮食不当、情志所伤等导致邪蕴于肺，宣降失司，气道不利，以呼吸急促，气粗有力，可闻哮鸣音等为主要表现的喘证。一般起病较急，病程较短。根据病因和症状的不同，分为风寒外束喘、寒喘、热喘、痰喘、水喘和火郁喘等。

**实呃** 病证名。指呃声响亮，强而有力者。多因胃实有火、痰湿阻滞所致。可见于伤食、胃神经官能症、急性胃炎等疾病，兼有脉象弦滑、弦数或滑而有力。治宜和胃降逆，兼清胃火，或化痰湿。

**实火** 病机名，也作病证名。与虚火相对。指邪热炽盛的实热证。多因病邪炽盛、郁而化火所致。火与气密切相关，脏腑功能亢进或情绪激动时，常可出现相应的火旺证候，即所谓“气有余便是火”。临床以胃肠实火、肝胆实火最为常见。多表现为高热头痛，面红目赤，口苦咽干，渴喜冷饮，胁痛烦躁，腹痛拒按，或牙龈肿痛，大便秘结，甚至吐血、衄血，或发斑疹，或昏瞀，舌红，苔黄干或起芒刺，脉数实等。治宜清热泻火。

**实脉** ❶脉象名。指脉搏长大，指下坚实有力的脉象。《素问·玉机真脏论篇》:“脉实，病在中。”《脉经》:“实脉大而长，微强，按之隐指愊愊然。”❷脉象分类名。指三部脉举按皆有力的脉象。主实证，亦见于常人。见《脉经》。如弦脉、紧脉、洪脉、滑脉、实脉、牢脉等，均属实脉。

**实秘** 病证名。指实邪结聚的便秘。见《卫生宝鉴》。包括热秘、冷秘、痰秘等。详见各条。

**实女** 即石女。详见该条。

**实呕** 病证名。指外邪犯胃、

痰饮停滞、宿食不消及气逆火郁所致的呕吐实证。治宜去邪和胃。

**实痞** 病证名。指病邪壅滞引起的痞证。见《景岳全书·杂证谟》。多因湿浊内阻，寒滞脾胃，痰食内结，或肝气郁遏，或外邪内恋所致。症见胃脘痞塞满闷，严重者可兼见疼痛，伴有呕逆，大便秘结，甚则不能饮食。治疗以调畅气机，祛除湿痰，通降腑气为主。可用平胃散、厚朴枳实汤、枳实消痞丸等方。

**实热** 病机名，也作病证名。指外感病邪化热入里，邪盛而正不虚的病机及其相应的证候。常见高热，烦渴引饮，便秘或腹痛拒按，小便黄赤，苔黄而干，脉洪数等。治宜清泻实热。

**实邪** 病因名。❶指亢盛的邪气。《素问·通评虚实论篇》："邪气盛则实。"❷五邪之一。指某脏因子盗母气而发病，即从子脏传来的邪气。见《难经·五十难》。

**实则泻其子** 治则名。指根据五行相生及母子相关理论，母脏之实通过泻其子脏的方法治疗。出《难经·六十九难》。如肝木生心火，肝是母，心是子。对于某些肝实证不仅可以直泄其肝，还可清泻心火以平其气。如症见头痛，眩晕，耳鸣，急躁易怒，面红耳赤，胁肋灼痛，小便黄赤，口苦，大便秘结，苔黄，脉弦数等肝实火之症，采用清降心火的方法有助于清泄肝之实火。

**实则泻之** 治则名。指对邪气盛的实证采用泻下等祛除邪实的治疗原则与方法。出《素问·三部九候论篇》。如燥屎内结、宿食、痰饮停滞、瘀血蓄积等，可用泻下、消导、逐水、豁痰、祛瘀等治法，还包括针刺治疗、推拿等泻法。

**实则阳明** 人体感受寒邪，太阳病不解，病邪内传，若患者体内阳气素旺，寒邪入里易于化热伤津，形成燥热内盛之阳明病。

**实胀** 病证名。指腹部胀满坚硬为特征的病证。见《医宗必读》。多因气滞湿阻、湿热蕴结、热郁血瘀、食积脾胃所致。症见腹胀坚硬拒按，大便秘结，小便黄赤，脉滑数有力等。治以祛邪消胀为主。

**实证** 病证名。与虚证相对。指人体感受外邪，或疾病过程中阴阳气血失调，体内病理产物蓄积，以"有余""亢盛""停聚"为主要症状的证。其基本病机为邪气盛实，正气不虚，为八纲辨证中邪气盛所致的证候。一般具有急性发作的特点，包括实热证、寒实证，以及气血郁结、热邪、水饮、停痰、食积、虫积、癥瘕积聚等。如热性病的实证，表现为高热面赤、头痛狂躁、身热喜凉、口唇燥裂、烦渴引饮、咳嗽痰黄或有咯血、语声粗壮、呼吸气粗、烦躁谵语、大便秘结或臭秽、腹痛拒按、小便短赤，以及疮疡红肿热痛等，舌质苍老，苔黄干糙，脉数实有力。如寒性病的实证，可表现为心胸疼痛、面白寒战、腹满冷痛、便秘或泻利、小便清长、咳喘痰白，以及疮疡漫肿等，舌质胖大，苔白而润，脉弦迟，沉迟有力等。《素问·通评虚实论篇》："邪气盛则实。"《医学心悟》："假如病中无汗，腹胀不减，痛而拒按，病新得，人禀厚，脉实有力，此实也。"

**实证转虚** 指原为实证，后出现虚证，而实证随之消失。邪正斗争的趋势，或是正气胜邪而向愈，或是正不胜邪而迁延。故病情日久，或失治误治，正气伤而不足以御邪，皆可由实证转化为虚证。

**实中夹虚** 病机名。指邪盛正虚，以邪盛实为主，又兼有正气不足的病机变化。即实邪结聚的病证中夹有虚象。如鼓胀病，症见腹胀如鼓，腹壁青筋暴起，二便不利，同时可见形体消瘦、面色萎黄、纳减、气短乏力等兼症，此为气血郁积的实证，夹有脾胃不足的虚象。

**实肿** 病证名。指水肿病属实者。多因外感六淫，内伤饮食所致，起病急速，来势多暴。治宜祛邪，用疏风、宣肺、利湿、逐水、祛瘀等法。实肿有气肿、血肿、热水肿、风肿、湿肿之分。

**食** ❶通"蚀"。指侵蚀、消耗、损伤。《素问·阴阳应象大论篇》："壮火食气。"❷同"饲"。指供给、依靠。《素问·阴阳应象大论篇》："精食气。"❸指饮食。《素问·病能论篇》："食入于阴，长气于阳。"

**食痹** 病名。指肝气犯胃，或痰饮恶血留滞胃脘所致的病证。出《素问·脉要精微论篇》等。常见食入则上腹闷痛，引及两胁，饮食不下，隔阻不通，吐后乃快。治宜疏肝理气，和胃降逆，化痰祛瘀。

**食复** 病证名。指疾病初愈，因饮食失宜而复发。参见"食肉则复"条。

**食疳** 即脾疳。详见该条。

**食膈** 病证名。五膈之一。见《外台秘要》。又名食噎膈。多因

S

气塞、火郁、脾运失常、食滞隔阻所致。症见烦满，食不下，时呕沫等。方用食郁越鞠丸等。参见“噎膈”条。

**食管** 人体器官名。上接咽部，下与胃上口贲门相连的一条细长管道。为饮食入胃的通道。

**食后服** 服药方法名。指病在上焦者，宜在饭后约半小时服药。《神农本草经》：“病在胸膈以上者，先食，后服药。”一般认为除补养药、驱虫药外，大都可在饭后服。有些病证需要间隔正常进食时间较长时服药，称食远服。

**食后昏困** 病证名。指食入则困倦，精神昏冒欲睡。见《东医宝鉴》。又名饭醉。参见该条。

**食积** 病证名。泛指脾胃运化失常，食物积滞不化所致的病证。见《儒门事亲》。症见胸脘满闷或坚硬，有痞块，腹痛拒按，大便秘结，纳食减少，嗳腐吞酸，舌苔厚腻等。如形证俱实，可用枳实之类攻积药。如初起食滞，或虽已成积但体质较弱，则用保和丸、大和中饮等运脾消积。脾虚者，并用六君子汤。

**食积腹痛** 病证名。指饮食不化所致的腹痛。见《寿世保元·腹痛》。症见腹部胀满疼痛，拒按，恶食，嗳气吞酸，便秘，或痛甚欲便，便后痛减，苔腻，脉弦或沉滑。治宜理气和中，消食导滞。用保和丸或枳实导滞丸。

**食积咳嗽** 病证名。因食积生痰所致的咳嗽。多见于小儿。见《症因脉治》。又称食咳、食积痰嗽。参见各相关条。

**食积呕吐** 即食呕。详见该条。

**食积痰** 即食痰。详见该条。

**食积痰嗽** 病证名。因食积酿痰犯肺导致咳嗽者。《丹溪心法·咳嗽》：“食积痰作嗽发热者，半夏、南星为君，瓜蒌、萝卜子为臣，青黛、石碱为使。”参见“食咳”条。

**食积胁痛** 病证名。指饮食不化所致的胁痛。见《张氏医通·胁痛》。多因饮食不节，积滞内停，气机壅滞所致。症见胁肋疼痛，胁下有条状凸起，脘腹胀痞，胸闷不舒，恶食纳呆，脉滑实等。治宜消导去积。用保和丸、神保丸等方。

**食厥** 病证名。厥证的一种。指暴饮暴食所致的晕厥。因恣饮暴食，或复感风寒，或郁怒触动，气逆上壅，清窍闭塞所致，以进食过多后昏厥不省，气息窒塞，脘腹胀满，脉滑实等为主要表现。治以和中消导为主。若昏厥在食后不久，应先以盐汤或姜汤探吐，继用保和丸、加味平胃散等。参见“厥证”条。

**食咳** 病证名。因食积生痰，痰气上逆所致的咳嗽。见《医学入门》。又称食积咳嗽、食积痰嗽。症见咳嗽多痰，黎明为甚，或胸闷腹胀，嗳酸呕恶，便溏，脉沉滑。治宜化痰消积。用二陈汤合平胃散、三子养亲汤、五积散等方。肺火痰热者，脉沉数而滑，宜兼清肺火，用石膏泻白散、二母宁嗽汤、华劳散等方。

**食劳疳黄** 病名。以全身肌肤萎黄，面浮足肿，神疲乏力，嗜食异物为主症。多见于钩虫病、慢性血吸虫病等。见《医学纲目》。又名食劳黄、黄胖、黄肿、脱力黄。多因脾虚宿有食积，劳伤过度，湿热虫积所致。可兼见恶心，呕吐黄水，毛发皆直，好食生米、茶叶、土炭，口淡口苦，脚软，气急，腹胀泄泻，脉虚弦等。治宜培脾益血，消化湿热。方用大温中丸、小温中丸、绛矾丸等。

**食疗** 即食治。详见该条。

**食疗本草** 医书名。共3卷。〔唐〕孟诜撰，张鼎增补改编。约成书于唐开元年间（713—741）。为记述可供食用、疗病的本草专著。共载文227条，涉及260种食疗品。诸品名下，注明药性（温、平、寒、冷），不载其味。正文述功效、禁忌及单方，间或论及形态、修治、产地等。首载菠薐、胡荽、莙荙、鳜鱼等食物。尤以动物脏器疗法与藻菌类食疗作用之记载引人注目。所录食疗经验多切合实际，来源广泛，充分顾及食疗品毒性、宜忌及地区性，为唐代较系统全面的食疗专著。原书早佚，佚文散见于《证类本草》《医心方》等书中，敦煌曾有残卷出土，近代有辑佚本。

**食呕** 病证名。即食积呕吐。见《三因极一病证方论》。因饮食不节，脾胃损伤，食积不化所致。症见脘腹满闷，甚至胀痛，嗳气腐臭，厌食，食入即吐，或朝食暮吐，舌苔腻，脉弦滑。治宜消食化滞，健脾和胃。可用保和丸、家秘消滞汤等方。

**食气** ❶食，通蚀。食气，指耗损元气。《素问·阴阳应象大论篇》：“壮火食气。”❷指饮食水谷之气。《素问·经脉别论篇》：“食气入胃，浊气归心，淫精于脉。”

**食前服** 服药方法名。凡是病在下焦，以及服食补益药、驱虫药等，均可在饭前服用。《神农本草经》：“病在心腹以下者，先服药而后食。”又称空腹服。参见该条。

**食肉则复** 病证名。指某些急性热病初愈，因恣食腥荤肥腻之品，使病情反复，病邪留滞。又称食肉则遗。《素问·热论篇》：“病热少愈，食肉则复，多食则遗，此其禁也。”

**食肉则遗** 即食肉则复。详见该条。

**食痰** 病证名。痰证之一。又名食积痰。《东医宝鉴》：“食痰，即食积痰也。因饮食不消，或夹瘀血，遂成窠囊，多为癖块痞满。宜青礞石丸、黄瓜蒌丸、正传加味二陈汤。”

**食物中毒** 指误食有毒食物或变质不洁食物导致的中毒病证。症见腹痛，泄泻，呕吐，头痛，眩晕，甚者可见妄见、昏迷、死亡等。

**食痫** 儿科病证名。指小儿伤乳或伤食而发搐。《诸病源候论·小儿杂病诸候·痫候》：“食痫者，因乳哺不节所成。”《备急千金要方·惊痫》中认为凡先寒后热，或呕吐发热致痫的，统称为食痫。症见初起面黄，泄泻，呕吐，下利酸臭，时时抽搐。治宜导滞化痰，用礞石滚痰丸加减。

**食泄** 即伤食泻。详见该条。

**食泻** 即伤食泻。详见该条。

**食蟹中毒** 病名。指过食螃蟹或吃死螃蟹而中毒。出《金匮要略·禽兽鱼虫禁忌并治》。食蟹后胸闷烦乱，精神不安，或腹痛、吐利不止等。治宜解毒温中。《本草纲目》中载解蟹毒药有紫苏汁、藕汁、冬瓜汁、干蒜汁、芦根汁、橙皮、丁香等，可参考。

**食心痛** 病证名。指伤于饮食而心胸作痛者。见《备急千金要方》。症见心胸胀闷作痛，或有物作梗，嗳腐吞酸，恶食腹满，脉滑实。初起宜吐，继则宜消导，用平胃散、保和汤等加减。也有胸痹心痛因过食、饱食而诱发者，参见“胸痹”“心痛”条。

**食蕈菌中毒** 病名。因误食有毒蕈菌而中毒。症轻者见头痛、呕吐、腹泻、昏睡、幻视、精神错乱等，症状重者引起的临床表现各异，大致可分为速发型、精神型、迟发型或类霍乱型、溶血型、中毒性肝炎型四种类型。治疗宜中西医结合救治。《本草纲目》中载有解野菌毒药，可参考。

**食养** 指饮食调养。《素问·五常政大论篇》：“谷肉果菜，食养尽之，无使过之，伤其正也。”

**食噎** 病证名。五噎之一。出《诸病源候论·否噎病诸候》。

其症见食无多少，胸中噎塞、疼痛等。治用五噎丸、嘉禾散等。参见“噎膈”条。

**食噎膈** 即食膈。详见该条。

**食医** 周代官方卫生机构分科之一。设有掌管帝王饮食卫生的医职。出《周礼·天官冢宰》。参见“疾医”条。

**食医心鉴** 医书名。共3卷。一名《食医心镜》。〔唐〕昝殷撰，约成书于公元9世纪。本书收载食品治病之方，并详载用量、服法，多切实用。原书早佚，《证类本草》《医方类聚》等书均引录其书。日本医家丹波元坚有辑佚本。

**食亦** 古病名。指多食而形体消瘦类疾病。出《素问·气厥论篇》：“大肠移热于胃，善食而瘦入，谓之食亦。胃移热于胆，亦曰食亦。”又称食㑊。

**食鱼蟹类中毒** 因进食有毒或变质鱼、蟹，或对鱼、蟹过敏所致的中毒病证。症见头晕，肤痒，胸闷烦躁，或腹痛呕泻，甚至虚脱。

**食郁** 病证名。六郁之一。见《丹溪心法·六郁》。因气机不利，食滞不消所致。症见脘腹饱胀，嗳气酸腐，不能食，大便不调，甚至黄疸、痞块、鼓胀等，脉多滑而紧盛。治宜消导畅中。可选用食郁汤或保和丸等。

**食郁肉中毒** 因食密闭容器内生、熟变质肉类导致的中毒病证。类似于西医学的神经型食物中毒。

**食欲减退** 又称“纳呆”“不欲食”“食欲不振”，是指患者进食的欲望减退，甚至不想进食的症状，常伴有食量减少。

**食远服** 服药方法名。食后服的一种。详见该条。

**食胀** 病证名。即食积腹胀。见《世医得效方·胀满》。又名谷胀。因过食生冷瓜果，或饥饱不调，谷食不化所致。症见脘腹胀满坚硬，甚则作痛，嗳气泛酸，大便秘结或泄利。属寒者，多见自利不食，治宜温中消导，轻者可用胃苓汤加山楂、麦芽，重者可用理中汤加丁香、厚朴、附子。属热者，大便干结，治宜消导清化，用保和丸或木香槟榔丸等方。

**食治** 疗法名。指用饮食物调治疾病的方法。又称食疗。《备急千金要方》中有食治门。

**食滞** 即伤食。详见该条。

**食滞脘痛** 病证名。因伤食而致的胃痛。见《类证治裁》。因多食生冷，饮食不节，引起胃失和降，脾失健运所致。症见胃痛伴有嗳腐吞酸，脘腹胀闷，吐则

S

减轻，脉象滑实等。治宜消积导滞。选用保和丸、香砂枳术丸等方。

**食滞胃脘** 病机名，也作病证名。指饮食停积胃脘，以胃脘胀满疼痛、拒按、嗳腐吞酸、恶食呕吐、泻下臭秽、舌苔厚腻及气滞症状为主要表现的证。多见于消化不良、急性胃炎等。多因进食过饱，影响脾胃运化和通降功能所致。

**食中** 病证名。类中风之一。见《医宗必读·类中风》。又名中食。多因醉饱过度，或感风寒，或者气恼，以致食滞于中，胃气不行，升降不通所致。症见忽然昏倒，口不能言，肢不能举，胸膈满闷等。先用姜盐汤探吐，再服疏邪化滞、理气和胃之剂。方用藿香正气散、神术散、平胃散等。

**食诸肉中毒** 因食疫畜肉或不洁之肉导致的中毒病证。

**矢气** 从肛门排出气体的过程。又称转矢气，俗称放屁。

**世** ❶古称三十年为一世。见《说文解字》。❷指父子相继，世医。《灵枢·叙》："不读医书，又非世业，杀人尤毒于梃刃。"古代历来有不少医生是子承父业、世代相传的，遂有世医之称。

**世医得效方** 医书名。共19卷。〔元〕危亦林编撰。成书于后至元三年（1337），初刊于至正五年（1345）。以"依按古方，参以家传"的编辑方法撰成，故名。为危氏五世家传经验医方。内容包括中医内、外、妇、儿、骨伤、五官等各科疾病231种。每门之下首论病源证候，继则分症列方，并附针灸之法。全书共载方3300余首，其中有危氏辑录的古方，也有家传之经验秘方，且多行之有效，如治津枯便秘的五仁丸、治心虚胆怯的十味温胆汤等。每方之下设有主治、组成、用法及加减变化，内容详备。该书具有重要的参考依据与临床实用价值，其中卷18为正骨兼金镞科，在用药方面，列"用药加减法"和"通治"方剂，筛选了历代治伤药物25味，附以随症加减，并载骨伤科方60余首及中药麻醉法。

**视赤如白** 即视物易色。详见该条。

**视惑** 眼科病证名。指视物颠倒紊乱变异的症状。见《灵枢·大惑论》。眼本无病，或突然视物眩惑，颠倒紊乱，五色莫辨，待恢复正常后症状消失。

**视歧** 病证名。指眼睛视一物成二物而不清的症状。类似于西医学的复视。大多因精气散乱，功能失调所致。多见于风、痰、热邪引起的病证及外伤等。参见“视一为二”条。

**视物易色** 眼科病证名。指不能正确识别某些颜色或全部颜色。相当于色弱、色盲。《证治准绳·杂病》中名视赤如白。多因先天发育不良，或眼内脉络阻滞所致。治宜滋养阴精，调和气血。亦可用针灸疗法等。

**视一为二** 病证名。即复视。因脏腑精气不足，风、火、痰邪上攻，致精气耗散，或外伤等引起。《证治准绳·杂病》：“谓一物而目视为二，即《黄帝内经》所谓视歧也。”

**视衣** 人体组织名。泛指视网膜、脉络膜等组织。眼珠壁中层和内层的统称，具有供给营养、遮光和产生视觉的作用。内属心、肝、肾等经。

**视瞻昏渺** 病证名。指视物模糊、视力下降的一类病证。见《证治准绳·杂病》。多因神劳精亏，血虚气弱等引起。《证治准绳》：“目内外别无证候，但自视昏渺，蒙昧不清也。”常见于多种内障眼病和年老视力下降者。

**视瞻有色证** 眼科病证名。指自觉视物有某种颜色的阴影。可见于中心性脉络膜视网膜病变、眼底出血等病。见《证治准绳·杂病》。多由肝肾不足，精血亏损或痰火湿热引起。眼外观正常，自视有黄、绿、赤、白、黑等色的阴影，兼视力下降，视物变形等。

**是动病** 病证名。指本经络脉变动所生的病证。因其病由经脉而非脏腑所生，故名。出《灵枢·经脉》。❶经脉循行路径的相关病证。如手阳明大肠经“是动则病：齿痛颈肿”。❷指经脉经气变动导致所络属及所络脏腑的病证。如手太阴肺经“是动则病：肺胀满膨膨而喘咳”；足少阴肾经从肾上贯肝膈入肺中，“是动则病：饥不欲食，面如漆柴，咳唾则有血，喝喝而喘，坐而欲起，目䀮䀮如无所见，心如悬，若饥状”等。

**嗜偏食** 病证名。指偏嗜某些食物的一种病证。如嗜食生米异物，多属虫积。

**嗜睡** 病证名。患者不论昼夜精神疲倦，睡意很浓，经常不自主地入睡，亦称多寐、多眠睡。嗜睡多因机体阴阳平衡失调，阳虚阴盛所致。

**嗜卧** 病证名。指困倦欲睡的一种病证。出《素问·诊要经终论篇》。又称善眠、多卧、多寐。多因湿胜、脾虚、胆热等所致。湿胜者，兼见肢体虚浮或沉重，或大便泄泻，脉多濡缓，方选胃苓汤、平胃散等加减；脾虚者，兼见四肢无力，精神困倦，脉弱，或饭后如醉，方选人参益气汤、六君子汤等加减；胆热者，口苦，神昏多睡，方用温胆汤、黄连汤等加减。亦有素体虚弱，不能适应气候变化而致者。如秋燥见怠惰嗜卧，畏寒，不思饮食，兼见肺病，为阳气不伸所致，宜升阳益胃汤；长夏见懒怠无力，坐定即昏倦欲睡，为肺脾气虚，不胜炎暑所致，宜清暑益气汤等。另有病后嗜卧以及少阴病见但欲寐等情况，详见有关各条。

**嗜异** 病证名。指喜食异物的表现。

## shou

**手背毒** 即手发背。详见该条。

**手背发** 即手发背。详见该条。

**手臂出臼** 骨伤科病证名。即肘关节脱位。出《世医得效方》。又名曲瞅骱出、肘骨出臼、臂骱落出。多因跌仆外伤引起。症见局部肿胀疼痛、功能障碍及弹性固定。分前、后脱臼两种。前脱臼多并发肱骨踝部骨折，肘关节呈过伸位；后脱臼肘关节呈半伸屈位。临床上以后脱臼居多。治疗时宜先用牵推或手翻托法复位，并固定，再内服复元活血汤。肿痛消退后配合功能锻炼。

**手叉发** 即虎口疔。

**手发背** 病名。指生于手背的痈疽。属手背部急性化脓性感染。又名手背发、手背毒、手疣、手背疔，俗名蜘蛛背。初起形如芒刺，渐觉疼痛。若高肿红活，高热溃速者为痈；若漫肿坚硬、无红无热，溃迟者为疽。凡溃后深露筋骨者难愈。

**手翻托法** 正骨手法名。适用于肘关节脱臼的整复手法。见《伤科汇纂》。医者一手把定患肘，另一手牵拉患者前臂，然后向上翻折使肘关节复位。亦可用于桡骨小头半脱位的整复。

**手骨** 骨名。掌、指骨的统称。

**手疽** 外科病证名。泛指手部痈疽。出《疡科选粹》。❶指手大指部位发生的痈疽。详见“痈疽”条。❷指两手背发的痈疽、无头漫肿或聚毒成疮等。详见“手背发”条。❸指腕痈。

**手厥阴** 即手厥阴心包经。详见该条。

**手厥阴经别** 经络名。十二经别之一。原称手心主之正。见

《灵枢·经别》。即手厥阴心包经别行的正经。从手厥阴心包经分出，在渊液穴下3寸入胸中，分别连属上、中、下三焦，上行循喉咙，出于耳后，在乳突下与手少阳三焦经汇合。

**手厥阴络脉**　经络名。十五络脉之一。原称手心主之别。见《灵枢·经脉》。脉从腕上2寸内关穴处分出，出行于两筋之间，沿本经上行，维系心包络，联络心系。本络脉发生病变，实则心痛，虚则烦心，头强不能俯仰。

**手厥阴心包经**　十二经脉之一。原称手厥阴心包络之脉，出《灵枢·经脉》。本经起于胸中，向下穿过膈肌，络于上、中、下三焦。其分支从胸中分出，出胁部当腋下3寸处天池穴，向上至腋窝下，沿上肢内侧中线入肘，过腕部，入掌中，沿中指桡侧至末端中冲穴。另一分支从掌中分出，沿无名指尺侧端行，经气在关冲穴与手少阳三焦经相接。本经脉病候主要表现为掌心发热，臂肘挛急，腋肿，胸胁满闷，心悸，面赤目黄，嬉笑不休，或心烦心痛等。

**手两边拉法**　正骨手法名。见《伤科汇纂》。用于肩关节脱臼的整复。患者正坐，一助手立于患者背后，双手从患者左右腋下合围前胸，抱紧不动；另一助手握健侧腕部固定不动；医者双手紧握患肢配合健侧助手用力相对牵引，如有滑动感，即已复位。

**手拳不展**　病证名。指小儿手指挛缩不能伸展。

**手三阳经**　经络学术语。即手阳明大肠经、手太阳小肠经和手少阳三焦经的合称。其循行方向均由手部经上肢伸侧走向头部。

**手三阴经**　经络学术语。即手太阴肺经、手少阴心经和手厥阴心包经的合称。其循行方向均由胸部内脏经上肢屈侧走向手部。

**手少阳**　手少阳三焦经之简称。详见该条。

**手少阳经别**　经络名。十二经别之一。原称手少阳之正。见《灵枢·经别》。在头部从手少阳三焦经分出，别走头顶，向下进入缺盆（锁骨上窝），行上、中、下三焦，最后散于胸中。

**手少阳络脉**　经络名。十五络脉之一。原称手少阳之别，见《灵枢·经脉》。脉从腕后2寸的外关穴处分出，绕行于臂外侧，向上进入胸中，与手厥阴心包经相汇合。本络脉发生病变，实则肘关节挛缩不伸，虚则肘关节弛缓不收。

**手少阳三焦经** 十二经脉之一。原称三焦手少阳之脉，出《灵枢·经脉》。本经起于无名指尺侧端关冲穴，向上沿无名指尺侧至手腕背面，上行尺骨、桡骨之间，通过肘尖，沿上臂外侧向上至肩部，向前行入缺盆，布于膻中，散络心包，穿过膈肌，属上、中、下三焦。其分支从膻中分出，上行出缺盆，至肩部，左右交汇并与督脉相汇于大椎，上行到项，沿耳后直上出耳上角，然后屈曲向下经面颊部至目眶下。其另一分支从耳后分出，进入耳中，出走耳前，至目外眦，经气在瞳子髎穴与足少阳胆经相接。本经脉病候主要表现为耳聋耳鸣，咽喉肿痛，外眼角痛，颊部及经脉所过处疼痛等。

**手少阳之别** 即手少阳络脉。详见该条。

**手少阳之正** 即手少阳经别。详见该条。

**手少阴** 即手少阴心经之简称。详见该条。

**手少阴经别** 经络名。十二经别之一。原称手少阴之正。见《灵枢·经别》。即手少阴心经别行之正经。从手少阴心经分出，在腋窝下两筋间处进入胸腔，属于心，上至喉咙，出于面部，在目内眦处与手太阳小肠经汇合。

**手少阴络脉** 经络名。十五络脉之一。原称手少阴之别，见《灵枢·经脉》。脉从掌后的通里穴处分出，与本经并行，进入心中，上连舌根，属于目系。本络脉发生病变，实则胸膈胀满，虚则不能言语。

**手少阴心经** 经络名。十二经脉之一。原称心手少阴之脉，出《灵枢·经脉》。本经起于心中，内行主干向下穿过膈肌，联络小肠，外行主干，从心系上肺，斜出腋下，沿上臂内侧后缘，过肘中，经掌后锐骨端，进入掌中，沿小指桡侧至末端，经气在少冲穴处与手太阳小肠经相接。支脉从心系向上，夹着咽喉两旁，连目系，即眼球内连于脑的脉络。本经脉病候主要表现为咽干，心痛，口渴，目黄，胁痛，上肢掌面尺侧本经所过处冷痛，掌中热痛等。

**手少阴之别** 即手少阴络脉。详见该条。

**手少阴之正** 即手少阴经别。详见该条。

**手太阳** 即手太阳小肠经。详见该条。

**手太阳经别** 经络名。十二经别之一。原称手太阳之正。见

S

《灵枢·经别》。在肩关节处从手太阳小肠经分出，进入腋窝，走向心脏，联系小肠。

**手太阳络脉** 经络名。十五络脉之一。原称手太阳之别，见《灵枢·经脉》。脉从腕后5寸的支正穴处分出，向里与手少阴心经汇合，其支脉，从支正穴向上，沿肘、臂络于肩关节。本络脉发生病变，实则关节弛发不收，肘部痿废不用，虚则皮肤生疣。

**手太阳小肠经** 经络名。十二经脉之一。原称小肠手太阳之脉，出《灵枢·经脉》。本经起于手小指尺侧端少泽穴，沿手背、上肢外侧后缘，过肘部，到肩关节后面，绕肩胛部，左右交汇并与督脉在大椎穴处相汇，前行入缺盆，深入体腔，络心，沿食管，穿过膈肌，到达胃部，下行，属小肠。其分支从面颊部分出，向上行于眼下，至目内眦，经气在睛明穴与足太阳膀胱经相接。本经脉病候主要表现为耳聋，目黄，颊颔肿胀，咽喉肿痛，上肢背面尺侧、肩部等经脉所过之处疼痛、麻木等。

**手太阳之别** 即手太阳络脉。详见该条。

**手太阳之正** 即手太阳经别。详见该条。

**手太阴** 手太阴肺经之简称。详见该条。

**手太阴肺经** 经络名。十二经脉之一。原称肺手太阴之脉，出《灵枢·经脉》。起于中焦，向下络大肠，回过来沿着胃上口穿过膈肌，入属肺，从肺系横行出于胸壁外上方，出腋下，沿上肢内侧前缘下行，过肘窝入寸口上鱼际，直出拇指桡侧端少商穴。其分支从前臂列缺穴处分出，沿掌背侧走向食指桡侧端，经气在商阳穴与手阳明大肠经相接。本经脉病候主要表现为喘咳，肺胀，胸闷烦心，锁骨上窝疼痛，上肢掌面桡侧麻木酸痛，掌中发热，小便频数等。

**手太阴经别** 经络名。十二经别之一。原称手太阴之正。为手太阴肺经别行之正经。见《灵枢·经别》。在腋前从手太阴肺经分出，行于手少阴心经之前，入走肺，向下散于大肠，向上出于缺盆，沿喉咙，复与手阳明大肠经汇合。

**手太阴络脉** 经络名。十五络脉之一。原称手太阴之别，出《灵枢·经脉》。脉从腕关节桡骨小头上的列缺穴处分出，和手太阴肺经并行，直入掌中，散布于大鱼际部。本络脉发生病变，实则手腕及掌部发热，虚则呵欠、遗尿、小便频数。

**手太阴之别** 即手太阴络脉。详见该条。

**手太阴之正** 即手太阴经别。详见该条。

**手提法** 正骨手法名。适用于脊柱骨折移位的整复方法。与脊柱悬吊复位法相似。见《伤科汇纂》。患者站立，助手从高处握患者两手臂提起，使患者足下悬空，医者在患处按压整复。

**手托法** 正骨手法名。是下颌关节脱臼的整复方法。

**手腕骨脱** 骨伤科病名。即腕骨脱位。见《疡医准绳》。又名腕骱骨脱出。多因跌仆外伤等引起。患处明显肿胀，疼痛，活动受限，甚者拇、食、中指感觉异常。治疗宜手法复位，并固定，内服复元活血汤等。肿痛消退后配合功能锻炼。

**手心毒** 外科病证名。指异物刺伤手心染毒等所致的疔疮。也有因心或心包经火毒炽盛而成者。出《疮疡经验全书》。又名掌心毒、擎疽、瘭疽、托盘疔等。初起掌心红斑如粟，继而肿硬有疱，疔小根深，木痛作痒，重者疱由明亮变黑，肿痛剧烈，甚则腐烂筋骨，寒热交作，不思饮食。早期宜挑破明疱，内服银花解毒汤、蟾酥丸、定痛消毒饮。

**手心热** 病证名。属阴虚证特征之一。指手掌心感觉发热，或他人抚摸、触之有发烫感觉者。又名掌中热。多见于内伤劳倦、肝肾阴虚、热病伤阴、阴虚内热等。

**手心主之别** 即手厥阴络脉。详见该条。

**手心主之正** 即手厥阴经别。详见该条。

**手阳明** 即手阳明大肠经之简称。详见该条。

**手阳明大肠经** 经络名。十二经脉之一。原称大肠手阳明之脉，出《灵枢·经脉》。本经起于食指桡侧端（商阳穴），经过手背行于上肢伸侧前缘，上肩，至肩关节前缘，向后与督脉在大椎穴处相汇，再向前下行入锁骨上窝（缺盆），进入胸腔络肺，通过膈肌下行，入大肠。其分支从锁骨上窝上行，经颈部至面颊，入下齿中，回出夹口两旁，左右交叉于人中，至对侧鼻翼旁，经气在迎香穴处与足阳明胃经相接。本经脉病候主要表现为目黄，齿痛，口干，鼻衄，喉痹，颈肿及肩臂等经脉过处发热肿痛或寒冷等。

**手阳明经别** 经络名。十二

S

经别之一。原称手阳明之正。见《灵枢·经别》。本经在手部从手阳明大肠经分出，沿着腕、臂、肘、肩部，分布于胸膺、乳房等部位。其分支从髃部分出，进入项后脊柱骨，前行深入体腔，向下夹大肠，属于肺，向上沿喉咙，复出缺盆，与手阳明大肠经汇合。

**手阳明络脉** 经络名。十五络脉之一。原称手阳明之别，见《灵枢·经脉》。脉从腕上3寸的偏历穴处分出，行入手太阴肺经。其支络从偏历穴向上，沿臂经肩颈上行到下颌角，遍络于牙齿，另一支络，从下颌角处进入耳中，与聚集在耳部的主要经脉（宗脉）汇合。本络脉发生病变，实则齿龋、耳聋，虚则齿冷、胸膈痞闷不畅。

**手阳明之别** 即手阳明络脉。详见该条。

**手阳明之正** 即手阳明经别。详见该条。

S

**手掌根出臼** 骨伤科病名。即桡腕关节脱位。出《世医得效方》。又称手腕失落、手睁骨出、手盘出。多因跌仆所致。伤部肿胀明显，掌根向一侧凸出，疼痛剧烈，活动受限。宜用捏腕骨入骱的手法整复，内服复元活血汤或七厘散，外敷栀乳散，待其肿痛好转，可用海桐皮汤外洗，并配合功能锻炼。

**手支法** 正骨手法名。适用于肩关节脱臼的整复。患者正坐，一助手于健肩双手环抱患者腋下，医者外展患臂与助手相对牵引，待可活动时，屈患肘成直角，医者转向患者背后，但肘部仍需牵引，一手拇指伸至腋窝，向外支肱骨头，同时另一只手内收肘部，若感到复位滑动，即已复位。

**手指毒疮** 即蛇头疔。

**手指节发** 即蛇节疔。

**手指麻木** 病证名。指患者自觉手指麻木，甚则不觉痛痒。见《素问病机气宜保命集·中风论》。又称十指麻木。多因气虚痰瘀阻滞所致。治宜益气化痰活血。方用补中益气汤加红花、姜黄，或导痰汤加乌药、苍术，或二陈汤加苍术、白术、桃仁、红花、附子等。若肝阳亢盛而见大指、食指麻木不仁或不用者，为中风先兆，应当注意预防。

**手指脱骱** 骨伤科病名。即手指关节脱臼。见《伤科大成》。因跌仆损伤所致。局部畸形，肿胀疼痛，活动受限。治宜手法拔出，捏正复位，内服复元活血汤、七厘散、云南白药等，外敷栀乳散。待肿痛消失后用海桐皮汤外洗，加强手指关节伸屈锻炼。

**手拽法** 正骨手法名。适用于髋关节脱臼的整复。即用双手握住患肢用力拔伸，使髋关节复位。见《伤科汇纂》。

**手足不仁** 病证名。指患者手足感觉迟钝，甚至不觉痛痒、寒热者。常见于卒中后遗症、痹证等。出《素问·本病论篇》。《伤寒明理论·不仁》：“痒不知也，痛不知也，寒不知也，热不知也，任其屈伸灸刺，不知所以然者，是谓不仁也。由邪气壅盛，正气为邪气闭伏，郁而不发，荣卫血气虚少，不能通行，致斯然也。”

**手足发胝** 外科病证名。指手足皮肤粗厚如茧状者。出《诸病源候论》。多因气血运行不畅，肌肤失于滋养所致。

**手足烦热** 病证名。指患者手足热且心情烦躁，必欲置之凉水或手握冰凉铁器始得稍安。常见于骨蒸、虚劳等病证。

**手足汗** 病证名。指手足潮湿多汗的一类病证。见《伤寒明理论》。多属脾胃湿蒸，旁达四肢。手足心热者，属阴亏血虚；手足发凉者，属中阳不足。阴血虚者，用四物汤、麦味地黄汤；中阳不足者，用理中汤加乌梅；日久不愈、气血俱虚者，用十全大补汤加五味子。

**手足拘急** 指手足筋肉挛急不舒，屈伸不利。在手可表现为腕部屈曲，手指强直，拇指内收贴近掌心与小指相对；在足可表现为踝关节后弯，足趾挺直，倾向足心。多因寒邪凝滞或气血亏虚，筋脉失养所致。

**手足厥冷** 病证名。指手足四肢自下而上冷至肘膝者。见《金匮要略·腹满寒疝宿食病脉证治》。又名手足厥逆、手足逆冷，或简称四逆。有寒热之分。寒证多因阳气衰微，阴寒内盛所致，其逆冷多直达肘膝，常伴畏寒、下利清谷、脉沉微等，治宜回阳救逆，温里祛寒，方用四逆汤、大乌头煎等；热证多因邪热郁遏，阳气不能通达四肢，其冷多在肢末，伴见胸腹烦热、口渴等症，治宜宣透郁热，方用四逆散、白虎汤、承气汤等。

**手足逆冷** 即手足厥冷。详见该条。

**手足蠕动** 手足时时掣动，动作迟缓无力，类似虫之蠕行。多因脾胃气虚，气血生化不足，筋脉失养，或阴虚动风所致。

**手足软** 儿科病证名。五软之一。小儿禀赋不足，乳食失调，脾、胃、肝、肾虚弱，致使手足软弱无力。治以补益为主。先用补肾地黄丸益肾，继用归脾汤、扶元散补脾。

**手足心热** 病证名。指两手心、两足心有发热感觉，亦有单独手心热或足心热者。见《丹溪心法·发热》。多因阴虚内热，或火热内郁等所致。

**寿亲养老新书** 医书名。4卷。〔宋〕陈直著，〔元〕邹铉增补。成书于大德九年（1305）。邹氏将陈直著《养老奉亲书》作为第1卷，续增历代事亲养老嘉言善行七十二事为第2卷，辑录“太上玉轴六字气诀”、食后将息法、养性、用具茶汤、晨朝补养药糜、种植诸法为第3卷，撰保养、服药、贮药、温阁、集方及妇人小儿食治方等为第4卷。邹铉续增部分，仍遵陈直原作宗旨，其中许多新增方，可补陈直原书之不足。

**寿世保元** 医书名。共10卷。〔明〕龚廷贤撰。成书于万历四十三年（1615）。卷1介绍有关诊断治疗的基础理论；卷2~9分述各科病证的辨证论治；卷10为民间单方、杂治、急救、灸疗等内容。本书与《万病回春》相为羽翼，内容亦多相似，但本书对中医基础理论的阐述较详，其论述包括脏腑、经络、诊脉、用药等，对诊脉描述尤为详细，并对脏腑、气血等重要内容作了专篇论述。书中对临床各科疾病的证治亦阐述精详，每病证之下均先采前贤之说分析病因，然后列述症状，确立治法，后备方药，有的病证下还附有验案。

**寿台骨** 骨名。指颞骨乳突。《医宗金鉴·正骨心法要旨》：“寿台骨，即完骨，在耳后。”

**寿台骨伤** 骨伤科病名。脑骨伤之一。即颞骨乳突损伤。出《医宗金鉴·正骨心法要旨》。参见“脑骨伤”条。

**受盛化物** 小肠接受经胃初步消化的饮食物，并对饮食物继续进行消化的功能概括。

**受盛之腑** 藏象学说术语。指小肠。小肠是承受胃腐熟的水谷，再泌别清浊的消化器官，故称。《灵枢·本输》：“心合小肠，小肠者，受盛之腑。”

**受盛之官** 藏象学说术语。指小肠。出《素问·灵兰秘典论篇》。参见“受盛之腑”“小肠”条。

**瘦薄舌** 舌体瘦小而薄的舌象。

**瘦冷疳** 即冷疳。参见“冷热疳”条。

## shu

**疏表** 同解表法。详见该条。

**疏表化湿** 治法名。解表法之一。指用芳香化湿、疏散表邪的方药，治疗湿邪在上焦卫分的治法。症见头重而胀，肢体酸重疼痛，口中黏腻，不口渴，苔白腻，脉浮濡等。可用扁豆花、竹叶、佩兰、苍术、藿香、陈皮、砂仁壳、生甘草等疏表化湿。

**疏风** 治法名。指用祛风解表方药疏散风邪的治法。风为外感病证的先导，故解表必须疏风。风寒表证用防风、桂枝、藁本等；风热表证用薄荷、牛蒡子等；风湿表证用羌活、白芷等。

**疏风泄热** 治法名。指用辛凉解表、清泄里热的方药治疗外感风邪兼有里热的治法。适用于风邪外袭，内有里热者，症见头痛，鼻塞，咳嗽，咽痛口渴，舌质红，苔薄黄，脉浮数等。疏风用淡豆豉、荆芥、薄荷、菊花；泄热用金银花、连翘、竹叶、苇茎等。代表方有桑菊饮、银翘散等。

**疏肝** 治法名。和法之一。即疏散肝气郁结的治法。也称疏肝解郁、疏肝理气。肝气郁结则胸胁、乳房、少腹胀痛或窜痛，或恶心呕吐，食欲不振，腹痛腹泻，周身窜痛，舌苔薄，脉弦。代表方有逍遥散、柴胡疏肝散等。

**疏肝解郁** 即疏肝。详见该条。

**疏肝理气** 即疏肝。详见该条。

**疏郁理气** 治法名。理气法之一。指用疏肝解郁、行气理气的方药治疗情志抑郁导致气血郁滞证的治法。又名解郁、开郁。症见胸膈痞闷，两胁及小腹胀痛，月经不调等，方用逍遥散、天台乌药散等加减。

**暑** ❶指夏季炎热的气候。《素问·五运行大论篇》："暑胜则地热。"❷病因名。即暑邪。为六淫之一。暑为阳邪，多在夏季致病。《素问·生气通天论篇》："因于暑，汗，烦则喘喝，静则多言，体若燔炭，汗出而散。"❸病名。指暑病。被夏日暑热之邪所伤导致的病变。临床常表现为高热口渴，多汗脉洪等。因暑热易耗气伤津，故常可伴见体倦，心烦，口干等。暑湿蕴蒸，每易夹湿袭人，可出现胸闷脘痞，头身沉重，腹泻，尿少等暑湿证。

**暑病** 病名。指夏季感受暑热之邪而发生的热病。出《伤寒论·伤寒例》。常见暑病有中暑、伤暑、暑温、伏暑、中暍、阳暑、阴暑、暑风、暑厥、暑痫、疰夏等。

**暑产** 即热产。详见该条。

**暑风** 病名。见《世医得效方》。❶指伤暑后又感风邪，导致手足时有搐搦者。治宜清暑祛风。方用香薷饮、地薷汤加羌活。痰盛者用六和汤、星香散加减。❷指暑温病。①暑痫。指因暑温热盛而昏迷、抽搐者。详见该条。②指暑痉。详见该条。❸指暑月身痒如针刺，肤表或有赤肿者。见《证治要诀》。治宜祛风清络。方用六和汤、消风散、藿香正气散等。❹即中暑。详见该条。

**暑风成惊** 儿科病证名。指小儿感受暑湿，大吐、大泻后见额热汗出，四肢厥冷，惊掣抽搐。多因暑湿所伤，或脾胃素虚，导致元气大伤转成惊风。治宜益气育阴，佐以清暑息风。方用生脉散煎汤化服牛黄抱龙丸，或保元汤加减。

S

**暑疖** 病名。指夏季发生的化脓性疖肿。多由痱子搔抓后感染而成。又名痱毒、暑疡、暑令疡毒小疖。此病多见于小儿及新产妇，好发生在头面部，多发于夏季。

**暑痉** 病证名。指小儿感受暑热温邪导致的痉证。又称暑风。《解儿难》："夏月小儿身热头痛，项强无汗，此暑兼风寒也，宜新加香薷饮。有则仍用银翘散，重用桑叶。身重少汗，则用苍术白虎汤。脉芤，面赤，多言，喘渴欲脱者，即用生脉散。神识不清者，即用清营汤加钩藤、牡丹皮、羚羊角。"

**暑厥** 病证名。多见于重症中暑。❶指夏月卒然倒仆，昏不知人。《医学传灯》中将暑厥分为阴证、阳证。阳证谓之阳厥，用连芍调中汤，或辰砂六一散；阴证谓之寒厥，用厚朴温中汤治之。❷指中暑昏迷且手足厥冷者。见《时病论·中暑》。发生于夏月，多因暑热闭窍所致。症见忽然昏倒，昏不知人，手足逆冷，气喘不语，牙关微紧，状若中风，但无口眼㖞斜，脉洪濡或滑数者。治用苏合香丸研灌，醒后用清暑益气之剂善后。参见"暑病"条。

**暑咳** 病证名。指感受暑邪伤肺而致咳者。见《儒门事亲》。又称伤暑咳嗽。症见咳嗽无痰或少痰，气急，身热面赤，口渴，胸闷胁痛，脉濡滑而数。治宜清肺解暑。可选用石膏知母汤、泻白益元散等。

**暑痢** 病证名。指感受暑热

而致的痢疾。见《丹溪心法》。如夏秋季感受暑热之气，症见腹痛泻痢而身热脉虚者，用香薷饮，或清暑益气汤，或藿香正气汤加减。若症见下痢赤白，小便不利，自汗发热，面垢呕逆，渴欲引饮，腹中攻痛者，用黄连香薷饮合五苓散。若症见下痢便血，泻频而不止者，用白芍、当归、枳壳、槟榔、甘草、滑石、木香、莱菔子等。

**暑疟** 病证名。疟疾之一。❶指感受暑邪而得疟者。症见但热不寒，或壮热烦渴而呕，肌肉消削，背寒面垢等，治宜清暑，方用益元散、香薷饮、柴胡白虎汤等。❷指瘴疟。❸指湿疟。详见该条。

**暑热** 病因名。即暑邪。《素问·五运行大论篇》："其在天为热，在地为火，在体为脉，在气为息，在脏为心，其性为暑。"《温热经纬·三时伏气外感篇》："暑热深入，伏热烦渴。"

**暑热胁痛** 病证名。指暑证兼见胁肋疼痛者。治宜清解暑热，兼清肝胆。方用六一散加西瓜衣、丝瓜络、山栀子、绵茵陈、金铃子之类。

**暑痧** 病证名。痧证之一。指夏暑感受秽浊之气导致的痧证。见《杂病源流犀烛》。症见恶心呕吐，泻下臭秽，腹痛时紧时缓，头晕，汗出如雨，脉洪等。治宜清暑化浊、调和脾胃。方用薄荷汤、紫苏厚朴汤、竹叶石膏汤、六一散等。

**暑湿** 感受暑湿病邪引起，以暑热症状突出，兼具湿邪郁阻证候为特点的一种急性外感热病，多发生于夏季或夏秋之交。除暑热症状外，还有胸痞、身重、苔腻、脉濡等湿邪内阻症状。如暑湿困阻中焦，则见高热烦渴，汗多尿少，胸闷身重；如暑湿弥漫三焦，则见咳嗽，身热面赤，胸脘痞闷，大便稀溏，小便短赤等。参见"湿温"条。

**暑湿流注** 外科病证名，流注病的一种。多因先受暑湿，继则寒邪外束于营卫肌肉之间，以致气血凝滞而成。症见患处白色漫肿，微热疼痛，伴有恶寒发热、胸闷少食、关节疼痛等症状。治宜解毒消暑化湿。方用六一散加佩兰、藿香、紫花地丁、黄芩、栀子、桃仁。早期外用如意金黄散（膏）外贴，若成脓，则切开引流，按痈疽溃后治疗。

**暑湿眩晕** 病证名。指暑令感受湿邪导致的眩晕。见《症因脉治》。有湿热眩晕与寒湿眩晕之分。湿热眩晕，症见头昏目眩，身热自汗，面垢背寒，烦渴引饮，脉虚数，治宜清暑化湿，方用人参白虎汤、黄连香薷饮加减；寒湿眩晕，症见头晕恶寒，身重而痛，转侧不利，脉虚缓，治宜散寒祛湿，方用羌活胜湿汤合术附汤加减。

**暑温** 病名。指夏季感受暑热病邪引起，初期以阳明胃热症状为主的急性外感热病，多发于夏至至立秋节气。出《温病条辨》。主症为高热自汗，口渴少津，头痛面赤，烦躁乏力，脉大而数等。治宜清暑泄热、益气生津。方选白虎汤、白虎加人参汤、王氏清暑益气汤、生脉散等加减。若病情发展迅速、多变，症见昏迷、抽搐、角弓反张等，参见“暑痫”条。

**暑痫** 病证名。指感受暑温而神昏抽搐者。见《温病条辨》。又称暑风。本病起病急骤，因高热不已即刻出现神昏抽搐，不可误作癫痫论治。治宜清热息风，方用清营汤、牛黄丸、紫雪丹等。

**暑邪** 夏至以后，立秋之前，凡致病具有炎热、升散兼湿等特性的邪气。

**暑泻** 病证名。指感受暑邪而致泄泻者。多见于细菌性食物中毒、急性肠炎等病。见《丹溪心法·泄泻》。又名暑泄。暑多兼湿，偏湿者，症见泄泻如水、呕恶、苔腻，治宜化湿解暑，方用香薷饮、香朴饮子；偏热者，症见腹痛泄泻、烦渴尿赤、自汗面垢、苔黄腻，治宜清热化湿，方用黄连香薷饮、香连丸、六一散等。

**暑易夹湿** 暑季常多雨潮湿，热蒸湿动，故暑邪为病，常夹湿邪侵袭人体，表现为身热不扬、汗出不畅、四肢困重、倦怠乏力等湿滞症状。

**暑易扰心** 暑为阳邪，其性升发，故暑邪致病易上扰心神，或侵犯头目，常导致心烦不宁，甚则突然昏倒，不省人事等。

**暑淫证** 病证名。指感受暑热之邪，耗气伤津，以发热、汗出、口渴、疲乏等为主要表现的证。

**暑瘵** 病证名。指感受暑热之邪导致突然咯血、咳嗽，状似痨瘵的病证。见《杂病源流犀烛·暑病源流》。多因感受暑热或多食醇酒辛热之物，热灼伤肺，损伤阳络所致。症见咳嗽气喘，咯血，衄血，头目不清，烦热口渴，脉浮洪无力。治宜清热保肺。方用清络饮、黄连香薷饮等加减。

**暑中** 病名。类中风之一。即中暑。见《医宗必读·类中风》。因夏季酷热，中暑邪所致。常见面赤头晕，恶心泛吐，或冷汗自出，或卒然闷倒，昏不知人，手足微冷，或泻或喘等。可先将患者移于阴凉场所，昏迷者急用通窍法，用十滴水、苏合香丸灌服，或配合针刺、刮痧等疗法。参见"中暑"条。

**鼠瘘** 即瘰疬。详见该条。

**鼠乳** 外科病名。指皮肤疣赘，即传染性软疣。出《诸病源候论》。因风邪搏于肌肤，或肝虚血燥，筋气不荣，或传染所致。常发于颈项及胸背，初起为米粒大或绿豆大的半球状隆起，表面呈蜡样光泽，中央凹陷如脐窝，呈散在分布，挤之可见豆腐渣样软疣小体，轻度瘙痒。病损多者，可用紫草15g、生薏苡仁15g，或板蓝根15g，煎汤代茶，每日1剂。应在局部消毒后外治，用消毒针挑破顶端，挤出软疣小体，外涂碘酊。

**鼠疫** 病名。指感染鼠疫耶尔森菌引起的烈性传染病。见《鼠疫约编》。《诸病源候论》中称恶核。因疫毒侵入血分，瘀阻不行所致。临床发病急骤，寒战发热，头痛面赤，肢节痠痛剧烈，全身多处可发生核块，红肿热痛，或衄血、吐血、溲血、便血，咳嗽气促，甚至迅速出现意识模糊，唇焦舌黑，面目周身紫赤等症。治宜清热解毒，活血化瘀。方用加减活血解毒汤、毒核消毒散，外敷化核散。病情严重时，宜中西医结合进行抢救。

## shuang

**双凤展翅** 小儿推拿手法名。指双手食指、中指分别夹住患儿两耳耳尖部位往上提拉的手法。出《小儿推拿广意》。有退热、除痰、祛寒、截疟等作用。可用于治疗肺经受寒之证。

**双喉痹** 咽喉口齿科病证名。见《喉科秘旨》。多因肺胃蕴热，复感风毒之邪所致。症见咽喉两边肿痛，面赤，腮肿，甚则汤水难下，语言不利，脉洪大。治宜疏风清热解毒。方用银翘散、清咽散等加减。脓成者宜针刺患部排脓，外吹冰硼散、锡类散、西瓜霜等。

**双踝悬吊法** 即绳索悬吊法。

**双乳蛾** 咽喉口齿科病名。指发于两侧喉核处的乳蛾。即扁桃体炎。见《疮疡经验全书》。又名双蛾风、双蛾。多因肺胃蕴热，复感风邪，风热火毒熏蒸咽喉所致。治宜疏风清热，泻火解毒。方用清咽利膈汤加减。参见“乳蛾”条。

**双胎** 又称骈胎。妇女一次妊娠同时怀有两个胎儿的生理现象。

**双头痔** 肛肠科病证名。类似于赘皮外痔。见《疮疡经验全书》。多因湿热下注所致。症见肛周皮赘下垂，自觉瘙痒。治宜清利湿热，祛风止痒。方用秦艽羌活汤等加减，或手术治疗。

## shui

**水** ❶五行之一。凡具有滋润、下行、寒凉、闭藏等性质或作用趋势的事物和现象，归属于水。参见“五行”条。❷肾的代称。《灵枢·热病》：“水者，肾也。”❸泛指精气。《素问·上古天真论篇》：“肾者主水，受五脏六腑之精而藏之。”❹病因名。泛指水饮、痰饮之类的致病因素。《本草经集注》：“牵牛逐水。”❺病证名。指水肿病。出《灵枢·水胀》。详见该条。❻指液体状的分泌物，如伤口的分泌物。《串雅外编·熏法门》：“臁疮溃烂，陈艾五钱，雄黄二钱，青布作大炷，点火熏之，水流数次愈。”

**水病** 病名。❶泛指水肿病。《素问·水热穴论篇》：“故水病下为胕肿大腹，上为喘呼。”❷指单腹胀。见《外台秘要》。参见“鼓胀”条。

**水不涵木** 病机名，也作病证名。指肾阴虚不能滋养肝木，以致肝肾阴虚，肝阳上亢，甚则肝风内动的病机及其相关病证。常见肝肾阴亏、虚风内动等病证。症见低热，眩晕，耳鸣耳聋，腰酸，遗精，口干咽燥，手足蠕动，甚则抽搐等。

**水不化气** 病机名，也作病证名。指水液代谢障碍的病机及其相应的病证。如肺、脾、肾气化功能的失调，可导致三焦水道失利，水液不气化而输布全身，并出现水湿停滞的病证。症见小便不利、水肿等。

**水喘** 病证名。指水饮犯肺而致的气喘。见《医学入门》。多因肾脏聚水，脾湿不化，水气上凌，肺失宣降所致。先喘而后胀者以治肺为主，先胀而后喘者以治脾为主。如用小青龙汤、葶枣散、加减泻白散以泻肺行水；用苓桂术甘汤、真武汤、肾气丸以运脾温肾。

**水疮** 即水痘。

**水丹** 儿科病证名。小儿丹毒之一。出《备急千金要方》。又名风丹。多因热毒之邪与水湿相合所致。两股、外阴部或全身发黄赤水疱，甚者破烂流水，疼痛。治宜清热解毒利湿。方用防己散加减内服。外用金黄散调敷。

**水道** ❶经穴名。出《针灸甲乙经》。属足阳明胃经。位于腹正中线脐下3寸，旁开2寸处。主治小腹胀痛，小便不利，月经不调等。❷指水液的通道。《素问·灵兰秘典论篇》:“三焦者，决渎之官，水道出焉。”

**水底捞月** 小儿推拿手法名。先掐总经，清天河水处，滴一点水于劳宫穴，用手揉几下，再滴一点水于总筋穴，然后屈曲中指节，往右运劳宫穴，并以口吹气，随吹随运。由小指尖推向手掌根部坎宫穴，再回转至内劳宫穴，如捞物状。主治小儿发热等。

**水疔** 外科病证名。指初起呈水疱状的疔。出《疡医准绳》。多由热毒蕴结而成。症见患处状如水疱，四周红赤，中间一点黑，坚硬疼痛，破溃后流血水。治宜清热解毒。可用土牛膝捣烂外敷，或洪宝膏外敷。

**水痘** 病名。又名“水花”“水疱”“水疮”。临床以发热，皮肤黏膜分批出现红色斑丘疹、疱疹、结痂为特征的急性出疹性时行疾病。见《痘疹方论》。多因外感风毒时邪，内蕴湿热，扰于卫分而成。治疗应疏风清热解毒。

**水毒** ❶古病名。出《肘后备急方》。又名中水、中溪、中洒、水中病、溪湿。《诸病源候论·蛊毒等病诸候·水毒候》中记载，此病流行于三吴以东及南，因山中谷溪源处恶虫毒所致。初病可见恶寒，头微痛，目眶疼，心内烦懊，腰背骨节皆强，两膝疼，或热但欲睡，旦醒暮剧，手足指逆冷至肘膝，或可有下部生疮，不痛不痒，脓溃，湿热下注，不食狂语，下血物如烂肝等。❷病证名。指小儿患疮疡，水入疮中，局部疼痛水肿，甚至全身发肿者。见《小儿卫生总微论方》。

**水飞** 药物炮制方法名。指将药材加工制成极细粉末的方法。如将不溶于水的药材与水一起研磨，再加入大量的水搅拌，其中较粗粉粒状者下沉，较细粉者混悬于水中，倾出的混悬液沉淀后分离、干燥，制成极细的粉末。多用于矿物药的研制，如水飞炉甘石。

**水分** ❶经穴名。出《针灸甲乙经》。别名中守。属任脉。位于腹正中钱上，脐上1寸处。主治腹痛，泄泻，浮肿，蛊胀。❷病证

S

名。泛指浮肿一类的病证。①指肾虚不能制水，水气流散于四肢导致四肢肿胀。②指妇人先患水肿，后月经闭止的病证。参见“水肿”条。

**水府** 即膀胱。详见该条。

**水谷利** 病证名。指泄泻完谷不化者。见《卫生宝鉴》。

**水谷泻** 病证名。指小儿食物不消化导致的腹泻。见《证治准绳·幼科》。又名水谷利。多因脾胃素虚，饮食不慎，导致食物不化而成。治当温中健脾，用理中汤加陈皮、神曲、山楂。肠滑不禁者，用四神丸。

**水谷之海** 藏象学说术语。四海之一。胃的别称。水谷是水液和谷物等饮食的统称。胃是汇聚饮食物并对其进行腐熟、消化之处，犹如百川汇聚入海，故称。

**水谷之精** 指饮食物经过消化吸收而化生的营养精华，是人体生长发育、维持生命活动的物质基础。因来源于后天饮食水谷，故又称后天之精。

**水谷之气** 简称谷气。

**水蛊** 即水鼓。详见该条。

**水鼓** 病名。❶指饮酒无节，水湿停滞而成鼓胀者。见《景岳全书》。治宜补益气血，养阴利湿。参见“鼓胀”条。❷指水肿日久遍身浮肿、腹部胀大者。见《石室秘录》。治先逐水，用决流汤、决水汤，后用五苓散、六君子汤调理。

**水罐法** 拔罐方法名。将竹罐用水煮沸3~5分钟，用镊子取出，倒出水液，迅速擦去罐口沸水，立即吸附在治疗部位。留罐10~15分钟左右。见《外科正宗》。又称煮拔筒法。适用于风寒湿痹及风寒感冒等证。若用药液煮罐，则称药罐法。

**水寒射肺** 病机名，也作病证名。指寒邪夹水气犯肺导致的病变。多因素患痰饮或水肿病，肾阳虚衰，气化无力，外感寒邪，引动水饮，水湿泛滥，寒水上逆犯肺，导致肺功能失常的病理变化。主要症状有咳嗽，气喘，痰涎多而稀白，舌苔白腻，或伴发热、恶寒等。治宜宣肺降逆、温化水饮。方用小青龙汤加减。

**水花** 即水痘。详见该条。

**水火不济** 即心肾不交。详见该条。

**水火相济** 即心肾相交。详见该条。

**水火之脏** 藏象学说术语。指肾脏。肾有肾阴、肾阳，即肾水和肾火，故名。参见“肾”条。

**水结胸证** 病证名。因水饮

结于胸胁所致，以胸胁闷痛，按之汩汩有声，心下怔忡，头汗出等为主要表现的病证。治宜化水湿，宁心神。方用小半夏茯苓汤。如痰水互结甚者，宜开结逐水。详见“结胸证”条。

**水精** 基础理论术语。指津液。包括水分及营养精微。《素问·经脉别论篇》：“饮入于胃，游溢精气，上输于脾。脾气散精，上归于肺，通调水道，下输膀胱。水精四布，五经并行。”

**水厥** 病证名。厥证的一种。因六淫秽邪致肺系疾患，或肾脏水肿病损耗津精，水液代谢失常，导致水饮停蓄于心下，水液不布，胸阳被饮邪所遏，以心悸、四肢逆冷为主要表现，又称饮厥。

**水亏火旺** 病机名，也作病证名。❶指肾水亏虚、心火亢盛的病机及其相应病证。同水亏火炎。详见该条。❷指肾阴亏损、命门火旺的病机及其相应病证。临床多见牙齿浮痛，性欲亢盛，遗精，消瘦等症状。治宜滋阴降火，方用知柏地黄汤等加减。

**水亏火炎** 病机名，也作病证名。❶指肾水不足，引起心火上亢的病机及其相应的病证。主要症状有心烦，头晕耳鸣，失眠或睡卧不宁，舌尖红，脉细数等。❷指肾脏阴阳失调，出现阴虚阳亢的病变。详见“肾火偏亢”条。

**水廓** 眼科学术语。眼的八廓之一。见《银海精微》。又名坎廓、坎水廓、津液廓。详见“八廓”条。

**水轮** 眼科学术语。眼的五轮之一。即瞳神。见《秘传眼科龙木论》。又名冰轮。《银海精微》：“肾属水，曰水轮，在眼为瞳仁。”其疾患多与肾、膀胱有关。

**水苗法** 预防接种方法名。古代人痘接种法之一。取痘痂20~30粒，研为细末，加净水或人乳三五滴，调匀，用新棉摊薄片，裹所调痘苗在内，捏成大枣核样，以线栓之，塞入鼻孔内，12小时后取出，通常至第7日发热见痘为种痘成功。此法为中国古代人痘接种法中效果最好的一种。

**水逆** 病证名。指外感引动伏饮所致的发热呕逆类病证。因宿水内停，新水不能受纳，导致渴欲饮水，水入即吐。《伤寒论·辨太阳病脉证并治》：“中风发热，六七日不解而烦，有表里证，渴欲饮水，水入则吐者，名曰水逆。”治宜通阳利水，用五苓散。气虚者，可用六君子汤加灶心土等药。

**水疱** 即水痘。详见该条。

**水气** ❶病证名。指水肿病。《素问·评热病论篇》:“诸有水气者，微肿先见于目下也。”《金匮要略》中论水气病有风水、皮水、正水、石水等。❷指水饮、痰饮。《伤寒论·辨太阳病脉证并治》:“伤寒，心下有水气，咳而微喘，发热不渴。服汤已渴者，此寒去欲解也。小青龙汤主之。”

**水气凌心** 病机名，也作病证名。指水气泛滥，侵凌于心的病机及其相应的病证。肾阳虚衰，气化无力，水液泛溢，上凌于心，抑遏心阳，导致心悸、气促等症状。治宜温阳化气，宁心涤饮。

**水疝** 病证名。指阴囊汗湿并出黄水，或肿如水晶的一种疝证。见《儒门事亲》。多因水湿下注或感受风寒湿邪所致。症见阴囊肿痛，阴汗时出，或阴囊肿大如水晶，不红不热，或瘙痒流黄水，或小腹部按之有水声。治宜逐水行气。可用禹功散化裁。

S

**水停证** 病证名。指体内水液停聚，以肢体浮肿，小便不利，或腹大胀满，舌质淡胖等为主要表现的证。临床又有阳水、阴水之分。水肿属实者，称为阳水；水肿属虚者，称为阴水。阳水多发病急，来势猛，眼睑、头面先肿，上半身肿甚；阴水多发病缓，来势缓，水肿先起于足部，腰以下肿甚。根据形成水停的病机及脏腑的不同，临床常分为风水相搏证、脾虚水停证、肾虚水泛证、水气凌心证等。

**水土不服** 初到一个地区，因为自然环境和生活习惯的改变，患者暂时未能适应环境而出现的各种病证。如食欲不振、腹胀、腹痛泄泻或月经不调等。

**水泻** ❶病名。指腹泻如水状者。见《太平圣惠方》。又名注泄。多见于湿泻、寒泻、热泻等。参见各条。❷药名。即泽泻。

**水液浑浊** 证名。泛指痰、涕、小便等水液分泌排泄物浑浊不清状。《素问·至真要大论篇》:“诸转反戾，水液浑浊，皆属于热。”详见“溺浊”条。

**水郁折之** 治法名。水郁，指水气郁滞；折，指调节制约。是以温肾利水或逐水方法治疗水郁病证的治法。出《素问·六元正纪大论篇》。适用于面目下肢浮肿，按之凹陷不起，颜面苍白，头晕眼花，腰部酸痛，四肢发冷，小便短少，舌淡，苔薄白，脉沉细而弱者。其他如汗法、攻逐法等，也属于水郁折之的范围。

**水曰润下** 出《尚书·洪范》。润，即滋润、濡润；下，即向下、下行。润下，指水具有滋润、下行的特性。引申为凡具有滋润、下行、寒凉、闭藏等性质或作用的事物和现象，归属于水。

**水脏** 藏象学说术语。即肾脏。肾主水，其在人体水液代谢过程中起着极其重要的作用，故名。《素问·逆调论篇》："肾者水脏，主津液。"

**水胀** 病证名。❶即水肿。《灵枢·五癃津液别》："水溢则为水胀。"❷胀病之一。《医阶辨证》："水胀之状，先腹内胀，而后外亦大，渐至四肢亦肿。"初宜行气利水，用葶苈木香散；久宜补脾制水，用中满分消丸。❸《灵枢经》中篇名。

**水针疗法** 针灸疗法名。即穴位注射疗法。局部注射麻醉药物者，称穴位封闭疗法。其操作方法是用注射器针头替代针具，刺入穴位，得气后缓缓推注药液。常用于腰腿痛、关节痛、软组织损伤、支气管炎、哮喘、高血压、肝炎、神经衰弱等病证的治疗。

**水肿** 病证名。指体内水湿停留，面目、四肢、胸腹甚至全身浮肿的一种疾患。出《素问·水热穴论篇》。又名水、水气或水病。《金匮要略》中分风水、皮水、正水、石水等；《丹溪心法》中分阳水、阴水。《素问·水热穴论篇》提出其发病机制为"其本在肾，其末在肺，皆积水也"。水肿实证多因外邪侵袭，肺失宣降，三焦决渎无权，膀胱气化失常，体内水液滞留，泛滥肌肤所致，以头面、眼睑、四肢、腹背甚至全身浮肿为主要表现，治宜祛邪，用疏风、宣肺、利湿、逐水等法。水肿虚证多因脾肾阳虚，不能运化水湿所致，治宜扶正，用温肾、健脾、益气、通阳等法。水肿病情往往虚实互见，由实转虚，治疗应兼顾。注意饮食起居，慎食盐，预防感冒。参见"阳水""阴水""风水"等条。

**水渍疮** 外科病名。指久渍水湿，擦破而成的疮疡。见《疡医大全》。因皮肤久浸水浆，湿邪外渍，加之摩擦而成。多发于手脚指部，初起肿胀，白腐起皱，继因摩擦导致糜烂流水，自觉痒痛。治用白矾水外洗，破溃者外敷青黛散。

## shun

**顺传** 外感病按一般规律由浅入深，由轻逐渐变重的传变方式。如伤寒病从太阳经传入阳明经或少阳经，或由阳经传入阴经。或温热病按卫、气、营、血顺序进行传变。

**顺气** 即降逆下气。

**顺证** 诊断学术语。指病情按一般过程发展，预后顺利。如麻疹，疹点红且均匀，整个发热期无并发症，患者神态清爽，胃口渐复等。

## shuo

**数** ❶（shuò）①屡次。《灵枢·天年》："数中风寒。"②脉象名。与迟脉相对，即脉搏跳动快，一息五至以上。《素问·阴阳别论篇》："迟者为阴，数者为阳。"❷（shǔ）①点数、计算。《素问·阴阳离合论篇》："阴阳者，数之可十，推之可百。"②推测。《素问·阴阳离合论篇》："阴阳之变，其在人者，亦数之可数。"❸（shù）①数目。亦指五行中的生成数。《素问·三部九候论篇》："天地之至数，始于一，终于九焉。"《素问·六元正纪大论篇》："帝曰：太过不及，其数何如？岐伯曰：太过者其数成，不及者其数生，土常以生也。"②几，不止一个。《灵枢·邪客》："数脉并注。"③针数、次数。《灵枢·经筋》："治在燔针劫刺，以知为数。"《灵枢·逆顺肥瘦》："刺此者，深而留之，多益其数也。"④法则，常规。《灵枢·邪客》："持针之数。"《灵枢·逆顺肥瘦》："刺此者，无失常数也。"

**数堕胎** 即滑胎。详见该条。

**数脉** 脉象名。脉来急促，一息五六至。《脉经》："数脉来去促急。"多见于热证，亦见于里虚证。数而有力为实热；数而无力为虚热。

## si

**司天** 运气学术语。客气中主岁之气，轮值主司天气的意思。象征在上，司天之气主上半年的气候、物候变化。

**司天在泉** 运气学术语。司天，象征在上，表示上半年的气候情况；在泉，象征在下，表示下半年的气候情况。如子午年，是少阴君火司天，阳明燥金在泉；卯酉年，为阳明燥金司天，少阴君火在泉。运用司天在泉的推演方法来预测每年的岁气变化，并作为流行疾病的预测依据之一。

**司外揣内** 通过诊察机体外部的异常征象，推测分析身体内部相关状态的中医诊断方法。外，指疾病表现出的"症"，包括症状、体征；内，指脏腑、疾病等内在的本质。

**思膈** 即恚膈。

**思伤脾** 病机名。指思虑过度会损伤脾脏导致病变。出《素问·阴阳应象大论篇》。如思虑过度，使脾气运行失畅，甚则郁结为病，可致胸脘痞满，饮食不思，消化不良，腹胀便溏等。

**思则气结** 病机名。指思虑过度，劳神损脾，导致气机郁结，阻滞脾胃运化功能的病理变化。出《素问·举痛论篇》。多思则精神凝聚，气机郁结，出现胸闷、痞胀、食欲不振等症状。《素问·举痛论篇》："思则心有所存，神有所归，正气留而不行，故气结矣。"

**四白** ❶人体部位名。指口唇四周。《素问·六节藏象论篇》："仓廪之本，营之居也……其华在唇四白。"张介宾注："四白，唇之四际白肉也。唇者，脾之荣；肌肉者，脾之合。"❷经穴名。出《针灸甲乙经》。属足阳明胃经。位于面部，下眼睑下1寸，当眶下孔处。主治面神经麻痹、面肌痉挛、三叉神经痛、目赤痛等。勿深刺。

**四傍** 又称四旁。指五脏中与脾土相对而言的心、肝、肺、肾四脏。以其位居四方，配合四时，故称。《素问·玉机真脏论篇》："脾为孤脏，中央土以灌四旁。"

**四根三结** 经络学术语。指经脉根于四肢末端，结于头面、胸、腹三部，故名。《针经指南》："更穷四根三结，依标本而刺，无不痊。"参见"根结"条。

**四关** ❶人体部位名。指四肢的肘、膝关节。《灵枢·九针十二原》："十二原出于四关。"张介宾注："四关者，即两肘两膝，乃周身骨节之大关也。"❷指肘、膝关节以下的五输穴。见《扁鹊神应针灸玉龙经》和《标幽赋》。❸指左右合谷、太冲四穴。见《针灸大成》。

**四海** 人体部位名。出《灵枢·海论》。"海"为汇聚之处。四海是髓海、血海、气海、水谷之海的合称。脑为髓海，冲脉为血海，膻中为气海，胃为水谷之海。

**四极** 四肢的别称。

**四街** 人体部位名。头、胸、腹、胫四部气街的合称，是营卫之气循行必经的路径。《灵枢·动输》："四街者，气之径路也。"

**四绝** 外科病证名。外科四大恶证的统称。包括肾岩翻花，类似于西医学的阴茎癌；失荣，主要指发病于颈部或耳前后的恶性肿瘤；舌疳，类似于西医学的舌癌；乳岩，类似于西医学的乳腺癌。

**四厥** 症状名。即四肢冷过肘膝。参见“四逆”条。

**四末** 人体部位名。❶泛指四肢。《灵枢·邪客》：“营气者，泌其津液，注之于脉，化以为血，以荣四末。”❷指四肢远端掌指（趾）处。《素问·疟论篇》：“疟之且发也，阴阳之且移也，必从四末始也。”

**四逆** 症状名。指四肢逆冷。其冷过肘膝，谓之四厥、四肢厥逆、手足厥逆。《素问·阴阳别论篇》：“阴争于内，阳扰于外，魄汗未藏，四逆而起。”一般见于外感疾病之虚寒重证。

**四气** ❶指春夏秋冬四时之气。出《素问·四气调神大论篇》。❷运气学术语。六气主岁的四之气，主大暑至秋分之时。《素问·至真要大论篇》：“四气尽终气，地气主之，复之常也。”❸中药学术语。主要指中药的寒、热、温、凉四种药性，又称四性。寒性、凉性的药物一般用来治疗热病、热证，热性、温性的药物一般用来治疗寒病、寒证。《神农本草经》：“疗寒以热药，疗热以寒药。”此外，还把药性平和、药味清淡的药物，称为平性和淡味药。其中微凉、微温者，仍属四气范畴，故省略平性而只称四气，不称五气。

**四气调神** 养生学术语。指人顺应春、夏、秋、冬四时之气的自然变化，主动采取各种形神调摄的方法来保持与自然的和谐关系，并维护和增进身体健康。出《素问·四气调神大论篇》等。《灵枢·本神》：“智者之养生也，必顺四时而适寒暑，和喜怒而安居处，节阴阳而调刚柔。”其形神调摄方法包括精神调摄和生活起居两大方面，后世医家又在此基础上补充了导引、吐纳、养性、食疗、药养等内容。

**四气五味** 中药学术语。是对中药性能功效的认识与表述方法。四气指寒、热、温、凉四种药性，五味指辛、酸、甘、苦、咸五种药味。详见“四气”“五味”条。

**四时不正之气** 泛指四季不正常的气候。如冬天应寒反暖，春天应暖反寒等，可能超过一些人的身体适应能力，成为疾病流行的环境因素。

**四属** 即四肢。《金匮要略·中风历节病脉证并治》：“荣卫慎微，三焦无所御，四属断绝。”

**四弯风** 外科病名。指好发于肘窝、腘窝的一种湿疮。出

《医宗金鉴》。因风邪袭入腠理，兼夹湿热所致。常见于儿童，好发于对称的肘窝、腘窝、踝侧等处。患处皮肤粗糙肥厚，瘙痒，搔破流水不多，时轻时重，迁延难愈。相当于西医学的特应性皮炎。治宜祛风渗湿。

**四畏** 中药学术语。根据“应时制宜”的用药原则，在一般情况下应注意避畏自然界时令旺气的四种情况，即热则远热、寒则远寒、温则远温、凉则远凉。《素问·六元正纪大论篇》：“司气以热，用热无犯，司气以寒，用寒无犯，司气以凉，用凉无犯，司气以温，用温无犯。间气同其主无犯，异其主则小犯之，是谓四畏。”

**四性** 即四气。详见该条。

**四淫** 外科病名。指足部痈疡重症。因痈毒浸淫于四肢末端，故名。《灵枢·痈疽》：“发于足上下，名曰四淫，其状大痈，急治之。”因气血亏损，湿毒下注而成。足部趾缝间肿痒流水，足底发热。如红肿热痛，溃破流脓者，属湿热偏盛；色白漫肿，痛不溃脓者，为阴寒凝结。湿热偏盛者，治宜宣通壅滞，内服仙方活命饮，外用隔蒜灸治疗。阴寒盛者，内服桂附八味丸。

**四饮** 病名。痰饮、悬饮、溢饮、支饮的总称。出《金匮要略·痰饮咳嗽病脉证并治》。详见各条。

**四诊** 诊断学术语。望、闻、问、切四种中医诊察疾病基本方法的合称。四诊必须综合运用，互相参照，才能全面地了解病情，为辨证和治疗提供充分的依据。

**四诊合参** 诊断学术语。指在辨证过程中，对望、闻、问、切四诊所收集来的资料进行全面的分析，四诊并重，诸法参用，综合考虑所收集的病情资料，准确把握疾病病机所在及其寒热虚实、标本缓急等，为准确辨病辨证提供依据。要防止片面夸大某一诊法的作用，或以一诊替代四诊的做法。

**四肢** 手和足的合称。《素问·阴阳应象大论篇》：“清阳实四肢，浊阴归六腑。”

**四肢不举** 病证名。指四肢活动抬举受限，或不能抬举的症状。多因风袭经络，或脾胃虚衰及积热所致。常见于痿痹、中风偏枯等病。

**四肢不收** 病证名。出《难经·十六难》。指手足瘫软，不能自主活动的症状。常见于痿、痱等病。

**四肢不用** 病证名。出《素

问·太阴阳明论篇》等。指手足肌肉萎缩，痿软无力，失去活动能力的症状。多因脾虚气衰，脉络不利，筋骨肌肉失养所致。常见于痿痹、瘫痪等。

**四肢抽搐** 四肢筋脉挛急与弛张间作，舒缩交替，动作有力，多因肝风内动，筋脉拘急所致，可见于惊风、痫病。

**四肢拘急** 病证名。指手足筋脉拘挛，难以屈伸等症状。出《伤寒论·辨霍乱病脉证并治》。多因寒邪侵袭经脉，或热灼阴液，血燥筋枯所致。因寒所致者，宜温经扶阳，用桂枝加附子汤；吐利后及直中阴经所致者，宜四逆汤；津血耗伤所致者，宜芍药甘草汤加味；亡阳者，宜参附龙牡汤。

**四肢厥冷** 病证名。即四肢冷过肘膝的证候。参见“四逆”条。

**四肢强直** 四肢筋肉强硬，肢体僵直，不能屈伸；四肢关节由于某种原因而僵硬，不能屈伸。

**四椎** 骨名。指第4胸椎骨。《素问·刺热篇》:“四椎下间，主膈中热。”

## song

**宋慈** 医家名。（1186—1249）南宋法医学家。字惠父。建阳（今福建省南平市）人。曾任典狱提刑（法官）等官职。他发掘历代有关法医文献，结合其法医检验实践经验，写成中国古代法医学的重要著述《洗冤集录》。这是世界上最早的法医学专著，曾被译成英、法、德等多国文字，广泛流传。中外法医界普遍认为是宋慈于公元1235年开创了“法医鉴定学”，因此宋慈被尊为世界法医学鼻祖。

**宋以前医籍考** 医书名。日本医家冈西为人编。约成书于1936年。本书收录中国宋代以前医学书目1860多种，按科目分为内经、难经、五脏、针灸、女科、幼科、外科、养生、经方、本草、食经以及兽医等23类，每一书目皆标出处、卷数、存佚、著作人传略、考证、序跋、版本等项。全面概括介绍了宋代以前医学文献的流传情况，对研究中医古代医籍具有重要参考价值。1958年人民卫生出版社出版排印本。

## su

**素问** 医书名。又名《黄帝内经·素问》。为《黄帝内经》组成部分之一。原书9卷81篇，魏晋以后只存8卷。唐代王冰注释此书时，改为24卷，并补入七篇“大论”，但仍缺刺法论、本病论这两篇，经北宋林亿等校注后，成为今存《素问》传本的依据。本书论述人体解剖生理（藏象、经络等），病因，病理，诊断，辨证，治疗，预防，养生及人与自然，阴阳、五行学说在医学中的应用，运气学说等多方面内容，较系统地反映了秦汉以前的医学成就，特别是用朴素辩证法的指导思想，综括了医学的基础理论和临床实践，为历代医家所重视。现有多种刊印本和注本。

**素问灵枢类纂约注** 医书名。3卷。〔清〕汪昂辑注。成书于康熙二十七年（1688）。简称《素灵类纂约注》，又名《黄帝素问灵枢合纂》。本书摘取《素问》《灵枢经》之精要者加以分类纂注，分为藏象、经络、病机、脉要、诊候、运气、审治、生死、杂论九类撰注。其注结合临床，阐发经旨不拘前人之论。对初学《黄帝内经》者尤具参考价值。

**素问玄机原病式** 医书名。1卷。〔金〕刘完素著。简称《原病式》。约成书于大定十二年至二十二年间（1172—1182）。本书运用“比物立象”之法，将病机十九条及刘完素发明之“诸涩枯涸，干劲皴揭，皆属于燥”一条，总分为“五运主病”和“六气为病”两部凡十一类，各部类之下逐条分证注疏，以详天地运气造化自然之理，举例揭示气盛衰胜复之病机，并总述其识病辨证主治之法。本书作为刘完素学术理论之代表作，特别重视人与自然的关系，将生理、病理之变化与运气学说紧密结合，创立了颇具特色的脏腑六气生理病机学说。

**素问遗篇** 医书篇名。不著撰者。约成于唐宋年间。又名《黄帝内经素问遗篇》《素问佚篇》《素问亡篇》。唐代王冰编次《素问》，于“刺法论第七十三”“本病论第七十三”后注明“亡”字，至宋刘温舒《素问入式运气论奥》附录此2篇原文，并署名《素问遗篇》。其内容主要论述运气升降、迁正退位等。其中“正气存内，邪不可干”一句为至理名言，后世广为传诵。其他内容亦多采纳。

**素问注证发微** 医书名。九卷。〔明〕马莳撰注。成书并刊于万历十四年（1586）。原名《黄帝内经素问注证发微》。本书据北宋林亿等校正本，分为9卷81篇。每篇首解篇名，次分若干章节，然后分节注证，不同于以前注家随句注解之体例，有颇多独到见解和发挥，尤其对经脉腧穴的注证颇为详尽。

**宿伤** 病名。即陈旧伤。因损伤后未能及时治疗或治疗不彻底，瘀结不化所致。常因劳累而诱发创伤处痛胀加剧。参见“瘀血”条。

**宿食** 病因名，又作病证名。指因饮食过多或脾虚不运导致饮食停积胃肠的病证。出《金匮要略》。亦称伤食。多因饮食过多或脾虚不运所致。以脘腹胀痛，嗳气酸臭，恶心厌食，大便秘结或泄下不爽，苔腻为主要表现，也可见恶寒，发热，头痛等症。治宜健脾和胃，消食导滞，方用保和丸或治中汤等加减。宿食在上脘见胸脘痞胀、恶心者，可用探吐法。寒热、头痛、便秘或泻下不爽者，可用大柴胡汤、枳实导滞丸等加减。参见“伤食”条。

**宿翳** 眼科病证名。指黑睛疾患痊愈后结成并遗留的瘢痕翳障。即角膜瘢痕。见《目经大成》。一般分为冰瑕翳、云翳、厚翳、斑脂翳等。其共同特点为表面光滑，边缘清楚，无红肿热痛等症状。位于黑睛边缘未遮挡瞳神者，视力影响较小；若遮蔽瞳神，可严重影响视力。治宜补虚泻实，明目退翳。可选用开明丸或石决明散加减。外点七宝散。若翳久深厚，效多不佳。

S

## suan

**酸甘化阴** 治法名。指合用酸味、甘味药以化生阴津、阴液的治法。如阴不济阳而见失眠多梦，健忘，舌赤糜烂，脉细数者，可用酸枣仁、五味子、白芍、生地黄、麦冬、百合等药，酸味药能收敛浮阳，甘味药能化生津气，酸甘并用能使阴虚得济，阳亢得平。又如脾阴不足而见消化呆滞者，用乌梅、五味子、白芍、太子参、山药等药，酸甘合用以化生阴液，避免纯用补阴药，防止滋腻碍胃。

**酸苦涌泄为阴** 中药学术语。指酸味或苦味的药物具有催吐与导泻的作用，其药性属阴，故名。出《素问·至真要大论篇》。如胆矾味酸，瓜蒂味苦，能催吐，大黄味苦能泻下。

**酸痛** 症状名。指疼痛兼有酸软感的症状。多因湿邪侵袭肌肉、关节，气血运行不畅所致，亦可因肾虚骨髓失养引起。

**酸咸无升** 中药学术语。指酸味或苦味的药物大多没有升提特性。出《本草纲目》。酸味收敛，咸味润下，因此该类药属阴，有趋里、向下的特性。如山茱萸、五味子、白芍、乌梅、牡蛎、龟甲、芒硝、盐等。

## sui

**髓** 奇恒之腑。即骨髓和脊髓。髓由肾精与水谷精微化生，与脑相通，有充养骨骼、补益脑髓的功能。《素问·脉要精微论篇》："骨者髓之府。"《素问·逆调论篇》："肾不生则髓不能满。"《灵枢·五癃津液别》："五谷之精液和合而为高者，内渗入于骨空，补益脑髓。"

**髓海** 四海之一。指脑。脑为诸髓汇聚之处，故称。《灵枢·海论》："脑为髓之海。"《素问·五脏生成篇》："诸髓者皆属于脑。"

**髓会** 经穴名。八会穴之一。即绝骨（悬钟）穴。此穴与髓密切相关，故称髓会绝骨。凡髓病皆可酌情取用。《难经·四十五难》："髓会绝骨。"

**髓涕** 病证名。指脑漏症之鼻涕。形容鼻涕之来深且多。

**髓溢** 病名。指齿牙日长，渐至难以食者。相当于急性根尖周炎。见《杂病源流犀烛》。可用白术煎汤漱服，或内服清胃散。

**髓之府** 骨的别称。髓汇聚于骨内，髓能养骨，精髓充盛则骨骼强壮，行动稳健，故名。

**岁会** 岁运的五行属性与该年年支五行方位的五行属性相同。

**岁运** 又称中运、大运。统管全年的五运之气。能反映全年的气候特征、物化特点及发病规律等情况，所以称岁运。

## sun

**孙络** 经络名。络脉的细小分支。又名孙脉。《灵枢·脉度》："经脉为里，支而横者为络，络之别者为孙。"

**孙脉** 即孙络。详见该条。

**孙思邈** 医家名。（581—682）生年存在争议。唐代著名医学家。京兆华原（今陕西省耀州区）人。世称孙真人。少时因病学医，博涉经史百家，兼通佛学经典，长期在家乡隐居。撰《备急千金要方》《千金翼方》各30卷，系统总结了中国唐代以前各科医学成就，尤其重视妇、儿等科证治经验的总结，在疾病分类、证候描述、诊断与治疗等方面理法方药具备，他发展仲景学说，重视养生等内容，对后世影响较大。后人尊称为"药王"。

**孙一奎** 医家名。（1522—1619）明代医学家。字文垣，号东宿，别号生生子。安徽休宁人。治病多验，且在学术理论上颇有建树，尤其对命门、三焦等理论研究，均有见地。著有《赤水玄珠》《医旨绪余》《孙氏医案》等。

## suo

**缩脚肠痈** 外科病名。指肠痈患者下肢不能伸直者。参见“肠痈”条。

**缩脚流注** 外科病名。即髂窝流注。相当于髂窝脓肿。由于患者多屈曲患腿以减轻疼痛，故名。见《外科大成》。发于髂窝部肌肉深处，初起患侧拘挛不适，渐感屈伸受限，强伸则痛剧，髂窝部可触及肿块，成脓后有波动感，皮色不变，全身可有发热，恶寒，无汗或微汗，少食倦怠。溃后脓出，全身症状可逐渐消减。参见“暑湿流注”条。

**缩脚痧** 病证名。痧证之一。见《七十二种痧证救治法·缩脚痧》。多因肺经受邪所致。好发于小儿，常见全身筋脉收缩，手足拘挛，或左手，或右手，或右足，或左足。可用先拍后针法治疗。以三指拍击阳交穴、曲池穴，拍出紫块，再针刺两穴。另可取木香、藿香、沉香、乌药、香附、陈皮、厚朴、木瓜、神曲煎水，冲服玉枢丹。

**缩筋** 病证名。指筋脉拘挛不舒。出《素问·气穴论篇》。又称筋缩。

**所不胜** 在五行相克关系中，“克我”者为“我所不胜”。如“木克土”，土为“我”，土之“所不胜”是木。

**所生病** 病证名。指经脉病证类。其病一般由本脏腑所生，并非经脉传来，故名。出《灵枢·经脉》。包括经脉所络属脏腑本身的病证，如手太阴肺经主肺所生病者，症见咳，上气喘渴，心烦胸满。脏腑病延及所属经脉，反映在经脉循行路径上的病证，如手太阴肺经所生病还有“臑臂内前廉痛、厥，掌中热”等症状。

**所胜** 在五行相克关系中，“我克”者为“我所胜”。如“木克土”，木为“我”，木之“所胜”是土。

**锁肚** 儿科病证名。脐风证之一。指婴儿出生1个月后，忽然乳不下咽，腹壁板硬，腹皮发红，撮口啼哭，手足口气俱冷者。多因断脐时，消毒不严，或遮护不密，风邪侵入所致。治宜祛风散寒，行气止痛。

**锁肛痔** 肛肠科病名。即肛管直肠癌。《外科大成》：“肛门内外如竹节锁紧，形如海蜇，里急后重，便粪细而带扁，时流臭水。”可考虑药物、手术等综合疗法。

**锁骨疽** 即蠹疽。

**锁喉风** 病名。类似于西医学扁桃体周围脓肿、咽后壁脓肿等咽喉重症。见《景岳全书》。又名咬牙风。多因肺胃蕴热，复受风邪，客于咽喉所致。症见喉关内外疼痛红肿，大如鸡卵，胸闷气紧，呼吸短促，语声难出，吞咽困难，口噤如锁，牙关拘急，口臭便秘，寒热大作。治宜疏风清热，解毒消肿。方用清咽利膈汤加减，或含化六神丸，脓已成者用针刀刺破出脓、外吹冰硼散。

**锁喉痈** 病名。指生于喉结处的外痈。即颈部蜂窝织炎。见《疡科心得集》。又名锁喉毒。小儿多见。因外感风温，肺胃积热上壅所致。症见红肿绕喉，焮热疼痛，甚则肿延胸前，堵塞咽喉，汤水难下。治宜散风清热，泻火解毒。方用普济消毒饮加减。外用敷药箍围。

**锁口** 病证名。外科病证名。指疮口不敛，周围坚硬者。见《外科辑要》。多因疮疡溃后感受风热湿毒，或外用药物不当，或饮食禁忌所致。

**锁口疔** 病名。指疔之生于嘴角者。系心脾两经火毒凝聚所致。初起口角生疔如粟米，色紫坚硬，根脚小而深，肿甚麻木痒痛，寒热交作，烦闷作呕，甚者口不能开。

**锁子骨** 骨名。又名拄骨。即锁骨。

**锁子骨伤** 骨伤科病名。即锁骨骨折。见《医宗金鉴》。多因跌坠撞击所伤，伤处肿胀疼痛，压之加剧，可有骨摩擦声。患者头向患侧倾斜，下颌偏向健侧，患侧上肢不能正常活动。骨折端有移位者需手法整复，给予固定，无移位者仅需固定。伤处可敷定痛膏，并内服复元活血汤。肿痛减轻后改服正骨紫金丹，配合功能锻炼。

# T

## ta

**溻渍法** 常用外治法之一。出《外科精义》卷上。即以药煎汤，乘热湿敷、淋洗、浴渍或熏洗患部，以治疗疾病的方法。具有疏通腠理，调和血脉，祛邪消毒的作用。类似于现代的水疗法，属物理疗法的一种。

## tai

**胎** 妇产科术语。指孕而未出生的幼体。又称胎元。《素问·五常政大论篇》："故有胎孕不育，治之不全，此气之常也。"一般妊娠2周为孕卵，此后逐渐形成胚胎，4个月称始胎，6个月为胎儿。

**胎病脏寒** 儿科病证名。指婴儿出生后腹部青脉暴露，时鼓时减，按之虚软，呃呃作声，日夜不禁的病证。出《普济方》。多因妊娠时母亲过食生冷，或内脏虚寒，影响胎儿所致。治宜温中散寒，方用理中汤加减。

**胎不长** 妇产科病证名。即胎萎不长。出《妇人大全良方》。又名荫胎、卧胎。多因胎漏伤胎，下血虽止但胎儿发育受阻。或孕妇素体虚弱，或有宿疾，脾胃不和，气血不足，胎失滋养，以致孕至五六个月，腹形明显小于妊娠月份。治宜补益气血。方用八珍汤、十全大补汤。若脾胃虚弱者，方用六君子汤、补中益气汤。本病应与胎死腹中、过期流产鉴别。

**胎不正** 妇产科病证名。即胎位不正。见《产家要诀》。多因妊娠期妇女气滞或临产惊恐，影响胞胎转运，导致胎位不正。治宜舒气导滞。方用紫苏饮。可灸至阴穴。

**胎产三禁** 妇产科术语。指孕妇胎前、产后的三种治疗禁忌。即不能妄用汗、下、利小便三法，以免伤害胃气及胎元。见《素问病机气宜保命集》。对孕产妇而言，过汗易致亡阳伤气，过下易致亡阴伤血，利小便太过易伤损津液。

**胎产损伤** 病因名。小儿在母亲怀孕期间或分娩之时受到损伤，导致出生后出现疾病。

**胎赤** ❶儿科病证名。指新生儿头面肢体通红，状如涂丹。见《证治准绳·幼科》。多因胎中感受热毒所致。治宜清热和血。方用清热解毒汤或清胃汤，外敷如意金黄散。如婴儿初生，皮肤娇嫩，骤然与外界接触而出现鲜红色斑者，数天后可自行消退，不必药治。❷眼科病证名。指初生婴儿因秽汁浸渍于眼中，眼睑赤烂，至长大不瘥者。见《证治准绳》。

**胎赤眼** 儿科病证名。即新生儿眼睑及结膜充血糜烂。出《太平圣惠方》。又名眼胎赤。《太平圣惠方》："夫小儿眼胎赤者，是初生洗目不净，令秽汁浸渍于眦中，使睑赤烂，至久不瘥。"

**胎搐** 即胎痫。详见该条。

**胎传** 母亲在受孕至分娩的整个妊娠期间对胎儿的不良影响，导致婴儿出生后发生疾病。

**胎疸** 即胎黄。详见该条。

**胎动不安** 妇产科病证名。指妊娠期间腰酸腹痛，胎动下坠，或兼见阴道少量流血等。类似于先兆流产。出《诸病源候论》。多因气虚、血虚、肾虚、血热、外伤等，致使冲任不固，不能摄血养胎。气虚者精神萎靡，少气懒言，治宜补气安胎，用举元煎加阿胶；血虚者面色淡黄，神疲乏力，治宜补血安胎，用胎元饮；肾虚者头晕耳鸣，两腿软弱，尿频，治宜固肾安胎，用寿胎丸；血热者口干咽燥，心烦不安，治宜清热凉血安胎，用保阴煎；外伤者于伤后突然胎动下坠，腰酸，小腹胀痛，治宜补气养血安胎，用胶艾四物汤加减。

**胎动下血** 妇产科病证名。指孕妇胎动腹痛，兼见阴道出血者。类似于先兆流产。见《养儿宝》。初起症状较轻，之后逐渐加重，流血量多，可致流产。参见“胎动不安”“胎漏”条。

**胎毒** 有广义与狭义之分。狭义胎毒指某些传染病，在胎儿期由亲代传给子代。广义胎毒指妊娠早期，其母感受邪气，或误用药物，或误食伤胎之物，导致遗毒于胎，出生后渐见某些疾病。

**胎儿** 受孕约8周后孕育在妇女胞宫内尚未出生的儿体。

**胎儿期** 从受孕至分娩断脐的时期。

**胎肥** 儿科病证名。指小儿初生身体肥胖，满月后渐消瘦，伴五心热、大便难、时时吐涎等。出《小儿药证直诀》。多因孕妇过食甘肥，湿热内盛，影响胎儿所致。治宜清泄湿热。

**胎风** 儿科病证名。❶指婴儿禀受不足，触冒风邪，或因断脐，疮痂未敛，以致风邪侵入导致抽搐。见《圣济总录》。症见壮热呕吐，烦躁不安，睡易惊醒，手足抽搐。治宜息风镇静。方用羚角钩藤汤。❷指小儿初生，身皮如汤泼火伤者。见《保婴撮要》。又名胎赤。参见该条。

**胎风赤烂** 儿科病证名。指新生儿或婴儿患眼弦赤烂证。其病“皆因胎气风热之毒”所致。见《古今医统》。

**胎寒** 儿科病证名。指婴儿在母胎内感寒所致的病证。出《诸病源候论》。症见小儿初生百日内，身起寒栗，四肢不温，腹胀下利，腹痛多啼，曲足握拳，甚至口噤不开等。治宜温中祛寒，方用四磨汤合理中汤。

**胎患内障** 眼科病证名。即胎翳内障。相当于先天性白内障。见《秘传眼科龙木论》。多因孕妇患病，热结于内，导致胎儿产后眼外观虽大体正常，但睛珠浑浊，并随睛珠浑浊轻重不同而有不同程度的视力障碍。

**胎黄** 又名“胎疸”。即新生儿黄疸。指小儿出生后皮肤面目出现黄疸为主要特征的病证。出《诸病源候论》。

**胎疾** 儿科学术语。指婴儿之病得自胎内者。《幼科全书》认为多见于满月以内，《幼科发挥》认为或见于周岁以内。又名胎证、胎中病。多因胎禀不足，或怀胎时调摄失宜，以及胎毒等引起。如胎寒、胎热、胎肥、胎弱等，均属胎疾范围。

**胎教** 指孕期采用各种有益于胎儿心身发育的调养方法，调节孕妇饮食起居、思想修养及视听言行，促进孕妇身体健康，预防胎儿发育不良及培养胎儿气质品格。古人认为胎儿能受到母体情绪和言行的感化，故孕妇必须谨守礼仪，心情恬静舒畅，做各种对胎儿身心发育有益的活动，给胎儿成长以良好的影响。

**胎瘤** 外科病证名。即新生儿血管瘤。出《外科正宗》。又名红丝瘤。多因母体蕴热或兼血瘀而成。症见新婴儿头部、胸乳间出现局限性肿块，色紫微硬，漫肿疼痛，或大或小。

**胎漏** 妇产科病证名。即胎前漏红。见《素问病机气宜保命集》。多因孕妇气血虚弱、肾虚、血热等，导致冲任不固，不能摄血养胎。症见妊娠期间阴道不时下血，量少，或按月来血点滴，或淋漓不断，并无腰酸腹痛及小腹下坠等现象。《医学入门》称："不痛而下血者为胎漏。"参见"胎动不安"条。

**胎气** 妇产科术语。指妊娠期的养胎之气，即胎儿在母体所受的精气。胚胎至成形，皆赖胎气滋长。见《备急千金要方》。胎儿生长发育的正常与否，与胎气禀受有关。如禀受充足，则气血调和，精力充沛，发育正常，形体壮健。如禀受不足，则发育障碍，形体羸瘦。

**胎气上逼** 即子悬。详见该条。

**胎气上逆** 即子悬。详见该条。

**胎前漏红** 即胎漏。详见该条。

**胎怯** 又名"胎弱"。指新生儿体重低下，身材矮小，脏腑形气均未充实的一种病证。出《小儿药证直诀》。

**胎热** 儿科病证名。指婴儿在母腹中感受热邪所致的病证。出《小儿药证直诀》。多因妊娠时过食辛热之品，或母体热盛，影响胎儿所致。症见小儿出生后目闭面赤，眼胞浮肿，遍体壮热，口气热，烦啼不已，溺赤便结等。治宜清热解毒，方用大连翘饮、清胃散。

**胎热伏心啼** 即热烦啼。详见该条。

**胎弱** 儿科病证名。为小儿胎禀不足，气血虚弱的泛称。出《小儿药证直诀》。又名胎瘦、胎怯。症见婴儿出生后皮肤脆薄，毛发不生，形寒肢冷，面黄肌瘦，腰膝酸软等。治宜补益气血，滋养肝肾。方用十全大补汤、六味地黄丸加减。

**胎疝** 儿科病证名。指婴儿出生后即阴囊肿大，或肿硬疼痛者。见《医宗金鉴》。多因先天发育不良所致。治宜理气止痛。方用十味苍柏散、金铃散、川楝丸化裁。

**胎上逼心** 即子悬。

**胎生青记** 又称"胎记"。婴儿出生时皮肤上出现的青色斑块。

**胎瘦** 即胎弱。详见该条。

**胎水** 即羊水。

**胎水肿满** 即羊水过多症。

**胎死腹中** 即子死腹中。

**胎嗽** 即百晬嗽。

**胎溻皮疮** 即溻皮疮。

**胎萎不长** 以妊娠子宫小于相应妊娠月份，胎儿存活但生长迟缓为主要表现的疾病。

**胎痫** 儿科病证名。指胎中受惊所致的痫证。见《活幼心书》。又名胎搐。症见患儿百日内频发抽搐，身热面青，牙关紧闭，腰直身僵，睛斜目闭，多啼不乳等。治宜清热止痉。

**胎癣** 即奶癣。详见该条。

**胎衣** 孕妇胞宫内包裹胎儿，实现胎儿与母体物质交换的器官，包括胎盘与胎膜两个部分，具有维持胎儿发育时期营养、呼吸和排泄的功能，并有保护胎儿的作用。

**胎衣不下** 即胞衣不下。详见该条。

**胎衣夜啼** 即惊啼。详见该条。

**胎翳内障** 即胎患内障。详见该条。

**胎元** 胎的别称。详见该条。

**胎证** 即胎疾。详见该条。

**胎中病** 即胎疾。详见该条。

**胎自堕** 妇产科病证名。即流产。见《丹溪心法》。指妊娠期间腰腹部疼痛下坠，阴道少量流血等。多因孕妇气血虚损，胎失滋养，或血热燔灼，胎有所伤，或肾虚胎失所系，冲任不固，不能摄血养胎，导致其胎自堕。参见“胎动下血”“胎动不安”“胎漏”条。

**苔垢** 舌苔名。指苔面厚腻胶结，犹如覆盖一层垢浊。又名浊苔。多见于宿食不化，或湿浊阻滞中焦。

**苔滑** 舌苔名。指苔面细腻滑润，甚者苔上似有水凝成珠。属体内有水湿之象。若舌淡苔白滑，或灰滑，为阴寒凝滞，或痰湿内阻。《伤寒论》：“舌上苔滑者，不可攻也。”

**苔润** 舌苔名。指苔面润泽。温病发热，如见苔润，表示津液未伤。须注意热入营血时，因阳邪蒸动阴气，舌苔可反见润泽。

**苔色** 舌苔的颜色，常见白苔、黄苔、灰黑苔，比较少见的还有绿苔和霉酱苔。

**苔质** 指舌苔的质地、形态。临床上常见的苔质变化有薄厚、润燥、腻腐、剥落、偏全、真假等几个方面。

**太仓** ❶指胃。以其能容纳水谷五味，故名。《灵枢·胀论》：“胃者，太仓也。”❷中脘穴之别名。

**太仓公** 即淳于意。详见该条。

**太平惠民和剂局方** 医书名。官修中医方剂著作，简称《和剂局方》。宋太医局编，初刊于1078~1085年。本书原为北宋太医局熟药所的成药配方本，在宋代曾多次增补修订刊行，书名、卷数也有多次调整。现存本共10卷，分为诸风、伤寒等14门，共计788方。本书作为宋代官府颁行的中国第一部成方药典，荟萃宋代以前历代名家效方之精华，其所出之方，每方均记其主治、配伍、修制法等，是流传较广、影响较大的一部方书。在宋元时颇具影响力，明清方书亦引载甚多。

**太平圣惠方** 医方书。共100卷。简称《圣惠方》。〔宋〕王怀隐等奉敕编撰，刊于992年。本书是北宋翰林医官院在广泛收集民间效方的基础上吸取了北宋以前的各种医方书内容，集体编写而成。内容包括诊法、用药法、脏腑病、伤寒、内科杂病（包括眼目、口齿、咽喉）、外科、妇人病、小儿病、服食食治、针灸等，书中所辑方剂数量较多，但所录之方剂未著出处。

**太息** 又称叹息，是指患者情志抑郁，胸闷不畅时发出的长吁或短叹声，多是情志不遂，肝气郁结的表现。

**太阳** ❶经外穴名。见《银海精微》。别名前关。位于眉梢与外眼角连线中点，向后约1寸凹陷处。主治头痛、面瘫、目疾、牙痛等。❷即颞颥。

**太阳表证** 即太阳经病。详见该条。

**太阳病** 病名。伤寒六经病之一。指外感病初期所表现的证。太阳主一身之表，能抗御外邪侵袭，为人体的藩篱，外邪侵袭人体，太阳经首当其冲。凡外感病初起，症见脉浮，头项强痛，发热恶寒等表证，总称太阳病。有汗为中风，治用桂枝汤解肌；无汗为伤寒，治用麻黄汤发汗。太阳病有经病、腑病。腑病又分蓄水与蓄血，是邪入膀胱所引起的病变。蓄水证可以出现脉浮，发热，渴而小便不利，少腹满或水入即吐等，其特征为小便不利，治用五苓散通阳利水。蓄血证可以出现少腹急结，其人如狂等，其特征为小便自利，治用桃核承气汤行血祛瘀。

**太阳病误治证** 《伤寒论》病证名，指太阳病治疗不当导致病情发展变化出现的病证。

**太阳腑证** 病证名。又称太阳腑病。指太阳经证不解，病邪循经内传太阳之腑所表现的病证。因其病位、病机和证候表现不同，临床又分为太阳蓄水证和太阳蓄血证。也有人认为只有蓄水证属于太阳腑病，而蓄血证病位不在膀胱，在下焦，故将蓄血证列为伤寒兼证。见《医学心悟》。详见“伤寒蓄水证”“伤寒蓄血证”条。

**太阳坏病** 《伤寒论》病证名，外感太阳病经失治、误治，导致阴阳错杂，证候表现复杂的病证。

**太阳经病** 病证名。亦称太阳经证、太阳表证。指六淫之邪侵袭人体肌表，正邪相争，营卫失和所表现的证。太阳经证为外感病的初起阶段，包括太阳中风和太阳伤寒。一般指桂枝汤证与麻黄汤证。外感风寒，太阳经病邪未化热入里，大小便如常，口亦不渴，故用辛温解表法。若表邪有化热入里之势，或温病初起，症见发热口渴，小便短赤，恶寒轻微，或迅即不恶寒者，治用辛凉解表法。参见“太阳病”条。

**太阳痞证** 《伤寒论》病证名，指表寒证误用下法，表邪入里化热，以患者自觉胃脘窒塞不适，按之柔软不痛，脉浮而紧等为常见症的太阳病误治证。

**太阳伤寒证** 《伤寒论》病证名，指以寒邪为主的风寒之邪侵袭太阳经脉，卫阳被遏，营阴郁滞所表现的证。临床又称为伤寒表实证。

**太阳少阳并病** 《伤寒论》病证名，指太阳病未罢，又出现少阳病的证候，症见心下硬、颈项强而眩等。

**太阳少阳合病** 《伤寒论》病证名，指太阳和少阳两经的证候同时出现。

**太阳头痛** 病证名。头痛之一。❶指伤寒太阳病头痛。以头项强痛、恶寒发热、脉浮为特征。见《兰室秘藏》。无汗用麻黄汤，有汗则用桂枝汤，或用川芎、羌活、独活、麻黄之类。❷指太阳经头痛。以头痛自脑上至颠顶，项强或腰脊痛为特征。见《冷庐医话·头痛》。用羌活、麻黄等为引经药。参见“头痛”条。

**太阳蓄水证** 《伤寒论》病证名。指太阳经证不解，邪气内传膀胱腑，邪与水结，膀胱气化失司，水液停蓄所表现的证。

**太阳蓄血证** 《伤寒论》病证名。指太阳经证未解，邪热内传，邪热与瘀血互结于少腹所表现的证。

**太阳阳明并病** 《伤寒论》病证名。指太阳病未罢，又出现阳明病的证候。

**太阳阳明合病** 《伤寒论》病证名。指太阳和阳明两经的证候同时出现。

**太阳中风证** 《伤寒论》病证名。指以风邪为主的风寒之邪侵袭太阳经脉，致使卫强营弱所表现的证。临床又称外感表虚证。

**太医** 古代医官名。指专为帝王及宫廷官员等服务的医生。

**太医局** 宋代医事机构，属太常寺，源于唐太医署，下分九科，专管培养学生。参见“太医署”条。

**太医署** 古代医疗和医学教育机构，南北朝时期始有建制，隋唐时期趋于完备，下设医学各科。宋代改称太医局，至金元以后则改为太医院。

**太医院** 古代医疗机构名。金、元、明、清代专为上层封建统治阶级服务的医疗保健机构。参见“太医署”条。

**太阴病证** 《伤寒论》病证名。伤寒六经病之一。以腹满而吐，食不下，口不渴，自利益甚，时腹自痛为主要临床表现的病变。太阴主脾，其病可从三阳病传变而来，亦可由寒邪直中或脾虚寒湿中阻而成。治宜健脾温运。理中汤为其代表方。

**太阴疽** 即肩胛疽。详见该条。

**太阴络** 漏谷穴之别名。

**太阴头痛** 病证名。头痛之一。以头痛重着或昏蒙为特征，兼见痰多身重，或腹部满痛，脉沉缓者。见《兰室秘藏》。因痰湿困脾，清阳不升所致。治宜燥湿化痰。可用苍术除湿汤加味。参见“头痛”条。

## tan

**瘫痪** 病证名。指口、眼或肢体不能自主活动的表现。分为面瘫、偏瘫、四肢瘫痪等。面瘫多因风寒侵袭经络，气血阻滞所致。偏瘫、四肢瘫痪等多因肝肾亏虚，气血不足，筋脉失养，复因邪气（如风寒、湿热、痰、瘀等病邪）侵袭经络所致。常见于脑血管意外后遗症，以及神经系统病变。治宜审察病因，采用药物、针灸及推拿等综合疗法。

**弹石脉** 脉象名。脉在筋骨之间，如指弹石。其特点为脉位偏沉，至数偏快，脉律基本规则，紧张度极高，毫无柔和软缓之象。主肾水枯竭，阴亡液绝，孤阳独亢，风火内燔。

**痰** 病因名，也作病证名。泛指人体津液代谢障碍，水饮不化凝聚的病理产物及痰邪滞留于体内导致的相关病证。痰的生成与肺、脾、肾功能失常有关，古有“脾为生痰之源，肺为贮痰之器”之说，也可因邪热煎熬津液而成。痰分为有形之痰与无形之痰，有形之痰指呼吸道分泌的黏液或黏胶状病理产物，如泡沫痰、黏稠痰、白痰、黄痰等；无形之痰指其随气升降，无处不到，变幻不一，既可留滞于经络、皮里膜外，也可滞着于脏腑百骸，故有“百病皆由痰作祟”之说。痰病不仅常见于咳嗽、气喘等呼吸系统疾病，还是眩晕、头痛、癫狂、昏厥、痰核等病证发病的主要原因。

**痰包** 病证名。即舌下囊肿。见《外科正宗》。又名匏舌、舌下痰包。由痰火互结，留阻舌下而成。症见舌下口底黏膜处有一小疱，渐成匏瓜状囊肿，光滑柔软，色黄不痛，舌下胀满，妨碍饮食、语言，若溃破则流出蛋清样黄白色黏稠液体，或如豆渣粉汁，囊肿可暂时缩小或消失，但可复发，反复不愈。可用消毒三棱针将痰包挑破，排尽脓涎，外吹冰硼散，内服清热化痰之剂，方用二陈汤加黄连、黄芩、竹茹、蒲公英等。

**痰闭** 即痰浊内闭。详见该条。

**痰秘** 病证名。指湿痰阻滞肠胃导致大便秘结。见《张氏医通》。症见便秘，并伴有胸胁痞闷，喘满，眩晕，头汗，偶见腹泻等。治宜化痰通腑。方用二陈汤加枳实、大黄、白芥子、竹沥等。重者可用控涎丹。

**痰喘** 病证名。指痰浊壅肺而喘者。见《丹溪心法》。多因痰湿蕴肺，阻塞气道所致。症见呼吸急促，喘息有声，咳嗽，咯痰黏腻不爽，胸中满闷等。治宜祛痰降气平喘。方用二陈汤、千缗汤、滚痰丸、苏子降气汤等加减，中草药满山红、平地木、鱼腥草等亦可配合应用。痰喘缓解时，宜培补脾肾，方用六君子汤、金水六君煎等。

**痰毒** 发于颈、腋、胯腹部淋巴结的痈。

**痰呃** 病证名。指痰浊阻塞所致的呃逆。见《证治汇补》。症见胸闷，呼吸不利，呃有痰声。治宜化痰行气，方用导痰汤。属痰热者，可用半黄丸加减。

**痰核** 病证名。指皮下肿核类病证。类似于脂肪瘤。见《医学入门》。多因脾虚不运，湿痰流聚所致。症见皮下生核，大小不一，多少不等，无红无热，不硬不痛，推之可移，多生于颈项、下颌、四肢及背部者。生于身体上部者多夹风热，生于身体下部者多夹湿热。治宜健脾化痰散结，方用二陈汤化裁。单发者内治无效，可手术摘除。

**痰火** 病证名。痉病的一种。见《万病回春》。因痰火壅盛所致。症见眼牵嘴扯，手足振摇或搐搦，身热，咳嗽多痰，脉洪数。

治宜清热泻火，豁痰止痉。方用瓜蒌枳实汤、清膈煎、抱龙丸等。

**痰火扰神证** 病证名。指火热痰浊交结，扰乱心神，以狂躁、神昏及痰热症状为主要表现的证。痰火扰神证又称痰火扰心（闭窍）证。

**痰火扰心** 痰郁化火扰乱心神导致神志异常的病理变化。

**痰火头痛** 病证名。指痰火上逆导致的头痛。见《证治汇补》。症见头痛脑鸣，或偏侧头痛，胸脘满闷，呕恶，泛吐痰涎，心烦善怒，面红目赤，口渴便秘，舌苔黄腻，脉洪滑数。治宜化痰泻火。方用礞石滚痰丸、芎芷石膏汤等。参见“头痛”条。

**痰火怔忡** 病证名。指痰火扰动的怔忡。见《类证治裁》。治宜清火导痰。方用黄连温胆汤、金箔镇心丸等。参见“心悸”条。

**痰积** 病证名。指痰浊凝聚成积。见《儒门事亲》。常见痰积于胸膈，痰多黏稠，难以咯出，头晕目眩，胸闷隐痛，脉象弦滑等。治宜开胸涤痰。方用导痰汤或竹沥达痰丸等。如症重且形气俱实，可用控涎丹。痰积在喉胸者，可考虑用吐法治疗。

**痰积呕吐** 即痰呕。详见该条。

**痰积泄泻** 即痰泻。详见该条。

**痰厥** 病证名。厥证的一种。指痰盛气闭引起四肢厥冷，甚至昏厥的病证。见《世医得效方》。治宜化痰降气。凡一时痰涎壅盛，气闭昏愦，药食不通者，可先探吐以治其标，然后随证选用清降、温散、燥湿、温补脾肾之剂以治其本。方选稀涎散、抽薪饮、六君子汤、金水六君煎等。参见“厥证”条。

**痰厥头痛** 病证名。指痰浊上逆所致的头痛。见《外台秘要》。症见头痛如裂，眩晕，身重，心神不安，语言颠倒，胸闷恶心，烦乱气促，泛吐痰涎或清水，四肢厥冷，脉弦滑。治宜化痰和中。参见“头痛”条。

**痰疬** 病证名。❶瘰疬的一种。见《外科正宗》。多因脾失健运，生痰结核而成。初起如梅李，可遍布全身，久则微红，后可破溃，溃后易敛。治宜行气豁痰。方用芩连二陈汤加减。❷指瘰疬生于项前足阳明胃经循行之处者。见《医宗金鉴》。

**痰瘤** 病证名。指痰湿凝滞而成的肿瘤。类似于脂肪瘤。见《外科问答》。症见瘤生于腮两旁，或肋腹处，初起如桃李，渐大如茄，质地柔软，不痒不痛，能溃破。治宜化痰散结。在上者宜用解郁汤，在下者宜用除湿汤。

**痰蒙心包** 即痰迷心窍。详见该条。

**痰蒙心窍** 痰浊蒙蔽心窍，引起神志障碍的病理变化。

**痰蒙心神证** 病证名。指痰浊内盛，蒙蔽心神，以神志抑郁、痴呆、昏迷及痰浊症状为主要表现的证。痰蒙心神证又称痰迷心窍证。

**痰迷** 儿科病证名。指小儿痰壅窍闭，精神痴迷者。《厘正按摩要术》："小儿痰壅气塞，呀呷作声，甚至痰漫窍闭，如痴如迷，甚至痰塞喉间，吐之不出，咽之不入，在小儿为尤多。"治宜豁痰开窍。方用涤痰汤加减。推拿治疗：分阴阳，推三关，退六腑，推肺经、心经等。针刺天突、内关穴。

**痰迷心窍** 病机名，亦作病证名。指痰浊阻遏心神引起意识障碍。多见于神经系统感染、精神分裂症、脑血管意外等。又称痰蒙心包。主要症状有神识模糊，喉中有痰声，甚则昏迷不醒，苔白腻，脉滑等。

**痰疟** 病证名。指疟疾兼有郁痰者。常见于脑型疟疾。见《本草衍义》。症见寒热交作，热多寒少，头痛肉跳，呕吐痰涎，脉弦滑等，严重者昏迷抽搐。治宜化痰除疟。方用柴平煎、导痰汤等方加减。如热盛腹满，大便燥结者，可用大柴胡汤加减。

**痰呕** 病证名。指痰湿留滞所致的呕吐。见《三因极一病证方论》。又称痰饮呕吐、痰积呕吐。多因脾胃运化失常，聚湿成痰，导致胃气上逆而成。常见恶心，呕吐痰涎，肠中辘辘有声，心悸，头晕目花等。属痰热者，舌苔黄腻，脉弦滑而数，治宜清化痰热，可用栀连二陈汤；属寒饮者，舌苔白腻，脉沉迟，治宜温胃化饮，可用大半夏汤、桂苓术甘汤加减。

**痰痞** 病证名。指痰气凝结所致的痞证。见《类证治裁》。多因水饮涎沫凝聚成痰，壅滞气道而成。症见胸中或胃脘痞塞满闷，胁肋疼痛，呕逆，心下有寒冷感，按之有水声，或见发热，四肢麻木等。治宜理气化痰。方用砂枳二陈汤、半夏泻心汤等加减。

**痰癖** 病证名。指水饮停聚于胁下成癖，时有胁痛的病证。见《诸病源候论·癖病诸候》。与饮癖相类似。

**痰热壅肺证** 病证名。指痰热交结，壅滞于肺，肺失清肃，以咳喘、痰黄稠及痰热症状为主要表现的证。

**痰热阻肺** 病机名，也作病证名。指痰热壅阻于肺发生喘咳的病机及其相应的病证。多见于急性支气管炎、肺炎、肺气肿合并感染、支气管哮喘合并感染等疾患。多因外邪犯肺，郁而化热，热伤肺津，炼液成痰，痰热壅阻肺络所致。症见发热咳嗽，咯黄稠痰或痰中带血，胸膈满闷，甚则呼吸迫促，胸胁作痛，舌红苔黄腻，脉滑数。治宜清热化痰，宣肺止咳。方用麻杏石甘汤等加减。

**痰湿** ❶病因名，亦作病机名。指肺脾等脏外感邪气，或恣食肥甘，致使脏腑气机失调，凝津聚液而成。参见“痰湿阻肺”“痰湿头痛”等条。❷病证名。指以呕恶痰多，痰色稀白，脘腹闷胀，或痰核凝聚等为主要临床特征的病证。可兼见头痛、喘嗽、泄泻、肥胖、痰瘤、不孕等。治疗宜分虚实，虚者用六君子汤随证加减，实者用二陈汤、滚痰丸等加减。

**痰湿不孕** 妇产科病证名。指妇人痰湿内蕴导致的不孕症。多因素体肥盛，或恣食厚味，痰湿内蕴，致使冲任胞脉难以摄精成孕。多伴有带下量多，月经不调等。治宜健脾燥湿化痰。方用启宫丸、苍附导痰丸等。

**痰湿头痛** 病证名。指痰湿上蒙所致的头痛。见《张氏医通》。症见头部沉重，疼痛如裹，胸脘满闷，呕恶痰多，发作有时，舌苔白腻，脉滑。治宜化痰祛湿。方用导痰汤合芎辛汤加减。

**痰湿阻肺** 病机名，亦作病证名。指痰湿壅阻于肺，使肺气不得宣降的病机及其相应病证。常见于慢性支气管炎、支气管哮喘等疾患。多因脾失健运，精气不能上输于肺而致聚湿成痰，肺气失于宣降所致。主要症状有咳嗽，痰涎壅盛，痰白而稀，容易咯出，胸膈满闷，动则咳嗽加剧，气喘，舌苔白腻或白滑，脉濡缓。治以宣肺化痰燥湿为主。方用麻黄汤合葶苈大枣汤加减。

**痰痛** 指疼痛轻微或隐隐作痛，皮色不变，压之酸痛的表现。

**痰涎血** 病证名。指痰唾涎中带有血丝、血点。见《丹溪心法·咯血》。多因阴虚痰热，阳络损伤所致。治宜清热养阴，化痰止血。可酌情选用丹栀逍遥散、山栀地黄汤、天门冬汤、清火滋阴汤等。

**痰痫** 儿科病证名。小儿痫证之一。多因小儿素有痰热，复受惊恐所致。症见仆地昏倒，惊掣啼叫，痰涎壅盛，口吐痰沫。治宜祛痰清热。方用滚痰丸加减。

**痰哮** 病证名。指痰浊壅盛之哮吼。见《证治汇补》。多因痰火内郁，风寒外束所致。症见气急喘促，喉中痰鸣，声如拽锯。治宜宣肺降气，祛痰清火。方用五虎汤、白果汤等。

**痰哮嗽** 病证名。指痰涎壅盛引起的哮鸣咳嗽。《不居集》卷十五："痰哮咳嗽，喉中痰声如拽锯。"参见"痰哮""痰饮咳嗽"条。

**痰血** 病证名。指痰液中带血点或血丝。《不居集》："痰血，咳、咯、唾皆有之，兼带白屑、血丝、血点是也。"参见"咳血""咯血""唾血"条。

**痰泻** 病证名。指痰积导致的泄泻。见《医学入门》。又称痰积泄泻。多因痰积于肺，致使大肠气机不利，因而致泻。症见时泻时止，或多或少，或下白胶如蛋白，头晕恶心，胸腹满闷，脉弦滑。治宜化痰祛湿。方用二陈平胃散合海青丸加减。脾虚生痰者，用六君子汤。

**痰饮** 病名。指体内水液不得运化，停留或渗注于身体某一部位而发生的疾病。出《金匮要略·痰饮咳嗽病脉证并治》。古称澹饮或淡饮。一般以稠浊者为痰，清稀者为饮。❶诸饮的总称。多因肺、脾、肾功能失调，水液输化失常所致。治宜温补脾肾以固本，利水逐饮以治标。参见"悬饮""支饮""溢饮""留饮""伏饮""流饮"各条。❷四饮之一。指饮邪留于肠胃的疾病。又名流饮。症见形体素肥今瘦，饮食减少，肠鸣便溏，或兼心悸短气，呕吐涎沫等。治宜温阳化饮。方用苓桂术甘汤、金匮肾气丸等。

**痰饮喘急** 病证名。指痰饮上壅，气道受阻引起的喘证。多见于小儿。《医宗金鉴》："小儿痰饮作喘者，因痰壅气逆也。其音如潮响，声如拽锯者，须急攻痰壅，苏葶滚痰丸主之。若停饮喘急不得卧者，苏葶丸主之。"

**痰饮咳嗽** 病证名。指痰饮导致的咳嗽。一般多指寒痰饮邪，停于肺胃，咳嗽痰多，色白或如泡沫。治宜温化痰饮。方用小青龙汤、苓桂术甘汤等。日久饮邪伤阳，更见畏寒肢冷、水肿、脉沉细等肾阳不足症状者，治当温阳利水，方用真武汤、肾气丸等。如饮停胁下，咳引胁痛者，宜泻利水饮，方用十大枣汤。参见"痰饮""支饮""悬饮"条。

**痰饮呕吐** 即痰呕。详见该条。

**痰饮胃脘痛** 病证名。指痰饮停积中焦所致的胃脘痛。见《丹溪心法》。症见胃痛食少，恶心烦闷，呕吐痰沫，脉弦滑，或伴见头晕目眩，心悸气短，腹中辘辘有声。治宜化饮和胃。方用胃苓汤、二陈汤、平胃导痰汤加减。

**痰饮恶寒** 病证名。指胸膈之痰阻遏阳气所致的恶寒。见《证治汇补》。症见恶寒或后背恶寒，食少，肢体沉重，苔腻，脉滑等。治宜通阳化痰。方用苓桂术甘汤、指迷茯苓丸、二陈汤等加减。

**痰饮胁痛** 即停饮胁痛。详见该条。

**痰饮眩晕** 即停饮眩晕。详见该条。

**痰壅遗精** 病证名。指痰迷窍络所致的遗精。见《医学纲目》。多因久思气结，精神不宁导致痰气壅扰而成。治宜导痰宣通。方用猪苓丸合菖蒲郁金汤加减。参见"遗精"条。

**痰瘀生风** 痰与瘀血壅阻经络，阻碍气血，使脏腑功能失常而引动内风的病理变化。

**痰郁** 病证名。指痰气郁结导致的病证。见《丹溪心法·六郁》。症见动则喘息，咳嗽胸闷，咽中梗阻，脉沉而滑等。治宜涤痰解郁。方用痰郁汤、升发二陈汤等加减。

**痰晕** 病证名。指痰饮积聚导致的眩晕。见《世医得效方》。多因饮食不节，损伤脾胃，导致水湿不运，痰饮凝聚，留滞于中焦而致眩晕。症见胸脘胀闷，恶心呕吐，膈下辘辘有声，头晕，目眩，心悸，伴头额胀痛。治当分清虚、实、风、火，以化痰逐饮为主，再酌情佐以补虚、泻实、祛风、清火等法。

**痰证** 病证名。指痰浊停聚或流窜于脏腑、组织之间，临床以痰多、胸闷、呕恶、眩晕、体胖、包块等为主要表现的证。根据痰的性状及兼症的不同，痰证又有寒痰、热痰、湿痰、燥痰、风痰、瘀痰之分。

**痰证自汗** 病证名。指痰浊内阻、阳气不通导致的自汗。见《证治汇补》。症见自汗头晕，胸闷恶心，呕吐痰涎。治宜调中化痰。方用抚芎汤、理气降痰汤加减。

**痰滞恶阻** 妇产科病证名。妊娠恶阻之一。多见于素体脾虚，痰湿偏盛体质，孕后经血壅闭，冲脉之气上逆，痰饮随逆气上冲而成。症见恶心，呕吐痰涎，胸满不食等。治宜豁痰降逆。

**痰肿** 肿势软如棉，或硬如馒，大小不一，形态各异，无处不生，不红不热，皮色不变。常见于瘰疬、脂瘤等。

**痰中** 病名。类中风之一。指风痰内动导致的中风。见《证治汇补·似中风》。《医学心悟·类中风》中又名湿中。多因痰湿内盛，郁而动风，风痰上扰蒙蔽心窍所致。症见卒然眩晕，麻木，昏仆，不省人事，舌强，喉中有痰声，四肢不举，脉滑等。治宜化痰息风。方用苍白二陈汤、导痰汤加减。

**痰浊** 病因名。指痰湿秽浊之邪。

**痰浊内闭** 病机名，也作病证名。指痰浊导致闭证的病机及其相应的病证。简称痰闭。每夹风、夹热而成，多见于痰迷心窍或痰火扰心导致的癫狂、痫证等病，亦可见于温热病中湿热蕴蒸酿成的闭证。《温热论》："湿与温合，蒸郁而蒙蔽于上。"又："此津亏，湿热熏蒸，将成浊痰蒙闭心包也。"

**痰浊阻肺** 痰浊停留在肺，导致肺气宣降失常的病理变化。

**痰阻肺络** 病机名，亦作病证名。指肺脏受邪之后，输布津液功能失职，聚液成痰，阻滞于肺的病证。症见痰盛气逆，喘咳等。临床又分痰热阻肺、痰湿阻肺。详见各条。

## tang

**汤火伤** 即水火烫伤与烧伤。详见"烧伤"条。

**汤泼火烧** 病名。指被滚水、热油等烫伤，或火烧灼伤。出《太平圣惠方》。详见"烧伤"条。

**汤头歌诀** 医方书。共1卷。〔清〕汪昂撰。成书于康熙三十三年（1694）。汪昂选集古代常用名方300余首，以歌诀形式编成本书。全书按功效分为20类，每类首论本类方剂的基本作用、适应范围、辨证应用及注意事项等，继则分列方剂。诸方均按七言韵文编成歌诀，以概括其方剂组成、功效、主治等内容，便于背诵记忆。问世后流传甚广，相应地出现了多种后人续补、增注或改编的作品。其中1961年人民卫生出版社出版的《汤头歌诀白话解》，是本书较为详明的注释本。当代方剂学教材所载的方剂歌诀，大多出自本书。

**汤液** 剂型名。即煎剂。见《素问·移精变气论篇》。把药物加水煎成汤液，去渣，取汁内服。汤液吸收较快，易于发挥作用，常用于新病、急病。《圣济经》："汤液主治，本乎腠理，凡涤除邪气者，用汤为宜，伤寒之治，多先用汤者以此。"

**汤液本草** 本草著作名。共3卷。〔元〕王好古撰。成书于1238~1248年，至元十七年（1280年）补充若干资料。王好古以本草、汤液（经方）为正学，故撰此书。上卷为药性总论，选辑李杲《药类法象》《用药心法》的部分内容，并作了若干补充。中下两卷分论药物，所论药性均根据药物归经的特点，结合药物的气味阴阳、升降浮沉等性能予以发挥，并附引有关各家论述，反映了金元时期药物学理论的发展成就。

**唐慎微** 医家名。（1056—1136）宋代医药学家。字审元。蜀州晋原（今四川省崇庆市）人，后迁居成都华阳。出身于世医之家，医术精湛，医德高尚。他广泛采集经史百家医药文献及民间单方、验方，编成《经史证类备急本草》（简称《证类本草》）31卷，目录1卷。书中有六百余种药物是此前本草书中所未记载的，是宋代以前本草的总结。后世不少本草书都以此书为基础。

**唐宗海** 医家名。（1846—1897）清末医学家。字容川。四川彭县人。"中西医汇通派"代表医家。先攻儒学，为诸生时在四川已经颇有名气。光绪年间中进士，中年之后转而研究医学，主张兼取众家之长，"好古而不迷信古人，博学而能取长舍短"。著有《中西汇通医书五种》，包括《中西汇通医经精义》《伤寒论浅注补正》《金匮要略浅注补正》《血证论》《本草问答》。其中，《血证论》《中西汇通医经精义》为其主要代表著作。

**溏** 证名。指大便稀薄。《素问·气交变大论篇》："病腹满溏泄肠鸣。"《脉经》："腹胀如水状，大便必黑，时溏。"

**溏结不调** 大便时稀时干，粪质难以正常者，多因肝郁或脾虚所致。

**溏泄** 病证名。出《素问·气交变大论篇》。❶指大便稀薄。见《奇效良方》。❷指便泄污积黏垢。见《张氏医通》。属热证。详见"热泻"条。❸诸泄总称溏泄。见《证治要诀》。

## tao

**陶弘景** 医家名。（456—536）

南北朝医药学家，道家。字通明，自号华阳隐居。丹阳（今江苏省镇江市附近）人。在天文、历法、地理、医药等方面均有造诣。在医药方面，对《神农本草经》与《名医别录》中的730种药物进一步分类注释，合编成《本草经集注》，是《神农本草经》之后中国古代本草学重要文献，增补了葛洪的《肘后备急方》，后世称为《补阙肘后百一方》。

## ti

**提按端挤法** 正骨手法名。具体包括提按和端挤两种手法。以人体中轴为准，前后侧移位（即上、下侧移位）用提按手法，即用两手拇指按压突出的骨折一端向下，余指提下陷骨折的另一端向上；内外侧移位（即左、右侧移位）用端挤手法，即用一手端正骨折一端，另一手将向外突出的骨折另一端向内挤。其目的在于使“陷者复起，突者复平”，以达到断端平正。

T

**提插补泻法** 针刺手法名。针刺补泻法之一。以针在穴位内的上下进退来区分补泻的一种针刺手法。《难经·七十八难》：“推而内之，是谓补；动而伸之，是谓泻。”后世发展为重插轻提为补，重提轻插为泻。

**提插法** 针刺手法名。指行针时将针在穴位内上提、下插的手法。提插幅度一般在3~5分之间，不宜过大，提插的轻重快慢取决于病情虚实。补法以插为主，重插轻提（紧按慢提）；泻法以提为主，重提轻插（紧提慢按）。大幅度的反复紧按称捣针法，轻微有节律的捣动称雀啄法。

**提法** 正骨手法名。正骨八法之一。见《医宗金鉴·正骨心法要旨》。提，有提起、提伸及牵引之意。用一手，或双手，或拇、食指，或辅以绳索，将受伤后下陷之骨或关节提归原位，以利整复。多用于治疗锁骨、肋骨、鼻骨骨折及髋关节脱臼等。

**提脓去腐药** 具有排出脓液，去除腐肉的作用，能使疮疡内蓄之脓毒早日排出，腐肉迅速脱落的外用制剂。

**提痧** 挤拧疗法之一。

**提弹法** 伤科理筋手法名。即用手将患者肌腱或肌肉提起，然后迅速放开，并用手指弹拨筋肉的手法。包括提法和弹法。又名弹筋拨络法。适用于胸锁乳突肌、斜方肌、三角肌、胸大肌、背阔肌、肱二头肌、背伸肌群以及跟腱的劳损。较短的肌肉用提法，较长的肌肉提弹法并施。

**体疽发** 外科病证名。指发于背部、病变范围较大的有头疽。见《外科启玄》。又名竟体发。多见于中年以上患者，全身症状较明显。参见“有头疽”条。

**体厥** 病证名。厥证之一。出《温疫论·体厥》。伤寒、温病等阳亢至极时见通身冰冷等征象。若属胃家实者，治用承气汤下之。参见“厥证”条。

**体气** 即狐臭。

**体强** 指身体强壮。表现为骨骼健壮，胸廓宽厚，肌肉充实，皮肤润泽，筋强力壮等，此为形气有余，说明气血旺盛，脏腑坚实，抗病力强。体强之人，一般不易患病，患病后恢复能力亦强，预后往往较好。

**体弱** 指身体衰弱。表现为骨骼细小，胸廓狭窄，肌肉消瘦，皮肤干枯，筋弱无力等，此为形气不足，说明气血不足，体质虚弱，脏腑脆弱，抗病力弱。体弱之人，易于患病，患病后恢复能力亦弱，预后往往较差。

**体针** 针灸疗法名。即体针疗法。指取用身体各部位经穴、奇穴的针刺疗法。是与耳针、头针、鼻针等相对而言的传统针刺疗法。

**体针麻醉** 针麻方法名。指在经穴、经外穴上进针，以达到镇痛效果的针麻方法。

**体征** 医生运用望、闻、切等方法获得的具有诊断意义的客观征象，如面色白、喉中哮鸣、大便腥臭、舌苔黄、脉浮数等。

## tian

**天** ❶指先天。《灵枢·五音五味》：“此天之所不足也。”❷天宦的简称。见《广嗣纪要·择配篇》。指男子生殖器短小若无，不能生育。❸自然所赋予的。《素问·上古天真论篇》：“法于阴阳，和于术数，食饮有节，起居有常，不妄作劳，故能形与神俱，而尽终其天年。”❹泛指自然界。《灵枢·刺节真邪》：“真气者，所受于天，与谷气并而充身者也。”

**天白蚁** 病证名。❶脑鸣之别称。详见该条。❷指喉癣经久失治，霉烂起腐，旁生小孔如蚁蛀蚀。详见“喉癣”条。

**天钓** 儿科病证名。即婴幼儿抽搐证，属于惊风范畴。出《小儿卫生总微论方》。多因痰热郁滞，外夹风邪引动所致。发作时患儿头向后仰，眼目上翻，手足抽掣，壮热惊悸，啼哭不宁，甚则爪甲青紫。治宜疏风清热，祛痰息风。可用羚角钩藤汤加减。待热退风息后，再根据病情随证施治。

**天钓似痫** 即天钓。见《幼科发挥》。详见该条。

**天痘** 即天花。详见该条。

**天符** 运气学术语。该年的岁运与司天之气的五行属性相同。

**天癸** 藏象学说术语。出《素问·上古天真论篇》。❶肾中精气充盈到一定程度时产生的具有促进人体生殖器官发育成熟，并维持生殖功能的精微物质。❷指元阴。见《类经》。❸指月经。见《妇人大全良方》。

**天花** 病名。指以发痘疹为特征的一种传染性极强，病情险恶的病毒性传染病。《肘后备急方》中名为天行发斑疮，又名痘疮、天痘、天行痘、豌豆疮、登痘疮、鲁疮、虏疮、百岁疮。常见发热咳嗽，喷嚏，呵欠顿闷，面红惊悸，手足耳尻俱冷，身发痘疹等。整个病程分为发热、见点、起胀、灌浆、收靥和结痂六个阶段。因病毒感受深浅和患者体质强弱不同，可出现各种变证和险证。明隆庆年间（1567—1572）中国发明和使用鼻苗法预防天花。目前已消灭天花。

**天火** 即丹毒。详见该条。

**天廓** 眼科学术语。眼的八廓之一。见《银海精微》。又名乾廓、乾天廓、传导廓。详见“八廓”条。

**天灵盖** 骨名。即顶骨。左右各一，如瓦状列于颅盖两侧。又名脑盖骨、颠顶骨。

**天马疮** 病名。指女子外阴部生疮。《秘传女科》：“阴户生疮名天马疮。”

**天年** 即年寿。谓天（自然）赋予之年岁，故名。《灵枢经》中有天年篇。从先天禀赋和后天发育，指出了寿夭与精神、气血、脏腑等的关系，并分别论述了生命过程中各阶段的生理变化。

**天疱疮** 外科病名。出《疮疡经验全书》。分为有传染性和无传染性者两种。有传染性者，常发于夏秋间，小儿易患，起病急骤，因暑湿之邪侵入肺经，郁于皮肤而成，初起为潦浆水疱，界限清楚，皮薄光泽，顶白根赤，破流滋水，蔓延迅速，即脓疱疮，治宜清热利湿。无传染性者，多不分季节发病，病程缓慢，常因心火、脾湿内蕴而成，水疱大小不等，疱壁松薄，根部红赤，易于擦破流水，伴长期发热、胸闷、胃呆等全身症状，病久有潮热骨

T

蒸，舌红光绛，脉象细数等阴虚症状，治宜清热除湿，阴虚者宜养阴益津。

**天人相应** 出《灵枢·邪客》："此人与天地相应者也"。在中医学气一元论的世界观下，古人认为人是自然的一部分，不可分割，因此人的生理结构、功能与自然相似或有相似的变化。

**天蛇头** 即蛇头疔。详见该条。

**天庭** 人体部位名。指额部的中央。又名阙庭。常用作诊察头面部疾患的望诊部位。《灵枢·五色》："庭者，颜也。"又："庭者，首面也。"

**天哮** 即百日咳。详见该条。

**天哮呛** 即百日咳。详见该条。

**天行** 病名。指时病具有传染性和流行性者。出《肘后备急方》。亦称时气、时行。《三因极一病证方论》："一方之内，长幼患状率皆相类者，谓之天行是也。"当分辨寒热。属寒者称时行寒疫，属热者称天行温疫或温疫。详见各条。

**天行赤热** 即天行赤眼。详见该条。

**天行赤眼** 眼科病名。俗称红眼睛。相当于急性传染性结膜炎。出《世医得效方》。又名天行赤热。因风热毒邪，时行疠气所致。暴发眼睑、白睛红赤浮肿，痛痒交作，怕热畏光，眵泪黏稠，甚则流淡红血泪，黑睛生翳等。治宜疏风散邪，清热解毒。本病传染性强，应注意预防。

**天行痘** 即天花。详见该条。

**天行发斑疮** 即天花。详见该条。

**天行嗽** 即时行嗽。详见该条。

**天行温疫** 病名。即温疫。指感染温疫毒气所致的传染性、流行性疾病。出《外台秘要·伤寒门》。详见"瘟疫"条。

**天柱骨** 又名旋台骨、玉柱骨、颈骨、大椎骨。即第4、第5、第6颈椎的合称。《医宗金鉴·正骨心法要旨》："旋台骨，即头后颈骨三节也。"

**天柱骨倒** 骨伤科病名。指颈项软弱无力，头向下垂的症状。即头项软。详见该条。

**天柱骨折** 骨伤科病名。即颈椎骨折。见《外科补要》。因跌打坠撞所伤。症见颈部疼痛，活动受限，局部压痛明显，伤处以下有麻木及感觉异常。严重者可出现四肢瘫痪，呼吸困难，甚至死亡。治疗时患者宜取仰卧位，在麻醉状态下行手法复位，并用沙袋或砖等置于颈部两侧以固定

T

颈部，及时做头部持续牵引。后内服复元活血汤加减，待症状好转后，改服正骨紫金丹。

## tiao

**调补冲任** 用具有补益作用的药物，调理并增强冲任二脉功能，治疗多种妇科疾病的治法。

**调经** 针对月经不调的不同病机采用不同作用的药物，以调理妇女月经使之正常的治法。

**挑治疗法** 又称针挑疗法、截根疗法。指在人体的腧穴、敏感点或一定区域内，用三棱针挑破皮肤、皮下组织，挑断部分皮下纤维，通过刺激皮肤经络使脏腑得到调理的外治法。此法在我国民间流传甚广，1949年后经医务工作者总结发展而成。挑治的部位，一般分挑点和挑穴两种。前者多选用体表皮肤上有关部位出现的疹点，如睑腺炎点多在肩胛区内，痔疮点多在腰骶部及上唇系带处。后者是选用与疾病有关的穴位，如结膜炎用大椎穴，痔疮用大肠俞、次髎等。适用于痔疮、脱肛、急性结膜炎、睑腺炎、慢性前列腺炎等。

**挑痔疗法** 外治疗法名。指治疗痔疾的挑治疗法。先在患者背部寻找痔点（即稍突出表皮，如针尖大小，压之不褪色的小丘疹），局部消毒后用粗针将痔点表皮挑破，再挑断皮下白色纤维数十条，术后用纱布覆盖，防止感染。

## ting

**听声音** 闻诊方法名。指听辨患者语声、语言，气息的高低、强弱、清浊、缓急变化，以及咳嗽、呕吐、肠鸣等声响，以判断脏腑功能与病变性质的诊疗方法。声音的发出，除与肺、喉、会厌、舌、齿、唇、鼻等器官有关外，还与情志、内脏关系密切。临床上可从患者发声、语言、呼吸、咳嗽、呕吐、呃逆、嗳气等异常改变了解病情，并作为辨证的依据之一。

**聍耳** 病名。指发生于中耳部的急性或慢性化脓性耳病。急性发作者，其特征是初起耳内瘙痒，继而暴肿赤热，剧烈跳痛，耳窍流脓，伴有怕冷、发热等全身症状，多因外感风火湿热而成，亦有因污水灌耳及挖耳损伤等因素诱发；慢性发作者，初起耳内胀痛，继而耳窍流脓，疼痛减轻，有发热等全身不适症状，多因肝肾阴虚，虚火上亢，或患传染病后余毒未尽所致。因有耳窍流脓，所以又称耳脓。类似于化脓性中耳炎。

**停经** 妇产科术语。即经血停止，一般多指月经闭止，或月经净后。

**停饮** 指痰饮内停所致的疾病，如停饮心悸、停饮胁痛、停饮眩晕等。

**停饮胁痛** 病证名。即痰饮胁痛。类似于悬饮。见《证治准绳》。多因水饮痰浊流注肝经，气机痹阻所致。症见胁肋疼痛，或两胁走注疼痛，甚则辘辘有声，咳嗽气急，脉沉弦。治宜涤痰通络。方用导痰汤、调中顺气丸、控涎丹等加减。

**停饮心悸** 病证名。心悸的一种。见《伤寒明理论·悸》。多因水饮内停，水气凌心所致。主要症状除心悸外，还可见胸脘痞满，头晕恶心，小便短少，苔白，脉弦等。治宜通阳化饮。方用苓桂术甘汤合小半夏汤加味。参见"心悸"条。

**停饮眩晕** 病证名。因脾虚痰饮内停，上蒙清窍所致的眩晕。见《金匮要略·痰饮咳嗽病脉证并治》。《症因脉治》中名痰饮眩晕。多因中阳不运，水饮内停所致。症见眩晕头重，怔忡心悸，或脐下悸，胸闷，呕吐涎沫等。治宜通阳化饮。方用苓桂术甘汤、小半夏加茯苓汤、泽泻汤、导痰汤等加减。

## tong

**通肠漏** 肛肠科病证名。指通过肛门括约肌或肛管直肠环深达直肠的内外瘘管。宜挂线疗法或手术治疗。

**通腑泄热** 治法名。指通泄大便以清除里热实结的治法。简称通泄。如寒下、增液通下等法皆是。

**通脊漏** 肛肠科病证名。指漏管通向脊骶骨的肛漏。症见肛漏处分泌物如油脂，下位腰椎骨有酸困感，可服象牙化管丸并宜手术治疗。

**通剂** 方剂分类名。十剂之一。指根据通可去滞的组方原则配伍组成的具有通利作用的方剂。参见"十剂"条。

**通经** 治法名。指用具有行气活血疏通经脉作用的药物，治疗瘀血阻滞冲任导致病证的治法。在应用本法之前，应先排除怀孕期、哺乳期和绝经期的生理性闭经，再辨证施治。

**通可去滞** 指用通利药祛除气血津液及病邪壅滞的治法。如产后气血壅盛，乳汁不下，用通草、王不留行等药通窍下乳。若为湿痹之证，因湿邪留滞，可见四肢沉重酸痛，用防己、威灵仙等药去其留滞之湿邪。

**通淋** 治法名。指用清热利湿、理气通窍方药治疗湿热、气结、砂石诸淋的治法。常用方有八正散、石韦散等。

**通脉** 治法名。❶指用温通阳气、振奋心脉的方药治疗少阴病真寒假热或心脉不通类病证的治法。如伤寒病四肢厥冷，脉微细欲绝，身反不恶寒，面色浮红的戴阳证，方用通脉四逆汤加减。❷指用补益气血的方药促使产妇乳汁充盈而下的治法。

**通乳** 即催乳。

**通下** 即下法。详见该条。

**通阳** 治法名。指用辛香温通类药物治疗阳气不通的治法。适用于寒湿阻遏、痰凝瘀阻等导致的阳气痹阻类病证。如胸阳被痰浊阻闭的胸痹证，方用瓜蒌薤白半夏汤；痰浊瘀阻胸阳导致的心绞痛，方用苏合香丸、失笑散等；寒凝瘀阻血脉导致的四逆厥冷，方用当归四逆汤等；湿温病湿阻三焦证，方用三仁汤加减。

**通因通用** 治则名。指邪实所致的“通泄”类病证宜采用通利方法治疗的原则。出《素问·至真要大论篇》。如湿热引起的小便频数，实邪积滞引起的大便泻泄，瘀血停滞引起的血崩，可分别采用通利小便、通泄大便、破血行瘀的方法。《类经》：“火热内蓄，或大寒内凝，积聚留滞，泻利不止，寒滞者以热下之，热滞者以寒下之，此通因通用之法也。”

**瞳人干缺** 眼科病名。指黄仁与睛珠粘连，致使瞳孔失去正圆的眼病。相当于慢性虹膜睫状体炎。见《秘传眼科龙木论》。又名瞳神缺陷。一般因瞳神缩小失治所致，多属肝肾不足，虚火上炎。以瞳神边缘如锯齿、似梅花，偏缺参差，失去正常之圆形为特征。治宜滋养肝肾，清热明目。参见“瞳神缩小”条。

**瞳人紧小** 即瞳神缩小。详见该条。

**瞳人散杳** 即瞳神散大。详见该条。

**瞳人锁紧** 即瞳神缩小。详见该条。

**瞳神** 即瞳孔。为眼虹膜中心的圆孔。又名瞳、瞳子、瞳仁、水轮、金井。瞳神内应于肾，边缘规则，能随光线强弱自动调节大小，其组织构成包括神水（房水）、神膏（玻璃体）、睛珠（晶状体）、视衣（视网膜）等。瞳神的对光反射，对眼病诊断及了解神经系统功能状态和判断疾病预后具有重要意义。其疾患多与肾有关，因肝肾同源，故瞳神疾患又常与肝相关。

**瞳神攲侧** 眼科病名。指瞳神歪斜的眼病。见《证治准绳》。多因蟹睛导致黄仁涌向破口与黑睛粘连，使瞳神变形移位，不得复原所致。也有因先天或内眼手术而引起者。症见瞳神歪斜不正，或如杏仁、枣核、三角、半月。亦有瞳神偏于黑睛边缘，甚至瞳神消失者。

**瞳神缺陷** 即瞳人干缺。详见该条。

**瞳神散大** 眼科病证名。指瞳神散大不收，甚至与风轮相等的眼病。多见于急慢性青光眼。见《证治准绳》。又名瞳人散杳。多因肝胆风火上扰或肝肾阴虚所致。常见于绿风内障、黑风内障、黄风内障等眼病。此外，外伤亦可引起。宜根据病因，结合全身症状辨证论治。

**瞳神缩小** 眼科病名。指瞳神缩小，甚至小如针孔，失去正常舒缩功能的急性眼病。类似于虹膜睫状体炎。出《审视瑶函》。又名瞳神紧小、瞳神锁紧、瞳神细小、瞳神焦小、瞳缩。多因肝胆火炽，或肝肾阴亏、虚火上炎所致。症见瞳神缩小，伴神水浑浊，抱轮红赤，目珠肿痛，羞明流泪，视力下降等。治宜清泄肝胆实火，方用龙胆泻肝汤加减。或滋阴清热，方用六味地黄丸酌加知母、黄柏。并可配合西药散瞳，以免瞳神干缺。

**痛痹** 即寒痹。详见该条。

**痛风** 病名。因感受湿热或寒湿之邪，闭阻经络关节所致，以跖趾关节、足背、足跟、踝、指、腕等处红肿剧痛，反复发作，关节畸形，形成痛风石为主要表现的疾病。

**痛经** 妇科病名。又名经行腹痛。以经期、经行前后，出现周期性腹痛，痛引腰骶，甚至剧痛晕厥为常见症的月经病。有气滞痛经、血瘀痛经、寒湿凝滞痛经、气血虚弱痛经、肝肾亏损痛经之分。

## tou

**头** 人体部位名。人身体最上面的部分。《素问·脉要精微论篇》："头者，精明之府，头倾视深，精神将夺矣。"

**头风** 病证名。指头痛经久不愈，时作时止者。多因风寒或风热侵袭，及痰瘀郁遏头部经络所致。症见头痛反复发作，痛势一般较剧，兼症不一。头风痛在一侧者又名偏头风。两太阳连脑痛者名夹脑风。头风伴见头面多汗，恶寒者，名首风。《医林绳墨·头痛》："浅而近者，名曰头痛；深而远者，名曰头风。"常见于偏头痛、血管性头痛、青光眼、鼻及鼻旁窦炎、脑肿瘤、神经性头痛等多种疾病。治宜祛风通络，或兼散寒、清火、化痰、逐瘀等法。

**头风白屑** 即白屑风。详见该条。

**头骨** 骨名。即颅骨。由脑颅骨与面颅骨构成。

**头汗** 病证名。因上焦邪热，或中焦湿热郁蒸，或病后体虚，或虚阳上越，阴虚不能附阳，阴津随气而脱所致，以头面局部多汗为主要表现的汗证。

**头颅骨** 头部覆盖脑实质的骨骼，由左右顶骨和部分额骨、枕骨构成。

**头面疮** 儿科病证名。指发于头面部的湿疮。类似于小儿湿疹。出《保婴撮要》。因脏腑积热，外受风湿，湿热相搏而成。症见头面部皮肤潮红，瘙痒起疹，破流滋水，反复发作，甚至蔓延全身。治宜清热疏风利湿。内服防风通圣散加减，外搽青黛散。

**头偏痛** 即偏头痛。详见该条。

**头强** 病证名。指头项部在俯仰、转侧时出现牵强不适的感觉。见《灵枢·经脉》。多因血不养筋、风邪侵袭经脉或肝风内动所致。可见于痉病、惊厥、落枕等疾病。参见"项强"条。

**头热** 病证名。指头部自觉烘热，有灼热感。出《金匮要略·痉湿暍病脉证治》。多因阴虚火升，或肝风、肝阳上扰等所致。常伴见颧红，面部潮红烘热等症。治宜滋阴降火，平肝潜阳等。

**头软** 儿科病证名。五软之一。指小儿头项软弱，不能抬起。见《婴童百问》。又名头项软。头为诸阳之会，多因小儿先天不足，肾阳虚髓弱，或后天营养不良，脾之清阳不升所致。治宜温肾补脾，益气升阳。方用补中益气汤，兼服补肾地黄丸加减。

**头痛** 病证名。整个头部或头的前、后、偏侧部疼痛，总称头痛。出《素问·平人气象论篇》。亦称头疼。头为诸阳之会、精明之府，五脏六腑之气血皆上会于此。凡外感六淫，脏腑内伤，导致阳气阻塞，浊邪上踞，肝阳上亢，精髓气血亏损，经络运行失常等，均能导致头痛。从病因分，有外感头痛和内伤头痛，外感头痛，如感冒、风寒、风热、风湿、伤暑、伤寒、伤风等；内伤头痛，如气虚、阳虚、血虚、阴虚、肝阳、伤食、伤久瘀血致痛等。从经络分，有三阳头痛（太阳头痛、阳明头痛、少阳头痛）、三阴头痛（太阴头痛、少阴头痛、厥阴头痛）。从病情轻重、病程长短、发作规律及疼痛部位分，有真头痛、头风、偏头风、雷头风、脑风等。

**头围** 自双眉弓上缘经过枕骨结节绕头一周的长度。

**头围增长过速** 指小儿头围增长过快，超过正常增长的速度。常见于脑积水、佝偻病等。

**头响** 病证名。脑鸣的别称。《四科简效方·内科通治》："头响即脑鸣也。"详见"脑鸣"条。

**头项强痛** 病证名。指头痛，伴有颈项部肌肉拘紧、僵硬，牵强不舒疼痛的症状。出《伤寒论·辨太阳病脉证并治》。多因邪在肌表，或邪阻经络所致。一般邪在肌表，初起多有表证，治宜发散解表。如久病项强，多属痹证，治宜祛风化湿，通经活络。肝阳风动，或痉病初起，头痛而项强者，治宜清解通络，镇痉息风。本症可见于某些神经系统感染性疾患及原发性高血压病、颈椎病等。

**头项软** 即头软。详见该条。

**头眩** 即眩晕。详见该条。

**头摇** 病证名。指头部摇颤不能自制的症状。《证治准绳·头摇》："头摇，风也，火也。二者皆主动，会之于颠，乃为摇也。"实证多属风火相扇，或阳明腑实引动肝风，症见突然头摇，目眩耳聋，颈项强痛，或伴高热，烦躁，腹痛便秘等，治宜平肝息风，泻火清热。虚证多因年老肝肾不足，或病后虚弱，虚风内动，症见长期头部颤摇及其他相关虚弱证候，治宜补肝肾，益气血，扶正息风。

**头晕** 患者自觉头脑眩晕，轻者闭目则止，重者感觉自身或眼前景物旋转，不能站立。

**头胀** 病证名。指头胀不适的感觉。可因外感或内伤引起。外感者多因湿热蒸郁所致。内伤者，多因肝火上逆，湿热内阻所致。治宜泻肝降逆，清化湿热。方用龙胆泻肝汤加减。

**头针疗法** 针灸疗法名。指用针刺激头皮特定刺激区的一种治疗方法。又称头皮针疗法。是将针刺疗法与大脑皮质功能定位理论相结合的针刺疗法。操作时，沿皮下捻转进针，当达到一定深度时，固定针体，切勿提插，再行大幅度快速捻转，出现针感后，再持续捻转3~5分钟，留针10~20分钟，其间再捻转1~2次。亦可加用电针刺激。本法适用于卒中后遗症、震颤性麻痹、舞蹈病、肢体运动障碍、神经性头痛等中枢神经系统疾患。

**头重** 病证名。指头部自觉重坠，或如绳束带裹的感觉。出《素问·刺热论篇》。多因外感湿邪或湿痰内阻所致。《张氏医通》："湿热上攻，所以头重。秋、冬、春，俱宜羌活胜湿汤；夏暑，苍术白虎汤，并瓜蒂搐鼻；若时行疫病之时患头重者，败毒散加苍术、藁本；内伤元气，头重气乏，补中益气加苍术、蔓荆子。"因元精不足导致头重不能举，形气衰惫，脉微弱者，宜峻补精气；因阳明实热导致头重痛，潮热，脉实者，宜用下法。

T

**透斑** 治法名。指温热病邪，内迫营血，斑点欲出时用清营透热法，使斑点向外透达，以清透斑毒，祛除病邪。常用清营汤酌加升麻、赤芍、牡丹皮、蝉蜕等。

**透风于热外** 治法名。指应用辛凉药物解表透邪，使风热外邪不与里热结合的治法。适用于外感风温兼有里热者。《温热论》："或透风于热外，或渗湿于热下，不与热相搏，势必孤矣。"

**透关射甲** 儿科学诊断术语。小儿指纹透过风关、气关、命关三关，直达指端的表现。提示病情凶险，预后不良。见《四诊抉微》。

**透光法** 通过透光的方法辨别脓液有无的诊断方法。医生用左手遮住患指（趾），同时用右手把手电筒放在患指（趾）下面，对准患指（趾）照射，然后注意观察指（趾）部上面，如见深黑色的阴影为有脓液。不同部位的脓液积聚，其阴影可在其相应部位显现。此法适用于指、趾甲下的辨脓，因其局部组织纤薄且能透光。

**透脓** 即攻溃。详见该条。

**透热转气** 即透营转气。详见该条。

**透天凉** 针刺手法名。出《金针赋》。即预先确定针刺深度为浅、中、深三层，操作时由深至浅，每层紧提慢按6次，如此反复几遍，至患者自觉某一局部或全身有凉感时出针，不揉闭针孔的针刺手法。有泄阳退热的作用，适用于肝阳上亢、温疟、骨蒸劳热等。

**透邪** 治法名。即透达表邪的治法。也称达邪。外感表证，须透邪外出，故称。

**透泄** 治法名。汗法之一。指用辛温或辛凉解表药开达腠理，泄汗透邪的治法。方用麻黄汤治疗伤寒表实证。

**透穴法** 针刺手法名。即一针多穴刺法。又称透针法、透刺法。操作时，在针刺入穴后，将针尖刺抵相邻穴位，但不可穿透皮肤。如地仓透颊车、条口透承山、外关透内关、丘墟透照海等。本法为窦汉卿所创，《扁鹊神应针灸玉龙经》《针方六集》等均有记载，对后世针灸临床有很大影响。

**透营转气** 治法名。指在清营解毒方中配以清气透达之药，治疗温热病邪初传营分，使之转出气分、从外而解的治法。又称透热转气。热邪初入营分，症见身热夜甚，口渴或不渴，心烦不眠，时有谵语，或斑疹隐隐，舌绛而干，脉细微，可用清营汤酌加大豆黄卷、西河柳之类。

**透疹** 治法名。指用透泄疹毒的方药，促使疹毒容易透出的治法。凡疹子将出，或疹出不畅时，可采用辛凉透表类药物，使之顺利透发，不致发生变证。多用于麻疹初期。

## tu

**土** 五行之一。凡具有生化、承载、受纳性质或作用趋势的事物和现象，归属于土。参见“五行”条。

**土不制水** 病机名。指脾虚不能制约水湿、泛溢为患的病理机制。可出现水肿、痰湿等病证。根据五行学说，脾属土，肾主水，正常情况下脾可以制约肾水，使水液输布代谢正常。

**土风疮** 外科病证名。指状如风疹且易破溃，时愈时发的一种病证。出《诸病源候论》。多因肌腠虚疏，风尘外邪入于皮肤所致，类似于丘疹性荨麻疹。可内服荆防败毒散。注意皮肤清洁，防止复发。

**土粟** 外科病名。即足跟感染。出《外科大成》。又名琉璃疽、牛茧蚕、跟疽。因足跟局部长期受压或摩擦，气血阻滞所致。生于足跟部，疮形如枣粟，色黄而亮，肿若琉璃，或可化脓。治宜活血散结，宣通壅滞。内服仙方活命饮。如溃脓者，当切开排脓。

**土生万物** 五行学说术语。五行中脾胃属土，故借自然界万

T

物被大地滋养的现象，喻指脾胃为生化之源的生理特点。胃主受纳和腐熟食物，脾主运化和输布营养精微，为各脏腑组织器官的功能活动提供物质基础。

**土喜温燥** 五行学说术语。借用五行学说中土的特性，说明脾主运化，温燥则运化健旺、吸收正常的生理特征。若水湿过盛或过食生冷，就会困顿脾气、损伤脾阳，影响脾运，导致湿浊内停，出现小便不利、水肿或痰饮等病证。

**土郁夺之** 治法名。指用苦寒或苦温泄夺类药物治疗中焦脾胃湿郁的治法。出《素问·六元正纪大论篇》。王冰注："土郁夺之，谓下无壅滞也。"土郁，指中焦脾胃湿邪郁阻；夺，指祛除。若湿热郁阻，症见腹痛腹胀，大便稀黏而臭，舌苔黄腻，用苦寒燥湿法。若寒湿郁于中焦，症见胸闷，恶心，呕吐，腹胀，大便清稀，舌苔白腻，用苦温化湿法。

**土爰稼穑** 出《尚书·洪范》。爰，通"曰"；稼，即种植谷物；穑，即收获谷物。稼穑，泛指人类种植和收获谷物的农事活动。引申为凡具有生化、承载、受纳性质或作用的事物和现象，归属于土。

**吐法** 治法名。八法之一。使用药物或物理刺激方法使人体代谢的废物（如痰液、胃中的积滞等）通过上窍排出体外的治疗方法，嚏气、催泪等也属于吐法。适用于痰涎阻塞咽喉，妨碍呼吸，或食物停滞胃脘，胀满疼痛，或误食毒物时间不长。催吐用药物，实证用瓜蒂、藜芦、胆矾等药；虚证用参芦饮（人参芦单味）。吐法易伤胃气，故体虚气弱、妇人新产、孕妇均应慎用。参见"八法"条。

**吐蛔** 证名。蛔的异体字为蚘；吐蛔，指呕吐蛔虫。出《伤寒论·辨厥阴病脉证并治》。《张氏医通》中认为肠胃有蛔虫者，若遇脾胃有寒、有热或寒热夹杂，均可使蛔虫不安，上逆呕吐而出。有寒者，手足厥冷，呕出蛔虫色淡白，用理中汤加乌梅、黄连、蜀椒。有热者，吐出蛔虫色赤而活跃，用安蚘散。寒热交错者，时烦，得食而呕，用乌梅丸。

**吐利** 病证名。指呕吐、下利并见。出《素问·五常政大论篇》。后世将卒暴呕吐下利，躁扰不安者，称为霍乱。仅见呕吐下利，病程缓慢者，称为吐利。因于寒者，宜理中汤；因于热者，宜黄芩半夏生姜汤；因风痰者，宜水煮金花丸。参见“霍乱”条。

**吐纳** 气功功法名。即通过深呼吸，尽量把肺中的浊气从口中呼出，再由鼻孔缓慢地吸进新鲜空气，使之尽量充满肺部。古人称之为吐故纳新。本属古代道家的一种修养方法，中医学将其作为气功疗法的一种，结合深呼吸与控制意念的方法，使锻炼者的精神内守，起到一定的养生保健作用。汉代嵇康《养生论》：“呼吸吐纳，服食养生。”

**吐弄舌** 儿科病证名。舌体伸出口外回缩弛缓者，称吐舌。舌微出口外，旋即收入口中，或用舌舐唇上下及口角周边者，称弄舌。多见于小儿心脾热盛或伏火。治宜清心泻脾胃之伏火。方用泻黄散等。

**吐清水** 病证名。指呕吐清水而无食物者。见《古今医统·吞酸叙论》。脾胃虚寒、痰饮停积、宿食不化及虫扰等均可出现吐清水。

**吐舌** 儿科病证名。指患儿舌不断地伸出口外，伸出较长且回缩较慢，或久不回缩者。多因心经有热所致。常可伴见面红烦渴，小便赤涩等。治疗以清心泄热为主。用泻心导赤汤。

**吐酸** 病证名。因肝郁化热，热犯肺胃，肺胃气逆，或脾胃虚弱，肝气犯胃导致的，以胃中酸水上泛，不咽下而由口吐出为主要表现的病证，常与胃痛兼见。胃中酸水上泛，若随即咽下，称为吞酸；不咽下而由口吐出者，称吐酸。出《素问·至真要大论篇》。又称噫醋。可见于消化性溃疡病、慢性胃炎、消化不良、胃酸分泌过多等疾病。辨证论治相似。因宿食不化者，嗳气腐臭，治宜和中消导，可用曲术丸；因胃有痰火者，心烦吐酸，胸闷多痰，治宜化痰清火，可用栀连二陈汤；肝火犯胃者，两胁刺痛，心烦吐酸，口苦咽干，脉弦数，治宜泄肝清火，可用柴葛平胃散、左金丸加减；脾胃虚寒者，胸脘胀闷，嗳气，苔白，脉弦细，治宜温养脾胃，可用香砂六君丸加减。

**吐涎沫** 病证名。指口中涎多或呕出涎沫。出《金匮要略·呕吐哕下利病脉证并治》。多属脾胃虚寒。治宜温化，可用理中丸、半夏干姜散、吴茱萸汤等方。脾虚不能约束津液者，宜六君子汤加减；夹寒且脉迟细者，加肉桂、干姜；夹热且脉滑数者，加枳实、黄连。

**吐血** 病证名。指上消化道

出血，血从口中吐出或呕出者。因郁怒、伤酒、伤食、劳倦等因素，导致脏腑热盛，阴虚火旺，或中气虚寒，以血随呕吐物而出，呕吐纯血或血色紫暗，常夹食物残渣为主要表现的疾病。

**兔缺** 病名。又名兔唇，即先天性唇裂。指小儿出生后上唇裂如兔唇的先天畸形。

## tui

**推扳法** 推拿手法名。医生用手紧按患处，向前推压或向后扳动，使痉挛的肌肉放松。如扳肩、推腰等。常用来治疗软组织劳损、痉挛、粘连等引起的酸痛症。

**推法** 推拿手法名。医生用手指或手掌作用于患者一定部位或穴位上，用力向一定方向推动。有疏通经络、行气消瘀等作用。常用的手法有平推法、直推法、旋推法、分推法、一指禅推法等。

**推罐法** 外治疗法名。拔罐法之一。亦称走罐法。使用时先在罐口涂抹润滑油，待火罐吸附于皮肤后，用手握住罐底，将罐在皮肤上旋走至邻近部位，直至局部皮肤微红湿润为度。多用于腰背部及四肢肌肉丰满处。

**推脊** 小儿推拿疗法名。有清热泻火、通理经络、调和气血等作用。常用于治疗小儿发热、惊风、夜啼、腰背强痛等。操作方法：小儿俯卧，操作者用食指、中指并拢的指面，自大椎穴向龟尾穴直推，反复100~200次。

**推拿** ❶疗法名。即按摩。是医生用手或上肢协助患者进行被动运动的一种医疗方法。有调和气血，疏通经络，推陈致新，提高抗病能力和改善局部血液循环等作用。具体手法有按、摩、推、拿、揉、掐、搓、摇、扳、抖等。❷正骨手法名。正骨八法之一。包括推法和拿法。《医宗金鉴·正骨心法要旨》:“推者，谓以手推之，使还旧处也。拿者，或两手或一手捏定患处，酌其宜轻宜重，缓缓焉以复其位也。”适用于骨折愈合后或其他疾患导致的关节等处僵直者。

**推拿手法** 推拿术语。泛指防治疾病所施的各种按摩动作和手法。通过不同形式的操作方法刺激人体的经络穴位。或以按捏为主，如按法、压法、点法、拿法等；或以摩擦为主，如平推法、擦法、摩法、搓法等；或以振动肢体为主，如拍法、抖法等；或以活动肢体关节为主，如摇法、扳法、引伸法等。共有一百余种手法，随其所宜，选择一种或几种手法，综合应用于各科疾病的防治。

**推膝盖骨归原法** 正骨手法名。患肢呈半屈曲位，医生用推挤手法使移位的髌骨回到原位，然后用抱膝固定。适用于髌骨移位的整复。

## tun

**臀红** 以臀部、会阴、大腿内侧皮肤及外阴黏膜处出现红斑、糜烂、渗液为主要表现的新生儿疾病。

**臀痈** 病名。生于臀部之痈。由膀胱经湿热凝结而成。其痈形大如盘，肿高根浅。因臀部肉厚，肿、溃、收敛均较一般外痈迟缓。

## tuo

**托法** 治法名。疮疡内托法之简称，即内托。详见该条。

**托盘疔** 病名。指生于手掌中心的疔疮。以手难屈曲，如托盘状，故名。相当于掌中间隙感染。

**托腮痈** 病名。指生于腮部的痈。多因胃热炽盛，或过食厚味醇酒，湿热内蕴所致。症见腮下红肿，形如托腮之状，疼痛，吞咽困难，恶寒发热。治宜清热解毒，泻火消肿。

**脱** ❶病机名，也作病证名。指病情突变，阴阳相离，导致生命垂危的病机及其相关病证。《临证指南医案·脱》中徐灵胎评语："脱之名，惟阳气骤越，阴阳相离，汗出如油，六脉垂绝，一时急迫之症，方名为脱。"❷病证名。指中风脱证。《医宗必读》中认为凡中风昏倒"最要分别闭与脱二证明白，如牙关紧闭，两手握固，即是闭证，用苏合香丸，或三生饮之类开之；若口开心绝，手撒脾绝，眼合肝绝，遗尿肾绝，声如鼾肺绝，即是脱证。更有吐沫、直视、肉脱、筋骨痛、发直、摇头上窜、面赤如妆、汗出如珠，皆脱绝之证"。

**脱肛** 病名。类似于直肠或直肠黏膜脱出。出《诸病源候论》。又名截肠。多因气虚下陷或湿热下注大肠导致直肠突出肛门，多发于老人、产妇等。气虚者宜益气升陷，服补中益气汤；湿热下注大肠者当利湿热佐以升陷，用四物汤加黄芩、黄连、槐花、升麻、柴胡等。亦可用五倍子、白矾等煎水熏洗，药物无效时可以考虑枯痔、手术等其他疗法。

**脱肛痔** 肛肠科病证名。指直肠脱出，或痔疮兼脱肛者。出

《疮疡经验全书》。多因湿热下注，患痔日久，气虚失摄所致。大便时肛肠脱出，疼痛出血，或滋流黄水。治宜清化湿热，益气升陷。内服可用提肛散加减。外用五倍子、明矾各一两，水煎熏洗。

**脱骨疔** 即脱疽。详见该条。

**脱骨疽** 即脱疽。详见该条。

**脱汗** 同绝汗。详见该条。

**脱臼** 骨伤科病证名。即脱骱。见《圣济总录》。又名脱位、出臼、骨出、骱失等。多因跌仆、坠撞等外伤所致。按病因可分为外伤性、习惯性、病理性、先天性4种。以外伤性为多见。按程度可分为全脱、半脱。按脱出方向可分为前、后、上、下及中心脱臼。症见患处肿胀，疼痛，明显畸形，弹性固定及功能障碍。治宜手法复位，病情较为复杂者宜手术复位，适当固定。初期宜服用活血化瘀、消肿止痛之剂，方用复元活血汤、七厘散等，中后期宜和营止痛，方用壮筋养血汤、小活络丹。应结合功能锻炼。

**脱疽** 病名。指四肢末端坏死至指（趾）脱落为特征的疾病。常见于血栓闭塞性脉管炎、糖尿病足等病。本病多发于足趾，溃久则足趾自落，故名脱疽。多因过食厚味，导致郁火毒邪蕴于脏腑，加之肾阴亏损，不能制火而发。或因外感寒湿毒邪，营卫不调，气血凝滞而成。本病发病缓慢，初起患趾色白发凉，麻木疼痛，日久患趾如煮熟红枣，痛如火烧，逐渐由红转暗变黑，足趾坏死脱落并向足背、小腿蔓延。甚至出现五败症等。

**脱绝** 病证名。指亡阴引起阳脱或亡阳伴随阴竭导致阴阳相离绝的危证。大汗、大出血或大吐泻者，若救治不及时，津血阴液耗竭，就会出现阳气虚脱，症见冷汗淋漓，脉微细或芤大，四肢逆冷，甚至死亡，此为亡阴引起阳脱的脱绝证。

**脱力黄** 即黄胖。详见“食劳疳黄”条。

**脱囊** 病证名。❶类似于阴囊部坏疽。又名囊脱、脱壳囊痈。因湿热火毒下注肝经而成。症见阴囊红肿，继而溃烂皮脱，睾丸外悬。初期宜泻肝火、利湿热。可用龙胆泻肝汤。后期宜滋补调理。未溃者外敷玉露散或金黄散，已溃者按溃疡治疗。亦可用紫苏叶煎洗或研为末，干掺或用香油调敷。❷指阴囊肿大。

**脱脐法** 即断脐法。

**脱气** 病证名。❶指针刺失

宜导致耗损正气。《素问·缪刺论篇》:“针过其日数则脱气，不及日数则气不泻。”❷指虚劳病出现阳气虚衰的证候。《金匮要略·血痹虚劳病脉证并治》:“脉沉小迟，名脱气，其人疾行则喘喝，手足逆寒，腹满，甚则溏泄，食不消化也。”此证宜温补脾肾，方用附子理中汤之类。

**脱神** 即失神。详见该条。

**脱血** 即血脱。详见该条。

**脱阳** 病证名。指阳气严重耗损，有虚脱倾向的病变。❶指阳气衰竭，导致神气不藏，出现幻觉、神志异常、呓语、大汗淋漓等症状。《难经·二十难》:“脱阳者，视其暗中见鬼。”❷指男子因性交而出现虚脱的症状。

**脱阴** 病证名。指阴气严重衰耗的病变。如肝肾阴精耗竭，可导致视力严重减弱或丧失。《难经·二十难》:“脱阴者，目盲也。”

**脱营失精** ❶古病名。指情志内伤所致的虚损病。出《素问·疏五过论篇》。因情志内伤、耗营伤精所致。症见形体消瘦，精神憔悴，饮食无味，畏寒，善惊，健忘，四肢痿废等。治宜益精养血，镇心安神。可用天门冬汤、加减镇心丹、升阳顺气汤等。❷外科病证名。指久郁脱营失精导致的恶性肿瘤。见《张氏医通·杂门》。病本于郁，由于营气内夺、五志郁火煎迫为患。初起如痰核，日久渐大如石，破溃后无脓，唯流血水，或发于膺乳腋胁，或发于肘腕胫膝，久而不已，甚则上下连属，如流注。

**脱证** 病证名。因阴阳气血急剧耗散，出现汗出如珠、四肢厥冷、口开目合、手撒尿遗、脉微细欲绝等表现的病证。凡中风、大汗、大泻、大失血或精液大泄等精气骤损导致阴阳离决者，称为暴脱。若久病元气虚弱，精气逐渐消亡而引起的，则称为虚脱。

**唾血** ❶指咳吐痰血。❷指血随唾液而出。

# W

## wai

**歪斜舌** 伸舌时舌体偏向一侧，或左或右。多见中风或中风先兆。

**外耳痈** 外科病证名。指生于外耳部的痈证。见《疡科心得集·辨耳痈耳菌虚实论》。多因热毒内盛，或耳内有脓，热毒循络外达，绕耳而发。治宜清热解毒。方用五味消毒饮、龙胆泻肝汤之类。脓成者服透脓散，或切开引流，外敷生肌玉红膏。

**外风** ❶病因名。指六淫之一的风邪。风邪是外感疾病发生的主要病因之一。参见“风”条。❷病机名。与内风相对而言。如太阳中风、外中风等。参见“中风”条。

**外腑** 即三焦。详见该条。

**外感** 病因分类名。六淫、疫疠之气等病邪由外侵犯人体导致疾病，病邪或侵犯人体皮毛肌肤，或从口鼻吸入，均自外而入，初起多有寒热或上呼吸道症状，故称。

**外感高热** 因外邪侵袭，客于肌腠，或时疫病毒入侵内陷，或伏邪外发引起的以发热为主要症状的病证。多急性起病，体温高达 39.1℃及以上。初期多有恶寒、发热、头痛、脉浮数等，继而可见但热不寒、口渴，重者可出现昏迷、抽搐、血证等并发症，隶属于中医学的“大热”“壮热”范畴。多见于急性传染病和急性感染性疾病。

**外感咳嗽** 病证名。因六淫外邪侵袭肺系，导致肺失宣肃，肺气上逆，以咳嗽为主症的病证，表现为起病较急，声盛而浊，兼见恶寒、发热、头痛、身痛、鼻塞、流涕、咽干、喉痒等其他外感症状。

**外感热病** 病证名。指外邪侵入人体，以发热为主要症状的一类疾病。

**外感头痛** 病证名。因感受外邪所致的头痛。多起病较急，持续不解，同时可伴有鼻塞流涕，骨节疼痛，或恶寒发热、咳嗽等其他外感症状。

**外感胃脘痛** 病证名。指感受外邪所致的胃痛。见《症因脉治》。如寒邪犯胃，往往与痰饮、食积相互蕴结，导致气机阻滞，常见卒然暴痛，心下痞闷，恶寒厥冷，二便清利，口吐冷涎，脉浮紧或沉弦等。治宜温中散寒，可选用五积散、温胃汤等。若胃脘感受热邪，或平素兼有蕴热，则热盛气壅，可见胃脘突发绞痛，手足虽冷但头额汗多，或虽恶寒但口干舌燥，溺色黄赤，脉数。治宜清热和胃，用神术平胃散、清中汤等方加减。

**外感温病** 病名。指感邪即发的温病。见《温热经纬·叶香岩外感温热篇》。与伏气温病相对，也称为新感温病。

**外感眩晕** 病证名。外感六淫之邪，导致经脉运行失度，挛急异常，清窍失养引起的以眩晕为主要表现的病证。

**外感腰痛** 病证名。指感受外邪而引发的腰痛。见《症因脉治》。主要因外邪侵袭经络所致，可分为风湿腰痛、寒湿腰痛、湿热腰痛等。一般以实证居多，治疗上以祛邪通络为主。

**外关内格** 脉象名。指脉搏搏动上现于鱼际，此为阳气关闭于外，阴气格拒于内，故名。《难经·三难》："遂上鱼为溢，为外关内格，此阴乘之脉也。"

**外寒** ❶病因名。指六淫之一的寒邪。由于寒邪束表导致阳气不得宣通，常可出现恶寒、发热、无汗、头痛、身痛、脉浮紧等症。❷病证名。指阳气不足出现形寒畏冷等症状。《素问·调经论篇》："阳虚则外寒。"

**外踝** 骨名。解剖学同名骨。即腓骨下端向外的骨突。出《灵枢·骨度》。又名核骨。

**外踝疽** 外科病证名。即生于外踝处的附骨疽。相当于踝关节结核及骨髓炎等。见《证治准绳》。又名穿拐毒、脚拐毒、鞋带痈。临床表现同内踝疽。因病位在三阳经，故宜服内托羌活汤。参见"内踝疽""附骨疽"条。

**外科补益法** 用补虚扶正的方药，使体内气血充足，以消除虚弱，恢复正气，帮助新肉生长，使疮口早日愈合的外科治法。

**外科和营法** 疮疡的内治法之一。见《太平圣惠方》。即用调和营卫的药物，促使经络疏通，血脉调和流畅，以达到消肿止痛的目的。适用于痈疽初起。本法多与他法并用，如和营祛瘀用活血散瘀汤，养血和营用桂枝加当归汤。

**外科解表法** 疮疡的内治法之一。即对疮疡初起约七日内，尚未成脓破溃，患者正气未虚兼有表证者，应用解表药物，使毒邪随汗而泄，疮疡得以消散。临证应辨寒热，分别采用辛凉解表或辛温解表法。若患者正虚明显，则应慎用。

**外科精要** 医书名。共3卷。〔宋〕陈自明撰。成书于景定四年（1263）。上卷选录历代医家有关痈疽病因、病机、诊断、治法及方药的论述，间附插图；中卷论述痈疽顺逆、护理及禁忌；下卷介绍痈疽变证、治法及后期调理。全书重点论述痈疽发背的诊断、鉴别、灸法、用药等，对痈疽浅深、寒热、虚实、缓急、吉凶生死的辨析，集各家之言，并自立要领，认为不可拘泥于热毒内攻而妄用寒凉攻伐。后经薛己增订补注，并以其验案为佐证，内容更丰富，系统性强，收载于《薛氏医案》，即近代的通行本，是外科学重要的临床参考书。

**外科理湿法** 用燥湿或淡渗利湿的方药祛除湿邪的外科治法。

**外科清热法** 疮疡的内治法之一。疮疡阳证多与热毒有关，故不论其初起、成脓、溃后，凡具有实热火毒之证，如局部红、肿、热、痛，溃出脓稠，兼见发热，烦躁，口渴，甚则神昏谵语，脉数，舌红或绛，苔黄者，均可用寒凉药清之。热在气分者，用苦寒泻火法；热在血分者，用凉血清热法。临证应有区别。

**外科祛痰法** 用咸寒软坚化痰的方药，使因痰凝聚的肿块得以消散的外科治法。

**外科调胃法** 用调理胃气的方药，使纳谷旺盛，从而促进气血生化的外科治法。

**外科通里法** 用泻下的方药，使蓄积在脏腑内部的毒邪得以疏通排出的外科治法。

**外科温通法** 疮疡的内治法之一。见《外科精义》卷上。凡疮疡属阴寒证者，在整个治疗阶段中，都应用温经通络的药物，使阴寒凝滞之邪得以消散。

**外科行气法** 疮疡的内治法之一。见《疡科选粹》。疮疡初起多因气滞血瘀所致。根据气为血帅，血随气行，气行则血行的机制，临证常与其他方法配合使用，或以行气为主配合他法，或以他法为主配合行气。

**外科正宗** 医书名。共4卷。〔明〕陈实功著。成书于1617年。本书较全面地介绍了中医外科学的内容，包括外科总论及多种外科病证的证治，并附作者医案。卷1总论外科疾患的病因、诊断与治疗，卷2~4分论外科各种常见疾病100余种，首论病因病机，次叙临床表现，继之详论治法，并附以典型病例，是明代最具代表性的外科学著作。作者陈实功为外科正宗派的代表人物，此书比较全面地反映了他在外科学上的主张与贡献。

**外科证治全生集** 医书名。共4卷。外科著作，又名《外科全生集》。〔清〕王洪绪撰，成书于乾隆五年（1740）。原为1卷，现今流传者乃清末马培之评注本，理为4卷。本书是王洪绪在秉承家学的基础上，积40年临证实践经验撰著而成。他把痈疽疮疡类外科病证分为阴证、阳证两大门，并按人身分为上、中、下三部，介绍外科各种病证的证治方法，对疡科的论证与治疗有独到的学术见解，所创立的阳和汤（丸），另辟蹊径治疗阴疽。对于疡科病证的早期治疗，主张"以消为贵，以托为畏"，但反对使用刀针外科手术及丹药之法，表明其在学术上较为保守。书中所载犀黄丸、醒消丸、小金丹等经验方，对外科阴疽的治疗仍有较好作用，迄今仍在临床使用。

**外廉** 廉，边缘。外廉，指外侧缘。

**外取** 治法名。即外治。《素问·五常政大论篇》："故曰：上取下取，内取外取，以求其过。"指根据病情，采用外治方法达到治愈疾病的目的。

**外伤** ❶损伤病证分类之一。指跌仆、外力撞击、兵器损伤、虫兽咬伤、烫伤、烧伤、冻伤等致病因素导致皮肉筋骨及内脏受伤。❷相对于七情内伤，泛指六淫外邪所伤。如伤风、伤寒、伤湿、伤暑等。

**外伤滑胎** 妇产科病证名。指孕妇因外伤造成的滑胎。怀孕后因跌仆闪挫、过劳、房事不节，直接损伤冲任，致使胎动欲坠。症见腰酸腹痛，胎动不安或阴道少量流血。治宜扶气养血安胎，防其滑坠，方用八珍汤加减。

**外肾** 指男子外生殖器。《医学入门·疝》："外肾累垂，玉茎挺急。"亦专指阴茎。《医门棒喝》："若七情乍动，相火立现，如欲动则外肾举。"

**外肾吊痛** 男科病证名。即阴囊坠胀疼痛。出《世医得效方》。属疝气病的常见症状。可用灸法，在足大趾、次趾下中节横纹中灸五壮。

**外肾肿硬** 男科病证名。指阴囊部肿硬。多见于小儿。见

《普济方》。宜外用地龙散，或将干地龙，研细末，用生薄荷汁调涂。

**外湿** 病因名。指六淫之一的湿邪。如气候潮湿，久居湿地，或从事水中作业，或涉水淋雨，或感受雾露之邪而发病者，皆由外湿所致。《素问·阴阳应象大论篇》："地之湿气，感则害皮肉筋脉。"

**外台秘要方** 医书名。共40卷。〔唐〕王焘撰于752年。本书汇集唐代及唐以前的数十种医学著作分类选编而成。全书根据内、外、妇、儿、五官等临床各科病证分门别类，每门均先论后方，所载方剂六千余，并记载采药、制药、服石、腧穴和灸法等。内容广博丰富，书中医论与方药均注明出处，使后人借以知晓诸多已佚方书的基本内容，是继《千金方》后又一部综合性医学著作，保存了唐代以前的很多古医籍资料，有相当高的参考价值。

**外邪** 病因名。风、寒、暑、湿、燥、火六淫及疫疠之气等致病因素的总称，因从体外侵入人体，故称外邪。参见"邪"条。

**外因** 病因分类名。泛指各种外来致病因素。三因学说中指外感风、寒、暑、湿、燥、火六淫病邪。

**外阴白斑** 妇科病名。指外阴部出现局部或弥漫性皮肤干燥，角化过度，肥厚而白，并失去弹性，甚至局部萎缩、破溃，伴奇痒，疼痛，白带增多等。属于中医学"阴痒""带下"范畴。可用中药外用熏洗治疗。

**外阴瘙痒** 即阴痒。详见该条。

**外痈** 外科病名。即生于体表的痈。类似于蜂窝织炎、急性脓肿等。见《外科精义》。初起无头，局部红肿热痛，界限分明，易于化脓、破溃，易于收口愈合，可伴有身热、口渴、苔黄、脉数等。治宜清热解毒，活血化瘀。初期可内服仙方活命饮。上部痈证以风热居多，可用牛蒡解肌汤；下部痈证以湿热居多，可用萆薢化毒汤。若未消散而脓成者，宜服透脓散；若脓泄过多者，宜补益气血，内服黄芪内托散。外治早期宜清热消肿，外敷金黄散、玉露散，或外贴太乙膏；脓成熟透，宜切开排脓，用五五丹、九一丹等提脓祛腐；脓尽宜生肌收敛，用生肌散、生肌玉红膏等。

**外障** 眼科病证名。指发生在眼睑、两眦、白睛、黑睛的眼疾。见《秘传眼科龙木论》。多因六淫外侵，或内有郁热、痰火、积滞及外伤等引起。此外，肝肾阴虚，虚火上炎，或脾虚气弱，亦可致病。症见患眼痛痒畏光，沙涩不适，目赤肿胀，或糜烂，流泪，眵多黏稠或干结，患眼生翳、膜、胬肉等。宜结合全身情况辨证论治。除药物内治外，外治法和手术治疗亦常应用。

**外痔** 肛肠科病名。指生于肛门齿线以下的痔疮。出《备急千金要方》。一般无痛感，多不出血，局部有肿核突起，日久皮瓣赘生，或肛门部有异物感，炎症时可伴红肿、疼痛。按病理表现可分为血栓性外痔、赘皮外痔、静脉曲张性外痔及炎性外痔。以外治法为主。选用熏洗、针灸、结扎、手术、挑痔等。如红肿疼痛，可内服清热消肿，化瘀止痛药。

**外治法** 泛指除口服药物以外，施于体表或从体外进行治疗的方法。简称外治，或名外取。外治法在我国具有悠久的历史。《黄帝内经》中记载了较为系统的针灸疗法、膏贴、烟熏等，到东汉时期，张仲景记述了针刺、灸、烙、温熨、药摩、坐药、洗浴、润导、浸足、灌耳、人工呼吸等多种外治法，为后世外治法奠定了广泛的基础。自针灸形成专科后，外治的概念也有所改变，现代论述外治法，多已排除针灸。

**外眦** 人体部位名。即外眼角。为上、下眼睑在颞侧的连结部。出《灵枢·癫狂》。又名锐眦、目锐眦。是足少阳肾经的起点，有童子谬穴。《灵枢·癫狂》："目眦外决于面者为锐眦，在内近鼻者为内眦。"

## wan

**完谷不化** 大便中夹有很多未消化的食物，多属脾肾阳虚或伤食。

**完骨** ❶经穴名。出《素问·气穴论篇》。属足少阳胆经，位于颞骨乳突后方的凹陷处。❷骨名。又名寿台骨，即颞骨乳突。

**脘腹积证** 病证名。多因气滞血阻，瘀血内结，或正虚瘀结所致，以胃脘胀满、疼痛，脘腹部有积块为主要表现的积证。常伴见纳差、乏力、消瘦，或咽下困难，或呕吐反胃，或便血色黑，舌暗或有瘀点、瘀斑，脉弦等症状。

**脘腹痛** 病证名。指胃脘至少腹部发生疼痛。因病因、病机、疼痛部位、疼痛性质不同而具有不同的临床表现。

**脘痞** 病证名。指患者自觉

胃脘胀闷不舒的症状。是脾胃病变的表现，病机有虚实之分。

**脘痛** 病证名。上腹部剑突下，胃之所在部位发生疼痛的症状。

**万病回春** 医书名。共8卷。〔明〕龚廷贤撰。成书于明万历十五年（1587）。龚廷贤参阅自《黄帝内经》《难经》以来直至金元时期历代医家的医学著述，吸取前人论述的精华，参以己见编纂而成。重点分述临床各科多种病证的脉因证治，书中列述病种较多，辨证详明，治法方剂选辑颇精。

**万密斋医学全书** 医学丛书名。共108卷。〔明〕万全撰。刊于1549年。全书由万全所著10部医籍汇集而成。包括《保命歌诀》《伤寒摘锦》《内科要诀》《幼科发挥》《片玉新书》《育婴秘诀》《痘疹心法》《片玉痘疹》《广嗣纪要》《养生四要》10种。万全擅长儿科，故《幼科发挥》等书对后世影响较大。

**万全** 医家名。（1499—1582）明代医学家。号密斋。罗田（今湖北省罗田县）人。博学多才，能诗善文，精医术，擅书法。治学严谨，医德高尚，尤擅儿科、妇科、痘诊科。著有《幼科发挥》《保命歌括》《养生四要》《育婴秘诀》《广嗣纪要》《痘疹心法》《伤寒摘锦》等。

## wang

**汪昂** 医家名。（1615—1694）清代医学家。字讱庵，初名恒。安徽休宁人。曾中秀才，因家庭贫寒，遂弃举从业，立志学医。他苦攻古代医著，结合临床实践，著有《素问灵枢类纂约注》《医方集解》《本草备要》《汤头歌诀》等。因其行文浅显，简明实用，成为清代中后期医家课徒必读之门径书。

**汪机** 医家名。（1463—1539）明代医学家。字省之，别号石山居士。安徽祁门人。汪氏世代行医，祖父汪轮、父亲汪渭均为当地名医。少时勤攻经史，后因其母长期患病，其父多方医治无效，遂抛弃科举功名之心，随父学医，他钻研诸家医学经典，取各家之长，融会贯通，医术日精。撰有《医学原理》《外科理例》《针灸问对》《伤寒选录》《运气易览》等。

**亡津液** 病证名。严重损伤津液的一类病证。《伤寒论》："大下之后，复发汗，小便不利者，亡津液故也。"

**亡血** 病证名。指血液大量

亡失。可见于伤寒误治后的坏证，以及内伤杂病之吐血、衄血、便血、尿血等失血量较多的证候。亡血可由多种病因导致，治法各异。参见“血证”有关条目。

**亡血家** 指有出血病史或素有出血倾向者。《伤寒论·辨太阳病脉证并治》：“亡血家，不可发汗，发汗则寒栗而振。”

**亡阳** 又称“阳脱”。阳气在短时间内大量亡失，脏腑功能突然严重衰竭，导致生命垂危的病理变化。

**亡阳证** 病证名。指人体阳气极度衰微而欲脱，以冷汗、肢厥、面白、脉微等为主要表现的危重证候。临床所见之亡阳证，一般多为心肾阳脱证。由于人体阴阳互根，故阳气衰微亦可致阴液消亡。

**亡阴** 又称“阴脱”。阴液在短时间内大量亡失，脏腑功能突然严重衰竭，导致生命垂危的病理变化。

**亡阴证** 病证名。指人体阴液严重耗损，以汗出如油、身热烦渴、面赤唇焦、脉数疾为主要表现的危重证候。亡阴所涉及的脏腑，多与心、肝、肾有关，临床一般不会逐一区分。本证若救治不及，阳气会随之衰亡。

**王冰** 医家名。（约710—805）唐代医学家。号启玄子，又作启元子。籍贯不详。唐宝应中（762—763）曾任太仆令，故称为王太仆。笃好医方，长于医术及养生之术。历时12年研究整理《素问》，著成《补注黄帝内经素问》24卷，为整理保存古医籍做出贡献。后人研究《素问》多是在王冰研究的基础上进行。

**王好古** 医家名。（1200—1264）元代医学家。字进之，号海藏。赵州（今河北省赵县）人。曾与李杲一起学医于张元素，但其年龄较李杲小二十岁左右，后又从师于李杲，尽传李杲之学。在张、李二家的影响下，着重于《伤寒论》，他独重人体本气不足导致阳气不足的三阴阳虚病证，另成一家之说。著有《此事难知》《阴证略例》《医垒元戎》《汤液本草》《瘢论萃英》等。

**王肯堂** 医家名。（约1552—1638）明代医学家。字宇泰，一字损仲，号损庵，自号念西居士。江苏金坛人。曾任翰林院检讨，因上书抗倭事降调，引疾还乡，研究医学。他博览群书，广集材料，结合自己的临证经验，编成《证治准绳》，为后人所推崇。另著有《肯堂医论》《医镜》，并辑有《古今医统正脉全书》，为整理、保存中医古籍方面做出贡献。

**王清任** 医家名。（1768—1831）清代医学家。字勋臣。直隶玉田（今河北省玉田县）人。年轻时即精心学医，并在北京开一药铺行医，医术精深，颇噪于一时。因其精究岐黄，发现古书中对人体构造的描述与实际情况不符，颇有微词，并敢于提出修正批评，后精心观察人体之构造，并绘制图形，纠正前人错误，写成《医林改错》。纠正了古人关于脏腑记述的某些错误，并提出新见解，创立了临床实用的血府逐瘀汤、补阳还五汤等方剂，以活血化瘀法见长。

**王士雄** 医家名。（1808—1868，一说1863）清末医学家。字孟英，号梦隐，又号潜斋，别号半痴山人、睡乡散人、随息居隐士、海昌野云氏。浙江钱塘（今浙江省杭州市）人。毕生致力于中医临床和理论研究，对温病学说的发展做出了承前启后的贡献，尤其对霍乱的辨证和治疗有独到的见解。重视环境卫生，对预防疫病提出了不少有价值的观点。著有《温热经纬》《霍乱论》《王氏医案》等。对当时传入的西医解剖生理学等，持论开明，对一概拒绝西方学说的态度加以批判。

**王叔和** 医家名。（210—280）晋代医学家。名熙。高平（今山西省境内）人。曾任太医令，尤精研脉学。著有《脉经》，总结汉代以前有关脉学之成就，论述三部九候、寸口脉及二十四脉，使古代脉学系统化，是中国现存最早的脉学专著。另对张仲景《伤寒杂病论》进行整理，重新加以编次。将《伤寒杂病论》分为《伤寒论》与《金匮要略》，始于王叔和。后世虽有人对他的整理加以非议，但多数人认为其传世之功不可没，仲景之学借王叔和之编修整理才得以保存下来。另著有《论病》6卷，未见传世。

**王泰林** 医家名。（1798—1862）清代医学家。字旭高，晚号退思居士。江苏无锡人。从舅父高锦亭学医，尽得其传。起初从事外科，后专攻于内科杂病，且对温病尤为关注，临证审证用药甚为精当。著有《医方证治汇编》《退思集类方歌注》《医方歌括》《医学刍言》《环溪草堂医案》《西溪书屋夜话录》（残缺，仅存《肝病证治》一篇）等。

**王焘** 医家名。（670—755）唐代医学家。郿（今陕西省眉县）人。出身官宦世家，自幼多病，后又因其母身患疾病，感于“齐梁间不明医术者，不得为孝子”，遂钻研医学，以医治其母亲的疾患。曾在弘文馆任职，有机会阅读晋唐以来的大量医学书籍，并编著成《外台秘要》40卷。全书不存个人偏见，博采众家之长，引用唐代及唐代以前医家医籍60余部，在整理、保存古代医学文献和综合民间医药经验方面有重要贡献。

**王维德** 医家名。(1669—1749)清代外科学家。字洪绪，别号林屋散人，又号定定子。江苏吴县人。祖传疡医，自幼继承家业，后兼通内、妇、儿科，尤以外科闻名，他重视辨证论治，强调全身症状在鉴别诊断上的意义。除外治法外，重视应用内消法，常用的方剂有阳和汤、醒消丸等，至今仍是治疗阴疽疮疡的有效名方，具有实用价值。所著《外科证治全生集》是外病内治一派的代表作。

**望带下** 观察妇女带下量、色、质等，以审察妇科病证的诊断方法。

**望恶露** 观察产妇所下恶露的量、色、质等，以审察产后病证的诊断方法。

**望经血** 又称“望月经”。用视觉观察妇女月经期间经血的情况，包括血量、血色、血质及血块的有无等，以审察妇科病证的诊断方法。

**望排出物** 观察患者的分泌物、排泄物和某些排出体外的病理产物，审察其形、色、质、量的变化以诊断病情的方法。

**望乳汁** 观察产妇乳汁的色、质、量等，以审察产后病证的诊断方法。

**望色** 指观察人体皮肤色泽变化以诊察病情的方法，又称“色诊”。除了皮肤色泽外，望色还包括对体表黏膜、排出物等颜色的观察，但在临证过程中望色诊察的重点是面部皮肤的色泽。

**望神** 指观察人体生命活动的整体表现来判断健康状态、了解病情的方法。既包括对脏腑功能活动表征的观察，又包括对意识、思维、情志活动状态的审察，是对神气与神志的综合观察与判断。

**望态** 又称望姿态，是指观察患者的动静姿态和肢体异常动作以诊察病情的方法。

**望小儿食指络脉** 又称望小儿指纹，是观察3岁以内小儿食指掌侧前缘部的浅表络脉形色变化以诊察病情的方法。

**望形** 指观察患者形体强弱、胖瘦及体型特点等来诊察病情的方法，又称望形体。人体的形体与内脏在生理功能和病理变化上都有着密切的联系，审察形体有助于疾病的诊断和治疗，故望形诊病为历代医家所重视。

**望诊** 诊断学方法名。四诊之一。指医生通过视觉对人体的全身、局部及排出物等方面进行有目的的观察，以了解健康状况，测知病情的方法。望全身情况包括望神、色、形、态四个方面。望局部情况包括望头面、五官、颈项、躯体、四肢、二阴及皮肤等。望舌包括望舌质、舌苔两部分。望排出物包括望分泌物、呕吐物及排泄物等。另外，儿科还有望食指络脉的专门诊法。

## wei

**危亦林** 医家名。（1277—1347）元代医学家。字达斋。南丰（今江西省南丰县）人。出身世医之家，得传家学，尤擅骨伤科，曾任南丰州医学教授。他汇集古代医方和家传验方，撰成《世医得效方》，在正骨方面论述尤精，如正骨手法的运用、麻醉药的应用、悬吊复位法治疗脊柱骨折等，多有创新，为中国骨伤科学的发展做出了重要贡献。

**微热** 又称“低热”。发热不高，体温一般在38℃以下，或仅自觉发热。发热时间一般较长，病因病机较为复杂。常见于温病后期和某些内伤杂病。

**尾闾骨** 骨名。即尾骨。

**委中毒** 病证名。指腘窝委中穴部位的痈。又名曲鳅。多因胆经积热于膀胱经，或肾经气血阻滞而成，亦可因患肢破溃、湿疹、皮炎等感染诱发。症见腘窝委中穴处坚硬如石，微红微肿，疼痛，或酸痛色赤，身发寒热，继之伸屈困难，呈屈曲状。治宜活血化瘀，清热利湿。脓成时宜切开引流，每次换药后，应将患肢固定在半屈曲位，治愈后，应加强膝关节的功能锻炼，防止残废。

**萎黄** 病证名。指身黄而色不润泽，双目不黄者。见《证治心得》。又称痿黄。多因脾胃虚弱，气血不足，或兼有食滞、虫积所致。治宜培脾益血。有虫积者配合驱虫疗法。参见“黄胖”“脱力黄”条。

**痿** 病名。指四肢痿软无力，甚至肌肉萎缩为主要表现的病证。出《素问》。亦称痿躄。因肺热伤津，湿热浸淫，或气血不足，肝肾亏虚等所致。依据病因和证情之异，有皮毛痿、肉痿、脉痿、筋痿、骨痿、湿热痿、湿痰痿、燥热痿、血瘀痿、阴虚痿、血虚痿、气虚痿、肝肾下虚痿等证。治当辨证求因，可选用清热润燥、清热燥湿、益气健脾、滋阴养血、补益肝肾、化痰、行瘀等法。如胃脾虚者，宜先育养脾胃。针灸、推拿也有一定疗效。

**痿病** 指肢体筋脉弛缓，软弱无力，严重者手不能握物，足不能伸，肘、腕、膝、踝等关节感觉缺失，渐至肌肉萎缩不能随意运动的一种病证。因肺热伤津，湿热浸淫，或气血不足，肝肾亏虚等所致。临床表现以四肢软弱无力为主症，尤以下肢痿弱，足不能行为多见，故亦称为痿躄。

**痿黄** 病证名。即萎黄。指身黄而色晦，两目无黄染的病证。出《金匮要略·黄疸病脉证并治》。详见“萎黄”“食劳疳黄”“脱力黄”等条。

**痿厥** 病证名。指痿病因气血逆乱而见手足厥冷者。出《灵枢经·邪气脏腑病形》。《素问·四气调神大论篇》：“逆之则伤肾，春为痿厥。”王冰注曰：“痿，无力也；厥，足冷，即气逆也。”《张氏医通·厥》：“痿厥者，痿病与厥杂合而足弱痿无力也。”参见“痿”“厥证”条。

**痿软舌** 舌体软弱，无力伸缩，痿废不用。

**卫** ❶卫气的简称。详见该条。❷温病学术语。温病辨证的一个阶段或病位，即气分证的简称。《温热论》：“在卫汗之可也，到气才可清气。”详见“卫分证”条。

**卫分** 温热病初起，温热之邪侵犯肌表，肺卫失和，病势较为轻浅的病理阶段。

**卫分证** 病证名。即卫气营血辨证阶段之一。指温热病邪侵袭肌表，卫气功能失常所表现的证。常见于外感温热病的初起阶段。简称卫分。临床表现为发热，微恶风寒，头痛，咳嗽，咽喉肿痛，或鼻塞，肢酸身疼，舌苔薄白，边尖红，脉浮数等。

**卫气** 由饮食水谷所化生的剽悍之气，行于脉外，具有温煦皮肤、腠理、肌肉，司汗孔开阖，护卫肌表，抗御外邪的功能。

**卫气不固** ❶病机名。亦称卫外不固、表气不固。指卫外阳气虚，不能固表，皮肤腠理疏松，易受外邪侵入的病理状态。《素问·生气通天论篇》：“阳者，卫外而为固也。”❷病证名。指卫外不固所导致的一系列证候。临床表现为畏风，自汗，容易感冒等。治宜益气固表。

**卫气同病** 温热病中，邪热入于气分，卫分证候未解，卫分、气分病变同在的病理变化。

**卫气虚** 卫气不足，肌表失于固护，防御功能低下的病理变化。

**卫气营血辨证** 清代医家叶天士创立的一种辨治外感温热病的辨证方法。他将外感温热病发展过程中所反映的不同病理阶段，分为卫分证、气分证、营分证、血分证4类，用以阐明温热病变发展过程中，病位的浅深、病情的轻重和传变的规律，并指导临床治疗。卫气营血辨证是在六经辨证的基础上发展起来的，弥补了六经辨证的不足，完善并丰富了中医学对外感病辨证方法和内容的认识。

**卫强营弱** 病机名。营卫不和的一种。参见该条。

**卫弱营强** 病机名。营卫不和的一种。参见该条。

**卫营同病** 病证名。温热病中，邪热入于营分，而卫分病证未解，卫分、营分病变同在的病理变化。临床表现为既有发热恶寒，咳嗽，舌苔薄白等卫分证，又有入夜热甚，神志昏蒙，舌质红绛等营分证。治宜清营解表。

**畏光** 眼科病证名。指患眼畏惧光线，或在明亮处难以睁目。又称羞明、恶日。多因风火热邪上攻，或阴虚血亏所致。若兼见患眼涩痛，红赤肿痛，眵多泪热者，多属风火实证；若不赤不痛，干涩不适者，多属阴亏血虚。常见于某些白睛、黑睛、胞睑、瞳神疾患。宜辨证论治。

**畏寒** 患者自觉怕冷，多加衣被或近火取暖能够缓解。

**胃** ❶藏象学说术语。六腑之一。位于中焦，与脾相连，主要功能为受纳和腐熟水谷。故称为“水谷之海”。饮食物经胃下送小肠，胃气以通降为顺。其经脉为足阳明胃经，与足太阴脾经相表里，共同完成饮食物的消化吸收过程，所化生的水谷精微经脾运化后输布于五脏六腑，营养全身，故称脾胃为后天之本。胃气强弱对保持人体健康、判断疾病预后等有重要意义。❷推拿部位名。出《小儿推拿广意》。位于拇指近端指骨的腹面。主治呕吐、泄泻等。❸指正常脉象的主要特征之一。亦称为有胃气。详见“胃气”条。

**胃不和** 病机名。即胃气不

和。指胃气失和，功能失调的病理变化。

**胃喘** 病证名。指胃气上逆而作的喘证。见《证治准绳·杂病》等。《医碥》："胃喘一证，胃络不和，气逆作喘。然所以致逆者，非火则食与痰耳。"治宜降逆和胃，祛痰平喘。方用温胆汤加黄芩、生姜，有积食者加神曲、莱菔子。

**胃反** 病证名。❶即反胃。详见该条。❷霍乱之别名。《诸病源候论》："霍乱有三名，一名胃反。"

**胃风** 古病名。指风邪入侵于胃所致的病证。《素问·风论篇》："胃风之状，颈多汗恶风，食饮不下，膈塞不通，腹善满，失衣则膜胀，食寒则泄，诊形瘦而腹大。"方用豆蔻丸、白术丸等。

**胃寒** 病证名。指胃受寒邪侵袭，或饮食生冷，导致胃中阳气虚损，阴寒偏盛的病理变化。

**胃寒恶阻** 妇产科病证名。妊娠恶阻之一。因平素脾胃虚寒，孕后寒饮上逆所致。症见呕吐清水，倦怠畏寒，喜进热饮。治宜温胃止呕。

**胃寒呕吐** 病证名。❶指胃气虚寒，失于降和导致的呕吐。症见畏寒喜热，不思饮食，遇冷即呕，二便清利，口不渴，食久不化等。治当温中散寒，降逆止呕。方用理中汤、四逆汤等。❷指暴感寒邪，或过食生冷导致的呕吐。多见于胃气虚寒者。

**胃缓** 因脾胃虚弱，中气下陷，升降失常，以脘腹坠胀或有疼痛为主要表现的病证，伴有倦怠乏力，纳食欠佳，恶心嗳气，体瘦肌削等表现。常逐渐发病，病情时轻时重。空腹时轻，饱餐后重，卧位时轻，立位时重。

**胃火** 病机名，也作病证名。指胃腑及阳明胃经火热之邪导致的病机及其相应的病证。《医醇賸义·胃火》："胃火炽盛，烦渴引饮，牙龈腐烂，或牙宣出血，面赤发热，玉女煎主之。"参见"胃热"条。

**胃火炽盛** 胃中实热之邪炽盛，功能亢进，胃火上炎，热盛伤津的病理变化。

**胃家实** 病机名，也作病证名。❶指伤寒阳明腑实证，热邪结于胃肠，津液受伤，肠胃燥热的病理变化。出《伤寒杂病论》。其证以痞、满、燥、实为特征，用承气汤下之。参见"阳明腑证"条。❷指瘀血积胃。《血证论》："血入胃中，则胃家实，虽不似伤寒证，以胃有燥屎，为胃家实。

然其血积在胃，亦实象也，故必亟夺其实，釜底抽薪，然后能降气止逆，仲景泻心汤主之，血多者，加童便、茅根。”

**胃经** 足阳明胃经之简称。详见该条。

**胃咳** 病证名。六腑咳之一。因脾咳不愈传变而成。因其为胃气上逆所致，故名。出《素问·咳论篇》。症见咳而呕，甚则呕出蛔虫。治宜和胃降逆顺气。方用异功散加川花椒、乌梅等，或用苏子降气汤加减。

**胃口** ❶人体部位名。①单指或泛指胃的上口（贲门）、下口（幽门）。②指胃脘部。❷泛指食欲。如胃口不开，即食欲不振。

**胃脉** ❶脉诊术语。①指寸口脉。《素问·病能论篇》：“当候胃脉。”《太素·人迎脉口诊》：“胃脉者，寸口脉也。”②指有胃气之脉。其脉象不浮不沉，不疾不徐，从容和缓，节律一致。《景岳全书·脉神章》：“大都脉来时，宜无太过，无不及，自有一种雍容和缓之状，便是有胃气之脉。”❷足阳明胃经之简称。详见该条。

**胃纳呆滞** 胃受纳功能失常，食欲下降，进食减少的病理变化。

**胃气** 藏象学说术语。❶胃受纳和腐熟饮食的功能活动，也指胃生理活动的物质基础。如脾气主升，胃气主降。《素问·平人气象论篇》：“平人之常气禀于胃，胃者，平人之常气也。人无胃气曰逆，逆者死。”❷脾气与胃气的合称，又称“中气”。❸水谷之气，即水谷之精所化之气。❹脉诊术语。指脉来无太过、不及之象，具有从容和缓之势者。正常脉象必内涵胃气，各种病脉，凡是具有从容和缓之象者，均属有胃气之脉。《素问·玉机真脏论篇》：“脉弱以滑，是有胃气。”又《平人气象论》：“人绝水谷则死，脉无胃气亦死。”

**胃气不和** 病机名，也作病证名。指胃气机失调及其相关病证，主要影响胃的受纳、腐熟和通降功能。多因胃阴不足，邪热扰胃，或食滞胃脘，影响胃气所致。症见厌食或食后痞胀，泛恶，卧不安，大便失调等。《灵枢·四时气》：“胃气逆，则呕苦。”《素问·经脉别论篇》：“胃气不平。”《类经·疾病》：“今人有过于饱食，或病胀满者，卧必不安，此皆胃气不和之故。”

**胃气不降** 病机名，也作病证名。又称“胃失和降”。指胃通降功能失常的病理变化。多由饮食所伤，胃火冲逆，痰湿中阻，或肝气犯胃等引起。症见不思饮食，胃部胀满作痛，嗳气，呃逆，呕吐等。

**胃气上逆** 胃气下降不及，反而上逆的病理变化。

**胃气痛** 病名。指气机失调导致的胃脘痛。《经验奇方》："胃气痛，此症甚者，每晨吐清水，或连头痛。制香附二钱，良姜一钱五分，砂仁末八分。如病重常吐清水，加吴茱萸二钱。右药水煎热服。"参见"胃脘痛"条。

**胃气虚** 胃气虚弱，受纳腐熟功能减退，胃气不降的病理变化。

**胃气虚证** 病证名。指胃气虚弱，胃失和降，以纳少、胃脘痞满、隐痛及气虚症状为主要表现的证。

**胃热** 胃受热邪侵袭，或过食辛温香燥，导致胃中阳热偏亢的病理变化。

**胃热炽盛证** 病证名。指火热壅滞于胃，胃失和降，以胃脘灼痛、消谷善饥及实热症状为主要表现的证。

**胃热恶阻** 妇产科病证名。妊娠恶阻之一。多因平素胃热，孕后冲脉气盛，胃气不降所致。症见呕吐心烦，颜面潮红，口渴喜凉饮，便秘。治宜清热和胃，降逆止呕。

**胃热消谷** 胃热、胃火引起胃腐熟水谷功能亢进的病理变化。

**胃热壅盛** 病机名，也作病证名。指胃中邪热炽盛导致的病机及其相应的病证。多因外感邪热，热结胃肠，或嗜食辛辣，酒客积热及脏腑功能失调所致。常见烦渴引饮，口臭口烂，齿痛龈肿，舌红苔黄等。因外感病热结胃肠所致者，症见高热便秘，腹痛，甚至出现神昏谵语、狂躁等症。参见"胃热"条。

**胃弱恶阻** 妇产科病证名。妊娠恶阻之一。多因脾胃素虚，孕后冲脉气盛，胃失和降所致。症见脘闷腹胀，呕吐不食，或食入即吐。治宜健脾和胃，调气止呕。方用六君子汤加枇杷叶、藿香、旋覆花、砂仁、枳壳。

**胃神根** 正常脉象的三个要素。"胃"，指脉象有胃气，即脉势和缓，往来从容，节律均匀的脉象；"神"，指脉象有神，即柔和有力的脉象；"根"，指脉象有根，即沉取应指有力的脉象。

**胃失和降** 病机名，也作病证名。包括胃气不和和胃气不降。参见各条。

**胃俞** 经穴名。出《脉经》。属足太阳膀胱经。位于背部，当第12胸椎棘突下旁开1.5寸处。

主治胃脘痛、胸胁痛、腹胀、腹泻、痢疾、鼓胀、水肿、消化性溃疡、胃下垂等。

**胃痛** 病证名。又称胃脘痛，因感受外邪、内伤饮食、情志不畅和脾胃素虚等，导致胃气郁滞，胃失和降，以上腹胃脘部近心窝处疼痛为主要表现的疾病。

**胃脘** ❶人体器官名。指胃。其上口贲门部为上脘，中部为中脘，下口幽门部为下脘。《灵枢·四时气》："饮食不下，膈塞不通，邪在胃脘。"❷经穴名。即中脘穴。《素问·气穴论篇》："上纪者，胃脘也。"王冰注："谓中脘也。"后《类经图翼》中作中脘穴之别名。

**胃脘嘈杂** 胃中空虚，似饥非饥，似痛非痛，热辣不宁者。常伴有情绪抑郁，胸胁胀满，嗳腐吞酸等，因肝气不舒，郁久化热，肝火横逆，克伐胃腑所致。

**胃脘痛** 病证名。泛指心窝下胃脘部的疼痛。出《素问·五常政大论篇》。亦称胃痛。旧称心下痛、心痛。多因感受外邪，饮食失节，饥饱劳倦，脾胃虚寒，情志郁结等所致。辨证论治时有寒热虚实之分，外感、内伤之异。临床所见，往往虚实错杂，寒热相兼，须分清标本缓急施治。参见“外感胃脘痛”“内伤胃脘痛”等相关条。

**胃脘痈** 病名。指生于胃脘部的痈。出《素问·病能论篇》。又名胃痈。因热聚胃脘，腐败血肉所致。《素问·病能论篇》："人病胃脘痈者，诊当何如？岐伯曰，诊此者，当候胃脉，其脉当沉细，沉细者气逆，逆者人迎甚盛，甚盛则热。人迎者胃脉也，逆而盛，则热聚于胃口而不行，故胃脘为痈也。"《医学入门》："胃脘痈因饮食七情火郁，复被外感寒气所隔，使热浊之气填塞胃脘。"初起中脘穴隐痛微肿，甚则身热疼痛连心。若热退痛止，为顺；若脓毒蔓延，腐烂胃肠，为逆。初宜通腑泄热，行瘀散结，方用大黄牡丹汤、清胃射干汤等。脓成时宜行瘀排脓，方用赤小豆薏苡仁汤等加减。

**胃喜润恶燥** 胃主受纳腐熟的功能不仅依赖于胃气的推动，亦需要胃中津液的濡润。胃津充足，则能维持其受纳腐熟和通降下行的功能，故喜润。胃为阳土，其病易成燥热之害，胃中津液多受损，故恶燥。

**胃消** 即中消。详见该条。

**胃心痛** 病名。厥心痛之一。因胃气上逆犯心所致。症见胸腹闷胀，心痛尤甚者。《灵枢·厥病》:“厥心痛，腹胀胸满，心尤痛甚，胃心痛也。”

**胃虚** 病机名，也作病证名。指胃气虚或胃阴虚导致的病机及其相应的病证。《脉经》:“胃虚……病苦胫寒不得卧，恶寒淅淅，目急，腹中痛，虚鸣。”

**胃阳** 藏象学说术语。与胃阴相对而言，指胃之温煦、推动作用，与胃阴相互协调，以维持胃的正常通降及纳食化谷功能。

**胃阳虚证** 病证名。指胃阳不足，胃失温养，以胃脘冷痛及阳虚症状为主要表现的证。

**胃阴** 藏象学说术语。与胃阳相对而言，指胃之凉润、抑制作用，与胃阳相互协调，以维持胃的正常通降及纳食化谷功能。

**胃阴不足** 即胃阴虚，详见该条。

**胃阴虚** 胃中阴液不足，失于濡润，胃气不降，虚热内扰的病理变化。

**胃阴虚证** 病证名。指胃阴亏虚，胃失濡润、和降，以胃脘隐隐灼痛、饥不欲食及阴虚症状为主要表现的证。

**胃胀** 病证名。六腑胀之一。因胃寒气滞，水谷不化所致，以胃脘胀满、胀痛为主要表现的一类病证。出《灵枢·胀论》。常可兼见腹部满胀，口臭，食少，便难等。

**胃之大络** 经络名。指由胃直接分出的络脉，与十五别络不同。《素问·平人气象论篇》:“胃之大络，名曰虚里，贯膈络肺，出于左乳下，其动应衣，脉宗气也。”其循行径路自胃上行，贯膈，络于肺，出于左乳下的虚里（即心尖搏动处），是测候宗气的部位。

**胃之关** 藏象学说术语。指肾。肾有调节水液的功能，是胃的关闸，故名。正常情况下，水入于胃，由脾上输于肺，肺气肃降，水下流归于肾，再从膀胱、尿道排出体外。如肾气不化，往往影响水液代谢，导致小便不利，中焦痞满。《素问·水热穴论篇》:“肾者，胃之关也，关门不利，故聚水而从其类也。”

**胃之五窍** 藏象学说术语。五窍，指咽门、贲门、幽门、阑门及魄门，皆与胃的生理功能相关，故名。出《灵枢·胀论》:“胃之五窍者，闾里门户也。”《类经》:“胃之五窍，为闾里门户者，非言胃有五窍，正以上自胃脘，下至小肠、大肠，皆属于胃，故曰闾里门户。如咽门、贲门、幽门、阑门、魄门，皆胃气之所行也。故总属胃之五窍。”

**胃汁** 即胃津。

**胃主腐熟** 藏象学说术语。指胃把饮食物消化成食糜的过程。《难经·三十一难》：“中焦者，在胃中脘，不上不下，主腐熟水谷。”

**胃主降浊** 藏象学说术语。浊，指饮食水谷。即胃中初步消化的食糜，靠胃气下降肠道。与脾主升清的功能有相反相成的作用。《灵枢·阴阳清浊》：“受谷者浊。”

**胃主受纳** 藏象学说术语。指胃有接受和容纳水谷的生理功能，水谷入口，经过食管，容纳于胃，在胃中进行初步消化。

**胃足阳明之脉** 即足阳明胃经。详见该条。

## wen

**温病** 由温邪引起的以发热为主症，具有热象偏重，易化燥伤阴等特点的一类急性外感热病。

**温病条辨** 医书名。共6卷。〔清〕吴瑭撰。成书于1798年。为温病学著作。该书在清代众多温病学家成就的基础上，仿《伤寒论》体例，以简要的文字，分篇、分条论析温病的辨证和治法，并自加小注，进一步建立了完全独立于伤寒的温病学说体系，创立了三焦辨证纲领，是温病创新理论之一。在温邪易耗伤阴液思想的指导下，吴瑭倡导养阴保液之法，并拟订了层次分明的温病治法方药体系，《温病条辨》被誉为清代温病学说标志性著作。

**温病学** 研究温病发生、发展规律及诊治和预防方法的临床中医学科。

**温病学派** 古代医学流派名。以清代叶天士、薛雪、吴瑭、王士雄等医家为代表，对外感温热病的病因、病机、证治规律进行系统阐发的医学流派。

**温毒** 是感受温热邪毒导致急性热病的统称，以高热口渴，伴斑疹或疮疡痈肿为主症的疾病。

**温法** 治法名。八法之一。指用温热方药治疗寒证的治法。又称祛寒法。参见“八法”条。

**温经** 用具有温热扶阳作用的药物，治疗寒滞胞宫、寒凝经脉或阳虚证的治法。

**温疫论** 医书名。共2卷。〔明〕吴有性撰。成书于崇祯十五年（1642）。吴有性在《温疫论》中创立了“戾气”病因学说，强调温疫与伤寒完全不同，明确指出“夫温疫之为病，非风、非寒、非暑、非湿，乃天地间别有一种异气所感”，创立了“邪伏膜原”说及表里九传辨证论治思维模式，创制了达原饮等治疗温疫的有效方剂。对后世温病学的形成与发展产生了深远的影响。书中详论温疫病因、初起、传变诸证及治法等内容，是中医温病学发展史上具有划时代意义的标志性著作，是中医理论原创思维与临证实用新法的杰出体现。

**瘟疫** 即“疫病”，指温病中具有强烈传染性，并能引起流行的一类疾病。

**纹色** 指小儿指纹的颜色，红色主寒，紫色主热。

**闻诊** 诊断学方法名。四诊之一。通过听声音和嗅气味以了解患者健康状况，诊察疾病的方法。

**问汗** 询问患者出汗的情况，以了解病情的诊断方法。包括问汗的有无、多少、性状，出汗的部位、时间、特点及伴随症状等。

**问诊** 医生通过对患者或陪诊者进行有目的的询问，以了解患者的健康状态，诊察病情的方法，是四诊的重要内容之一。

## wu

**屋漏脉** 脉象名。脉在筋肉之间，如屋漏残滴，良久一滴，溅起无力，状如水滴溅地貌，其特点为脉位居中或沉，至数极慢，一息二至，脉律规则或不规则，脉力弱。主脾气衰败，化源枯竭，胃气荣卫俱绝。

**无根苔** 又称假苔。舌苔不实，似浮于舌上，刮之即去，不像自舌上生出来的苔质。

**无汗** 没有出汗，指当汗出而不汗出的表现。病理性无汗有表证、里证之分。表证无汗，若兼见恶寒重，发热轻者，多属风寒表证，因外感寒邪，寒性收引，腠理致密，玄府闭塞所致。里证无汗，若兼见口不甚渴，舌绛而干者，多为阴津亏虚，化汗乏源；若兼见面唇色淡，舌色淡白，多为血虚，化源不足；若兼见畏寒乏力，舌淡苔白者，多为阳气亏虚，无力化汗所致。

**无名肿毒** 病证名。指体表某处骤发无名肿痛。随处可生，既无明确起因，亦无适当名称，故名。又称肿疡、虚疡。多因风邪寒热客于经络所致。

**无头疽** 病名。指发于筋骨之间或肌肉深部的阴性疮疡。多因毒邪深陷，寒凝气滞而成。患处漫肿无头，皮色晦暗，病程缠绵，甚者伤筋烂骨，难溃难敛。本病包括附骨疽、流痰等多种病证。

**吴崑** 医家名。（1552—1620）明代医学家。字山甫，号鹤皋，又号鹤皋山人。徽州府歙县（今安徽省歙县）人。家藏医书颇富，好学认真，潜心研读古典医籍。后至浙江等地求师，并在宣城行医，有盛誉。撰著《吴注黄帝内经素问》《医方考》《脉语》《针方六集》等书。

**吴谦** 医家名。（1689—1748）清代医学家。字六吉。安徽歙县人。宫廷御医，乾隆时期为太医院院判。吴谦领衔主编的《医宗金鉴》是乾隆御制钦定的一部综合性医书，作为当时太医院的教科书，后世流传很广。

**吴师机** 医家名。（1806—1886）清代医学家。名樽，原名安业，字尚先，又字师机，晚号潜玉居士、潜玉老人。钱塘（今浙江省杭州市）人。曾寓居扬州，设存济堂药店，注重用外治法治病，所著《理瀹骈文》是中国医学史上的第一部外治专著，对中医外治法进行了系统的整理，提出了外治法可以“统治百病”的论断，被后世誉为“外治之宗”。所辑方剂具有简、便、验、廉的特点。

**吴瑭** 医家名。（1758—1836）清代医学家。字鞠通。楚州（今江苏省淮安区）人。少习儒，因其父、侄相继病故，遂专攻医学。他曾参与抄写《四库全书》，得览明代吴有性《温疫论》，并研读晋唐以来诸名家方论，学本于叶天士，治疗温病良有心得，处方用药每获捷效。著《温病条辨》，创立三焦辨证及其治法，与叶天士创立的卫气营血辨证有相得益彰之妙，对温病学的发展做出了重大贡献。另有撰有《吴鞠通医案》《医医病书》等。

**吴有性** 医家名。（1582—1652）明末医学家。字又可，号淡斋。姑苏（今江苏省）人。是一位有创新精神的温病学家。他提出戾气说，认为瘟疫的病因不同于时气和伏邪，也不同于一般的外感和伤寒，而是一种不能察见、嗅闻和触知的戾气，由口鼻传入人体。对瘟疫的传染途径、治疗等方面有新的见解，提出“达原”“三消”等疗法。著有《温疫论》，开我国传染病学研究之先河。

**五迟** 指立迟、行迟、发迟、齿迟及语迟，以小儿立、行、发、齿、语的发育迟于正常人为特征的病证。多因先天不足，肾气亏虚所致。

**五疸** 病证名。①指黄疸、谷

疸、酒疸、女劳疸、黑疸的全称。②指瘀热、脾虚、食积、瘀血、阴黄成疸。

**五夺** 因极度羸弱、大汗、大泄、大失血或产后大出血五种原因导致气血津液严重耗损的病理变化。

**五方** 东、南、西、北、中五个方位。

**五官** 人体器官名。指鼻、眼、口唇、舌、耳五个器官，五官分属于五脏，为五脏的外候，又名苗窍。《灵枢·五阅五使》："鼻者，肺之官也。目者，肝之官也。口唇者，脾之官也。舌者，心之官也。耳者，肾之官也"。

**五华** 五脏精气外显于体表某些组织或部位，主要表现在面、爪甲、唇四周、毛、头发等。

**五劳** ❶病因名。指久视、久卧、久坐、久立、久行五种过劳致病因素。❷病证名。①指志劳、思劳、心劳、忧劳、瘦劳（《备急千金要方》中作疲劳）五种情志过劳的病证。②指肺劳、肝劳、心劳、脾劳、肾劳五种虚劳病证。

**五轮八廓** 五轮与八廓的合称。五轮是肉轮、血轮、气轮、风轮和水轮的合称，是眼睛由外向内分成的五个部位。八廓是天廓、地廓、风廓、雷廓、泽廓、山廓、火廓、水廓的合称，是中医眼科学在外眼划分的八个部位。

**五软** 病名。以头项软、口软、手软、足软、肌肉软为特征的病证。见《婴童百问》。又名软瘫。多因禀赋不足，气血不充，导致骨脉不强，筋肉痿弱。

**五色带** 以带下五色杂下，腐臭难闻或赤白相杂，或如洗肉水样为常见症的带下病。

**五色主病** 根据患者面部青、赤、黄、白、黑五色变化，以诊察疾病的方法，称为五色主病，又称"五色诊"。

**五善** 指疮疡疾病预后较好的五种顺证表现，往往与七恶并称，为判断疮疡预后的方法。五善疮疡患者为顺证，易治易愈。历代医家对五善七恶的记载，互有异同，但总的来说可分两大类。一类是以《太平圣惠方》和元代齐德之《外料精义》为代表；一类是以明代陈实功《外科正宗》和清代吴谦《医宗金鉴》为代表。两者主要区别在于前者的症状是散在的，后者将五善七恶分别隶属于五脏。❶《太平圣惠方》："动息自宁，饮食知味，一善也；便利调匀，二善也；脓溃肿消，脓色鲜而不臭，三善也；神采精明，语声清朗，四善也；体气和平，五善也。”❷《外科正宗》：“心善，精神爽快，言语清亮，舌润不渴，寝寐安宁；肝善，身体轻便，不怒不惊，指甲红润，二便通利；脾善，唇色滋润，饮食知味，脓黄而稠，大便和调；肺善，声音响亮，不喘不咳，呼吸均匀，皮肤润泽；肾善，并无潮热，口和齿润，小便清长，夜寐安静。”❸现代对疮疡顺证的总结如下。初起，由小渐大，疮顶高突，焮红疼痛，根脚不散；已成，顶高根收，皮薄光亮，易脓易腐；溃后，脓液稠厚黄白，色鲜不臭，腐肉易脱，肿消痛减；收口，疮面红活鲜润，新肉易生，疮口易敛，感觉正常。

**五神** 指五种精神活动，即神、魂、魄、意、志，分别为五脏所藏。

**五十动** 指医生诊脉的时间一般不应少于50次脉搏跳动的时间。现代临床上每次诊脉每手应不少于1分钟，两手以3分钟左右为宜，必要时可延长至3~5分钟。古人强调诊脉需要诊“五十动”，不可时间过短，其意义一是有利于仔细辨别脉搏的节律变化，以尽量减少和避免漏诊脉搏节律不齐的促、结、代脉，以及时快时慢、三五不调等脉象，二是提醒医者在诊脉时态度要严肃认真，不得随便触按，草率从事。

**五十二病方** 医方著作。作者失考，撰年不详，约成书于战国时期。1973年出土于湖南长沙马王堆三号汉墓。原书无名，整理小组按其目录后题有“凡五十二”字样命名。帛书现藏于湖南省博物馆。该书记载了内、外、妇、儿、五官等各科疾病的治疗方法，书首有目录，以疾病为标题，全书分52题，每题记载一类疾病的治疗方法。现能辨认的医方约280余首，所载药名多达240余种，有不见于古本草者，亦有灸、砭及外科手术割治等法，但无针法，与《黄帝内经》不同。本书不见其他历代文献记载，为现存最早的医方著作。

**五时** 春、夏、长夏、秋、冬五季。长夏指阴历六月。

**五体** 五脏所主的形体组织，指人体的皮、脉、肉、筋、骨。

**五味偏嗜** 长期偏好酸、苦、甘、辛、咸性味或偏寒偏热的食物，损害脏腑。

**五邪** ❶邪在五脏。❷中风、伤暑、伤寒、中湿、饮食劳倦五种病因。❸根据五脏五行属性进行分类的实邪、虚邪、贼邪、微邪、正邪的合称。邪气从子脏传向母脏为实邪，从母脏传向子脏为虚邪，从所不胜传所胜为贼邪，从所胜传所不胜为微邪，感五行中同行之邪为正邪。

**五行** 中国古代哲学思想之一，是古人认识自然界事物的思维方法。是一气运动所产生的五种不同状态。见《尚书》。初指木、火、土、金、水五类自然界最基本的物质，后将五行之间的相互关系用于归纳、分析自然界事物之间的关系。

**五行相乘** 五行学说术语。指五行中所不胜一行对其所胜一行的过度制约和克制。为五行之间的异常克制现象。五行相乘的次序与相克相同，即木乘土，土乘水，水乘火，火乘金，金乘木。

**五行相克** 五行学说术语。木、火、土、金、水之间存在着递相克制、制约的关系，其规律是木克土，土克水，水克火，火克金，金克木。

**五行相生** 五行学说术语。木、火、土、金、水之间存在着递相资生、助长和促进的关系，其规律是木生火，火生土，土生金，金生水，水生木。

**五行相侮** 五行学说术语。指五行中所胜一行对其所不胜一行的反向制约和克制。为五行之间的异常克制现象。五行相侮的次序与相克相反，即木侮金，金侮火，火侮水，水侮土，土侮木。

**五行学说** 是研究木、火、土、金、水五行的概念、特性、生克制化、乘侮规律，并用以阐释宇宙万物的发生、发展、变化及相互关系的一种古代哲学思想。五行学说认为宇宙间的一切事物都是由木、火、土、金、水构成的，自然界的发展变化，都是五行运动与作用的结果。在五行之间，主要有生克关系，如木、火、土、金、水，依次相生，隔一行为相克（乘），反克为侮。有中土五行关系，如土在中央，木、火、金、水在四方，土主管四方其他四行。中医学用五行解释脏腑、经络、形体官窍、自然万物之间的生理、病理关系，并用于指导疾病的诊断和治疗。

**五液** 出《素问·宣明五气篇》。即汗、涕、泪、涎、唾五种分泌液的合称。

**五硬** 病证名。以头项硬、口硬、手硬、足硬和肌肉硬为主要表现的新生儿病证。❶《古今医统》："头硬不能俯视，气壅胸膈，手足心冷如冰而硬，名曰五硬。"❷指肝受风邪，头颈手足强直的病证。见《幼科铁镜》。❸指手硬、脚硬、腰硬、肉硬、颈硬。见《幼幼集成》。

**五运** 五运六气术语。出《素问·五运行大论篇》:“余闻五运之数于夫子,夫子之所言,正五气之各主岁尔,首甲定运,余因论之。鬼臾区曰:土主甲己,金主乙庚,水主丙辛,木主丁壬,火主戊癸。”五运是天干所化,为土运、金运、水运、木运、火运的合称,用来概括一年四季的气候变化特征。五运包括岁运、主运和客运。

**五脏** 心、肝、脾、肺、肾五脏的合称。

**五志** 五脏所主的五种情志活动,指喜、怒、思、忧、恐五种情志活动。

**五志化火** 怒、喜、思、悲、恐情志活动失调所变生的火证。情志活动与气的活动密切相关,长期精神情志活动过度兴奋或抑郁,会使气机紊乱,气郁化火,脏腑真阴亏损,出现烦躁、易怒、头晕、失眠、口苦、胁痛、喘咳、吐血、衄血等症,均为火证表现。

**午后潮热** 午后热甚,兼见身热不扬(即肌肤初扪之不觉很热,但扪之稍久即觉灼手),头身困重等。因湿邪黏腻,湿遏热伏,故身热不扬,午后阳气盛,故午后发热明显。这是湿热证特有的一种热型,常见于湿温病。

**舞蹈病状** 儿童手足伸屈扭转,挤眉眨眼,努嘴伸舌,状似舞蹈,不能自制,多因先天禀赋不足或气血虚弱,风湿内侵所致。

**误治** 指诊断、辨证、治疗的失误。

**恶风** 患者遇风觉冷,避之可缓。

**恶寒** 症状名。指患者自觉怕冷,多加衣被或近火取暖,仍感寒冷不能缓解者。临证中恶寒常与发热、头痛、鼻塞流涕、舌苔薄、脉浮等症状兼见。恶寒还须与恶风、寒战、畏寒相鉴别。其中恶风、寒战属外感病常见症状,恶风指患者遇风怕冷,避风可缓,较恶寒为轻,为外感证中恶寒之轻症。寒战是指患者恶寒时伴有战栗,是外感证中恶寒之重症。三者区别在于恶寒轻重不同。畏寒是指患者身寒怕冷,加衣盖被或近火取暖,寒冷能缓解的症状,多见于阳虚证。其与恶寒的区别是发病机制不同,恶寒一般指新病、病程短,多为实证、表证,而畏寒一般指久病、病程长,多为阳虚证、里证,常以加温近火后,怕冷能否缓解进行鉴别。

**恶寒发热** 患者恶寒与发热同时出现，是表证的特征性症状。其机制是外邪侵袭肌表，卫阳被遏，肌腠失于温煦，则见恶寒；正气奋起抗邪，正邪交争，卫阳失于宣发，则郁而发热；邪正相争，则恶寒与发热并见。

**恶热** 症状名。指发热与怕热同时出现。外感表证，一般表现为发热恶寒，但当表邪入里（邪入气分），或外感风温，则表现为不恶寒反恶热。

W

# X

## xi

**膝** 人体部位名。大腿和小腿相连的关节前部。《素问·脉要精微论篇》:“膝者，筋之府。”

**洗冤集录** 法医学书名。共5卷。又名《洗冤录》《宋提刑洗冤集录》。〔宋〕宋慈撰。成书于淳祐七年（1247）。书中比较系统地总结了宋代以前的法医学成就，全书由检验总说、验伤、验尸、辨伤、检骨等53项内容组成，并对犯罪、犯罪侦查、保辜、断案、法吏检验格式程序等详加论述。本书内容丰富，见解精湛，虽间有论析欠当之处，但绝大部分内容源于实践经验，是中国较早、较完整的法医学专书。后世法医著作多以本书为蓝本，或加注释，或予以增补，对世界法医学的发展有巨大贡献。

**喜则气缓** 过度喜乐，导致心气涣散或心神涣散的病机变化。

**细脉** 脉象名。脉细如线，但应指明显。其脉象特点是脉道狭小，往来如线，但按之不绝，应指明显。多见于虚证或湿证。

## xia

**虾游脉** 脉象名。脉在皮肤，来则隐隐其形，时而跃然而去，如虾游冉冉，忽而一跃的状态。其特点为脉位极浮，至数极慢，脉律严重紊乱，脉力极弱而不匀，时而突然一跳，随即隐没，重按无根。阴绝阳败，主死。

**下法** 治法名。八法之一。指运用泻下、攻逐或润下作用的药物，达到通导大便、消除积滞、荡涤实热、攻逐水饮目的的一类治法。参见“八法”条。

**下焦病证** 指温热之邪侵犯下焦，劫夺肝肾之阴为主要表现的病证。

**下乳** 用具有行气通络和补益作用的药物，促进乳汁的产生及排出的治法。

**下损及上** 虚损由下部脏腑发展到上部脏腑的传变趋势，如由肾损开始累及肝、脾、心、肺等其他脏腑。

**下消** 因肾水亏竭，蒸化失司所致，以小便量多，或如膏油，或有甜味等为主要表现的病证。

可伴见口渴多饮，面黑耳焦，日渐消瘦等症状。又称消肾、肾消。

**夏季热** 临床以夏季长期发热，口渴多饮，多尿，少汗或汗闭为主症，秋凉后一般可自愈。常见于婴幼儿。又名“暑热症”。

## xian

**先天之精** 指肾脏所藏之精，与后天之精相对而言。受之于父母，先天而生，是构成人体胚胎和繁衍后代的基本物质。

**弦脉** 脉象名。端直以长，如按琴弦。其脉象特点是脉形端直而形长，脉势较强，脉道较硬，切脉时有挺然指下、直起直落的感觉，故形容为“从中直过”“挺然于指下”。其弦硬程度随病情轻重而不同，轻则如按琴弦，重则如按弓弦，甚则如循刀刃。多见于肝胆病、疼痛、痰饮、胃气衰败等。

## xiang

**相火** 与君火相对而言。二火相互配合，以温养脏腑，推动身体功能活动。一般认为相火的根源发自命门，相火寄于肝、胆、三焦等脏腑内。

**相火妄动** 相火寄藏于肝肾，肝肾阴亏，阴不敛阳，火气冲逆的病理变化。

**相兼脉** 凡两种或两种以上的单因素脉相兼出现，复合构成的脉象即称为“相兼脉”或“复合脉”。

**项强** 颈项部连及背部的肌肉筋脉强直、拘急，前俯后仰及左右运动不利的表现。

## xiao

**消法** 治法名。八法之一。指具有消食行气和消散积滞作用的治疗大法。参见“八法”条。

**消谷善饥** 亦称“多食易饥”，指患者食欲亢进，进食量多，易感饥饿的症状，多因胃热炽盛，腐熟太过所致。

**消渴** ❶病名。出《素问·奇病论篇》。多因过食肥甘，饮食失宜，或情志失调，劳逸失度，导致脏腑燥热，阴虚火旺，以多饮、多食、多尿为主要表现的疾病。可分为上消、中消、下消。又名痟渴、消瘅。❷症状名。指口渴。出《伤寒论·辨太阳病脉证并治》：“太阳病，发汗后，大汗出，胃中干，烦躁不得眠，欲得饮水者，少少与饮之，令胃气和则愈。若脉浮，小便不利，微热消渴者，与五苓散主之。”

**消瘦** 肌肉瘦削，缺少体脂

X

的表现。其特征是肌肉瘦削，严重者形瘦骨立，大肉尽脱，毛发枯槁，称为形脱。形瘦之人常表现为头颈细长，肩狭窄，胸平坦，腹部瘦瘪，体形瘦长。若形瘦食多，为中焦火炽；若形瘦食少，为中气虚弱，多因脾胃虚弱，气血亏虚，或病气消耗等所致；若消瘦伴五心烦热、潮热盗汗，为阴虚内热；若久病卧床不起，骨瘦如柴，为脏腑精气衰竭，病属危重。

**小便短黄** 小便色黄而短少，多属热证。因热盛伤津所致，也可见于汗、吐、下太过，损伤津液。

**小便黄赤** 指小便色泽比正常时黄，呈深黄、黄红或黄褐色，甚至尿如浓茶的表现。又名溺赤。以内热和湿热内蕴所致者为多。

**小便浑浊** 指小便如膏脂或米泔的症状。

**小便频数** 小便次数增多，时欲小便的症状。

**小便清长** 指小便色清量多，多见于寒证。因寒盛、阳虚，不能温化水津，水液下渗膀胱过多所致。

**小便涩痛** 指排尿时自觉尿道灼热疼痛，小便涩滞不畅，常见于淋病。多因湿热蕴结，膀胱气化不利所致。

**小便失禁** 患者神志清醒时，小便不能随意控制而自行溢出的症状，多属肾气亏虚，膀胱失约。亦有因尿路损伤，或湿热、瘀血阻滞，导致膀胱失约，气机失常而见小便失禁。若患者神昏见小便失禁者，病属危重。

**小肠** 六腑之一。小肠居腹中，上口在幽门处与胃相连，下口在阑门处与大肠相连。其主要生理功能是受盛化物和泌别清浊。

**小肠实热** 又称“心移热于小肠”。心火炽盛，循经移热于小肠，小肠热盛，泌别清浊功能失调的病理变化。

**小肠实热证** 指心火下移小肠，热迫膀胱，气化失司，以小便赤涩疼痛、心烦、舌生疮及实热症状为主要表现的证。

**小肠虚寒** 阳气不足，小肠受盛化物功能低下，导致机体虚寒内生，清浊不分的病理变化。

**小儿便秘** 病证名。指小儿大便秘结不通，排便次数减少，或间隔时间延长，或便意频但大便艰涩，排出困难的儿科病证。

**小儿痴呆** 病证名。以小儿智力低下为主要表现的病证。多因先天禀赋不足或后天调养失当所致。

**小儿癫痫** 病证名。临床以突然仆倒，昏不识人，口吐涎沫，两目上视，肢体抽搐，惊掣啼叫，喉中异声，片刻即醒，醒后如常人为特征的一种小儿发作性疾病。

**小儿腹痛** 病证名。指小儿胃脘以下、脐之四旁及耻骨以上部位发生疼痛。包括大腹痛、脐腹痛、少腹痛和小腹痛。发生在胃脘以下，脐部以上部位的疼痛称为大腹痛；发生在脐周部位的疼痛称为脐腹痛；发生在小腹两侧或一侧部位的疼痛称为少腹痛；发生在下腹部正中部位的疼痛称为小腹痛。

**小儿感冒** 病证名。临床以发热、恶寒、鼻塞、流涕、喷嚏、咳嗽、头身疼痛为特征的小儿外感疾病。可分为普通感冒和时行感冒。

**小儿钩虫病** 病名。因钩虫寄生于人体小肠内所引起的小儿寄生虫病。临床以贫血，营养不良，上腹不适或疼痛，腹泻或便秘，嗜食异物为主要特征。

**小儿蛔虫病** 病名。因感染蛔虫卵引起的小儿肠道寄生虫病。临床以反复发作的脐周疼痛，时作时止，饮食异常，大便下虫或粪便镜检有蛔虫卵为主要特征。

**小儿姜片虫病** 病名。因姜片虫寄生于小儿肠道引起的寄生虫病。临床以反复腹痛，腹泻，恶心，呕吐，食欲不振等症状为主要表现，重者可出现营养不良，贫血，浮肿，发育障碍等。

**小儿厥证** 病证名。指小儿阴阳失调，气血逆乱，导致突然昏倒，不省人事，或伴四肢逆冷为主要临床表现的一种急性病证。

**小儿咳嗽** 病证名。临床以咳嗽为主症的小儿肺系病证。可分为外感咳嗽和内伤咳嗽。

**小儿口疮** 病名。临床以口腔黏膜、舌体及齿龈等处出现淡黄色或灰白色小溃疡，局部灼热疼痛，或伴发热、流涎为特征的小儿口腔疾患。

**小儿烂喉丹痧** 病名。即猩红热。临床以发热，咽喉肿痛或伴腐烂，全身出现猩红色皮疹，疹后脱皮为特征的急性出疹性时行疾病。

**小儿痢疾** 病名。临床以发热，腹痛，腹泻，黏液脓血便，里急后重为主要表现的小儿肠道传染病。有寒、热之分，但以热痢、疫痢多见。

**小儿淋证** 病证名。指膀胱气化失司导致尿道不利，排尿不畅的一类病证。临床以小便频急，淋沥不尽，尿道涩痛，小腹拘急，痛引腰腹为主要特征。可分为热淋、血淋、气淋、石淋、膏淋、劳淋。

**小儿麻痹症** 病名。即脊髓灰质炎。初期以发热（双峰热），咳嗽，咽痛，肢体疼痛，或伴呕吐、腹泻为特征，后期以肢体瘫痪，骨骼畸形为特征。

**小儿囊虫病** 病名。因绦虫的囊尾蚴寄生于人体组织引起的小儿寄生虫病。囊虫常寄生在脑部、皮下组织、肌肉及眼部等处，可引起不同的症状。

**小儿蛲虫病** 病名。因蛲虫寄生在小儿肠道内引起的寄生虫病。临床以肛门、会阴部瘙痒，夜寐不安为主要特征。

**小儿尿频** 病证名。临床以小便频数为特征的儿科常见病证。

**小儿呕吐** 病证名。因胃失和降，气逆于上，导致胃中乳食上逆经口而出的一种儿科病证。有物有声谓之呕，有物无声谓之吐，有声无物谓之哕。

**小儿乳蛾** 病名。临床以咽痛，喉核红肿或伴化脓为特征的小儿咽部疾患。因喉核肿大，形似乳头或蚕蛾，故称乳蛾，又名喉蛾。

**小儿暑温** 病证名。指感受暑温邪毒引起的，以发病急骤，高热，烦渴，头痛，重者昏迷、抽搐，甚至内闭外脱为特征的急性时行疾病。

**小儿水肿** 病证名。指水液代谢失调，水液潴留，泛溢肌肤，引起头面、眼睑、四肢甚至全身浮肿，小便短少的小儿常见病证，有阳水和阴水之分。阳水起病急，病程短，水肿多起于眼睑、头面，迅及全身，肿处皮肤光亮，按之即起；阴水起病缓，病程长，水肿多以下半身为主，腰以下为甚，肿处皮肤松弛，按之凹陷难起。

**小儿丝虫病** 病名。由携带丝虫幼虫的蚊虫叮咬所引起，以发热，下肢皮肤红肿灼痛，阴囊肿痛，小便浑浊等为主要表现的小儿寄生虫病。

**小儿绦虫病** 病名。因绦虫寄生于人体所引起的小儿寄生虫病。临床以腹痛，腹泻，头晕乏力，食欲异常，大便排出绦虫节片为主要特征。

**小儿脱肛** 病证名。指肛管、直肠外翻，脱垂于肛门之外的儿科病证。

**小儿脱证** 病证名。因阴阳气血津液严重耗损引起的，以小儿神情淡漠，甚至昏迷，气息微弱，大汗淋漓，口开手撒，脉微细欲绝为主要表现的一种危急病证。

**小儿痿病** 病证名。以小儿肢体筋脉弛缓，软弱无力，日久不用，引起肌肉萎缩或瘫痪为特征的病证。

**小儿哮喘** 病证名。临床以反复发作性哮鸣气促，呼气延长，呼吸困难，不能平卧，张口抬肩，摇身撷肚，唇口青紫为特征的小儿肺系疾病。

**小儿泄泻** 病证名。临床以大便次数增多，粪质稀薄或如水样为特征的小儿常见疾病。《幼科金针·泄泻》："泄者，如水之泄也，势犹纷绪；泻者，如水之泻也，势惟直下，为病不一，总名泄泻。"

**小儿心悸** 病证名。指小儿自觉心中悸动不宁，惊慌不安不能自主的病证。

**小儿血吸虫病** 病名。由血吸虫寄生于人体静脉所引起的小儿寄生虫病。临床症状复杂多样，急性起病者多见发热，腹痛，腹泻，胁下痞块。慢性起病及晚期患者以胁下痞块，癥积，鼓胀，虚损为主要特征。

**小儿厌食** 病证名。以小儿较长时间厌恶进食、食量减少为特征的病证。

**小儿药证直诀** 医书名。共3卷。又名《钱氏小儿药证直诀》。〔宋〕钱乙撰，阎孝忠编辑。约成书于宣和元年（1119）。卷首为脉证治法，论述小儿病证等81种；卷中载治验病案23例；卷下为儿科方剂。书末附《钱仲阳传》《阎氏小儿方论》《董氏小儿斑疹备急方论》。本书是世界上较早出现且切合实用的儿科专著。对小儿病的诊断和治疗都做了简明扼要的记述，临床实用价值很高。

**小儿遗尿** 病证名。指5岁以上的小儿不能自主控制排尿，经常睡中小便自遗，醒后方觉的一种病证。

**小儿疫毒痢** 病名。指传染性强且病情危重的痢疾。临床以发病急骤，高热，腹痛剧烈，大便脓血，甚至神昏抽搐为主要表现的儿科病证。

**小儿指纹** 指小儿食指桡侧的浅表静脉，自虎口至指端，第1指节为风关，第2指节为气关，第3指节为命关。观察3岁以下小儿指纹是代替脉诊的一种辅助诊断方法。正常小儿指纹应为淡紫色，隐隐在风关之内。指纹辨证纲领为"浮沉分表里，红紫辨寒热，淡滞定虚实，三关测轻重"。

**小儿疰夏** 病名。出《丹溪

心法》。又名"注夏"，是发于夏季的一种季节性疾病，临床以全身倦怠，食欲不振，大便不调为主症，至秋凉后可自愈。

**小儿紫癜** 病证名。小儿时期常见的出血性疾病，因血溢于皮肤、黏膜之下，故见皮下瘀点、瘀斑，压之不褪色，常伴有鼻衄、齿衄、尿血、呕血、便血等症状。

**小方** 方剂分类名。七方之一。指方剂小者。药味少，用量小，治疗病轻邪微的方剂。参见"七方"条。

**小方脉** 古代医学分科名。我国古代官方卫生机构医学分科的一种。专门治疗小儿疾病。参见"十三科"条。

**小腹** 人体部位名。下腹中部，即脐下至耻骨毛际处。

**哮** 病证名。指呼吸急促似喘，喉间有哮鸣音，常反复发作，缠绵难愈。多因痰饮内伏，复感外邪而诱发，也可因久居寒湿之地或过食酸、咸、生冷等诱发。

**哮病** 病名。又称哮证，是以喉中哮鸣有声，呼吸困难，甚则喘息不能平卧为主症的反复发作性肺系疾病。多因内有壅盛之气，外有非时之感，膈有胶固之痰，三者相合，闭拒气道，搏击有声，发为哮病。症见呼吸喘促，喉间有哮鸣，咽塞胸闷，咯痰不爽，严重者可见张口抬肩，目胀睛突，面色苍白，唇甲青紫，气急不能平卧。若咯出大量黏痰，则症状逐渐缓解。每因气候变化、食物、情志、劳累过度诱发，初起时常先见喉鼻作痒、喷嚏等症状，如反复发作，可导致脏气虚衰，真元耗损。

**哮喘** 病名。❶哮证与喘证的合称。哮，主要指呼吸气急，喉间有痰鸣声；喘，主要指呼吸急促，甚者可见张口抬肩，不能平卧等症状。《医学正传·哮喘》："大抵哮以声响名，喘以气息言。夫喘促喉中如水鸡声者，谓之哮；气促而连属不能以息者，谓之喘。"哮与喘既有联系，又有区别。详见"哮病""喘证"条。❷专指哮证。见《丹溪心法·哮喘》。因哮证发作时常与喘证互见，故习称哮喘。

## xie

**邪** 病因名。又称邪气，与人体正气相对而言。泛指各种致病因素及病理损害。亦特指风、寒、暑、湿、燥、火六淫和疫疠之气等外感致病因素。《素问·评热病论篇》："邪之所凑，其气必虚。"

**邪害空窍** 病机名。《素问·四气调神大论篇》："邪害空窍，阳气者闭塞，地气者冒明。"空窍，即孔窍。指邪气侵袭口、鼻、耳、目等器官所致的一类病证。

**邪恋心包** 证名。指温病过程中邪气羁留心包，导致昏迷惊厥一类的病变。多与温热湿毒诸邪夹痰有关。宜结合化痰开窍之法论治。

**邪留三焦** 证名。❶指温病过程中湿热之邪或温邪夹痰湿滞留于三焦气分的一类证候。主要表现为寒热起伏，稽留不清，咳嗽胸满，脘腹痞胀，小便不利，舌苔厚腻、滑腻而黄等。治宜上下分消湿热之邪，用三仁汤等。❷泛指邪滞三焦，使三焦气化功能失调，出现水液代谢障碍等为主要表现的病变。常见胸胁胀满，少腹窘急，小便不利等。治宜宣通气机，化气行水。方用五苓散等。

**邪气** 病因名。即邪。泛指各种致病因素的统称。

**邪气盛** 邪气壅盛于体内导致实证的病理变化。

**邪气盛则实** 病机学术语。《素问·通评虚实论篇》："邪气盛则实，精气夺则虚。"在疾病过程中，邪气盛，正气不虚，其激烈对抗的过程则表现为实证。临床上常可出现高热，无汗，烦躁，神志狂乱，腹痛拒按，便秘尿赤，脉滑数有力等症状特点。

**邪热** ❶病因名。即热邪。详见该条。❷证候名。指外邪引起的发热证。

**邪郁少阳** 太阳病不解而内传，或病邪直犯少阳，正邪相争于表里之间的病理变化。

**邪正盛衰** 指疾病过程中，机体正气与致病邪气之间相互斗争所发生的盛衰变化。

**邪正消长** 指发病过程中邪气与正气之间此消彼长的斗争状态。正邪相争，正气战胜病邪则疾病痊愈，邪气战胜正气则病情加重。

**胁** 人体部位名。指侧胸部由腋下至第12肋骨的部位。

**胁肋胀痛** 证候名。指胁肋部胀满疼痛。多因气郁、痰凝、脉络阻滞所致。如肝气郁结者，多兼见胸闷纳减，胀痛常随情志变化而增减，治宜疏肝理气，方用逍遥散或柴胡疏肝散等。如湿痰停留肝经，多兼见头目眩晕，肢体麻木不仁，治宜平肝豁痰，方用导痰汤加白芥子或竹沥等。亦有因肝经虚寒而见胁肋胀痛者，多兼见气急，视物模糊，脉象迟弱等，方用槟榔汤或补肝散等。参见“气郁胁痛”“痰饮胁痛”条。

**胁痛** 病证名。因风寒、暑热、疫疠等外邪侵袭，或气郁、痰饮、瘀血、食积等内伤因素，影响脏腑经络气血运行所致，以一侧或两侧胁肋部疼痛为主要表现的疾病。

**胁下痞硬** 证候名。指胁部胀满、按之坚硬。出《伤寒论·辨太阳病脉证并治》。伤寒病在表不解，邪气与正气相搏结于胁下，或病邪侵入少阳经所致。常兼见寒热、呕吐等。治宜和解。方用小柴胡汤加减。

**胁痈** 外科病证名。指生于胁部的痈。出《医学入门》。多因郁怒、肝胆经脉郁火所致。胁部初起如梅李状肿块，红肿疼痛，易成脓破溃。治宜解郁泄火。方用柴胡清肝汤等加减。参见“外痈”条。

**胁胀** 病证名。患者自觉一侧或两侧胁部胀满不舒的症状。胁部膈下末肋之内为肝胆所居，又是肝胆经脉循行之处。肝脉由下循胁而上，胆脉由上循胁而下，故胁胀多属肝胆及其经脉病变。

**泄** ❶泄漏、渗出。《素问·举痛论篇》：“炅则腠理开，荣卫通，汗大泄。”❷宣泄、疏利。《素问·六元正纪大论篇》：“金郁泄之。”张介宾注：“泄，疏利也。”❸病证名。①多种腹泻的总称。《素问·风论篇》：“食寒则泄。”②指筋缓缩不能收持。《金匮要略》：“味酸则伤筋，筋伤则缓，名曰泄。”❹治则名。指泻法，或用泻剂。《素问·热论篇》：“其满三日者，可泄而已。”

**泄剂** 方剂分类名。十剂之一。指具有降泻、泻下作用的方剂。参见“十剂”条。

**泄可去闭** 治法名。指用疏利药，去除闭阻证的治法。如咳嗽气促痰多的肺实证，可用葶苈大枣泻肺汤疏利闭阻于肺的痰热，又如因气郁引起的便秘、噫气、胸胁胀满、腹中胀痛，可用四磨汤疏利闭阻。

**泄痢** 病名。痢，古通利，指泄泻。《局方发挥》：“泄痢之病，水谷或化或不化，并无努责，惟觉困倦。”又有称痢疾为泄痢者。参见“泄泻”“痢疾”条。

**泄脓血** 即便脓血。

**泄卫透热** 治法名。指用辛凉解表药透泄邪热，使之外达的治法。适用于温病邪在卫分、气分之间，表现为身热，微恶风寒，心烦口渴，无汗，舌苔黄白等。

常用浮萍、薄荷、淡豆豉、桑叶、菊花、金银花、连翘、天花粉等。

**泄泻** 病证名。大便次数增多，粪质稀薄，甚至泻下如水样的症状。一般无脓血与里急后里症状。见《三因极一病证方论》。简称泄或泻。也有人认为泄为大便质薄，泻为大便如水。如《奇效良方》:“泄者。泄漏之义，时时溏泄，或作或愈；泻者，一时水去如注”。多因外感六淫、食积、痰阻、脾肾虚、情志失调等引起脾胃运化和肠道功能失调。泄泻有虚实之分，实证多因寒湿、湿热、食积、肝郁气滞等引起，虚证多因脾虚、肾阳虚、命门火衰所致。其中尤与脾虚、湿盛关系最为密切。从病因而言，有风泻、寒泄、暑泻、热泻、湿泻、伤食泻、痰泻、气泻、肾泄等之分；从泄泻病情和大便性质而言，有飧泄、骛泄、溏泄、水泻、洞泄、滑泄、五更泄、禄食泻、大瘕泄等。

**泄注赤白** 即痢疾。详见该条。

**解㑊** 古病名。指肢体困倦，少气懒言，骨肉懈怠的病证。出《素问》。多因肝肾虚损，精血不足所致。可见于虚损、痨瘵、慢性消耗性疾患，以及热性病的恢复期等。

**蟹睛** 眼科病名。指黑睛破损，黄仁从溃口突出，形似蟹睛的重症眼病。相当于角膜溃疡穿孔、虹膜脱出等眼病。见《世医得效方》。又名蟹目、蟹睛疼痛、损翳、离睛。多因肝胆火炽，邪毒上冲，导致黑睛破溃，或因外伤所致。蟹睛周围绕以灰白翳障，瞳仁变形如杏或枣核状，伴抱轮红或白睛混赤，眼睑肿胀，目痛剧烈，破溃后症状突然减轻，伴畏光流泪，视力障碍等。愈后遗留斑脂翳，影响视力，严重者可致失明。治宜清肝泻火。日久赤痛减退者，宜滋阴清火。

**蟹目** 即蟹睛。详见该条。

## xin

**心** 五脏之一，位于胸腔之内，膈之上，有心包卫护于外。五行属火。其主要生理功能是主血脉、藏神。心在体合脉，其华在面，开窍于舌，在志为喜，在液为汗，在味为苦，通于夏气。

**心包络** 简称“心包”，亦称“膻中”，是心脏外围的包膜，附有络脉，可通行气血，具有保护心脏的作用。

**心包络病** 病邪侵犯心包络，以心痛，心中大热，手心热，面黄，目赤，笑不休，臂肘挛急，腋肿，甚则胸胁支满等为主要表现的病证。

**心痹** 病证名。痹证之一。因脉痹日久不愈，或思虑伤心，气随虚亏，复感外邪，内犯于心，心气痹阻，脉道不通所致。症见胸痹心痛，心悸怔忡，咽干气急，或气喘，或惊恐，口唇发绀，舌红或紫暗，脉细涩或结代等。

**心肺气虚** 心肺之气俱虚，心动失常，运血无力，伴肺失宣降，气机不畅的病理变化。

**心肺气虚证** 病证名。指心肺两脏气虚，功能减退，以心悸、咳嗽、气喘及气虚症状为主要表现的证。

**心肝火旺** 心肝火热亢盛，循经上炎，躁扰神明，甚至灼伤脉络，迫血妄行的病理变化。

**心肝血虚** 心肝血液亏虚，神志、头目、筋脉、爪甲均失于濡养的病理变化。

**心肝血虚证** 病证名。指血液亏少，心肝失养，以心悸、多梦、眩晕、爪甲不荣、肢麻及血虚症状为主要表现的证。

**心合小肠** 心与小肠相表里，手少阴心经与手太阳小肠经相互络属，构成心与小肠的阴阳表里相合关系。二者在生理上相互配合，心主血生血，小肠主分清泌浊。病理上二者也互相影响。

**心火亢盛** 心经火热亢盛，常致心火上炎，热扰心神，甚至伤津动血的病理变化。

**心火亢盛证** 病证名。指心火内炽，扰神迫血，火热下移小肠，以心烦失眠、舌赤生疮、吐衄、尿赤及火热症状为主要表现的证。

**心火上炎** 心火循经燔灼上炎，导致心神不安，口舌生疮的病理变化。

**心悸** 病证名。患者自觉心跳不安的症状。多为心与心神的病变。因受惊而发，心悸易惊者，谓之惊悸。若无明显外界诱因，心跳剧烈，上至心胸，下至脐腹，悸动不安者，谓之怔忡。惊悸日久可发展为怔忡，怔忡病情较惊悸重。

**心厥** 病证名。因心脏严重病变引起，以面白、肢厥、血压降低、晕厥、神昏为主要表现的疾病。

**心开窍于舌** 心之经脉与舌根相连，心气上通于舌，心的生理和病理表现，可由舌的变化反映出来。

**心脉痹阻证** 病证名。指瘀血、痰浊、阴寒、气滞等因素阻痹心脉，以心悸怔忡、心胸憋闷疼痛为主要表现的证。

**心脾两虚** 心脾气血不足，心动失常，心神不宁，伴脾失健运的病理变化。

**心脾两虚证** 病证名。指脾气亏虚，心血不足，以心悸怔忡、失眠多梦、食少、腹胀、便溏及气血两虚症状为主要表现的证。

**心气** 泛指心的功能活动。

**心气虚** 病机名，也作病证名。与心血虚相对。指心气不足的病机及其相应的病证。多因久病体虚，劳神耗气，年高气弱，或禀赋不足所致。症见头晕心悸，气短乏力，胸闷自汗，健忘，面色苍白，舌边有齿痕，脉细弱或结代。

**心气虚证** 病证名。指心气不足，鼓动无力，以心悸怔忡及气虚症状为主要表现的证。

**心肾不交** 心肾相交的平衡关系失调，肾阴不能上济心火，阴不制阳，虚火亢动，心神不宁的病理变化。

**心肾不交证** 病证名。指心肾水火既济失调，以心烦、失眠、梦遗、耳鸣、腰膝酸软等为主要表现的证。

**心肾相交** 又称“水火既济”。心肾之间存在协调平衡的关系。心在上焦，属火；肾在下焦，属水。心火下降于肾，能温暖肾水，使肾水不寒；肾水上济于心，能滋养心阴，制约心阳，使心阳不亢。

**心肾阳虚证** 病证名。指心与肾的阳气虚衰，温煦失职，以心悸、腰膝酸冷、浮肿及阳虚症状等为主要表现的证。浮肿明显者，又可称为水气凌心证。

**心衰** 病证名。心体受损，脏真受伤，心脉“气力衰竭”，无力行气运血导致的危重急症。症见呼吸困难，心悸烦躁，尿少，下肢水肿，咯血，多汗，胁胀痛，舌质暗淡或青紫，舌下脉络迂曲粗大色紫，脉疾数或促，强弱不等。

**心水** 病证名。五脏水肿病之一。以心悸气短，动则更甚，口唇发绀，烦躁不安，胸满腹胀，肢体以及阴部浮肿，小便短少，咳喘时作，不能平卧，舌淡暗，苔薄白，脉涩或结代或细数为主要表现。

**心痛** 脘部和心前区疼痛的统称。

**心胃火燔** 心火亢盛，胃火烁津，症见高热、烦渴、心神不安、消谷善饥、口臭等病理变化。

**心恶热** 出《素问·宣明五气篇》。恶，有畏恶之义。心属火，主血脉，主神明，热盛则心火炽盛，耗伤津血，或迫血妄行，热极则神明昏乱，故恶热。

**心胸汗出** 心胸部易出汗或汗出过多的症状。多见于虚证。

**心虚胆怯** 心胆气虚同时并存，心动失常，心神不宁，伴胆怯易惊的病理变化。

**心血** 即心所主之血。在心气的推动下，流注全身，发挥营养和滋润的作用，亦是神志活动的物质基础。

**心血失养** 心血不足，心神失养，导致心动失常，心神不安，伴全身性濡养不足的病理变化。

**心血虚证** 指血液亏虚，心失濡养，以心悸、失眠、多梦及血虚症状为主要表现的证。

**心血瘀阻** 因心气虚或心阳不足，导致血行不畅，瘀血阻滞心脉的病理变化。

**心阳** 心之阳气，与心阴相对而言，指心之兴奋、推动、温煦的一面。

**心阳不振** 心阳虚弱，鼓动无力，温煦失职，心动失常，心神失养，伴虚寒内生的病理变化。

**心阳虚脱证** 病证名。指心阳衰极，阳气欲脱，以心悸、胸痛、冷汗肢厥、脉微欲绝为主要表现的证。

**心阳虚证** 病证名。指心阳虚衰，温运失司，虚寒内生，以心悸怔忡、心胸疼痛及阳虚症状为主要表现的证。

**心阴** 心之阴气，与心阳相对而言，指心之宁静、内守、濡润的一面，并可制约过亢的阳热。

**心阴不足** 心阴亏损，导致心动失常，心神失养，伴虚热内扰的病理变化。

**心阴虚证** 病证名。指阴液亏损，心失滋养，虚热内扰，以心悸、心烦、失眠及阴虚症状为主要表现的证。

**心营过耗** 心阴耗损太过的病机及其相应的病证。温热病邪入里，或虚损病阴虚火旺，伤及心营，灼伤津液的病理变化。

**心主血脉** 指心具有化生血液和推动脉管内血液运行全身的作用。《素问·五脏生成篇》:“诸血者，皆属于心。”

**新感** 感邪后立即发病的发病类型。

**新生儿肺炎** 病名。以不哭、不乳、精神萎靡、吐沫、呼吸不规则，甚则皮肤苍白、四肢末梢发绀、抽搐等为主要临床表现的新生儿呼吸系统感染性疾病。

**新生儿期** 从出生后脐带结扎时至28天的时期。

**新生儿硬肿病** 病名。指新生儿期因各种原因引起的局部甚至全身皮肤和皮下脂肪硬化及水肿，常伴有体温低及多器官功能低下的病证。

**新修本草** 医书名。共54卷。《宋史》中称《唐本草》。〔唐〕苏敬等奉敕编修，成书于659年。全书载正文20卷，目录1卷；“药图”25卷，目录1卷；“图经”7卷。正文是在《本草经集注》基础上修订和增补的，共记载药物850种，分为9类。“药图”是从全国各地广泛征集的，“图经”则是对“药图”的文字说明。本书对唐代以前的药物学成就进行了系统的归纳和总结，是中国第一部由政府分布的药典，也是世界上最早由国家制定颁行的药典。唐代以后本书正文被收入《证类本草》等书中，但原书未能保存下来。“药图”“图经”已失传。

**囟门** 小儿颅骨未闭合所形成的间隙，分为前囟和后囟。囟门早闭或过小见于小头畸形；囟门迟闭或过大见于佝偻病、先天性甲状腺功能减退等；前囟饱满常提示颅内压增高，见于脑积水、脑炎、脑膜炎、脑肿瘤等；前囟凹陷见于脱水和极度消瘦者。

**囟填** 病证名。即囟门突起，多属实证。多因热邪炽盛，火毒上攻，或颅内水液停聚，或脑髓有病所致。小儿哭泣时囟门可暂时稍微突起，安静后即恢复正常。

**囟陷** 病证名。即囟门凹陷，多属虚证。多因吐泻伤津，气血不足，或先天肾精亏虚，脑髓失充所致。但6个月以内的婴儿囟门微陷属正常现象。

## xing

**形** 与神和气等无形相对。包括一切有形态结构的组织器官，如头、躯干、肢体、五脏、六腑等。

**形脱** 又称“大骨枯槁”。症见形瘦骨立，大肉尽脱，毛发枯槁。

**性早熟** 指女孩8岁以前、男孩9岁以前出现第二性征的内分泌疾病。可分为真性、假性和不完全性三种类型。

## xiong

**胸痹** 病证名。以胸部闷痛，甚则胸痛彻背，喘息不得卧为主症的疾病。轻者仅感胸闷如窒，呼吸欠畅，重者则有胸痛，严重者心痛彻背，背痛彻心。

**胸闷** 病证名。患者自觉胸部痞塞满闷的症状。胸闷多与心、肺等脏气机不畅有关，寒热虚实等多种因素皆可导致胸闷的症状。

**胸痛** 病证名。胸的某一部位疼痛的症状。胸居上焦，内藏心肺，故胸痛多与心肺病变有关。

**胸膺** 人体部位名。指前胸部。《素问·刺热篇》：“热争则喘咳，痛走胸膺背，不得太息。”

## xiu

**休息痢** 病名。痢疾的一种类型，下痢时发时止，迁延不愈，常因饮食不当、受凉、劳累而发，发作时大便次数增多，夹有赤白黏冻，腹胀食少，倦怠嗜卧，舌淡苔腻，脉濡软或虚数。

**修事** 炮制的古称。

**嗅气味** 指嗅辨患者身体气味与病室气味以诊察疾病的方法。在疾病情况下，由于邪气侵扰，气血运行失常，脏腑功能失调，秽浊排出不利，产生腐浊之气，可表现为体气、口气、分泌物、排泄物气味异常。一般气味酸腐臭秽者，多属实热；气味偏淡或微有腥臭者，多属虚寒。因此，嗅气味可以了解病证的寒热虚实。



## xu

**须发早白** 青少年或中年人的头发、胡须过早变白的表现。

**虚** 与实相对，指正气不足，以正气虚损为矛盾主要方面的病理变化。

**虚喘** 病证名。因禀赋素弱、久病或大病后真元耗损，导致脏气虚衰，肺气失主，肾不纳气，以呼吸气短难续，声音低微，深吸气为快或动则气喘为主症的喘证。一般起病较缓，病程较长。

**虚呃** 病证名。指中气虚寒所致的呃逆。见《证治汇补·呃逆》。多发于大病及吐、利之后。症见呃声低弱，气不接续。治宜补益。方用补中益气汤、十全大补汤等。肝肾阴虚者，气从脐下上冲，断续作呃，宜泄阴中伏热，方用大补阴丸、滋肾丸。若症见呃逆，声低断续，额上汗出，脉微涩者，为阳气欲尽，属危候，急宜温阳救逆，用干姜、吴茱萸、人参、茯苓、丁香、柿蒂、附子等药。

**虚烦** 病证名。❶指阴虚内热，虚火内扰，症见心中烦乱，精神不能自持，似胀不胀，愠愠闷闷，饮食不香，睡眠不安宁等。多见于热性病后期，或外感病经汗、吐、下后余热不清者，亦见于劳心思虑过度者。❷指状如伤寒，但不恶寒，身不疼痛，头不痛，脉不紧数，独热者。见《备急千金要方》。治用竹叶汤、栀子豉汤加减。

**虚烦不得眠** 病证名。指心烦失眠的病证。出《伤寒论·辨太阳病脉证并治》。虚烦，指心烦但无心下硬满，与心下硬满烦躁者有别。属气虚者，常见倦怠乏力，纳少神疲，口干少饮，脉象濡软，治宜补气；属阳虚者，兼见肢冷畏寒，脉沉迟，治宜温补；属阴虚者，兼见舌红口干，脉细数，治宜滋阴清火；有余热内扰者，兼见身热未净，口苦舌干，小便黄赤，治宜清解除烦。

**虚风内动** 病机名，也作病证名。指由阴虚、血虚等内因导致的风动诸证。多见于大汗、大吐、大泄、失血或久病伤阴者。可因津液久亏，血枯不能养筋所致，或因肝阴不足，阴不潜阳，肝风内窜所致，或因肝肾亏损，肾水不能涵养肝木所致。临床主要表现为眩晕，震颤，或手足蠕动，或昏仆等。宜据其兼症，酌用养阴、补血潜阳、息风等法。

**虚浮** 切诊术语。指按之随手即起的浮肿。属虚证、气胀等病指征。参见“浮肿”条。

**虚寒证** 证名。指阳气虚弱所致的证候。见《素问玄机原病式》。常见面色少华，食欲不振，诸痛得热则舒，小便清长，大便稀薄，舌淡苔白，脉沉迟缓等，治宜温补。常用方有理中汤、金匮肾气丸等。参见“虚证”“寒证”条。

**虚滑痢** 病证名。指体虚久痢，滑脱不禁者。见《证治汇补》。因体虚脾气下陷，久痢肠失禁固所致。症见四肢困倦，谷食不化，腹中彻痛，虚坐而无努责，脉沉伏等。治宜调补固涩。参见“痢疾”“滑痢”条。

**虚黄** 病证名。以面目肌肤发黄，黄色较淡，气短乏力，头晕心悸，脘腹不舒，纳呆便溏，或见胁肋疼痛，腹中结块，或夜间小便如浓茶为主要表现的疾病。

**虚火** 病机名。❶指真阴亏损所致的热证病机。多见于热病伤阴后期或痨瘵阴虚者。症见两颧潮红，低热或五心烦热，或骨蒸劳热，心烦失眠，盗汗，小便短赤，口燥咽干，舌红苔少或光红无苔，脉细数无力等。❷指阴盛格阳导致假热证的病机。参见“阴盛格阳”条。

**虚火喘急** 病证名。指虚火上炎所致的喘证。多见于小儿。多因素体虚弱，或久病邪热不清，阴虚火热上炎而成。症见气急喘促，面颊潮红，五心烦热，口唇干燥。治宜滋阴降火，可用都气丸加减。

**虚火上炎** 病机名，也作病证名。指阴虚，水不制火，出现阴火上升的病机及其相应的病证。可见咽干咽痛，头昏目眩，心烦不眠，耳鸣健忘，手足心热，或目赤，口舌生疮，舌质嫩红，脉细数等。治宜滋阴降火。

**虚家** 指平素体质虚弱者。《伤寒论·辨厥阴病脉证并治》："诸四逆厥者，不可下之，虚家亦然。"

**虚劳** 病证名。因先天不足、重病久病、误治失治、烦劳过度、饮食不节等导致脏腑亏损，气血阴阳虚衰，久虚不复，以五脏虚证为主要表现的虚衰性疾病。又名劳伤。

**虚劳盗汗** 病证名。虚劳病的主要证候之一。主要表现为夜寐汗出浸衣，醒则渐收。见《诸病源候论·虚劳病诸候》。气虚阳弱者，方用牡蛎散、黄芪建中汤加减；心阳虚损者，方用柏子仁汤加减；心肾两虚者，方用心肾丸加减；阴血虚者，方用黄芪鳖甲散、秦艽汤等加减。参见"盗汗""阴虚盗汗"条。

**虚劳精少** 病证名。虚劳病的主要证候之一。以男子精液稀少或不育为特征。见《诸病源候论·虚劳病诸候》。参见"精少"条。

**虚劳腰痛** 病证名。虚劳病的主要证候之一。其特征以腰痛绵绵为主，偶见腰痛不得直腰。见《金匮要略·血痹虚劳病脉证并治》。多因虚劳伤肾，肾气不足，气化失常所致。腰痛时或引及少腹，伴有小便不利，脉沉等。方用八味肾气丸等加减。

**虚脉** 三部脉举之无力，按之空虚，应指松软。虚脉亦是无力脉象的总称。见于虚证，多为气血两虚。

**虚疟** 病证名。疟疾之一。见《证治汇补》。多因体弱正虚复感疟邪，或久疟不愈，元气亏耗所致。症见寒热不甚，四肢乏力，饮食减少，自汗不止，脉虚软等。治宜养正补虚，可用人参养胃汤、六君子汤、补中益气汤、何人饮等方加减，或补截兼施，方用四兽饮、截疟饮之类。

**虚呕** 病证名。虚证呕吐。以胃虚和命门火衰作呕者居多。

**虚热** 病证名。指阴、阳、气、血不足，因虚所致的发热。《素问·调经论篇》："阴虚则内热。"《素问·生气通天论篇》："阳气者，烦劳则张。”虚证发热，必兼见其他相关脉症，可借以鉴别其所属气虚、血虚、阴虚、阳虚之证。

**虚热经行先期** 妇科病证名。经行先期证之一。见《医宗金鉴·妇科心法要诀》。因阴血不足，虚热内扰冲任所致。症见经期提前，经量较少，血色鲜红，质稠黏，并伴有颧红、手足心发热等。治宜养阴清热，方用地骨皮饮、两地汤等。

**虚实夹杂** 指在同一患者身上，既有虚证，又有实证的情况。虚实夹杂的形成可概括为以下两种情况。一是先有实证，因邪气太盛，损伤正气，以致正气虚弱，出现虚证；二是先有正气不足的虚证，因正气无力祛除病邪，以致病邪积聚，或复感外邪，出现实证。

**虚实真假** 疾病的临床表现与其病机本质不相符的假象。

**虚实转化** 指在疾病发展过程中，由于正邪力量的变化，致使虚证与实证相互转化，形成相反的证。

**虚损** 病名。指阴阳气血、脏腑虚损所致的多种慢性虚弱性病证。见《肘后备急方》。多因七情、劳倦、饮食、酒色所伤，或病后失于调理，导致阴阳、气血、脏腑虚损而成。虚损病情复杂，可概括为气虚、血虚、阳虚、阴虚，以及五脏虚损。气虚者多属肺脾虚损，症见四肢无力，懒于言语，动辄气短，自汗心烦，宜用补中益气汤。血虚者多属心肝或心脾虚损，症见吐血，便血，头晕眼花，或成干血痨，治宜补血养血，方用四物汤、当归补血汤等。阳虚者多属脾肾虚损，症见饮食减少，大便溏薄，或完谷不化，腰膝酸软，神疲无力，畏寒肢冷，阳痿滑精，小便数而清长，面色苍白，舌淡苔白，脉沉细或沉迟，治宜温补脾肾，方用黑熟地丸。阴虚者多属肺肾虚损，肺阴虚者，症见干咳，咯血，口干咽燥，潮热，盗汗，两颧潮红，舌红少津，脉细数，治宜养阴清肺，可用沙参麦冬汤加减；肾阴虚者，症见腰膝酸软，头晕耳鸣，遗精早泄，咽痛，颧红，舌红少津，脉沉细数，治宜滋补真阴，兼予降火，可用大补元煎、六味地黄丸、大补阴丸等。参见“虚劳”条。

**虚痰眩晕** 病证名。指虚痰凝聚导致的眩晕。见《罗氏会约医镜·杂证》。多因脾肾不足，津液不行，停滞成痰所致。症见头重眼花，脑转眩晕，倦怠嗜卧，脉缓而滑。治宜补脾肾，化痰浊。方用苓桂术甘汤、归脾汤、八味丸等。参见“痰晕”条。

**虚陷** 病机名，亦作病证名。指疮疡毒邪内陷的病机及其相应的病证。多见于有头疽收口期。因脾胃虚弱，气血亏耗所致。症见疮口腐肉虽脱，但新肉不生，经久不敛，伴有寒热，神疲纳呆等。

**虚邪** ❶致病邪气的通称。《素问·上古天真论篇》：“虚邪贼风，避之有时。”❷五邪之一。指从母脏传及子脏，并使子脏发病的邪气。

**虚泄** 病证名。❶指虚邪所致的泄泻。多因脾胃虚弱，肾阳衰微。症见面色萎黄，倦怠乏力，食少嗳气，大便稀薄而无酸臭味，舌淡嫩苔白，脉虚等。治宜健脾温肾。❷指脉虚而泄。为阴血损耗之候。《素问·玉版论要篇》：“脉孤为消气，虚泄为夺血。”

**虚阳上浮** 病机名，亦作病证名。因阴虚不足，不能制约阳气导致阳气浮越于人体上部，出现两颊泛红等症。

**虚则太阴** 人体感受寒邪，太阳病不解，病邪内传，若患者素体阳虚，脾胃虚弱，寒邪入里，从阴化寒，形成脾胃虚寒之太阴病。

**虚胀** 病证名。胀病之一。见《医宗必读·水肿胀满》。有气虚、血虚之分，又有脾肾、肝肾病位之异。如脾肾阳虚者，症见腹部胀满，神疲纳呆，畏寒肢冷，面色苍白或萎黄，舌淡脉细，治宜健脾温肾，化气行水，方用附子理中汤合五苓散、金匮肾气丸等；肝肾阴虚者，症见腹部胀满，形体消瘦，面色黧黑，心烦口燥，齿鼻衄血，小便短赤，舌质红绛，脉细数，治宜滋养肝肾，凉血化瘀，方用一贯煎合膈下逐瘀汤加减。

**虚者补其母** 治则名。指根据五行母子相生理论治疗五脏虚损的治法。出《难经·六十九难》。如肾为肝母，肝虚证可通过补肾母滋肝木的方法调治，常用滋水涵木法。

**虚者补之** 治则名。指采用补益方药治疗或调养虚衰病证的治疗原则。出《素问·至真要大论篇》。又名虚则补之、衰者补之。常用的补益方法有补气、补血、补阴、补阳等。

**虚证** 病证名。八纲辨证基本纲要之一。与实证相对。指人体阴阳、气血、津液、精髓等亏虚，以“不足、松弛、衰退”为主要表现的证。其基本病理为正气亏虚、邪气不著。常见精神萎靡，身倦无力，或五心烦热，心悸气短，自汗盗汗，大便溏泄，舌质淡胖，脉虚细无力等。治宜补益滋养。治疗时有阴虚、阳虚、气虚、血虚之分，脏腑也各有虚证。详见各条。

**虚痉** 病证名。见《证治汇补·痉病章》。因气血虚极，不能养筋所致，或见于大失血后。症见四肢抽搐，头昏眼花，自汗，神疲，气短，舌质淡，脉细弦。治宜益气补血，兼予息风，方用当归补血汤、八珍汤、大营煎等，亦可酌加钩藤、蝎尾等。

**虚中** 病名。类中风之一。见《医宗必读·类中风》。多因素体虚弱，过于作劳，耗气伤脾，痰气壅滞所致。症见卒然昏倒，伴见面色白，鼻息轻微，亦有身不仆倒但舌强语涩，口眼㖞斜，半身不遂者。治宜益气。方用六君子汤或补中益气汤。若见手撒口开等症，急用大剂量人参、黄芪益气固脱。又有房劳过度，精气耗损而致虚中者，可用生脉补精汤。

**虚中夹实** 病机名，也作病证名。指正气虚损并夹有实邪，以正虚为主的病理变化。如干血痹患者有消瘦、肌肤枯燥、手足心烦热、不思饮食等虚证表现，还兼见闭经、舌质紫暗、舌边有瘀点、脉沉弦等血瘀实证表现。

**虚肿** 病证名。❶指水肿病属虚者。多因平日身心操劳或酒色过度，日积月累，病起于渐。症见小便清长，大便溏泄，色悴声短。可分为脾虚身肿、肝肾虚肿、肺虚身肿等。❷肿势平坦、根盘散漫的表现。常见于正虚不能托毒之疮疡病。

**虚坐努责** 病证名。指时有排便感，但登厕努挣则少有排便。见《丹溪心法·痢》。多因痢久伤及阴血所致。治宜养阴和血，药用当归、地黄、芍药、桃仁之类。

**徐春甫** 医家名。(1520—1596)明代医学家。字汝元（或作汝源），号思鹤，又号东皋。祁门（今安徽省）人。家世业儒，因多病，乃习医。他博览医书，精通内、妇、儿等科，曾在太医院任职。著有《古今医统》《内经要旨》《妇科心镜》《幼幼汇集》《痘疹泄秘》等。其中以《古今医统》影响最大。



**徐大椿** 医家名。(1693—1771)清代医学家。原名大业，字灵胎，号洄溪。江苏吴江（今江苏省苏州市吴江区）人。性通敏，喜豪辩，通天文、水利，工诗文。年轻时开始学医，行医五十年，著有《难经经释》《神农本草经百种录》《医贯砭》《医学源流论》《伤寒类方》《慎疾刍言》《兰台轨范》《洄溪医案》等，并对《外科正宗》《临证指南医案》加以评定，曾对运气和太素十脉等加以批判，主张医疗上应不拘成法，医生必通药性，反对滥用峻补辛热药物。

**徐发** 徐缓发生的发病类型。

**徐之才** 医家名。（约493—572）南北朝北齐医学家。字士茂。丹阳（今江苏省镇江市）人。出身世医之家，精天文、医药。修订《雷公药对》，撰成《药对》，另著有《家传秘方》《徐王八世家传效验方》等，均佚。

**许叔微** 医家名。（1079—1154）南宋医学家。字知可，号白沙，又号近泉。真州白沙（今江苏省仪征市）人。曾任集贤院学士，故人称许学士。他善于化裁古方，创制新方，对伤寒学很有研究，撰有《伤寒发微论》《伤寒九十论》《伤寒百证歌》《普济本事方》等书，是宋代研究《伤寒论》的大家之一，对辨证施治理论多有阐述和补充。

**续名医类案** 医书名。共36卷。又名《名医类案续编》。〔清〕魏之琇撰。成书于乾隆三十五年（1770）。本书是魏之琇在明代江瓘《名医类案》的基础上，博取近时医书及史传地志文集说部之类，续成此编。其分类体例与《名医类案》相似，内容以明代以后各家医案为主，明代以前则收江瓘所遗之医案。共分340余门，包括虚损、痨瘵、肿胀、淋浊、癫狂、惊痫、妇儿五官等，并适时大量收录有关温热病的医案，以补《名医类案》之不足。本书搜罗广泛，集历代名医的临床治病精粹，是一部极具学术价值的医学著作。《四库全书总目提要》中谓其“采摭既博，变证咸备，实足与江瓘之书互资参考。又所附案语，尤多所发明辨驳，较诸空谈医理，固有实徵虚揣之别焉”。

**蓄血** ❶病因病机名。泛指多种瘀血郁积于体内者。见《证治准绳·杂病》。如上焦蓄血者，治用犀角地黄汤；中焦蓄血见心下手不可近者，治用桃仁承气汤；下焦蓄血见脐腹小肿大痛者，治用抵当汤、代抵当丸等。若因登高坠下，重物撞打等，导致胸中停积郁血不散者，治从损伤。❷病证名。指外感热病，邪热相搏，导致瘀热蓄结膀胱的病证。出《伤寒论·辨阳明病脉并治》。症见小腹胀痛，小便自利，谵语发狂等。治以攻下逐瘀为主。方用抵当汤、抵当丸、桃仁承气汤、膈下逐瘀汤加大黄、犀角地黄汤等加减。

**蓄血成胀** 即血鼓。参见“鼓胀”条。

**蓄血发黄** 病证名。即瘀血发黄证。《伤寒论·辨太阳病脉证并治》：“太阳病，身黄脉沉结，少腹硬，小便不利者，为无血也。小便自利，其人如狂，血证谛也。”多因瘀热内蓄，胆汁外溢所致。治宜攻逐瘀热。方用桃仁承气汤、抵当汤等。

**蓄血心痛** 即血心痛。

**蓄血证** 病证名。风寒表邪不解，入里化热，与瘀血互结于少腹，以少腹急结或硬满，小便自利，烦躁如狂或发狂，善忘，大便色黑，脉沉涩或沉结等为常见症的证候。

## xuan

**宣痹** 治法名。指宣通痹闭的治法。如用栝楼薤白白酒汤温通阳气，治疗胸痹，用宣痹汤治湿热痹痛等。

**宣肺** 治法名。指宣通肺气的治法。肺气不利见咳嗽、气喘、痰多者，用麻黄、杏仁、桔梗、紫苏之类宣通肺气，化痰止咳。

**宣肺化痰** 治法名。化痰法之一。指宣肺气以化痰的治法。适用于风寒外束，肺气不宣所致的咳嗽痰多。常用麻黄、蝉蜕、杏仁、桔梗、辛夷、陈皮、甘草等。

**宣剂** 方剂分类名。十剂之一。指具有宣散作用的方剂。参见“十剂”条。

**宣可去壅** 治法名。指用宣散药物祛除壅郁之证。如胸中胀闷、呕吐、恶心等症，可用二陈汤利气散郁。

**宣明论方** 医书名。共15卷。〔金〕刘完素撰。约成书于大定十二年（1172）。原名《医方精要宣明论》，共3卷，元代刊本题署《校正素问宣明论方》，刊为10卷。明代以后，诸本更为现名，改刊为15卷。本书对《素问》一书的病名及病证作了较系统的整理和分析。全书据病证分为18门，各病证门首列总论，以《黄帝内经》相关论述为依据，间引诸家学说，旨在阐发其五运六气怫郁化火、玄府闭塞气液不通等学术观念。后列方论，以方论证，剖析脉因症治，侧重于倡导其寒凉清泄、降火益阴的治法。本书以发火热病机、力倡寒凉治法著称，然全书361首方中，寒凉方39首，温热方44首，其余均为寒热并用或药性平和之剂，可见其选方用药贵在辨证，并非专主寒凉，为后世温病学派的形成奠定了基础。

**宣窍** 治法名。❶指宣通口、鼻、咽喉等窍道的治法。如湿浊闭塞鼻窍，浊涕下流，可用苍耳散治疗。❷同开窍。指宣通痰浊阻塞清窍的治法。如症见神识不清，言语謇涩，可用导痰汤、礞石滚痰丸等。

**宣通水道** 治法名。指开肺气利水湿的治法。适用于咳嗽气喘兼有小便不利。可用麻黄、紫苏叶、浮萍、茯苓皮、杏仁、桑白皮等。

**玄府** ❶人体组织名。即汗孔。又名元府、气门。出《素问·水热穴论篇》："所谓玄府者，汗空也。"《素问·调经论篇》："玄府不通，卫气不得泄越，故外热。"❷金元医家刘完素认为玄府不仅指汗孔，他将人体各种组织的腠理统称为"玄府"，为气液运行的通道。《素问玄机原病式》："然玄府者，无物不有，人之脏腑、皮毛、肌肉、筋膜、骨髓、爪牙，至于世之万物，尽皆有之，乃气出入升降之道路门户也。"

**悬饮** 病证名。指饮邪停留于胸胁者。症见胁下胀满不适，咳喘痛增，转侧及呼吸均牵引作痛，兼有干呕短气，脉沉弦等。

**眩晕** 病证名。以目眩和头晕为主要表现的病证。目眩指眼花或眼前发黑，头晕指感觉自身或外界景物旋转。二者常同时并见，故统称为眩晕。轻者闭目即止，重者如坐车船，旋转不定，不能站立，或伴有恶心，呕吐，汗出，甚则仆倒等症状。

## xue

**薛己** 医家名。（1487—1559）明代医学家。字新甫，号立斋。吴郡（今江苏省苏州市）人。世医出身，其父薛铠为太医院医官，薛己幼承家学，治疾多奇中，以儿科及外科见长。历任太医院院士、御医、院使。他主张治病务求其本，重视脾肾，阐发肾与命门学说，善用甘温益中、培补真阴真阳诸法。著有《内科摘要》《女科撮要》《外科心法》《正体类要》《本草约言》等，并校注医书如《校注妇人良方》《校注外科精要》《校注钱氏小儿直诀》等。

**薛雪** 医家名。（1681—1770）清代医学家。字生白，号一瓢，又号槐云道人、磨剑道人、牧牛老朽。江苏吴县人，与叶天士齐名。早年游于名儒叶燮之门，诗文俱佳，又工书画，善拳技，后因其母患湿热之病，乃致力于学医，技艺日精。著有《湿热病篇》《医经原旨》等，对温病学发展有重要贡献。

**学龄期** 从6~7周岁入小学至青春期前的时期。

**学龄前期** 从3周岁后至6~7周岁入小学前的时期。

**血** 与气相对而言。食物精气通过气化作用生成的一种红色物质。血行于脉中，并循环流注于全身，具有营养和滋润作用。《灵枢·决气》:“中焦受气取汁，变化而赤是谓血。”

**血分** 温热病最深重的病理阶段，指邪热壅盛，迫血妄行，扰乱心神，伤阴动风的病理阶段。

**血分热毒** 病证名。❶指温热邪毒侵入血分，或邪郁化热，热入血分的证候。症见高热神昏，烦躁谵语，皮肤斑疹，或吐血，便血，衄血，舌色深绛或紫绛等症。多见于麻疹重症、猩红热、斑疹伤寒、流行性脑脊髓膜炎等急性传染病。❷泛指某些急性化脓性感染，如痈疽疮疡出现局部红肿热痛，伴高热，烦躁等症状。常呈复发性、多发性。

**血分实热证** 病证名。指温热病邪深入血分，闭扰心神，迫血妄行，或燔灼肝经所表现的证。多为血分证的前期阶段。

**血分虚热证** 病证名。指血热久羁，或虚风内动，耗伤肝肾之阴，以持续低热，伴见机体失养等表现的证。多为血分证的后期阶段。

**血分证** 指温病邪热深入阴血，导致动血、动风、耗阴所表现的一类证候。血分证是温热病发展过程中最为深重的阶段。血分证病变主要累及心、肝、肾三脏，根据病理改变及受损脏腑的不同，血分证可分为血分实热证和血分虚热证。

**血海** ❶经络名。指冲脉。四海之一。❷指肝脏。肝有贮藏和调节血液的功能。❸经穴名。指血海穴，屈膝在大腿内侧，髌底内侧端上2寸，当股四头肌内侧头的隆起处。

**血寒** 寒在血脉，症见手足清冷，舌淡白，脉细缓等病理表现。

**血寒证** 病证名。指寒邪客于血脉，凝滞气机，血行不畅，以拘急冷痛、形寒、肤色紫暗为表现的实寒证。临床上常见的寒滞肝脉证、寒凝胞宫证、寒凝脉络证等，均属于血寒证的范畴。

**血汗** 因火热炽盛，迫血外溢所致，以汗出色淡红如血为主要表现的汗证。又名红汗、汗血、肌衄。

**血箭** 病证名。❶指肌衄，出《外科正宗》。多因心经火盛，迫血妄行，溢出毛窍所致，以皮肤出现红色斑点，甚者毛孔出血，严重者血出如注，射出如箭为主要表现的疾病。❷指肠澼。出《医学入门》，因便血有力如箭射之远。故名。

**血精** 病证名。因热入精室，或脾肾气虚，精室血络受损，血溢脉外，随精而出所致，以排出粉红色、红色、棕红色、血色精液，或精液带有血丝为主要表现的疾病。

**血厥** 病证名。厥证的一种。因失血过多，或暴怒气逆，血郁于上而引起。血脱之厥，多见于血崩、吐血等大失血病证，表现为突然晕厥，面色㿠白，四肢厥冷，脉细欲绝等。气逆血郁之厥，表现为突然昏倒，牙关紧闭，不省人事，面唇青紫等。

**血淋** 病证名。淋证的一种。因湿热蕴结下焦，膀胱气化不利所致，以小便涩痛伴见血尿为主要表现。

**血瘤** 病名。即血管瘤。因先天遗传或血热瘀滞所致。症见患处皮肤紫红，瘤体扁平或隆起，边界清楚，软硬间杂，压之褪色，偶有擦破则血流不止。常好发于唇、颈、四肢。治宜凉血养血，滋阴抑火。

**血轮** 五轮之一。指目之两眦，为上下眼睑连接的部位。

**血热** 热在血分，出现吐血、咯血等病理表现。

**血热证** 病证名。指火热炽盛，热迫血分，以出血与实热症状为主要表现的证。

**血随气逆** 血随气的上行而上冲，出现动血、出血的病理表现。

**血脱** 因先天禀赋不足，脏腑虚损，或思虑、劳倦、房事、酒食所伤，或慢性出血后，导致真阴亏损，血海空虚，以面色苍白，头晕目花，四肢清冷，脉空虚等为主要表现的脱证。

**血脱证** 病证名。指突然大量出血或长期反复出血，导致血液亡脱，以面色苍白、心悸、脉微或芤为主要表现的证，又称脱血证。

**血为气母** 血为气的物质基础，血能化气，并可作为气运行的载体。

**血虚** 血液亏虚，血的营养

和滋润功能减退，导致脏腑百脉、形体器官失养的病理表现。

**血虚生风** 血液亏虚，筋脉失养，导致筋肉跳动、手足拘挛等风气内动的病理表现。

**血虚证** 病证名。指血液亏虚，不能濡养脏腑、经络、组织，以面、睑、唇、舌色淡白，脉细为主要表现的证。血虚证临床主要见于心血虚证、肝血虚证、心肝血虚证，还有血虚肠燥证、血虚肤燥证、血虚生风证等。血虚可与气虚、阴虚、血瘀等相兼，形成气血两虚证、阴血亏虚证、血虚夹瘀证等。血虚进一步发展可致血脱。

**血瘀** 由于气滞、气虚、血虚、外伤等各种原因，导致血液运行迟缓，流行不畅，甚至停滞的病理变化。

**血瘀证** 病证名。指瘀血内阻，以疼痛、肿块、出血、伴见瘀血色脉症为主要表现的证。根据瘀血阻滞部位的不同，临床常见的血瘀证有心脉痹阻证、瘀阻脑络证、胃肠血瘀证、肝经血瘀证、瘀阻胞宫（精室）证、瘀滞胸膈证、下焦瘀血证、瘀滞肌肤证、瘀滞脉络证、瘀滞筋骨证等。

**血燥生风** 血虚津亏，失润化燥，肌肤失于濡养而见干燥瘙痒等动风的病理表现。

**血证** 出血性疾病的统称。因外感或内伤，导致气虚不能摄血，或阴虚火旺，灼伤血络，或气火亢盛，血热妄行，以血液不循常道，或上溢于口鼻诸窍，或下泄于前后二阴，或渗出于肌肤为主要表现的一类病证。

**血证论** 医书名。共8卷。〔清〕唐宗海撰。初刊于光绪十年（1884）。是《中西汇通医书五种》之一。本书为血证专著，对血证的病因病机阐述得较为全面，治疗时主下、主和而禁汗、禁吐。本书是唐宗海临床实践经验的总结，对后世血证论治有较大影响。

**血之府** 脉的别称。血行脉中，脉为血液汇聚的场所。

## xun

**熏法** 外治法之一。出《五十二病方》。指药物燃烧后，借着药力与热力的作用，使腠理疏通，气血流畅，达到治疗疾病的目的。多用于肿疡初起、痔疾和皮肤病等。外科用熏法有热气熏和烟熏两种。热气熏法是将小口锅中的药水煎沸，让患处对准锅口直熏之。烟熏法又名药拈子熏、神灯照法，即按证用药，将药研为细末，以棉纸裹药搓捻，或用油浸之，使用时点燃烟熏患处。

**循经传** 伤寒病按太阳、阳明、少阳、太阴、少阴、厥阴的次序传变。

**循衣摸床、撮空理线** 患者重病神识不清，不自主地伸手抚摸衣被、床沿，或伸手在空中乱动，手指时分时合。为病重失神之象。

# Y

## ya

**压迫性溃疡** 又称“缺血性溃疡”。压迫所致的溃疡，呈浅盘状，初期皮肤暗紫，逐渐变黑并坏死，伴有积水、液化、腐烂，脓液有臭味，可深及筋膜、肌肉、骨膜。

## yan

**咽** 人体部位名。即咽喉。位于鼻腔与口腔的后方，是饮食和呼吸的共同通道，自上而下，分为鼻咽、口咽与喉咽三部分。

**咽喉科** 古代医学分科名。专门治疗咽喉部疾病。参见“十三科”条。

**岩** 以肿块坚硬如石，表面凹凸不平，形如岩石为主要表现的恶性肿瘤。

**岩性溃疡** 溃疡疮面多呈翻花状如岩穴，还可在溃疡底部见到珍珠样结节，内有紫黑色坏死组织，渗流血水，伴有腥臭味。

**盐卤中毒** 因误服盐卤所致的中毒病证。症见恶心呕吐，口干，胃痛或有烧灼感，腹胀，腹泻，头晕，头痛，出皮疹等。严重者可见呼吸停止，出现休克，甚至死亡。

**眼带** 人体组织名。指眼外肌。支配眼球的转动。《杂病源流犀烛》:“若风寒直灌瞳人，攻于眼带，则瞳人牵拽向下。”

**眼睑** 又称“目胞”。眼的最外部分，包括上睑和下睑，有保护眼球的作用。

**眼科** 古代医学分科名。专门治疗眼部疾病。参见“十三科”条。

**厌食** 指较长时期见食不贪，食欲不振，甚则拒食的病证。

**验方新编** 医书名。共8卷。〔清〕鲍相璈编。成书于道光二十六年（1846）。本书论述了内外妇儿各科、急救、食疗及时疫等，分九十九问、六千余条，选录历代医家的医论与治验，收载民间习用验方、单方，以医方为主，合参医论。所选方剂以外治方居多，对内治诸方亦斟酌入选，唯药性未能尽谙。

## yang

**阳** ❶古代哲学概念。与“阴”相对。泛指具有向上、炎热、光明、轻清、运动、亢盛、外在等特征的一类事物或现象。《素问·阴阳应象大论篇》:“积阳为天，积阴为地。阴静阳躁。阳生阴长，阳杀阴藏。阳化气，阴成形。”❷基础理论术语。古代医学家将阴阳哲学概念引入医学领域，构成了用以解释人体组织结构、生理功能、病理现象和指导辨证论治、养生康复等方面的基本理论与学说。①泛指人体组织结构中的阳脏（如心、肝等)、六腑、阳经（如手足三阳经)，以及浅表的、外侧的、上部的部位等。《灵枢·寿夭刚柔》:“五脏为阴，六腑为阳。”《素问·热论篇》:“巨阳者，诸阳之属也。”又《素问·金匮真言论篇》:“夫言人之阴阳，则外为阳，内为阴。”②指生命现象与过程中具有发生、推动、温煦、兴奋等作用的物质及功能。《灵枢·本神》:“故生之来谓之精，两精相搏谓之神。”张介宾注:“两精者，阴阳之精也。”《素问·生气通天论篇》:“阳气者若天与日，失其所则折寿而不彰，故天运当以日光明。是故阳因而上，卫外者也。”③指具有阳热性质的病邪或病机。如风邪、热邪、暑邪、火邪、温邪、各种亢奋之邪及其致病机制。《素问·调经论篇》:“夫邪之生也，或生于阴，或生于阳。其生于阳者，得之风雨寒暑；其生于阴者，得之饮食居处，阴阳喜怒。”又《素问·阴阳应象大论篇》:“阳胜则阴病，阳胜则热。”④指具有阳热性质的病证或脉象。《素问·阴阳别论篇》:“所谓阴阳者，去者为阴，至者为阳，静者为阴，动者为阳，迟者为阴，数者为阳。”又《素问·阴阳应象大论篇》:“阳病治阴。”⑤食物、药物性味功用分类名。指具有辛甘发散、气厚味薄等性味功用的一类药物。《素问·阴阳应象大论篇》:“气味，辛甘发散为阳，酸苦涌泄为阴。”又:“味厚者为阴，薄为阴之阳。气厚者为阳，薄为阳之阴。味厚则泄，薄则通；气薄则发泄，厚则发热。”⑥四气调神养生方法的基本法则之一。如春夏养阳。

**阳斑** 病证名。斑证之一。指外感热病过程中发斑，斑色鲜红伴有实热症状者。见《明医指掌·斑疹》。亦称阳证发斑。详见“斑”条。

**阳病治阴** 治法名。指治疗

疾病要审察其阴阳属性，病在阳者，可治其阴。出《素问·阴阳应象大论篇》。❶药物治疗原则。张介宾注："阳胜者阴必病，阴盛者阳必病。如《至真要大论》曰：'诸寒之而热者取之阴，热之而寒者取之阳。'启玄子曰：'壮水之主以制阳光，益火之源以消阴翳'，皆阳病治阴、阴病治阳之道也。"如阳热偏亢耗损阴津者，治宜甘寒养阴生津，方用白虎加人参汤等。又如温病后期，肝肾阴伤，症见身热面赤，口干舌燥，甚则齿黑唇裂，手足心热，脉虚大，治宜甘润滋阴，方用加减复脉汤等。❷针刺治疗的原则。指出现在阳经的病证，可针刺阴经穴位。如足阳明胃经病变所致的呕吐，可针刺内关（手厥阴心包经）、太冲（足厥阴肝经）穴。

**阳常有余** 病机名。多指精血日渐亏损，导致阴不济阳产生内火的病机。见《格致余论》。朱丹溪认为常人每因酒色厚味、思想无穷而戕损精血，导致阳热易亢，虚火妄动，故治病应从阳常有余立论。

**阳乘阴** 指阴阳相乘的现象。如脉象显现部位反常的一类现象，称之为阳乘阴、阳乘之脉等。❶指沉脉不现于尺部，而越其本位一寸以上，甚至直入尺泽的脉象。属阳气太盛、阴阳之气格拒不通的关格危象。《难经·三难》："脉有太过，有不及，有阴阳相乘，有覆有溢，有关有格，何谓也？然：关之前者，阳之动也，脉当见九分而浮。过者，法曰太过，减者，法曰不及。遂上鱼为溢，为外关内格，此阴乘之脉也。关之后者，阴之动也，脉当见一寸而沉，过者，法曰太过，减者，法曰不及，遂入尺为覆，为内关外格，此阳乘之脉也。"❷指浮滑而长的阳脉出现在属阴的尺部。《难经·二十难》："脉居阴部而反阳脉见者，为阳乘阴也。"多见于癫狂病。

**阳汗** 病证名。指热汗。《景岳全书·杂证谟》："阳汗者，热汗也。"

**阳化气** 出《素问·阴阳应象大论篇》："阴静阳躁，阳生阴长，阳杀阴藏，阳化气，阴成形。"与"阴成形"相对。指阳主动、主散，具有化气的作用。张介宾注："阳动而散，故化气；阴静而凝，故成形。"

**阳黄** 黄疸的一种。因感受外邪，湿热蕴结肝胆，胆液外渗肌肤所致，以身目黄色鲜明如橘子色，小便色深如浓茶为主要表现的黄疸病。可伴见发热口渴，食欲减退，恶心呕吐，大便秘结，腹胀胁痛，苔黄腻，脉弦数等症状。

**阳极似阴** 指内热极盛，阳气被郁，深伏于里，不得外达四肢，出现格阴于外的病理变化，其本质是真热假寒。

**阳结** ❶病证名。见《兰室秘藏·大便燥结门》。指胃肠邪实所致的便秘。《景岳全书》："阳结者，邪有余，宜攻宜泻。"详见"实秘"条。❷脉象名。《伤寒论·辨脉法第一》："脉蔼蔼，如车盖者，名曰阳结也。"

**阳痉** 病证名。是痉病的一种。见《太平圣惠方》。一作阳痓。❶指刚痉。《丹溪心法·痓》："阳痓曰刚，无汗。"❷指痉病四肢不厥冷者。《证治准绳·杂病》："痉以有汗无汗辨刚柔，又以厥逆不厥逆辨阴阳。"多因风热偏盛所致。治宜清热、凉血、祛风。方用羚羊角散、麦门冬散、防风散等。

**阳绝** 脉象名。指脉搏只出现在寸部，关、尺两部不能察觉脉动的一种脉象。《伤寒论·平脉法》："寸脉下不至关，为阳绝。"

**阳厥** 病证名。厥证之一。❶古病名。指突受刺激，出现善怒发狂的一类病证。出《素问·病能论篇》。治宜降逆泄热。方用生铁落饮、赤茯苓汤、大承气汤等。参见"狂病"条。❷指足少阳胆经经气厥逆所致的病证。《灵枢·经脉》："(足少阳之脉)是动则病：口苦，善太息，心胁痛，不能转侧，甚则面微有尘，体无膏泽，足外反热，是为阳厥。"❸指热厥。详见"热厥"条。

**阳络** 经络名。❶泛指位于体表的络脉。《灵枢·百病始生》："阳络伤则血外溢，血外溢则衄血。"❷专指足阳明胃经的络脉。《素问·调经论篇》："形有余则泻其阳经，不足则补其阳络。"王冰注："并胃之经络。"

**阳脉** ❶经络名。指阳经之脉。又名阳经。❷脉象名。指脉象阴阳分类属阳者。如大、浮、数、动、滑等脉象。《伤寒论·辨脉法》："凡脉大、浮、数、动、滑，此名阳也。"

**阳明病证** 《伤寒论》病证名。六经病之一。以胃家实为主要临床表现的病变。以身热，汗自出，不恶寒反恶热为主要特征。

**阳明腑实** 燥热与肠中糟粕搏结，劫耗津液，燥结成实的病理表现。

**阳明腑证** 指邪热内炽阳明

之腑，并与肠中糟粕相搏，燥屎内结，阻滞肠道所表现的证。

**阳明经证** 指邪热亢盛，充斥于阳明经脉，弥漫于全身，而肠中糟粕尚未结成燥屎所表现的证。

**阳明三急下** 治法名。指外感热病出现阳明腑实证时的三种攻下适应证。出《伤寒论·辨阳明病脉证并治》。包括“阳明汗多者，急下之，宜大承气汤；伤寒六七日，目中不了了，睛不和，无表里证，大便难，身微热者，急下之，宜大承气汤；发汗不解，腹满痛者，急下之，宜大承气汤”。

**阳明头痛** 病证名。❶指外感头痛。即伤寒阳明病的头痛。见《兰室秘藏·头痛门》。如伤寒发热，头痛身热，不恶寒反恶热者，宜用白虎汤加白芷，或用升麻、葛根、石膏、白芷等。腹满便秘者，宜用调胃承气汤加减。❷指头痛出现在阳明经脉循行部位。通常多属内伤头痛。见《冷庐医话·头痛》。症见额前疼痛，常痛连目珠。可用白芷、升麻等为引经药。参见“头痛”条。

**阳明虚寒** 阳明由热转寒，由实转虚，发展为脾虚寒盛的病理变化。

**阳明燥热** 病邪入阳明，燥热亢盛，消灼津液的病理变化。

**阳气** 与阴气相对。世界万物源于一气，一气运动变化出现两种特性的气，命名为阴阳二气。中医学中，阳气的含义广泛，应视具体语境判断，如从运动的方向和性质言，阳气指偏行于外表的、向上的，具有亢盛、温暖、轻清特点的气。从功能与形态角度论，阳气指功能。

**阳气盛** ❶指阳气冲盛。《灵枢·口问》：“阴气尽而阳气盛则寤矣。”❷病机名。指阳气偏盛而发病。《灵枢·淫邪发梦》：“阳气盛，则梦大火燔焫。”

**阳强** 病证名。❶指阴茎长举不萎，精液自泄者。见《张氏医通·杂门》。又名强中。详见该条。❷指男女房劳后，吐舌不收者。治宜大补真阴，用阿胶、巴戟天、补骨脂、女贞子、玄参、菟丝子、芝麻等。或用梅花冰片研细末掺于舌上。

**阳强不密** 基础理论术语。指阳气亢盛不能内敛固摄，是导致阴气耗损与失藏的关键。《素问·生气通天论篇》：“故阳强不能密，阴气乃绝。”提示阴阳谐和的关键，在于阳气的固密。

**阳跷脉** 起于外踝下申脉穴，

经外踝后上行腓骨后缘，经股部外侧，再沿髋、胁、肩、颈的外侧，上夹口角，到达目内眦，与手足太阳经、阴跷脉汇合，再上行经额，与足少阳胆经汇于风池。

**阳窍** 人体器官名。指头面部七窍。即眼、耳、口、鼻。因头面为诸阳之会，故称。马莳在《灵枢注》中说："七窍者，阳窍也。"参见"七窍"条。

**阳杀阴藏** 基础理论术语。指阴阳双方互相依存的关系。即阳气收敛，则阴气潜藏；阳气陨灭，则阴气亦随之消亡。以此说明自然界万物敛藏消亡的机制。出《素问·阴阳应象大论篇》。参见"阳生阴长"条。

**阳生阴长** 基础理论术语。指阴阳双方互相依存，只有阳气生化正常，阴气才能不断滋长，并据此说明自然界万物生发的机制。出《素问·阴阳应象大论篇》。张介宾注："阳之和者为发生，阴之和者为成实，故曰阳生阴长；阳之亢者为焦枯，阴之凝者为固闭，故曰阳杀阴藏。"参见"阳杀阴藏"条。

**阳生于阴** 基础理论术语。根据阴阳互根的理论，阳的存在以阴的存在为前提。即所谓"无阴则阳无以化"。对人体而言，阳气的动能及其相应功能的产生，有赖于精血津液等属阴物质的滋养与支撑。如《素问·生气通天论篇》："阴者，藏精而起亟也。"即此意。

**阳盛** 人体的阳气主温煦和兴奋，阳偏盛则功能亢奋或热量过剩，可出现明显的热象，多表现为实热证。

**阳盛格阴** 病机名，又作病证名。在热病过程中因阳气太盛阴气格拒于外的病机变化。常见热极似寒的症状表现。

**阳盛阴伤** 病机名，又作病证名。指阳热过盛导致阴津耗伤。多见于外感热病。治疗时应以保津养阴为主。如气分热盛，治宜甘寒生津；胃肠热结，治宜急下存阴；营血热盛，治宜清营养阴，或兼凉血解毒等。

**阳盛则外热** 病机名。指感受外邪后，卫外阳气与邪相争于体表引起发热的病机。《素问·调经论篇》："上焦不通利，则皮肤致密，腠理闭塞，玄府不通，卫气不得泄越，故外热。"

**阳胜则热** 出《素问·阴阳应象大论篇》。❶基础理论术语。是阴阳运动的基本规律之一。指自然界的阳气逐渐充盛导致春、夏气候与物候的变化。❷病机名。

指阳气偏盛导致的实热证，或阴损及阳导致的虚热证。

**阳暑** 病证名。伤暑之一。与阴暑相对。指盛夏在烈日下劳动或长途奔走，感受暑热邪气所致的病证。症见头痛烦躁，发热口渴，大汗出，气喘或短气，脉浮数等。治宜清解暑热。可选用白虎汤、白虎加人参汤、竹叶石膏汤、生脉散等。

**阳水** 水肿的一种类型，多由感受风邪、疮毒而来，表现为急性发病，浮肿从面目开始，自上而下，继及全身，肿处皮肤崩急光亮，按之凹陷即起，身热烦渴，小便短赤，大便秘结，脉滑有力。

**阳损及阴** 病机名。阴阳互根，当阳虚到一定程度，多累及于阴，形成以阳虚为主的阴阳两虚证。

**阳缩** 病证名。即前阴内缩。一般指男子阴茎、阴囊、睾丸上缩等。详见"阴缩"条。

**阳维脉** 起于足跟外侧，向上经过外踝，与足少阳胆经并行，沿下肢外侧上行至髋部，经胁肋后侧，从腋后上肩，至前额，再到项后，合于督脉。

**阳痿** 病名。因劳伤久病、情志失调、饮食不节、外邪侵袭导致脏腑受损，精血不足，或邪气郁滞，宗筋失养不用，以成年男子性交时阴茎痿软不举，或举而不坚，或坚而不久，无法进行正常性生活的病证。

**阳痫** 病证名。❶指痫证伴见实证、热证者。见《诸病源候论》。多因痰热客于心胃所致。常见抽搐啼叫，双目上视，弄舌摇头等。治宜清热定惊。❷指小儿急惊。见《保幼大全》。

**阳邪** 病因名。指具有阳属性的病邪。其致病多表现为阳证、热证，易伤阴津，故名。如风邪、时热、温燥、热毒等。

**阳虚** 机体阳气不足，温煦、推动、兴奋等作用减退，功能衰弱，代谢减缓，机体反应力低下，阳热不足的病理变化。

**阳虚痹** 痹证日久，损及脏腑，耗伤阳气，症见骨节酸痛，关节僵硬变形，冷感明显，筋肉萎缩，面色淡白无华，形寒肢冷，弯腰驼背，腰膝酸软，尿多便溏，或五更泻，舌淡白，脉沉弱。

**阳虚发热** 病证名。指阳气虚衰所致的虚热病证。❶指肾阳虚衰、火不归原所致的发热。《景岳全书》："阳虚者，亦能发热，此以元阳败竭，火不归原也。"症见发热烦躁，两颧浅红，口渴欲饮，伴有两足逆冷，小便清白，下利清谷，脉沉细或浮数无力，按之欲散等。治宜补肾温阳，引火归原。以八味肾气丸为主方。❷指劳倦内伤、脾胃气虚所致的发热。出《脾胃论》。治宜培补中气。以补中益气汤为主方。参见“气虚发热”条。

**阳虚生寒** 阳虚则温煦功能减退，人体产热不足，难以温煦全身出现寒象的病理变化。

**阳虚水泛** 病机名，又作病证名。指脾肾阳虚，或肾阳命火虚衰导致气化失司，水液泛溢的病理变化。临床以畏冷、全身浮肿、舌淡胖等为基本特征。《医宗必读》:“水虽制于脾，实则统于肾，肾本水脏，而元阳寓焉，命门火衰，既不能自制阴寒，又不能温养脾土，则阴不从阳而精化为水，故水肿之证多属火衰也。”常见于慢性肾炎，心源性水肿等。

**阳虚头痛** 病证名。指阳虚或清阳不能上升所致的头痛。见《景岳全书·杂证谟》。临床常见头痛隐隐，目视怕光，畏寒肢冷，体倦无力，食欲不振，舌淡，脉微细或沉迟，或虚大无力。治宜益气扶阳。可用附子理中汤、芎术汤、补中益气汤等方。参见“头痛”条。

**阳虚恶寒** 病证名。指阳虚所致的恶寒证。见《证治汇补·恶寒章》。常见恶寒蜷卧，自汗，脉沉细等。治宜温补阳气。可用六味回阳饮、右归丸等方。

**阳虚眩晕** 病证名。指阳气不足、清阳不能上达头部导致的眩晕证。见《世医得效方》。症见头晕头痛，恶寒，耳鸣或耳聋，眩晕欲倒，气短自汗，手足冷，脉沉细，或晨起头晕，片时自定。治宜温补阳气。可用三五七散、参附汤、正元饮合黑锡丹治之。

**阳虚阴盛** 病机名。通常指肾阳虚衰，不能温养脏腑，出现阴寒或水湿内盛证。常见于厥冷、痰饮、水肿、泄泻等病证。

**阳虚则外寒** 病机名。指气虚或命火不足，肌表腠理失于温煦产生外寒的病机。出《素问·调经论篇》。临床表现为面色㿠白、畏寒、肢冷、易感冒等。

**阳虚证** 指人体阳气亏损，其温养、推动、气化等功能减退，以畏寒肢冷为主要表现的证候。阳虚可见于不同脏腑，临床常见证型有心阳虚证、脾阳虚证、肾阳虚证、胃阳虚证、胞宫（精室）虚寒证等。

**阳虚自汗** 病证名。指阳虚表疏，腠理不固所致的自汗证。

见《赤水玄珠·汗门》。症见汗出肢冷，容易感冒，畏寒倦怠，脉细等。治宜温阳固表。可用玉屏风散、芪附汤等。

**阳脏** ❶脏腑分类名。按五脏的阴阳属性分类，心、肺两脏位居上焦，属阳脏。❷体质学术语。泛指阳气偏盛者。《景岳全书》："阳脏者，必平生喜冷畏热，即朝夕食冷，一无所病，此其阳有余也。"

**阳脏人** 阳脏人多阴虚阳盛，体形偏于瘦长，头长颈细长，肩窄胸平，身体姿势多前屈，平时喜凉恶热。其特点是阴气不足而阳气偏旺，患病易于从阳化热，导致伤津耗阴。

**阳证** 病证名。与阴证相对。八纲辨证中的表、热、实证属阳证。具有急性发作，功能亢进，代谢增强等特征。症见高热寒战，面赤头痛，身热喜凉，狂躁不安，口唇燥裂，烦渴引饮，语声粗壮，呼吸气粗，大便秘结或臭秽，腹痛拒按，小便短赤，舌红，苔黄燥，脉浮洪数有力等。

**阳证发斑** 即阳斑。详见该条。

**阳证似阴** 病证名。指热病发展到极期出现的一种假象。其疾病本质仍是阳证，但反见四肢厥冷、脉沉伏等类似阴证的症状。参见"真热假寒"条。

**阳中伏阴** 指阴阳相乘、相伏之象。如寸部见浮滑而长的阳脉，但有时夹有沉涩而短的阴脉，为阳中伏阴之象。《难经·三十难》："脉虽时沉涩而短，此谓阳中伏阴也。"

**阳中隐阴** 古针刺法。见《针灸大全》。其法是先进针至0.5寸处，行紧按慢提9次，再进针至1寸，行慢按紧提6次，此为一度。必要时可反复操作。适用于先寒后热，虚中夹实证。本法以补为主，补中有泻，故称阳中隐阴。

**阳中之阳** 基础理论术语。属于阳性的事物，居于阳位。《素问·金匮真言论篇》："平旦至日中，天之阳，阳中之阳也。"又："背为阳，阳中之阳，心也。"

**阳中之阴** 基础理论术语。属于阳性的事物，居于阴位。《素问·金匮真言论篇》："日中至黄昏，天之阳，阳中之阴也。"又："背为阳，阳中之阴，肺也。"

**杨继洲** 医家名。（约1522—1620）明代针灸学家。名济时，字以行。三衢（今浙江省衢州市）人。世代为医，皆任太医院医官。因世居京都，亦称"都门杨氏"。幼承家学，博览各家著述，医理精湛，临证经验丰富，尤长于针灸。著有《针灸大成》，集中了明代以前针灸学的主要精华，有承先启后的作用。

**杨梅疮** 病名。即梅毒，又称霉疮、广疮、时疮、棉花疮。详见“梅毒”条。

**杨上善** 医家名。（589—681）隋唐时期医学家。据《旧唐书》《古今医统》等书记载，曾任太医侍御，精于医术，尤潜心于《黄帝内经》的研究。曾取《素问》《灵枢经》之文，编排注疏，撰成《黄帝内经太素》30卷，对后世研习《黄帝内经》有重要影响，另撰有《黄帝内经明堂类成》13卷，是对〔唐〕杨玄操《黄帝明堂经》的注释本，唐代曾将其定为学习针灸的主要教材。

**杨士瀛** 医家名。南宋医学家。生卒年代不详。字登父，号仁斋。南宋三山（今福建省福州市）人。出身于世医之家，自幼习医，对《黄帝内经》《难经》《伤寒论》等历代医籍研究颇深，在脉学、伤寒、儿科及内科杂病方面有一定成就。著有《伤寒类书活人总括》《仁斋直指方论》《仁斋直指小儿方论》《医学真经》《察脉总括》等。

**疡科心得集** 医书名。共7卷。〔清〕高秉钧撰，成书于嘉庆十年（1805）。外科著作，包括《疡科临证心得集》3卷，《疡科心得集方汇》3卷，《景岳新方歌》1卷。共有医论104篇，方剂260余首。高秉钧秉承《黄帝内经》理论，阐发“外证实从内出”之旨，并将温病学说融会于病因、病机、诊断和治疗中。书中以人身上、中、下为序编次诸证，强调发病部位与病因密切相关，主张审部求因，内外兼治，创制紫雪丹、至宝丹、犀角地黄汤治疗疔毒走黄，并将疮疡变证分为火陷、干陷、虚陷等，丰富了外科诊疗经验。书末附有《家用膏丹丸散方》1卷。

**疡医** 周代官方医疗机构分科之一，是治疗肿疡、溃疡、金疮、折伤等外科疾患的专职医生。见《周礼·天官》。相当于现在的外科。

**痒** 指发生在皮肤上的一种不适感，是皮肤病常见的症状。多因风、湿、热、虫侵扰或血虚皮肤失荣所致。由风邪引起者，游走不定，甚至遍体作痒，搔破流血；因湿盛所致者，浸淫四窜，搔之滋水，甚至糜烂化腐；因于热邪者，皮肤焮红作痒，甚则热痛，出疹；因虫引起者，瘙痒无

Y

度，如虫行皮中，易于传染；因血虚而致者，皮肤干燥作痒，搔起白屑。治宜审证求因，随证施治。

## yao

**腰** 人体部位名。❶古人认为腰为肾之府。❷背部第12肋以下、髂嵴以上的软组织部位。

**腰背偻俯** 腰背屈曲下俯，活动不利，甚至需附物而行的表现。

**腰骨** 骨名。❶腰椎骨。❷指第3、第4、第5腰椎。《医宗金鉴·正骨心法要旨》："腰骨，即脊骨十四椎、十五椎、十六椎间骨也。"

**腰痛** 病证名。指腰部一侧或两侧疼痛，或痛连脊柱的病证。多因感受外邪、劳累过度、年老体衰、肾气亏损、外伤等导致腰部经络循行受阻。外邪、外伤所致的急性腰痛以实证居多，治宜活血、利气、舒筋、通络、祛邪。病程较久、反复发作的慢性腰痛，以肾虚亏损者为多，治宜补腰肾、强筋骨。

**药王** 中国民间对古代名医的尊称，或称医王。随时代、地区不同，药王所指人物亦不同。

**药物中毒** 因误服大剂量药物，或治疗中错用、误服变质药物，或药物配伍失度等导致的中毒现象。

**药线引流** 外治法之一。见《太平圣惠方》。又名纸捻。即用吸水性较强的纸（古时多用桑皮纸）搓成纸捻，外粘或内裹去腐药，插入窦道或漏管中，引流去腐，促使疮口愈合。

**药用植物学** 运用植物学知识和方法研究中医药用植物的学科。

## ye

**噎膈** 病名。因食管干涩或食管狭窄导致吞咽食物时哽噎不顺，饮食难下，或食而复出的疾病。噎即噎塞，指吞咽之时哽噎不顺。膈即格拒，指饮食不下。

**叶桂** 医家名。（1666—1745）清代著名医家。字天士，号香岩，晚号上津老人。江苏吴县（今江苏省苏州市）人。出身世医之家，自幼耳濡目染，有志于此道，少时即受家学，最擅长治疗时疫和痧痘等证，是中国最早发现猩红热的人。他在温病学上的成就，尤为突出。首创温病“卫气营血”辨证纲领，为温病的辨证论治开辟了新途径，被尊为温病学派的代表医家，平生诊务繁忙，无暇著述，所传《温热论》《临证指南医案》《叶案存真》《未刻本叶氏医案》等书，皆由弟子及后人整理编辑。

**夜啼** 指小儿入夜啼哭不安，时哭时止，或每夜定时啼哭，甚则通宵达旦，但白天如常的病证。

**液** 津液中性质稠厚，流动性较小，灌注于骨节、脏腑、脑、髓等组织，有濡养润滑的作用。

**液脱** 指津液大量耗失，气阴欲脱，以形体消瘦，口唇焦裂，皮肤枯瘪，眼眶凹陷，关节不利，小便短少，大便干结，舌干无津，脉细弱，血压显著降低等为常见症的脱证。《灵枢·决气》："液脱者，骨属屈伸不利，色夭，脑髓消，胫痠耳数鸣。"

**腋痈** 病名。指生于腋窝的痈。又名掖痈、夹肢痈、挟痈、夹痈。多因肝脾二经结热，气滞血凝所致。初起皮色不变，漫肿无头，日久方疼，乃生寒热。或初起患处即红肿热痛，身发寒热。

## yi

**一指三部诊法** 小儿寸口部位短，难以布三指分三关，故诊小儿脉的方法与成人不同，常采用一指三部诊法，简称"一指定三关"。

**医案** 医生治疗疾病时辨证、立法、处方用药的记录，是记录病情及诊疗经过的文献。

**医博士** 古代太医署职称。负责掌管体疗、疮肿、少小、耳目口齿、角法的教授与考核，官阶正八品上。参见"太医署"条。

**医方集解** 医方书。共3卷。〔清〕汪昂撰。成书于康熙二十一年（1682）。汪昂鉴于时医只知有方但不知方解，选录临床常用方剂约800首（包括附方），据其主治功用分为补养之剂、发表之剂、涌吐之剂等21门。对每首方剂的方药配伍、药性主治均参合各家学说加以阐明，使方药医理一以贯之，宜忌应用开卷了然。

**医贯** 医书名。共6卷。又名《赵氏医贯》。〔明〕赵献可著。成书于明万历四十五年（1617）。本书以保养"命门之火"贯穿于养生、医疗等论题之中，故名《医贯》。为研究中医命门学说的重要著作，本书论理深透，不仅广引诸家学说，列举前人名方治验，还发明新说以补前人之未备。他擅用六味丸、八味丸等方的治疗经验对后世影响深远。

**医和** 医家名。春秋时期秦国的医家。约生活在公元前六世纪。医为职业称谓，和为名字。

据《左传·昭公元年》记载，他在为晋平公治病时，提出自然界六气（阴、阳、风、雨、晦、明）的异常，可以导致不同疾病的发生。这种六气致病的说法，是古代朴素唯物主义病因学的体现。

**医经** 中医经典著作。

**医林改错** 医书名。共2卷。〔清〕王清任撰。成书于道光十年（1830）。上卷论述脏腑解剖，展示了王清任绘制的解剖图谱，提出了一些生理学方面的新观点，意在改正古人对某些解剖和生理认识上的错误，并论述了王清任三首活血化瘀方剂在临床运用上的经验；下卷主要论述半身不遂、瘫痿、瘟毒证、抽风、月经及胎产病、痹证、癫狂等病证的瘀血病机及辨证治疗，意在改正古人对这些病证认识和治疗上的错误。全书共收载王清任自制或改制古方而成的32首活血化瘀方剂及其在临床运用中的经验。

**医圣** 中国民间对古代名医的尊称，亦专指张仲景。

**医学纲目** 医书名。共40卷。〔明〕楼英编。刊于明嘉靖四十四年（1565）。本书采辑自《黄帝内经》以来的历代方书、文献，结合个人见解分部论述。卷1~9为“阴阳脏腑部”，卷10~29介绍各脏腑有关病证，卷30~33为伤寒部，卷34~35为妇人部，卷36~39为小儿部，卷40为运气部。前代医书编写多以病为纲，只作一次划分，至楼英始以五脏六腑为纲，各脏腑所属疾病为目，一、二级类目依次排列，条理井然。这种分纲列目编排病证的方法实为楼英首创，对后世医学著作的编排体例有很大影响。此外，楼英在引用前代文献时也十分认真严谨，收录历代名方、验方，务求实效，凡所引医论医方中有衍文、错简时，都详加考订以正之，对所引文献方论不合或互有矛盾之处，则尽可能予以辨明。

**医宗金鉴** 医书名。共90卷。〔清〕吴谦等编撰。成书于乾隆七年（1742）。又称《御纂医宗金鉴》。本书是清政府组织编写的大型综合性医书，由清代著名医家采录历代各家学说，加以删订、整理而成。全书包括《订正仲景全书伤寒论注》《金匮要略注》《删补名医方论》《四诊心法要诀》《运气要诀》《伤寒心法要诀》以及内、外、妇、儿、针灸、正骨各科心法要诀共15种，对各科疾病的辨证论治及方药叙述较为系统，简明扼要，切于实用，流传较广。

**遗精** 病证名。因烦劳过度，多思妄想，心火亢盛，心肾不交，或因房事不节，肾元亏损，精关不固，或因下焦湿热，郁热于内所致，以不性交而精液频繁遗泄为主要表现的疾病。可伴见头昏，耳鸣，健忘，心悸，失眠，腰酸腿软，精神萎靡等症状。

**遗尿** 病证名。指睡眠时经常不自主排尿的症状，多见于3岁以下小儿或老年人。多因禀赋不足，肾气未充，或肾气亏虚，不能固约膀胱所致。

**以常衡变** 指在认识正常生理的基础上，辨别和发现太过、不及的病理变化。常，指健康的生理状态；变，指异常的病理状态。

**易寒易热** 指小儿患病后寒热易相互转化的病理特点。

**易虚易实** 指小儿患病后邪气易实而正气易虚的病理特点。

**疫** 病名。指具有强烈流行性和传染性的一类疾病。出《素问·刺法论篇》。多因时行疠气从口鼻传染所致。参见“时疫”“瘟疫”“时毒”“大头瘟”“疙瘩瘟”等条。

**疫疔** 病名。指感染疫死畜毒所致的疔疮。初起为虫叮水疱，很快干涸坏死呈脐凹状，全身症状明显，可并发走黄的急性传染性化脓性疾病。相当于皮肤炭疽。又名鱼脐疔、脉骨疔。好发于头面、颈项及手臂等暴露部位。初起发热，局部皮肤发痒，出现小红丘疹，迅速增大，化脓破溃，腐肉色黑或暗红，周围有灰绿色水疱，中间呈黑色凹陷。若身热渐退，肿势局限，中间腐肉与正常皮肤分离，则为顺证；若壮热神昏，痰鸣喘急，脉细身冷，甚则走黄，为逆证。治疗同疔疮，若已走黄则按疔疮走黄治疗。若发现本病，应及时隔离患者，深埋死畜，加强屠宰管理与消毒检疫，做好防疫工作。

**疫毒痢** 病名。指传染性强且病情危重的痢疾。多因疫毒过盛，壅滞肠道，气血受损所致。症见发病急骤，高热头痛，烦躁口渴，腹痛剧烈，痢下脓血，甚至昏迷痉厥，舌质红绛，苔黄燥，脉滑数。严重者还会出现四肢厥冷，呼吸喘促等虚脱危象。

**疫喉** 病证名。指喉科急性传染病。包括白喉和疫喉痧等。多因肺胃蕴热，复感时行疫病所致，小儿易感。症见咽喉暴痛、肿腐，其色红紫或黄白，上被膜状物，不易拭去，若强行剥脱则出血，迅即被新的白膜覆盖，或遍身热如火燎，皮肤红晕如斑。本病具有传染性，应予隔离。

**疫喉初起三禁** 治则名。指疫喉初起治疗的三项禁忌。禁辛温发表，疫喉为火邪热毒之证，若误用辛温则伤津助邪；禁用大剂量苦寒药，疫喉治宜清凉宣化，若用大剂量苦寒药则伤正气；禁早用下法，早下则耗气伤阴，使邪气内陷。

**疫喉痧** 病名。以咽喉肿痛溃烂，发热，痧疹为特征的急性传染病。相当于猩红热。见《烂喉痹痧辑要》。又名喉痧、烂喉痧、疫痧、烂喉丹痧、烂痹喉痧。常发于冬春季节。多因时行疫疠邪毒从口鼻入于肺胃，发于咽喉、皮肤所致。症见咽喉红肿疼痛溃烂，上有白腐假膜，拭之易去，发热恶寒，遍体酸痛，全身痧点隐隐，继之遍体猩红，痧出则热减，舌面光滑呈肉红色，上有小粒突起如杨梅状，舌苔初起白厚，渐转黄腻。痧消退后皮肤有糠皮样脱屑。本病具有传染性，应予隔离。治疗时宜先辛凉透毒，方用银翘散加减，继宜泄热解毒，方用凉营清气汤，终宜滋阴养液，方用养阴清肺汤。不宜辛温解表，或过早使用大剂量苦寒、泻下药。

**疫咳** 即百日咳。详见该条。

**疫疠** 病名。指可造成一时一地广泛流行的传染性疾病。《诸病源候论·疫疠病诸候》："其病与时气、温热等病相类，皆由一岁之内，节气不和，其寒暑乖候，或有暴风疾雨，雾露不散，则民多疾疫，病无长少，率皆相似。"《温疫论》中认为疫疠由杂气相染而发，非风、寒、暑、湿、燥、火之邪，疫病有多种，是由不同杂气所致。

**疫痢** 病名。见《痢证汇参》。指传染性强且病情危重的痢疾。又称时疫痢、疫毒痢。多因疫毒过盛，壅滞肠道，气血受损所致。症见发病急骤，高热头痛，烦躁口渴，腹痛剧烈，痢下脓血，甚至昏迷痉厥，舌质红绛，苔黄燥，脉滑数。严重者还可出现四肢厥冷，呼吸喘促等虚脱危象。治宜清热解毒凉血。方用白头翁汤、犀角地黄汤等。

**疫疟** 病名。指在一个地区相互传染，引起流行，且病情较重的疟疾。《三因极一病证方论·疟病不内外因证治》："病者发寒热，一岁之间，长幼相若，或染时行，变成寒热，名曰疫疟。"临床表现为寒热往来，壮热汗多，口渴胸闷等。治宜辟秽除湿。可用达原饮、不换金正气散等方加减。如湿热偏重，渴不欲饮，汗出不彻，治宜清热化湿，用甘露消毒丹。此外，现代临床用双氢青蒿素、青蒿琥酯、蒿甲醚等青蒿素衍生物制剂治疗恶性疟疾。

**疫疹** 因疫疠毒邪所致，以肌肤发有斑疹为基本特征的急性外感热病。本病发病急，传变快，临床上以壮热，肌肤斑疹，伴有各种出血为特征。

**溢饮** 痰饮病的一种。因脾虚不运，水聚为饮，泛溢于体表所致，以肢体疼痛沉重，或肿，或兼见喘咳为主要表现的病证。

## yin

**因发知受** 根据机体在疾病过程中所反应的证候特征，确定是寒是热，是风是湿。这种寒、热、风、湿，不是根据气候变化和气温、湿度高低做出的判断。"发"指人在疾病过程中出现的证候表现，"受"指感受的邪气和机体的反应状态。各种外来的邪气作用于人体后，是否发病取决于邪正斗争的结果。邪气的性质主要是通过对证候的辨别确定的，如天气突然变化，并非所有人都会感受外邪，是否感受外邪以及感受何种邪气，都是由机体的反应能力、反应状态决定的，必须通过人体表现出的证候做出判断。正如清代钱潢在《伤寒溯源集》中言："外邪之感，受本难知，发则可辨，因发知受。"

**因虚致实** 指正气不足，脏腑功能衰退，组织失去濡润充养，或气机运化无力，以致气血阻滞，病理产物蓄积，邪实上升为矛盾的主要方面，表现出实证症状。

**因阵** 八阵之一。收录逍遥饮、决津煎、降痈散、百草煎等以妇人治方和外科治方为主的59首方剂。参见"八阵"条。

**阴** ❶古代哲学概念。与阳相对。泛指具有向下、寒凉、晦暗、重浊、静止、衰退、内在等特征的一类事物或现象。《素问·阴阳应象大论篇》："积阳为天，积阴为地。阴静阳躁。阳生阴长，阳杀阴藏。"又："水为阴，火为阳。"《素问·阴阳离合论篇》："外者为阳，内者为阴。"❷基础理论术语。古代医家将之引入医学领域，并与"阳"一起构成了用以解释人体组织结构、生理功能、病理现象和指导辨证论治、养生康复等方面的基础理论与学说。①泛指人体组织结构中的阴经（如手足三阴经）、阴脏（如脾、肾），以及在里的、内侧的、下部的部位等。《素问·宝命全形论篇》:“人生有形，不离阴阳。”又《金匮真言论》:“夫言人之阴阳，则外为阳，内为阴。”《灵枢·寿夭刚柔》:“是故内有阴阳，外亦有阴阳。在内者五脏为阴，六腑为阳；在外者筋骨为阴，皮肤为阳。”②指生命现象与过程中具有凝聚、滋润、抑制等作用的物质及功能，如营、精、血、津液、膏脂等。《灵枢·营卫生会》:“营在脉中，卫在脉外，营周不休，五十而复大会，阴阳相贯，如环无端。”《素问·生气通天论篇》:“阴者，藏精而起亟也。”《灵枢·本神》张介宾注:“人之生也，必和阴阳之气、父母之精，两精相搏，形神乃成。”《素问·阴阳应象大论篇》:“阴在内，阳之守也；阳在外，阴之使也。”③具有阴有余性质的病邪或病机。如寒邪、湿邪、痰饮、瘀血等浊阴之邪及其致病机制。《素问·调经论篇》:“夫邪之生也，或生于阴，或生于阳。其生于阳者，得之风雨寒暑。其生于阴者，得之饮食居处、阴阳喜怒。”又《素问·阴阳应象大论篇》:“阴胜则阳病。”④指具有阴寒性质的病证或脉象。《素问·阴阳应象大论篇》:“善诊者，察色按脉，先别阴阳。”《素问经注节解》:“天地之道，阴阳而已。人之病也，或偏于阴，或偏于阳，或阳实，或阴实，或阳虚，或阴虚，或阴盛而阳虚，或阳盛而阴虚，病之变化不可胜数，故其大要在先别阴阳。”又《素问·阴阳别论篇》:“所谓阴阳者，去者为阴，至者为阳，静者为阴，动者为阳，迟者为阴，数者为阳。”⑤食物、药物性味功用分类名。指具有酸苦涌泄、滋味厚重等性味功用的一类药物。《素问·阴阳应象大论篇》:“气味，辛甘发散为阳，酸苦涌泄为阴。”又:“味厚者为阴，薄为阴之阳；气厚者为阳，薄为阳之阴。味厚则泄，薄则通；气薄则发泄，厚则发热。”⑥四气调神养生方法的基本法则之一。如秋冬养阴。

**阴斑** 病证名。斑证类型之一。指斑证属虚寒者。见《丹溪心法·斑疹》。又称阴证发斑。多因体虚内有伏寒，或误进寒凉，导致阴寒内盛，逼其无根之火浮散于外。临床以斑色淡红，隐而不显为特征，可遍布全身，或仅见于胸部数点，伴有手足逆冷，口不甚渴，下利清谷，舌苔白滑或舌胖苔黑而滑，脉虚大或沉微等症。治宜温散里寒。选用附子理中汤、大建中汤、八味汤等。若为内伤生冷，外感寒邪而发阴斑者，用调中汤加减。

**阴病治阳** 治法名。指治疗疾病要审察其阴阳属性，病在阴者，可治其阳。出《素问·阴阳应象大论篇》。❶药物治疗原则。张介宾注："阳胜者阴必病，阴胜者阳必病。如《至真要大论》曰：'诸寒之而热者取之阴，热之而寒者取之阳。'启玄子曰：'壮水之主，以制阳光，益火之源，以消阴翳。'皆阳病治阴、阴病治阳之道也。"如水肿病多属水湿凝聚之阴寒证，治宜扶阳以助气化，可选用实脾饮温阳健脾，行气利水。❷针刺治疗原则。指疾病的症状在阴经，可针刺阳经穴位治疗。如感冒咳嗽，病在手太阴肺经，可针刺足太阳膀胱经之大杼、风门穴。

**阴常不足** 病机名。出《格致余论》。朱丹溪认为津液精血是人身之宝，而人的生命活动则不断地消耗津液精血，故倡导阴常不足说。他认为世人多不注意固精养血，再加上相火时动，则阴益虚而阳有余，百病由此而生，作为其立论的依据。

**阴成形** 出《素问·阴阳应象大论篇》："阴静阳躁，阳生阴长，阳杀阴藏，阳化气，阴成形。"与"阳化气"相对。指阴主静、主凝，具有生成形体的作用。张介宾注："阳动而散，故化气；阴静而凝，故成形。"

**阴吹** 妇产科病名。指阴道中时时排气，犹如矢气。出《金匮要略·妇人杂病脉证并治》。若大便秘结，则阴道中排气声更为明显。《金匮要略》中用猪膏发煎（乱发、猪脂）治疗，后世多结合其他兼症辨证处理。

**阴道** 连接胞宫与阴户的管道，是排出月经、带下、恶露，男女交媾，娩出胎儿的器官。

**阴寒凝结** 病机名，又作病证名。因阳气衰弱，或寒邪留滞导致的寒证。常见面色苍白，喜温恶寒，四肢不温，腹痛便结，月经不调。多见于寒痹久治不愈，局部拘挛冷痛，外科阴疽等。

**阴汗** 病证名。❶指外生殖器及其局部多汗。见《兰室秘藏·阴痿阴汗门》。由肝经湿热所致者，症见阴汗阳痿，小便赤而臊臭，治宜疏泄清利，可用清震汤、固真汤等方；由肾虚阳衰所致者，症见阴囊多汗，治宜温补，可用安肾丸。❷即冷汗。见《景岳全书·杂证谟》。多因阳衰阴盛所致。治以益气温阳为主。可用人参建中汤（即小建中汤加人参）、参附汤、六味回阳饮等方。

**阴户** 人体部位名。指女性外生殖器，包括阴阜、大小阴唇等。

**阴户肿痛** 妇产科病证名。见《医学入门》。多因郁怒伤肝，肝气犯脾，湿热下注所致。常见阴户肿胀痛，或小便涩滞，下腹部不舒，甚至伴有寒热等。治宜清热利湿。可内服龙胆泻肝汤，外用蛇床子、地肤子、黄柏、防风、苦参等煎汤熏洗。

**阴黄** 黄疸的一种。因阳黄日久转化，或因脾阳不振，寒湿内蕴，或因过服寒凉，胆液外溢所致，以身目黄色晦暗如烟熏为主要表现的黄疸病。可伴见胃呆腹胀，神疲乏力，胁肋隐痛，小便短少，大便不实，舌淡苔腻，脉沉细迟等症状。

**阴火** 病因名。指饮食劳倦，喜怒忧思所生之火，属心火。《脾胃论·饮食劳倦所伤始为热中论》："心火者，阴火也，起于下焦，其系系于心。心不主令，相火代之。相火，下焦胞络之火，元气之贼也。火与元气不两立，一胜则一负。脾胃气虚，则下流于肾，阴火得以乘其土位。"

**阴极似阳** 阴寒亢盛于里，格阳于外，逼迫虚阳浮越于外的病理表现，其本质是真寒假热。

**阴结** 病证名。❶指大便秘结。①指冷秘。因胃肠阴寒固结所致。见《兰室秘藏·大便燥结门》。《医学心悟》："冷闭者，唇淡口和，舌苔白，小便清，喜热恶寒，此名阴结。"②指虚秘。因阳虚阴凝，传送失常，或精血亏耗，大肠干结所致。见《景岳全书·杂证谟·秘结》。❷脉象名。指脉来滑而硬，如按长竿。《伤寒论·辨脉法》："脉累累，如循长竿者，名曰阴结也。"

**阴竭阳脱** 病机名。指阴液枯涸，阳气衰败，人体功能衰竭，生命垂危的病理表现。出《灵枢·终始》。如亡血导致气脱等。参见"脱证"条。

**阴精** ❶指阴水。《素问·六微旨大论篇》："君火之下，阴精承之。"张隐庵注："阴精者，天乙所生之精水也。"❷指西北方的阴气。《素问·五常政大论篇》："西方阴也，阴者其精奉于上。"❸泛指人体的精微物质，亦专指主生殖的精液。《灵枢·刺节真邪论》："茎垂者，身中之机，阴精之候，津液之道也。"

**阴痉** 病名。痉病的一种。见《太平圣惠方》。一作阴痓。❶指柔痉。《丹溪心法·痉》："阴痉曰柔，有汗。"❷指痉病伴四肢厥冷者。《证治准绳·杂病》："痉以有汗无汗辨刚柔，又以厥逆不厥逆辨阴阳。”治宜温阳祛邪。方用附子散、白术散、柴胡散等。

**阴茎痰核** 以阴茎海绵体白膜发生纤维化硬结为主要表现的男性前阴疾病。相当于阴茎海绵体硬结症。

**阴厥** 病证名。厥证之一。指寒厥，包括阳亏精损的肢厥证。《医林绳墨·厥》：“阴厥者，因其纵欲太过，阳亏于内，精损于外，邪气偶入，阳衰精竭，不能荣养，反被克伐，脏腑生寒而发厥也。其症始得之，身冷脉沉，四肢厥逆，屈足蜷卧，唇口青黑，或自利不渴，小便清白，是其候也。治宜理中汤、四逆汤之类。”

**阴络** 经络名。❶泛指手、足三阴经分出的络脉。❷指下行或位置较深的络脉。《灵枢·百病始生》：“阴络伤则血内溢，血内溢则后血（便血）。”

**阴脉** 脉象名。❶指沉、迟、细、小、涩、结等脉象。详见各条。❷经络名。指经脉中属阴者。又称阴经。包括手足三阴经、任脉、冲脉、阴维脉、阴跷脉等。《难经·三十七难》：“邪在五脏，则阴脉不和。”

**阴门** 女性阴道外口。又称玉门。

**阴平阳秘** 出《素问·生气通天论篇》：“阴平阳秘，精神乃治。”描述阴阳的最佳关系，指阴精充沛，阳气固密，形容两者相对和谐的关系，此时人的生理状态正常。

**阴气** 与阳气相对。世界万物源于一气，一气运动变化出现两种特性的气，命名为阴阳二气。中医学中，阴气的含义广泛，应视具体语境判断，如从运动的方向和性质言，阴气指偏行于内里的、向下的，具有抑制、寒凉、重浊特点的气；从功能与形态角度论，阴气指形态。

**阴跷脉** 起于内踝下照海穴，经过内踝后，沿下肢内侧上行，经阴部，沿腹、胸进入缺盆，再上行，出人迎穴前，经鼻旁，到目内眦，与手足太阳经、阳跷脉汇合。

**阴窍** 人体部位名。指尿道口和肛门等。

**阴生于阳** 基础理论术语。根据阴阳学说互根同源的原理，阴以阳的存在为前提，且因为阳的气化作用得以滋生，即所谓“无阳则阴无以生”。对人体而言，精血津液等物质的化生，有赖于阳气的摄纳、运化、输布和固守。

**阴盛** 人体的阴气主宁静和

抑制，阴偏盛则脏腑组织功能受到抑制，温煦气化不足，可出现明显的寒象，多表现为实寒证。

**阴盛格阳** 病机名。简称格阳。指疾病严重阶段因体内阴寒过盛、阳气格拒于外的病机变化。临床上主要表现为真寒假热证。详见该条。

**阴盛则内寒** 病机名。指阴邪过盛导致脏腑气化失常，血脉凝滞或功能衰退的一类寒证病机。常见于水气、痰饮、肿胀等病。《素问·调经论篇》："帝曰：阴盛生内寒奈何？岐伯曰：厥气上逆，寒气积于胸中而不泻，不泻则温气去，寒独留，则血凝泣，凝则脉不通，其脉盛大以涩，故中寒。"

**阴胜则寒** 出《素问·阴阳应象大论篇》。❶基础理论术语。是阴阳运动的基本规律之一。指自然界阴气逐渐充盛导致秋、冬气候与物候的变化。❷病机名。指阴气偏盛导致的实寒证，或阳损及阴导致的虚寒证。

**阴暑** 病证名。伤暑之一。因暑月受寒或嗜饮生冷所致。见《景岳全书》。阴暑袭于肌表，症见发热头痛，无汗恶寒，肢体酸痛，泛恶等。治宜温散。方用益元散等。寒凉伤脏者，伴见呕吐、泻利、腹痛等。治宜温中。方用藿香正气散等。

**阴水** 水肿的一种类型，多因饮食劳倦、先后天脏腑亏损，或阳水失治、误治所致，表现为发病缓慢，浮肿由足踝开始，自下而上，继及全身，肿处皮肤松弛，按之凹陷不易恢复，甚则按之如泥，身冷不热，不渴，小便或短但不赤涩，大便溏薄，脉沉细无力。

**阴损及阳** 病机名。阴阳互根，当阴虚到一定程度，多累及于阳，形成以阴虚为主的阴阳两虚证。

**阴缩** 因寒中厥阴所致，症见小腹剧痛，男性自觉阴茎、睾丸突然内缩入腹，或妇女阴户内缩为主要表现的疾病。

**阴挺** 指子宫从正常位置沿阴道下移，甚至完全脱出阴道口外，或阴道前后壁膨出为主要表现的疾病。

**阴头** 人体器官名。即阴茎头。又称龟头。

**阴头痈** 外科病名。即男性龟头部炎症。又名龟头痈。见《外科证治全书》。阴茎头局部紫肿疼痛。参见"外痈"条。

**阴维脉** 起于小腿内侧足三阴经交汇之处，沿下肢内侧上行，至腹部，与足太阴脾经同行，到胁部，与足厥阴肝经相合，然后上行至咽喉，合于任脉。

**阴邪** 病因名。与阳邪相对。指阴属性的病邪。包括六淫病邪中的寒邪、湿邪，以及水湿、痰饮、瘀血等性质属阴者。

**阴虚** 病机名，又作病证名。指阴气不足，凉润、宁静、抑制等功能减退，出现代谢相对增快，功能虚性亢奋，产热相对增多的病理变化。

**阴虚痹** 痹证日久，损及脏腑，耗伤阴液，症见骨节疼痛，筋脉拘急牵引，往往在运动时加剧，形疲无力，烦躁，盗汗，头晕耳鸣，面赤火升，或持续低热，日晡潮热，腰酸，膝软无力，关节或见红肿灼热，或变形，不可屈伸，日轻夜重，口干心烦，纳少，舌质红少苔，大便干结。

**阴虚潮热** 午后和夜间有低热，兼见颧红、盗汗、五心烦热（即胸中烦、手足心发热而喜凉）等。严重者，可自觉有热自骨内向外透发，称为“骨蒸潮热”，多由阴虚火旺所致。由于阴液亏虚，不能制阳，机体阳气偏亢，午后卫阳渐入于里，夜间卫阳行于里，使体内偏亢的阳气更盛，故见发热。

**阴虚喘** 病证名。指阴虚阳浮导致的气喘。见《医学入门·痰类》。因阴血亏损或肾阴虚耗，阳气失于依附，上冲而成。虚喘发作时有气自脐下冲上，伴有潮热、盗汗等。治宜滋阴养血或补肾益阴。可用四物汤、生脉散、麦味地黄丸、河车大造丸等方，亦可配合潜阳纳气药。

**阴虚盗汗** 病证名。指阴虚热扰、心液外泄所致的出汗异常证。以寐中汗出津津，寤则汗止为特征。见《赤水玄珠·汗门》。本病证常伴有烦热口干，消瘦乏力，脉细数等。治宜养阴清火，用益阴汤。火旺者，用当归六黄汤。参见“盗汗”条。

**阴虚发热** 病证名。指精血津液等耗损所致的内伤发热，多见低热，午后潮热或夜间发热，手足心热，盗汗消瘦等症。

**阴虚肺燥** 病证名。指阴虚不能上承或虚火炎上所致的肺燥病变。肺为娇脏，阴虚火旺最易灼损肺阴、肺络，导致肺燥失润。症见干咳无痰，或痰中带血，咽痛嘶哑，舌嫩红，苔少，脉细数等。常见于肺结核、慢性咽喉炎等疾病。

**阴虚风动** 阴液衰竭，导致筋脉抽搐、手足蠕动等风气内动的病理变化。

**阴虚喉痹** 病证名。指喉痹因于阴虚者。类似于慢性咽炎。见《景岳全书·杂证谟》。因燥伤肺胃之阴导致咽喉失于濡养者，症见咽干不适，唇燥，干咳无痰，治宜润肺养阴，方用养阴清肺汤、清燥救肺汤；肝肾阴虚者，症见咽肿微痛，声音嘶哑，耳鸣盗汗，腰膝酸软，治宜滋阴降火，方用知柏地黄丸加减。

**阴虚火旺** 阴虚不能制阳，阳相对亢盛导致虚火炽盛的病理变化。症见烦躁易怒，两颧潮红，性欲亢进等。

**阴虚头痛** 病证名。因阴虚火动所致的头痛。见《景岳全书·杂证谟》。症见头痛心烦，时作内热，面红升火，失眠，舌红，脉弦细数等，治宜滋阴降火，可用滋阴八味煎（即知柏地黄丸）、玉女煎等方加减。若阴虚而火不旺者，治宜滋阴补血，可用六味地黄丸、四物汤、左归饮等方。参见“头痛”条。

**阴虚阳浮** 病机名。指阴津血亏导致阳气虚浮或上扰的病机。一般常见头眩目晕，面色潮红，目赤咽干，喉痛，牙痛等。治宜滋阴降火。

**阴虚阳亢** 病机名，又作病证名。指阴血精津亏虚导致阴阳失调，阳气失去阴气的制约而相对亢盛，可见头晕目眩，面色潮红等症。

**阴虚则内热** 病机名。指阴血精津亏损导致的内伤发热病机。出《素问·调经论篇》。其证候称之为阴虚发热。详见该条。

**阴虚证** 指人体阴液亏少，其滋润、濡养等功能减退，或阴不制阳，阳气偏亢，以口咽干燥、五心烦热、潮热盗汗等为主要表现的虚热证。阴虚可见于不同脏腑，常见证型有心阴虚证、肺阴虚证、肝阴虚证、肾阴虚证、胃阴虚证等。

**阴阳** 是中国古代哲学思想之一，也是古人认识自然界事物的思维方法。阴阳是一气的两种不同属性，二者既相互对立又相互关联，是对某些事物、现象及其属性的概括。阴阳是相对的，又是互根、互生、互相消长、互相转化的。

**阴阳对立** 指阴阳双方在一个统一体中具有相互斗争、制约、排斥等相反的属性。

**阴阳格拒** 在阴阳偏盛的基础上出现阴阳双方相互排斥导致寒热真假病变的一类病机，包括阴盛格阳和阳盛格阴两方面。

**阴阳更胜** 指阴阳的更迭与消长盛衰变化。❶基础理论术语。是阴阳运动的基本规律之一。自然界阴阳之气的更胜，则见春夏秋冬更迭的气候与物候变化。《素问·五常政大论篇》:“故治病者，必明天道地理，阴阳更胜，气之先后，人之寿夭，生化之期，乃可以知人之形气矣。”❷病机名。人体阴阳之气的更胜，则见寒热往来、渴与不渴等变化。《素问·疟论篇》:“疟者，阴阳更胜也，或甚或不甚，故或渴或不渴。”

**阴阳乖戾** 病机名。阴阳不和或失调是疾病病理变化的基本原理。主要表现为阴阳的偏衰、偏亢，可引起气血逆乱和相关脏腑功能异常。

**阴阳互根** 基础理论术语。阴阳具有相互依存，互为根本的关系。阴与阳都不能脱离对方而单独存在，对方的存在是自己存在的前提和条件。这就是阴阳互根。即《医贯砭》中所说的“阴阳又各互为其根，阳根于阴，阴根于阳；无阳则阴无以生，无阴则阳无以化”。《素问·阴阳应象大论篇》中“阳生阴长，阳杀阴藏”即是阴阳互根关系的形象比拟。中医学多用阴阳互根观点说明脏与腑、气与血等在生理或病理上的联系。

**阴阳交感** 指阴阳二气在运动中感应交合的相互作用。阴阳交感是天地万物化生的基础，是事物和现象发展变化的动力。

**阴阳离决** 基础理论术语。是阴阳运动的基本规律之一。指阴阳关系的分离与决裂。由于阴阳失调，此消彼长，一方过度克伐另一方，或一方损耗过度导致另一方失去依存的条件。有阳无阴则精决，有阴无阳则气决，两相离决，病情危急。《素问·生气通天论篇》:“阴阳离决，精气乃绝。”

**阴阳两虚** 病机名，又作病证名。指疾病发展到严重阶段，阴虚与阳虚证候并见的病理状态。通常由阴损及阳或阳损及阴发展而成，也可因一方的急剧消亡导致另一方的虚衰。治疗时宜阴阳双补，并根据阴阳虚损的情况，分主次施治。

**阴阳偏盛** 人体阴阳二气中的某一方过于亢盛的病理状态，病机为“邪气盛则实”。

**阴阳偏衰** 人体阴阳二气中的某一方虚衰不足的病理状态，病机为“精气夺则虚”。

**阴阳胜复** 基础理论术语。是阴阳运动的基本规律之一。在阴阳双方的矛盾斗争中，一方的亢盛，会引起另一方的报复，从而出现阴胜阳复或阳胜阴复的情况，并影响事物的变化过程与转归。❶在运气学说里，主要指气候演变及其对疾病流行的影响。如某年湿气（阴）偏盛，雨水过多，则来年可能因为燥气（阳）来复出现干旱气候，并影响疾病的流行与发病情况。❷在疾病演变过程中，邪正相争也会出现胜复的传变现象。《伤寒论·辨厥阴病脉证并治》："伤寒先厥，后发热而利者，必自止，见厥复利。"成无己注："阴气胜，则厥逆而利；阳气复，则发热，利必自止。见厥，则阴气还胜而复利也。"

**阴阳失调** 病机名。病机的原则性概括。又称阴阳偏盛。阴阳失去平衡协调会出现阴阳偏盛、偏衰、互损、格拒、亡失等一系列病理变化。人体内外、表里、上下各部分以及物质与功能之间，必须经常保持阴阳相对协调的关系，才能维持正常的生理活动。疾病的发生与过程，都是各种原因导致人体阴阳失调的结果。无论病变部位、病势趋向、病性寒热以及邪正虚实的消长等，都体现了阴阳的相对偏盛和偏衰。《素问·阴阳应象大论篇》："阴胜则阳病，阳胜则阴病；阳胜则热，阴胜则寒。"

**阴阳消长** 基础理论术语。是阴阳运动的基本规律之一。指阴阳之间存在着不断增长和消减的变化状态。若阴与阳稳定在一定范围内则称为"平衡"；若消长过度，平衡关系破坏，则可导致各种疾病，并影响疾病的发展与预后。在病机演变上有热盛伤津、阳盛伤阴、阴盛伤阳及阴盛阳衰等。《素问·阴阳应象大论篇》："阴胜则阳病，阳胜则阴病。"

**阴阳虚损辨证** 根据机体的生理与病理特点，对四诊所收集的各种资料进行分析、归纳，辨别疾病当前病理本质是否存在着阴阳虚损的辨证方法。

**阴阳学说** 阴阳学说，属于中国古代哲学理论范畴，阴阳的对立统一是天地万物运动变化的根本规律。中医学以阴阳交感、对立、互根、消长、转化及自和规律，认识和说明生命、健康和疾病。阴阳学说是古人用来认识自然和解释自然变化的自然观和方法论。世界是物质的，物质世界本身是阴阳二气对立统一的结果。阴阳二气的相互作用及其运动变化，形成了事物并推动着事物的发展和变化。阴阳学说融入中医学理论体系，用来阐释人体的生命运动，分析疾病的发生、发展和变化规律，并指导着疾病的诊断和防治，是中医学理论体系的哲学基础，对中医学理论体系的发展起到了极为重要的影响。

**阴阳易** 健康人与伤寒、温病恢复期的患者性交，出现身重，少气，少腹里急，阴中拘挛，热上冲胸，头重不欲举，眼中生花，膝胫拘急等症状的疾病。

**阴阳之宅** 指肾。肾藏元阴与元阳，故称。参见“肾”条。

**阴阳转化** 基础理论术语。是阴阳运动的基本规律之一。事物的阴阳属性在一定条件下，可以向其相反的方向转化。即阴可以转化为阳，阳也可以转化为阴。生理上，阳气的动能作用，有赖于阴精源源不断的供给，阴精的蓄积，也有赖于阳气的生化与气化。病理上，可见寒极生热、热极生寒等病机转化。如《素问·阴阳应象大论篇》中“故重阴必阳，重阳必阴”。

**阴阳自和** 出《伤寒论·辨太阳病脉证并治》：“凡病若发汗、若吐、若下、若亡津液，阴阳自和者，必自愈。”指人体正气所具备的调节和自愈功能。通常指不用药物调整而恢复健康。

**阴痒** 指女性外阴及阴道瘙痒，甚则痒痛难忍，或伴带下增多为主要表现的疾病。

**阴液** 人体精、血、津、液等各种体液的通称，因其均属阴，故名。

**阴脏** ❶脏腑分类名。按五脏的阴阳属性分类，脾、肝、肾三脏属阴，故称。❷体质学术语。泛指阴盛体质之人。《景岳全书》：“阴脏者，一犯寒凉则脾肾必伤，此其阳之不足。”

**阴脏人** 阴脏人多阳虚阴盛，体形偏于矮胖，头圆颈短粗，肩宽胸厚，身体姿势多后仰，平时喜热恶凉。其特点是阳气较弱而阴气偏旺，患病易从阴化寒，多见寒湿痰浊内停。

**阴证** 病证名。与阳证相对。即八纲辨证中的里证、寒证、虚证。临床多见寒实证和虚寒证，具有功能衰退、代谢下降等特征。症见面色苍白或暗晦，蜷卧肢冷，静而少言，语声低微，呼吸微弱，气短乏力，饮食减少，口淡无味，不烦不渴，或喜热饮，大便溏薄，小便清长，腹痛如绞或喜按，疮疡漫肿不痛，舌胖润滑，脉沉迟无力等。

**阴证发斑** 即阴斑。详见该条。

**阴证伤寒** 病名。指伤寒病

邪直中阴经的虚寒证。见《通俗伤寒论·阴证伤寒》，分寒中太阴、寒中少阴、寒中厥阴三类。寒中太阴用胃苓汤、附子理中汤等方；寒中少阴用真武汤、附姜白通汤等方；寒中厥阴用当归四逆汤、通脉四逆汤之类。外治灸气海、关元等穴。

**阴证似阳** 病证名。指阴寒性疾病发展到严重阶段，出现面红口渴、手足躁扰、脉浮大等类似阳证的假象。即“真寒假热”证。详见该条。

**阴中伏阳** 指阴阳相乘、相伏之象。如寸部见沉涩而短的阴脉，但有时夹有浮滑而长的阳脉，为阴中伏阳之象。《难经·二十难》：“脉虽时浮滑而长，此谓阴中伏阳也。”

**阴中隐阳** 古针刺法。见《针灸大全》。其法是先进针至1寸深处，行慢按紧提6次，再退针至5分处，行紧按慢提9次，此为一度，必要时可反复操作。适用于先热后寒，实中夹虚证。本法以泻为主，泻中有补，故称阴中隐阳。

**阴中之少阳** 基础理论术语。根据阴阳可分理论，阴阳之中另有阴阳。指属于阴且出于阳，阳气相对偏弱者。❶指肝。位居膈下属阴，但属阳脏，故称。《灵枢·九针十二原》：“阴中之少阳，肝也。”❷指足少阳胆经。《素问·阴阳离合论篇》：“厥阴之表，名曰少阳，少阳根起于窍阴，名曰阴中之少阳。”❸指两足外侧。《灵枢·阴阳系日月》：“足之阳者，阴中之少阳也。”

**阴中之少阴** 基础理论术语。指足少阴肾经。根据阴阳可分理论，阴阳之中另有阴阳。阴中之少阴，其本属少阴且出于阴。《素问·阴阳离合论篇》：“少阴根起于涌泉，名曰阴中之少阴。”张介宾注：“肾本少阴而居阴分，故为阴中之少阴。”

**阴中之太阴** 基础理论术语。根据阴阳可分理论，阴阳之中另有阴阳。❶指肾。肾属阴脏，位居于下，故称。《灵枢·九针十二原》：“阴中之太阴，肾也。”❷指两足内侧。足在下属阴，内侧为阴中之阴，故名。《灵枢·阴阳系日月》：“足之阴者，阴中之太阴也。”

**阴中之阳** 基础理论术语。根据阴阳可分理论，阴阳之中另有阴阳。指属阴且位于阳位者。❶指植物初冒出土者。地为阴，万物初生，冒出地表而得阳气，故名。《素问·阴阳离合论篇》：“天覆地载，万物方生。未出地者，命曰阴处，名曰阴中之阴；则出地者，命曰阴中之阳。”❷指夜半至凌晨时，阴气渐衰，阳气渐生，故名。《素问·金匮真言论篇》：“鸡鸣至平旦，天之阴，阴中之阳也。”❸指居于阴位的阳脏。如肝。《素问·金匮真言论篇》：“腹为阴，阴中之阳，肝也。”❹泛指与阴经互为表里的阳经。如足太阳膀胱经与足少阴肾经相表里、足阳明胃经与足太阴脾经相表里，阴阳相离又相合，故称。《素问·阴阳离合论篇》：“少阴之上，名曰太阳，太阳根起于至阴，结于命门，名曰阴中之阳。”又：“太阴之前，名曰阳明，阳明根起于厉兑，名曰阴中之阳。”

**阴中之阴** 基础理论术语。根据阴阳可分理论，阴阳之中另有阴阳。指属阴且居于阴位者。❶指阴处。即万物出生，未出地面者。《素问·阴阳离合论篇》：“天覆地载，万物方生，未出地者，命曰阴处，名曰阴中之阴。”❷指日落至夜半时，阴气最盛，故称。《素问·金匮真言论篇》：“合夜至鸡鸣，天之阴，阴中之阴也。”❸指居于阴位的阴脏。如肾。《素问·金匮真言论篇》：“腹为阴，阴中之阴，肾也。”❹指足太阴脾经。《素问·阴阳离合论篇》：“太阴根起于隐白，名曰阴中之阴。”

**阴中之至阴** 基础理论术语。根据阴阳可分的理论，阴阳之中另有阴阳。阴中之至阴，指属阴且位于阴阳之交者。至，有达之义。脾为阴脏，居于中焦，位于心肺与肝肾之间，外应长夏，处于春夏与秋冬之交，故专指脾。《素问·金匮真言论篇》：“腹为阴，阴中之至阴，脾也。”

**音哑** 语声嘶哑者。

**龈** 人体组织名。又名“牙龈”或“齿龈”，俗称“牙肉”。指包附于牙齿根部的口腔黏膜等组织。

**饮** 流动性较大，积存于组织间隙或疏松部位的液体。

**饮膳正要** 书名。共3卷。〔元〕忽思慧撰。成书于1330年。本书卷1~2主要记述元代皇室贵族的养生谱、饮食谱、食疗诸方等；卷3记载了约200种食物本草的性味、主治病证、过食危害及烹饪方法等，并附图百余幅。书中还记载了不少少数民族习用食物，为研究中国古代营养学和饮食卫生学、北方少数民族医药状况和生活习俗等，提供了丰富的文献资料。

**饮食所伤** 饥饱失常、饮食不洁和饮食偏嗜等各种因素导致的内伤。

**饮停胸胁证** 病证名。指水饮停于胸胁，阻滞气机，以胸廓饱满、胸胁胀闷或痛及饮停症状为主要表现的证。属痰饮病之“悬饮”。

**饮证** 指饮邪停聚于腔隙或胃肠，以胸闷脘痞、呕吐清水、咳吐清稀痰涎、肋间饱满等为主要表现的证。根据饮停部位的不同，临床常分为饮停胃肠证、饮停胸胁证、饮停心包证、饮邪阻肺证等。

**隐痛** 指疼痛不剧烈，尚可忍耐，但绵绵不休的症状。多因阳气不足，精血亏虚，脏腑经络失于温养所致。常见于头、胸、脘、腹等部位。

## ying

**婴儿期** 从出生28天后至1周岁的时期。

**婴儿喂养** 婴儿期母乳喂养、人工喂养、混合喂养等各种喂养方式的统称。

**营** ❶基础理论术语。指营气。《灵枢·营卫生会》：“其清者为营，浊者为卫，营在脉中，卫在脉外。”❷脉象名。指沉实搏指的脉象。《素问·玉机真脏论篇》：“冬脉如营，何如而营？岐伯曰：冬脉者，肾也。北方水也，万物之所以含藏也，故其气来沉以搏，故曰营。反此者病。”❸温病学术语。指温病辨证的阶段或病位，即营分证的简称。《温热论》：“辨营、卫、气血则与伤寒同。”详见“营分证”条。

**营分** 温热病由气分深入营分，热陷心包，心神被扰，是伤津动血的病理阶段。

**营分证** 指温病邪热内陷，营阴受损，心神被扰所表现的证。营分证是温热病发展过程中较为深重的阶段。

**营气** 指饮食水谷所化生的精气，行于脉内，具有化生血液，营养全身的功能。

**营卫** 基础理论术语。营气和卫气的合称。出《灵枢·营卫生会》。营卫之气同出一源，皆为水谷精气化生。营行脉中，具有营养周身的作用；卫行脉外，具有捍卫躯体的功能。

**营卫不和** 营卫关系失于和调的病理变化。

**营血** ❶基础理论术语。指血。因营气多以血的形式存在，故有营血一说。营为血之气，营血常并提。参见“血”条。❷指温病兼涉营分与血分的病变。参见“卫气营血辨证”条。

**瘿气** 以颈前肿大，善饥消瘦，急躁心悸，畏热多汗，手颤，眼突等为主要表现的瘿病。相当于甲状腺功能亢进症。

**瘿痈** 以甲状腺剧痛，全身不适，乏力，肌肉疼痛，伴有发热，兴奋，怕热，心慌，颤抖及多汗等为主要表现的瘿证。相当于急性或亚急性甲状腺炎。

**应指** ❶疮疡辨脓方法名，即引手。用手按压肿疡时有波动感，以判断肿疡已化脓或有其他液体的诊断方法。❷指切脉时指下有脉搏的跳动感。

## yong

**痈** 病名。出《黄帝内经》。又称“外痈”。生长于皮肉之间，以局部光软无头，红肿疼痛，结块范围多在6~9cm，发病迅速，易肿、易溃、易敛，或伴有恶寒、发热、口渴等全身症状为主要表现的急性化脓性疾病。疮面浅而大者为痈。多因外感六淫，过食膏粱厚味，外伤感染等，导致营卫不和，邪热壅聚，气血凝滞而成。因发病部位不同，分为内痈、外痈两类，临证均有肿胀、疼痛及成脓等症。

## you

**尤怡** 医家名。（1650—1749）清代医学家。字在泾，号拙吾，别号饲鹤山人。长洲（今江苏省）人。少时家贫好学，曾在寺院卖字为生，但聪明好学，能诗善文，性格沉静，淡于名利。后师从苏州名医马俶，尽得师传，悬壶于世，名噪于时。晚年诊治技术益精，学习勤奋，博览医书，对张仲景著作钻研尤深，所撰《金匮要略心典》《伤寒贯珠集》，是研究仲景学说甚有影响的著作。又著《金匮翼》《医学读书记》《静香楼医案》，均存于世。

**由实转虚** 疾病本来是以邪气盛为矛盾主要的实性病变，由于失治、误治，或病情迁延，伤及正气，正气虚损，疾病转为虚性病变的病理过程。

**油风** 外科病证名。即斑秃。头发突然成片脱落的病证。包括脂溢性脱发。出《外科正宗》。又名鬼舐头。因血虚生风，风盛血燥，发失濡养所致。起病突然，头发干燥，成片脱落，皮红光泽，自觉发痒或不痒。治宜养血祛风。

**油膏** 剂型名。指敷贴用的药膏。参见“膏剂”条。

**油汗** 病证名。指汗出如油，

黏腻不易流动。见《杂病源流犀烛·诸汗源流》。又称黏汗。多见于亡阳虚脱证。参见“绝汗”条。

**油灰指甲**　外科病证名。生于指（趾）甲的癣患。即甲癣。见《外治寿世方》。又名鹅爪风、灰指甲。多因足癣日久蔓延，导致血不荣爪而成。初起甲旁发痒，日久指（趾）甲高低不平，逐渐增厚，或残缺不全，指（趾）甲逐渐变形，失去光泽呈灰白色。

**游走痛**　疼痛部位游走不定，四肢关节的游走痛，常见于痹病，多因风邪偏盛所致。

**有根苔**　又称真苔。舌苔坚敛着实，紧贴舌面，刮之难去，像从舌体上长出。

**有汗**　有汗出，包括多种出汗表现。病理性有汗可分表证、里证。表证有汗，若兼见发热，恶寒，咽痛，鼻塞，为风热表证，因热邪袭表，迫津外泄所致；若兼见恶风，脉浮缓，为风邪犯表证，因风性开泄，肌腠疏松所致。里证有汗，若兼见发热面赤，口渴饮冷，为里热证，因里热炽盛，迫津外泄所致。里证有汗亦可见于虚证，如阳气亏虚，肌表不固，或阴虚内热，蒸津外泄，均可见出汗症状。

**有头疽**　外科病名。指发于皮里肉外的阳性疮疡。生长于肌肤间，初起可见皮肤上有粟粒脓头，红肿热痛，易向深部及周围扩散，随后脓头相继增多，溃烂后如莲蓬、蜂窝状，是一种急性化脓性疾病。相当于西医的痈（毛囊或皮质腺急性化脓性炎症）。因疮疡初期患部有单个或多个白色粟米样的疮头而得名。根据其发病部位和形态的不同而名称各异，如蜂窝发、蜂窝疽、莲蓬发、发背、搭手、背疽、脑疽、脑后发等。多因外感风火湿毒，或嗜食膏粱厚味导致湿热火毒蕴积，营卫不和，邪滞肌肤，腐败气血而成。初起患处色红高肿，局部发热，疮头如粟米，根脚坚硬，发痒作痛，日后根盘渐大，脓头渐多，溃破后状如蜂窝，甚则疼痛剧烈，身热口渴，便秘溲赤，脉洪数。

**幼儿期**　从1至3周岁的时期。

**幼幼集成**　医书名。共6卷。〔清〕陈复正撰。成书于乾隆十五年（1750）。本书汇集整理古代儿科学的主要内容，包括新生儿疾病的防治和诊法、各种儿科病证的辨证治疗、儿科歌赋和附方等。作者还在书中对儿科证治的一些理论问题，如惊风病证等，提出了个人的见解。

**幼幼新书** 医书名。共40卷，另有目录1卷，拾遗1卷。〔宋〕刘昉撰。成书于南宋绍兴二十年（1150）。〔明〕陈履端将本书删削重编成节本。本书整理汇集宋以前多种儿科著作编成。共分40目，547门，包括儿科总论、小儿调理、用药及诊法、新生儿保育、儿科诊治、先天疾病、儿科杂病、斑疹麻痘、五官、痈疽、疮疥、外伤等，卷末论药叙方及引用方书。凡所征引皆注明出处，取材广博，有较高的临床参考价值。

## yu

**瘀热在里** 病机名。❶指阳明之热，因无汗不能外达，又因小便不利而水湿内停，湿热交蒸，瘀郁不解，久则发为黄疸的病机。出《伤寒杂病论》。❷指体内瘀血停留，郁而生热的病机。

**瘀血** 血行滞缓或血液内停形成的病理产物。既是病理产物，又可成为继发性致病因素。

**瘀血发黄** 病证名。即蓄血发黄。《证治汇补》："瘀血发黄，喜忘如狂，溺清，便黑。"详见"蓄血发黄"条。

Y

**瘀血腹痛** 病证名。指瘀血痞结所致的腹痛。常见于胰腺炎、阑尾炎、肠粘连、异位妊娠、结核性腹膜炎等病。见《古今医鉴》。又称血滞腹痛。多因气滞日久，久痛入络，瘀血痞结而成。症见腹痛，痛有定处，触痛拒按，若腹痛日久可触及包块，舌质紫暗，脉涩等。治宜活血祛瘀。方用消瘀饮、膈下逐瘀汤等加减。

**瘀血咳** 病证名。指瘀血阻于肺络所致的咳嗽。见《医学入门》。症见咳嗽，喉间常有腥气，吐血紫黑，或只能卧于一侧，转卧对侧则咳嗽气急。治以活血和络为主，方用血府逐瘀汤加杏仁、五味子，或用当归散加减。

**瘀血流注** 外科病证名。流注病的一种。指湿热毒邪与瘀血互结形成的外科脓肿，相当于深部脓肿。多因跌仆损伤，或产后恶露不尽，邪毒乘虚侵袭，与瘀血搏结而成。初起局部肿胀，触之坚痛，皮色微红或青紫，继而皮色焮红灼热，并可向周围蔓延，伴有恶寒发热、骨节疼痛等。若应时溃脓则预后佳。治宜行气活血、清热解毒。因跌仆损伤所致者，宜服散瘀葛根汤。因产后瘀血所致者，宜服通经导滞汤加减。若成脓，可切开引流，按痈疽溃后治疗。

**瘀血痛** 初起隐痛、胀痛，

皮色不变或皮色暗褐，或见皮色青紫瘀斑的表现。

**瘀血头痛** 病证名。指瘀血阻滞脉络所致的头痛。多因头部外伤，或头痛日久，脉络瘀滞所致。症见头痛如锥刺，痛处固定，时发时止，经久不愈，或面色晦滞，舌有瘀斑，脉涩等。治宜活血化瘀。方用通窍活血汤、血府逐瘀汤加减。气虚者加黄芪；痛甚者加全蝎、蜈蚣、地龙等虫蚁搜剔药。参见“头痛”条。

**瘀血胃脘痛** 病证名。指瘀血内结所致的胃脘痛。见《东医宝鉴·外形篇》。症见胃脘痛，痛如刀刺，或痛而固定、拒按，受寒则疼痛加重，或吐血紫暗，大便色黑，或饮水作呃，舌紫暗，脉细涩。治宜化瘀通络。方用手拈散或失笑散等加减。

**瘀血腰痛** 病证名。指瘀血凝积所致的腰痛。见《丹溪心法》。又称沥血腰痛。多因闪挫跌仆，或腰痛日久而成。症见腰痛，痛有定处，或状如锥刺，日轻夜重，或大便色黑，小便赤黄或暗红，脉涩等。治宜活血化瘀。方用补阴丸加桃仁、红花，或用桃仁承气汤、川芎肉桂汤等方加减。可配合应用针灸、拔罐等疗法。

**瘀血肿** 病证名。患处肿而胀急，病程较快，色初暗褐，后转为青紫的表现。

**瘀阻脑络证** 病证名。指瘀血阻滞脑络，以头痛、头晕及血瘀症状为主要表现的证。

**宛陈** 病因名。指血气郁积日久所产生的瘀浊。《灵枢·九针十二原》：“凡用针者，虚则实之，满则泄之，宛陈则除之。”张志聪注：“宛陈则除之者，去脉中之蓄血也。”

**余毒流注** 余毒不尽，毒邪走散，症见疮疡伴有转移性脓肿，寒战高热，甚至有神昏谵语等全身症状。

**余沥不尽** 指排尿后仍有小便点滴不尽的症状，多属肾阳虚、肾气不固。常见于老年人或久病体虚者，因年老体弱，肾脏阳气虚衰，肾关不固，开合失司所致。

**鱼翔脉** 脉在皮肤，头定而尾摇，似有似无，如鱼在水中游动。其特点是脉位极浮，至数极慢，脉律严重不齐，似有似无，重按无根。主三阴寒极，亡阳于外。

**语謇** 指神志清楚，思维正常，但语言不流利或吐字不清。因习惯而成者，称为口吃，不属病态。病中语言謇涩与舌强并见者，多因风痰阻络所致，为中风之先兆或卒中后遗症。

**语声重浊** 指发出的声音沉闷而不清晰，或似有鼻音，又称声重。多因外感风寒，或湿浊阻滞，以致肺气不宣，鼻窍不利。

**郁病** 由于情志不舒，气机郁结所致，以心情抑郁，情绪不宁，夜眠不安，胸部满闷，胁肋胀痛，或易怒易哭，或咽中如有物堵塞等为主要表现的疾病。

**郁火** 病机名。❶指阳气郁而化热的病机改变。临床可见头痛，目赤，口疮，牙痛，便秘，舌红苔黄，脉数等症。❷指情志抑郁导致脏腑失调、内热偏盛的病机。临床可见头痛，胁痛，腹痛，失眠，心烦易怒，舌红，脉弦数等症。

**郁火恶寒** 病证名。因火郁阻遏阳气所致的恶寒。见《证治汇补》。常见恶寒，甚则战栗，四肢厥冷，口苦，尿赤，脉数等。治宜散火祛寒。方用升阳散火汤、火郁汤等。

**郁厥** 厥证的一种。又称郁冒，同气逆血郁之血厥，表现为突然昏倒，牙关紧闭，不省人事，面唇青紫等。

**郁证** 病证名。❶指郁滞不得发越所致的病证。《素问·六元正纪大论篇》中载有木郁、火郁、土郁、金郁、水郁，属五气之郁，后世合称五郁。《丹溪心法》中载有气郁、血郁、湿郁、热郁、痰郁、食郁，合称六郁。《景岳全书》中提出情志之郁，遂有怒郁、思郁、忧郁、悲郁、惊郁、恐郁等名称。《赤水玄珠·郁证门》中提出五脏本气自郁，载有心郁、肝郁、脾郁、肺郁、肾郁等名称。其中以肝气郁结最为常见。❷指情志不舒、气机郁结引起的一类病证。临床以实证居多，如肝气郁结、气郁化火、痰气郁结等。肝气郁结者，治宜疏肝理气，可用四逆散加减；气郁化火者，治宜清泄肝火，可用加味逍遥散加减；痰气郁结者，治宜利气化痰，可用半夏厚朴汤、温胆汤等方。若夹有虚证表现，当结合患者体质与证候特点进行辨证治疗。

**预防接种** 利用人工制备的抗原或抗体，通过适宜的途径接种于机体，使机体获得对某种传染病的特异免疫力，以提高个体或群体的免疫水平，从而预防和控制传染病的发生和流行。

**喻昌** 医家名。（1585—1664）明末清初医学家。字嘉言，号西昌老人。江西新建（今江西省南昌市）人。少年读书，以治举子业。明代崇祯年间，选送贡生进京，但无所成就。后值清兵入关，于是转隐于禅，后又出禅攻医。往来于南昌、靖安等地。清代初期又移居江苏常熟，医名卓著。著有《寓意草》《尚论篇》《尚论后篇》《医门法律》等。

**御药院** 古代医疗机构名。指掌管古代帝王用药的机构。或称御药房。

## yuan

**元气** 又称“原气”。禀于先天，藏于肾中，又赖后天精气的充养，是维持人体生命活动的基本物质与原动力，主要功能是推动人体的生长和发育，温煦和激发脏腑、经络等生理功能。

**元神** 人神志活动的原动力，禀受先天精气而产生，为生命之根本。

**元神之府** 脑的别称。脑为元神所在之处，具有支配精神意识，进行思维活动的功能。

**原发不孕** 又称“全不产”。以育龄妇女婚后夫妇同居2年以上，配偶生殖功能正常，未避孕而不受孕为主要表现的不孕症。

**远血** 便血，出血部位离肛门较远，先便后血，血色紫暗，或有黑色稀便，或大便的颜色发黑。

## yue

**月经** 妇女卵巢分泌雌、孕激素的周期性变化引起胞宫内膜周期性脱落及出血的生理现象，多在妇女14~49岁时发生。

**月经病** 月经的周期、经期、经量、经质、经色发生异常，伴随月经周期出现明显不适症状的疾病。

**月经不调** 指月经周期、经期、经量、经质异常，即月经过多、月经过少、经期延长、经间期出血、月经先期、月经后期、月经先后无定期等疾病。

**月经过多** 指月经经量明显多于正常，每次经量超过100ml，月经周期正常，连续发生2个周期以上为常见症的月经病。

**月经过少** 指月经周期正常，经期不足2天，经量过少或点滴即净为常见症的月经病。

**月经后期** 指月经周期比正常经期错后7天以上，甚至3个月以内不行，并且连续发生2个周期以上为常见症的月经病。

**月经史** 妇女行经的相关情况，包括初潮年龄，末次月经日期，末次前月经日期，月经周期，经行天数，经量、经色、经质的变化，经期前后的情况等。

**月经先后无定期** 指月经周期或前或后一到两周，连续3个周期以上为常见症的月经病。

**月经先期** 指月经周期提前1个星期至半个月以内者，并且连续发生2个周期以上为常见症的月经病。

**越经传** 指伤寒病在太阳、阳明、少阳、太阴、少阴、厥阴的传经次序上有所跨越地进行传变。

## yun

**孕痈** 指妊娠期间合并肠痈为主要表现的疾病。

**运气** 五运六气简称运气。古人认为事物的运动变化存在着周期性节律。气候变化的周期性节律主要表现为五运（五行）周期和六气（三阴三阳）周期，五运周期和六气周期的结合，就是“五运六气”。

**运气盛衰** 根据岁运与司天的五行生克关系来分析运气的盛衰，分为运盛气衰与气盛运衰。

**运气相合** 将该年的五运与六气综合在一起分析该年的气候变化。

**运气学说** 五运六气学说的简称。是中医学研究天时气象、物候变化与人体生理、病理、诊断、防治关系的学说，揭示了自然气候变化与人体生命活动的同步节律，把气候变化与人体发病规律、防病原则统一起来，体现了中医学独有的“时间医学特色”。

**恽铁樵** 医家名。（1878—1935）近代中医学家。名树珏。江苏武进人。早年从事编译工作，后弃文从医，从事内、儿科，对儿科尤为擅长。他创办了“铁樵中医函授学校”，致力于研究中医学理论和人才培养。著有《群经见智录》《伤寒论研究》《脉学发微》《温病明理》《保赤书》《生理新语》等，有独特新见。他主张西为中用，对中医学术的发展有一定影响。

**熨法** 将药物同酒、醋等炒热，布包熨摩于患处，使腠理疏通，达到治疗疾病的目的。

# Z

## za

**杂医科** 元代治疗杂病的医学专科。参见“十三科”条。

## zai

**再经** 指伤寒六经病证中，一经病证未愈，又传入他经。

**在泉** 客气中在位置上与司天相对的气。象征在下，在泉之气主下半年的气候、物候变化。

## zang

**脏毒** 病证名。❶指脏中积毒所致的痢疾。见《三因极一病证方论·辨肠风论》。❷指内伤积久所致的便血，血色暗，多在便后，属远血。见《医学入门》。详见“远血”条。❸指肛门肿硬，疼痛流血。类似于痔漏。见《血证论·便血》。

**脏腑** 人体内脏器官组织的总称。包括心、肝、脾、肺、肾这五脏，胆、胃、大肠、小肠、膀胱、三焦这六腑，以及奇恒之腑如脑、髓、骨、脉、胆、女子胞。

**脏腑辨证** 根据脏腑的生理功能及病理特点，对四诊所收集的各种病情资料进行分析、归纳，辨别疾病所在的脏腑部位及病性的一种辨证方法。脏腑辨证作为病位辨证的方法之一，其重点是辨别疾病所在的脏腑部位。

**脏腑相合** 脏与腑之间的相互联系和影响。脏属阴，腑属阳；脏为里，腑为表。

**脏腑之气** 指分布于脏腑的气。是脏腑的最基本物质，也是各脏腑生理功能的概括，还是脏腑乃至整个生命功能协调的表现。

**脏结** 指阳气虚衰，阴浊凝结，状如结胸的重证。症见心下痞硬，按之痛，时时下利，饮食如故，苔白腻或白滑，脉沉紧细小。多因太阳病误下，邪气乘虚入里，与阴寒互结所致。

**脏气** 藏象学说术语。即五脏之气，亦指五脏的气机活动。

**脏气清灵** 指小儿对药物的反应较灵敏，患病后若诊治得当，则易于康复。

**脏俞** 指五脏所属诸阴经的井、荥、输、经、合诸穴。每经五穴，五五二十五穴，左右合之，共五十穴。

**脏躁** 病名。以精神抑郁，心中烦乱，无故悲伤欲哭，哭笑无常，呵欠频作为主要表现的情志疾病。

**藏** ❶（zàng）①同脏。见《素问·五脏生成篇》等。②中国西藏自治区地产某些药材前冠以“藏”字，如藏艾、藏麻黄等。❷（cáng）贮藏、受纳之意。《素问·五脏别论篇》：“五味入口，藏于胃以养五脏气。”

**藏气** ❶即五脏之气。详见“脏气”条。❷运气学说术语。指冬令所主闭藏之气。见《素问·五常政大论篇》。

**藏象** 基础理论术语。藏，指具有一定形态与功能的脏腑器官；象，指脏腑功能表现于外的各种征象。藏象指藏于体内的脏腑及其表现于外的生理、病理征象及与外界环境相通应的事物和现象。出《素问·六节藏象论篇》。张介宾注：“象，形象也，藏居于内，形见于外，故曰藏象。”或作脏象。其主要内容包括揭示和阐述五脏六腑、奇恒之腑、十二经络、奇经八脉、五官九窍、皮肉筋骨等器官组织与气、血、津、精、神等在生理功能、病理改变上的关系。藏象虽然具有一定的解剖概念，但主要是阐述以脏腑、经络为中心的生命活动规律及病理现象，因而不能与现代解剖学同名脏器等同看待。参见“藏象学说”各相关条。

**藏象学说** 即脏象学说。中医基础理论的重要组成部分。或称脏腑学说。是研究藏象的概念，脏腑形态结构，以及脏腑与形体官窍、精气血津液神、外界环境之间相互关系的学说。该学说通过长期对人类生命活动的观察研究和防病治病的医疗实践，借助古代哲学观念和天人相应、援物比类等研究方法，建立的以脏腑为中心，把脏腑与经络、脏腑与形体组织器官、脏腑与精气神、脏腑与自然、脏腑与社会环境等有机地联系在一起，是中医辨证论治的理论基础，对疾病的预防、诊断、治疗和养生康复具有重要的指导意义。

## zao

**早泄** 病名。因情志内伤、湿热侵袭、纵欲过度、久病体虚导致精关封藏失职，症见性交时射精过早，甚至未交即泄或乍交即泄，以致不能进行正常性生活的一种疾病。常伴见阴茎易举，或举而不坚，心烦口干，脉细数等症状。

**燥** ❶时令气候名。六气之一。秋季所主的气候特征，五行属金。《素问·阴阳应象大论篇》："西方生燥，燥生金。"❷病因名。六淫之一。指燥邪。《素问·至真要大论篇》："夫百病之生也，皆生于风寒暑湿燥火。"❸病机名。燥邪易伤津液，临床上出现津液亏损等病证，多与燥邪有关。《素问·阴阳应象大论篇》："燥胜则干。"❹指燥证。《素问·至真要大论篇》："燥者润之。"如见口鼻干燥、唇焦皮皱、毛发枯萎、目赤干涩、干咳无痰、大便秘结、小便短少等症状，都属燥证范畴。偏热者为温燥证，偏寒者为凉燥证，偏于外感者为外燥证，偏于内伤者为内燥证。❺治法名。指有燥湿作用的治法。《素问·至真要大论篇》："太阴之复，治以苦热，佐以酸辛，以苦泻之，燥之，泄之。"如味苦的黄连、黄柏等药物都具有燥湿的作用。

**燥干清窍** 燥邪易伤人津液，导致口、鼻、眼等官窍失去滋润濡养的病理变化。

**燥火** 即燥热。详见该条。

**燥火眩晕** 病证名。指感燥火之邪所致的眩晕证。见《症因脉治》。症见身热烦躁，口渴引饮，夜卧不宁，头眩眼黑，小便赤涩，脉躁疾。治宜清火润燥，用柴胡清肝饮、竹叶石膏汤等方。

**燥剂** 方剂分类名。十剂之一。具有燥性的方剂。参见“十剂”条。

**燥结** 指邪热壅盛，耗伤津液，导致大便秘结不通的病理变化。

**燥可祛湿** 即燥湿法。详见“燥湿”条。

**燥气伤肺** 燥易伤肺，燥邪致病常表现为肺脏功能受损。

**燥热** 病因名，也作病证名。指感受燥气，津液耗伤，以致化热、化火者。又称燥火。《时病论》："若热渴有汗，咽喉作痛，是燥之凉气，已化为火。"常见牙龈肿痛，耳鸣，鼻衄，干咳，咯血等。治宜清热生津。

**燥热咳嗽** 病证名。指外感风热燥邪，耗损肺金所致的咳嗽。症见干咳无痰，或痰少黏稠，咯出不爽，鼻燥咽干，咳甚则胸胁痛，舌红，或有形寒身热等表证。治宜清肺润燥。可用桑杏汤、清金润燥天门冬丸等方。

**燥热伤肺** 燥热犯肺，耗伤肺阴，致使肺宣降功能失常的病理变化。

**燥胜则干** 出《素问·阴阳应象大论篇》。燥性干涩，燥邪致病易伤人津液，导致各种干燥症状的病理变化。

**燥湿** 治法名。指用苦燥类药物祛除湿邪的方法。适用于中焦湿证。有苦温燥湿、苦寒燥湿等法。

**燥湿化痰** 治法名。化痰法之一。指用温燥类药物治疗痰湿证的治则。症见痰白易咯，胸闷恶心，或头眩心悸，舌苔白滑而腻，用二陈汤等方化裁。

**燥苔** 舌苔干燥，望之干枯，扪之无津，甚则舌苔干裂者。

**燥痰** ❶病证名。指肺燥所致的痰证。见《医学入门》。又名气痰。症见痰少色白，或咯出如米粒状痰，涩而难咯出，或兼见面白色枯，皮毛干焦，口干咽燥，咳嗽喘促等。治以清肺、润肺为主。方用贝母瓜蒌散、润肺饮等。肺肾阴亏灼津者，用六味地黄丸加减。参见“痰证”条。❷治法名。即燥湿化痰。详见该条。

**燥邪** 指具有干燥、收敛等致病特点的邪气。

**燥邪犯肺证** 病证名。指燥邪侵犯，肺失清润，肺卫失宣，以干咳无痰，或痰少而黏及口鼻干燥为主要表现的证。

**燥性干涩** 燥邪具有易伤人津液，导致人体阴津亏虚的特点，致病时易表现出口鼻干燥、咽干口渴、皮肤干涩等症。

**燥易伤肺** 燥邪一般多从口鼻、肌表侵袭人体，肺外合皮毛，开窍于鼻，主输布津液，故燥邪最易伤肺。

**燥淫证** 病证名。指外感燥邪，耗伤津液，以口鼻、咽喉、皮肤干燥等为主要表现的证。临床常见的燥淫证有燥邪犯表证、燥邪犯肺证、燥干清窍证等。

**燥者濡之** 治法名。指用滋润类方药治疗燥证。即燥者润之。出《素问·至真要大论篇》。燥证有内燥、外燥之分。燥热伤肺胃津液的内燥证，用滋阴润燥法。外感燥邪伤肺的外燥证，用轻宣润燥法。

## zha

**痄腮** 病名。即流行性腮腺炎。以发热、耳下腮部漫肿疼痛为特征的急性时行疾病。

## zhan

**谵语** 病证名。指神识不清，语无伦次，声高有力。多因邪热内扰神明所致，属实证。

**战汗** 指患者先恶寒战栗后汗出的症状。因邪盛正衰，邪伏不去，一旦正气来复，正邪剧争，就出现战汗。常见于外感热病或伤寒邪正剧烈斗争的阶段，是疾病发展的转折点。

## zhang

**张从正** 医家名。(1156—1228)金代医学家。字子和，号戴人。睢州考城（今河南省民权县）人。精通医术，曾任太医。提倡治病以祛邪为主，师从刘完素的学术观点，对于汗、吐、下三法的运用有独到的见解，积累了丰富的经验，扩充了三法的运用范围，形成了治病以攻邪为主的独特风格，为中医学的病机制论和治疗方法的创新做出了贡献，被后世称为金元四大家之一，是称为“攻邪派”的代表人物。著有《儒门事亲》等。

**张介宾** 医家名。(1563—1640)明代医学家。字会卿，号景岳，别号通一子，因善用熟地黄，人称“张熟地”。浙江绍兴府山阴（今浙江省绍兴市）人。温补学派的代表医家。年轻时师从金英学医，尽得其传。中年从军，后回乡致力于医学。除医学外，还旁通象数、星纬、堪舆、律吕等学。著有《类经》《类经图翼》《类经附翼》《景岳全书》《质疑录》等，其学术思想对后世影响很大。

**张璐** 医家名。(1617—1699)清代医学家。字路玉，晚号石顽老人。江南长州（今江苏省苏州市）人。著有《伤寒缵论》《伤寒绪论》《伤寒兼证析义》《张氏医通》《千金方衍义》《本经逢原》《诊宗三昧》等。张璐与喻昌、吴谦齐名，被称为我国清初三大医家之一。

**张锡纯** 医家名。(1860—1933)近代中医学家。字寿甫。河北省盐山县人。中西医汇通学派的代表医家之一。撰有《医学衷中参西录》，能遵古而不泥古，主张参取西医之长，中西汇通。1916年在沈阳创办我国第一家中医医院——立达中医院。1928年定居天津，1930年创办国医函授学校，培养了不少中医人才。

**张元素** 医家名。（约1131—1234）金代医学家。字洁古。易州（今河北省易县）人。中医易水学派创始人。李杲、王好古等医家曾随其学医。张元素受《中藏经》的影响，根据脏腑气化及标本寒热虚实归纳用药经验，对药物升降浮沉、归经等理论有许多新见解，所创建的脏腑用药理论对后世医学发展具有相当大的影响。同时，对当时运气学说盛行和泥守古方的情况，提出“运气不齐，古今异轨，古方新病不相能”的独到见解，并善于化裁古方，自制新方，在方药临床运用等方面开辟新途径。著有《医学启源》《脏腑标本寒热虚实用药式》《药注难经》《洁古本草》《洁古家珍》《珍珠囊》等。其中《医学启源》与《脏腑标本寒热虚实用药式》最能反映其学术观点。

**张仲景** 医家名。东汉末年著名医学家。名机，字仲景。东汉南阳涅阳县（今河南省邓州市穰东镇张寨村）人。生活于公元2世纪中叶到3世纪。张仲景广泛收集医方，写出了传世巨著《伤寒杂病论》。它确立的辨证论治原则，是中医临床的基本原则，至今仍行之有效，被后人尊称为医圣。其著作经后人整理成《伤寒论》《金匮要略》两书，是中医临床、教学与研究的经典。

**胀** 病证名。出《灵枢·胀论》等篇。❶以腹部膨大胀满为主症的一类病证。又名胀病、鼓胀、单腹胀。详见“鼓胀”条。❷指胀闷不适的自觉症状。如头胀、胁胀、腹胀等。

**胀痛** 疼痛兼有胀感的症状，是气滞作痛的特点。常表现为胀痛部位不固定，受情绪波动影响，嗳气、矢气后减轻。

**瘴气** 又称山岚瘴气、瘴毒、瘴病。❶指感受南方山林湿地间湿热瘴毒所致的温病。❷指恶性疟疾，又名瘴疟。

## zhao

**赵献可** 医家名。（1573—1664）明末医学家。字养葵，自号医巫闾子。鄞县（今浙江省宁波市）人。善易而精医，推崇薛己学说，用理学的太极思想解释命门，发挥命门学说。著有《医贯》《内经钞》《素问钞》《经络考》《正脉论》《二体一例》等，其中《医贯》流传广且影响大。

**赵学敏** 医家名。（约1719—1805）清代医药学家。字恕轩，号依吉。钱塘（今浙江省杭州市）人。爱好医药，曾对药物进行实地栽培、采集和调查，并参考古今大量有关资料，编写成《本草纲目拾遗》。辑录了《本草纲目》未记载的药物716种，收录了许多民间药和外来药。他还将铃医赵柏云的经验汇集整理成《串雅内编》《串雅外编》，在保存民间医药经验上有相当大的贡献。其他著述如《本草话》《医林集腋》

等，未见流传。

## zhen

**针博士** 古代太医署职称。负责掌管针灸科专业教授和考核的人员。官阶从八品上。参见“太医署”条。

**针灸大成** 医书名。共10卷。又名《针灸大全》。〔明〕杨继洲撰。刊于万历二十九年（1601）。杨继洲根据家传《卫生针灸玄机秘要》（简称《玄机秘要》），参考明代以前20余种针灸学著作，并结合自己的针灸临床经验编成此书。卷1载仰、伏人周身总穴图，针道源流，还包括选自《黄帝内经》《难经》中有关针灸的论述；卷2~3载针灸歌赋及针灸问答；卷4载取穴尺寸图及针刺补泻理论和方法，专列“杨氏补泻”及“设为问答”，表明杨继洲见解；卷5载井荥输经合穴、原穴、子午流注针法、灵龟八法等；卷6~7专列脏腑经穴图文；卷8~9述各病针灸治法，并附杨继洲本人的针灸医案；卷10转录《小儿按摩经》内容，仅见于本书记载。本书较全面地论述了针灸理论、操作手法等，并考定腧穴名称和部位，记述历代名家针灸医案，是对明代以前针灸学术的总结，是学习和研究针灸的重要参考著作。

**针灸甲乙经** 医书名。全称《黄帝三部针灸甲乙经》，简称《甲乙经》。原10卷，后改编为12卷。〔晋〕皇甫谧撰集。主要由《素问》《灵枢经》和《明堂孔穴》三部书中针灸经穴内容分类编集而成，还引录了《难经》中关于奇经八脉的记载。主要论述脏腑经络、病因病理、腧穴针灸法及各类疾病的针灸取穴等。书中对古代针灸疗法进行了系统的归纳与整理。本书是现存最早的、内容较为完整的针灸学专著。

**针灸科** 古代医学分科名。用针灸治病的医学专科。参见“十三科”条。

**针灸学** 指中医学中研究经络，腧穴，针灸防治疾病原理、方法、规律及其操作技能的学科。

**真寒假热** 指阴寒盛于内，外见与内在病机属性相反的假热之象的病理变化。

**真寒假热证** 指疾病的本质为寒证，却出现某些“热象”，又称“寒极似热”。

**真气** 由先天元气与后天水谷之精气和合而生，为维持全身组织、器官生理功能的基本物质与原动力的概括。《灵枢·刺节真邪》：“真气者，所受于天，与谷气并而充身者也。”

**真热假寒** 指内热炽盛，外见与内在病机属性相反的假寒之象的病理变化。

**真热假寒证** 指疾病的本质为热证，却出现某些“寒象”，又称“热极似寒”。

**真实假虚** 病机的本质是实证，但表现出虚证的假象临床表现。

**真实假虚证** 指疾病的本质为实证，却出现某些“虚羸”的现象，即所谓“大实有羸状”。

**真头痛** 指头痛危症。症见剧烈头痛，手足逆冷至肘膝关节，病情危重。

**真心痛** 是胸痹进一步发展的严重病证。其特点为剧烈且持久的胸骨后疼痛，伴汗出，肢冷，面白，唇紫，手足青至节，脉微或结代。

**真虚假实** 病机的本质是虚证，但表现出实证临床表现的假象。

**真虚假实证** 指疾病的本质为虚证，却出现某些“盛实”的现象，即所谓“至虚有盛候”。

**真牙** 又名智齿。俗称尽头牙，即第三磨牙。指生长最迟的第三臼齿，人发育至一定时期即生此牙。女子21岁左右，男子24岁左右始生真牙。《素问·上古天真论篇》:“(女子)三七，肾气平均，故真牙生而长极。”

**真脏脉** 脉象名。又称“败脉”“绝脉”“死脉”“怪脉”，是指无胃气且真脏之气外泄的脉象，其特点是无胃、无神、无根。无胃之脉象以脉应指坚搏为主要特征；无神之脉象以脉形散乱，脉律无序，或有或无为主要特征；无根之脉象以浮大散乱或微弱不应指为主要特征。真脏脉的出现，提示病邪深重，元气衰竭，胃气已败，是病情极度危重，濒临死亡的征象。

**真脏色** 指五脏精气败露的颜色，其色显露且枯槁无华。《素问·五脏生成篇》中形象地描述为青如草兹、赤如衃血、黄如枳实、白如枯骨、黑如炲。真脏色提示内脏有较严重的疾病。真脏色对诊断某些严重的病变有一定的意义，但临床诊疗时不能拘泥于五行配五色。

**疹** 指皮肤出现红色或紫红色的粟粒状疹点，高出皮肤，抚之碍手，压之褪色。

**诊法** 中医诊察、收集病情资料的基本方法和手段，主要包括“四诊”，即望、闻、问、切。

**诊籍** 指西汉时期淳于意诊病时，对患者病情、医者诊疗过程的记录。

**枕骨** ❶骨名。即仰卧时后脑着枕的部位。包括枕骨粗隆等。又名玉枕骨、后山骨。❷经穴名。头窍阴穴的别名，出《针灸聚英》。

**鸩酒毒** 鸩是一种毒鸟，相传将鸩毛或鸩粪置酒内有剧毒。泛指饮毒酒所致的中毒病证。

## zheng

**蒸** 中药炮制方法名。即将药物隔水蒸熟，具有便于切片，改变药物性能等作用。如茯苓、厚朴蒸后易于切片。大黄、生地黄加酒拌蒸后，大黄的泻下力减弱，地黄则成温性具有滋肾补血的作用。

**蒸病** 病名。内伤发热之一。以潮热为主症，其热似自内蒸发而出，故名。见《诸病源候论·虚劳病诸候·虚劳骨蒸候》。又名劳蒸。多由阴虚所致。有五蒸、二十三蒸之说，其中以骨蒸最具代表性，病属劳瘵。详见“劳瘵”“骨蒸”条。

**蒸乳** 妇产科病名。指产妇乳汁壅滞不通，或产后无子饮乳，以致两乳肿硬疼痛者。出《张氏医通》。又名乳蒸。可伴有恶寒发热。治宜理气通络。方用香附、瓜蒌、通草、橘叶，水煎服，并以药渣煎汤熏洗，乳汁通则热自除。如无子饮乳者，可用炒麦芽水煎服，乳回则寒热俱退。

**整体观念** 是中医学认识人体自身以及人与外界环境之间完整性和统一性的学术思想。

**正骨科** 古代医学分科名。专门治疗骨、关节，特别是骨外伤疾患。参见“十三科”条。

**正气** ❶同真气。是人体生命活动与功能的概括。通常与病邪相对，专指人的抗病能力。《素问·刺法论篇》:“正气内存，邪不可干。”❷指正风。指四季适时而至的风。如春起东风，夏行南风，秋之西风，冬令北风。《灵枢·刺节真邪》:“正气者，正风也。”

**正水** 水肿病的一种。因脾肾阳虚，水停于里，上迫于肺所致，以全身浮肿，尿少，腹满而喘，脉沉迟等为主要表现。

**正邪相争** 邪气与正气之间的斗争，双方的盛衰消长，决定了病变发展的趋势与速度。

**证** 中医学特有的诊断概念。在中医学的历史及现代文献中，对于“证”的概念和使用不太统一，有以症状为证，如“痛证”“厥证”，或称病为证，如“痹证”“淋证”，亦有证与证候混称。现代中医学认为“证”是机体发病过程中某一阶段病机本质的概括，是机体对致病因素做出的反应状态，比较准确地揭示了疾病本质。包括证名、证型、证候、证素等概念。

**证的转化** 指在疾病的发展变化过程中，八纲中相互对立的证在一定条件下可以相互转化。但证的转化往往有一个量变到质变的过程，因而在证的真正转化之前，可以呈现出证的相兼或错杂现象。证转化后有两种结果。一是病位由浅及深，病情由轻而重，向加重方向转化；二是病位由深而浅，病情由重而轻，向痊愈方向转化。

**证候** 证的外候。临床上有时将证称为“证候”，即证为证候的简称。但严格来说，证候是指每个证所表现的、具有内在联系的症状及体征。

**证候错杂** 指疾病的某一阶段同时存在八纲中对立两纲的证。在错杂证中，矛盾的双方都反映着疾病的本质，临床辨证时当辨析疾病的标本缓急、因果主次，以便采取正确的治疗方法。

**证候相兼** 广义的证候相兼指多种证同时存在。狭义的证候相兼，指在疾病某一阶段，出现不相对立的两纲或两纲以上的证同时存在的情况。

**证名** 将疾病当前阶段的病位、病性等，概括成一个诊断名称，即“证名”。如痰热壅肺证、肝郁脾虚证、卫分证、脾肾阳虚证、膀胱湿热证、瘀阻脑络证等，均为证名。

**证素** 证的要素，包括病位和病性，任何复杂的证都是由病位、病性组成的。

**证型** 临床较为常见、典型、证名规范、约定俗成的证，称为“证型”。

**证治准绳** 医学丛书名，又名《六科证治准绳》。〔明〕王肯堂撰。初刊于1602年。全书阐述以证治为主，故总称证治准绳。包括《杂病证治准绳》《杂病证治类方》《伤寒证治准绳》《疡医证治准绳》《幼科证治准绳》《女科证治准绳》。全书所论及的科目和病种广泛，涉及杂病、伤寒、外科、儿科和女科等，每一病证先综述历代医家治验，后阐明己见，采录的资料较为丰富，论述条理分明，是明代著名的综合性医著之一。

**郑梅涧** 医家名。（1727—1787）清代喉科学家。字纪元，号梅涧，晚号雪萼老人。安徽省歙县人。家传喉科，临床经验丰富。著

《重楼玉钥》，对咽喉的解剖生理，咽喉疾患的诊断、治疗、预后等都有论述，他在白缠风（近似白喉）的诊治上有独到经验，并创喉科名方“养阴清肺汤”，又以专篇论述针灸治疗喉科疾患等。

**郑声** 病证名。指神识不清，语言重复，时断时续，语声低弱模糊。多因久病脏气衰竭，心神散乱所致，属虚证。

**症状** 指患者对痛苦或不适的自我感受，如头痛、耳鸣、胸闷、腹胀等。在中医学中，症状和体征又可统称症状，或简称“症”，古代还有将其称为病状、病形、病候者。

## zhi

**支饮** 痰饮病的一种。因饮邪停留于胸膈，上迫于肺，肺失肃降所致，以胸闷短气，咳逆倚息不能平卧，外形如肿，或兼见头晕目眩，面色黧黑，心下痞坚等为主要表现的病证。

**肢节痛** 病证名。指肢体关节疼痛。出《灵枢·百病始生》。多因风湿、寒湿、痰饮、瘀血留滞经络，或因血虚不能养筋所致，可见于痹证、跌打损伤等。参见“痹病”条。

**肢体痿废** 四肢痿软无力，肌肉萎缩，出现功能障碍甚至功能丧失的表现。

**脂瘤** 病名。症见皮下出现圆形质软的肿块，溃破后可见豆渣样物溢出，相当于皮脂腺囊肿，又名粉瘤。多因痰气凝结而成。瘤体形圆质软，大小不等，多发于头、面、背部。若生于耳前、颈后，多呈粉红色。破溃后可见豆渣样物溢出，有时可感染化脓。以外治为主。也可手术切除。

**直中** 指外感病邪不从阳经传入，而直接侵袭阴经者，称为直中。其特点是一发病就表现出三阴经的证候。一般而言，直中太阴者病较浅，直中少阴、厥阴者病较深。

**直中三阴** 病邪不经太阳初期及三阳阶段，直接侵犯三阴经，起病即见三阴证者。

**植物名实图考** 植物学著作名。共38卷。〔清〕吴其濬撰。成书于道光二十八年（1848）。该书考订植物名实，然涉及药用植物甚多。共载植物1714种，仿《本草纲目》分为12类。附图1805幅，绝大多数系写生而成。书中一般一物一图，图文对照。其文字内容介绍植物出处、产地、形态、颜色、性味、用途等。所收载的植物多见于前人本草书中，新增植物519种。作者辨认植物，注重实际比较观察与采访民间辨药经验，故对近现代考求植物品种较有价值。书中植物图形精美，据此常可鉴定植物科属。书中亦收载众多采访所得之植物功用，涉及医药者较多。

**跖** 人体部位名。❶即足掌，指站立时足部着地的部分。❷指足大趾下面的远端部分，相当于足大趾球部。

**指力** 医生布指后，运用指力的轻重，结合推寻以诊察、辨识脉象。常用的指力有举、按、寻等。举，指医生的手指较轻地按在寸口脉搏跳动部位以体察脉象，用举的指法取脉又称“浮取”。按，指医生手指用力较重，甚至按到筋骨以体察脉象，用按的指法取脉又称“沉取”。寻，即寻找的意思，医生用手指从轻到重，从重到轻，左右推寻，或在寸、关、尺三部仔细寻找脉动最明显的部位，或调节最适当的指力，以寻找脉动最明显的特征，统称“寻法”。若指力适中，不轻不重，按至肌肉取脉的方法，亦称“寻”，是中取之意。

**制化** 出《素问·六微旨大论篇》：“亢则害，承乃制，制则生化。”五运六气学说术语。即制约、生化。五行中某一行过亢为害，通过其所不胜一行对其加以克制，令其复归于平和。此时，气运运行正常，万物才能生化。

**治** ❶与乱相对。引申为安定、集中、专一。《素问·宝命全形论篇》：“凡刺之真，必先治神。”❷平、正常。《素问·脉要精微论篇》：“长则气治。”❸主管、调节。《素问·太阴阳明论篇》：“脾者土也，治中央。”《素问·刺禁论篇》：“肾治于里。”❹治病、医疗。《素问·阴阳应象大论篇》：“善治者，治皮毛。”❺指炮制。《本草纲目》：“譬如治药，得法则益人，反是则有损。”

**治崩三法** 治法术语。指塞流、澄源、复旧这三种治疗崩漏的方法。

**治病必求于本** 治法术语。指治病时必须寻找疾病的根本原因。出《素问·阴阳应象大论篇》。如同样是发热，其原因有六淫外感、七情内伤、痰、食、劳怯、虫症等不同，有阳盛发热、阴虚内热的差异。对不同病因病机所引起的发热，不能专用寒凉清热的药物，必须探究其病变本质，并予以针对性治疗。《医门法律》：“故凡治病者，在必求于本，或本于阴，或本于阳，知病之所由生而直取之，乃为善治。若不知根本，则茫如望洋，无可问津矣。”

**治风化痰** 治法名。化痰法之一。指治疗风痰相兼病证的治法。如风邪外束，肺气不利，导致气壅痰升，出现咳嗽多痰，头目昏痛，脉浮缓等，治宜止咳化痰，用止咳散加减。内生风痰，多由湿浊不化，凝而为痰，或火热内炽，炼液为痰，痰浊随风邪走窜经络，轻则见眩晕头痛，头眩眼黑，重则肢体瘫痪，治宜平肝息火化痰，用半夏白术天麻汤之类。

**治劳三禁** 治法术语。指治疗虚劳病证禁用燥烈、伐气、苦寒药物。出《理虚元鉴》。

**治气三法** 治法术语。指治疗气分病的三大原则，即气虚用补气法，气逆用降气调气法，气结用破气法等。出《本草经疏》。

**治求其属** 治法名。指辨证论治要探寻疾病本质，并根据疾病阴阳属性立法论治。出《素问·至真要大论篇》。如肾阴亏损导致水不制火，出现潮热、面赤、头痛、耳鸣等症状，若误用苦寒泻火之法，势必火势益炽。辨证时当推究其水不制火的本质，从壮水之主以制阳光的角度立法，其热自平。

**治未病** ❶基础理论术语。是中医学中极其重要的预防医学思想与原则。①指预防疾病的原则。《素问·四气调神大论篇》：“故曰圣人不治已病治未病，不治已乱治未乱，此之谓也。夫病已成而后药之，乱以成而后治之，譬犹渴而穿井，斗而铸锥，不亦晚乎！”②指预防疫病。❷治法术语。①早期干预，积极治疗，“上工救其萌芽”。如症见头目眩晕，大拇指和食指麻木，或口眼和肌肉不自主地跳动，此为中风先兆，必须在患者中风之前积极防治。②掌握疾病发展趋向，截断病程进展。五脏之病可以互相传变，应及早防治。《金匮要略》：“夫治未病者，见肝之病，知肝传脾，当先实脾。”

**治序标本** 治法术语。指治疗次序的先后。即根据病情与患者的标本缓急决定治疗步骤的先后。出《素问·标本病传论篇》。有先标后本，或先本后标，或标本兼顾等方法。其中，原则上以治本为先。如标病严重，病势较急，当先治其标，后治其本，或标本同治。参见“标本”“治病必求于本”各条。

**治血三法** 治法术语。指治

疗血证的三大原则，即血虚用补法、血瘀用通法、血热用清法。出《本草经疏》。

**治则** 治法术语。指治疗疾病的法则。《素问·移精变气论篇》："治之要极，无失色脉，用之不惑，治之大则。"即根据四诊所收集的客观资料，对疾病进行全面分析，并针对不同的病变阶段和病情变化，按照标本缓急和因时、因地、因人制宜等原则制订各种具体的治法。《内经知要》中有治则一章，章后按语："愚按论治之则，载由经籍，圆通之用，妙出吾心。如必按图索骥，则后先易辙，未有不出者矣。子舆氏曰：梓匠轮舆，能与人以规矩，不能使人巧。故夫揆度阴阳，奇恒五中，决以明堂，审于终始，其亦巧于规矩者乎。"强调有治病法则还要善于灵活运用。

**稚阳** 出《温病条辨·解儿难》。指小儿阳气尚未充盛的生理特点。

**稚阴** 出《温病条辨·解儿难》。指小儿阴精尚未充盛的生理特点。

## zhong

**中恶** 因神气不足，卒感秽毒或不正之气所致，以突然头晕呕恶，呼吸困难，不省人事，移时或经治而解为主要表现的疾病。

**中国医学史** 研究中国医学起源、形成、发展过程和发展规律的学科。

**中焦病证** 指温热之邪侵犯中焦脾胃，从燥化或从湿化所表现的证。

**中精之腑** 胆的别称，古人认为胆汁是精纯、清净的精微物质，称为"精汁"。因胆中贮藏清净之胆汁，故名。

**中气** ❶又称"脾胃之气"。中焦脾、胃、小肠对饮食水谷的消化、吸收、转输、升清降浊等生理功能。❷五运六气术语。指中见之气。《素问·至真要大论篇》："是故百病之起，有生于本者，有生于标者，有生于中气者。"

**中西医结合** 医学学科名。将中医药学理论知识、诊治方法与西医学的理论知识、诊治方法结合，取长补短，相互为用，以继承、研究和发扬中国传统医药学为目的的医学学科。中西医结合医学是以中医学为基础的中、西医学间的交叉渗透，对中医药学实现现代化有促进作用，是中国现代医学发展的一个特点。

**中消** 因脾胃燥热所致，以

善饥多食，形体消瘦为主要表现的消渴病。可伴见小便频多，大便坚硬。又称消中、消脾、胃消。

**中药** 在中医理论指导下应用的药物。包括中药材、中药饮片和中成药等。

**中药化学** 运用化学原理和方法研究中药化学成分的中药学科。

**中药鉴定学** 研究和鉴定中药的品种和质量，制定中药质量标准，寻找和扩大新药来源的应用学科。在继承中医药学知识和传统鉴别经验的基础上，运用现代自然科学的理论、知识、方法和技术，系统地整理和研究中药的历史、来源、品种形态、性状、显微特征、理化鉴别、检查、含量测定等，建立规范化的质量标准，以寻找和扩大新药来源的理论和实践。简而言之，就是一门对中药进行“保质、寻新、整理、提高”的学科。

**中药炮制学** 研究中药炮制理论、工艺、规格、质量标准、历史沿革及其发展方向的一门学科。中药炮制是根据中医药理论，依照辨证施治用药需求和药物自身性质，以及调剂、制剂的不同要求，所采取的一项制药技术。

**中药师** 依法取得执业药师资格，经注册在生产、经营、销售、医疗、预防、保健机构中执业的专业中药人员。

**中药学** 药学学科名。中医药各专业的基础学科之一，是研究中药基本理论和临床应用的学科，是中医学的重要组成部分。即以中医理论为指导，研究中药基本理论及药物来源、采制、炮炙、性味、功效、主治、配伍、用法等一系列相关知识的一门学科。

**中药药剂学** 研究中药药剂配置理论、生产技术、质量控制与合理应用等中药学科。

**中药药理学** 运用现代科学方法研究中药与机体（包括病原体）相互作用及作用规律的中药学科。

**中药制剂分析** 以中医药理论为指导，运用现代分析理论和方法研究中药制剂质量的中药学科。

**中医** ❶起源和形成于中国的具有整体观念、辨证论治等特点的医学。❷中医学科专业职业队伍。

**中医儿科学** 研究小儿生长发育和麻、痘、惊、疳等小儿疾病病因、病机、诊治与预防保健的临床中医学科。

**中医耳鼻喉科学** 运用中医基本理论和方法研究人体耳、鼻、咽喉、口齿、唇舌的生理、病理、防治规律的中医临床学科。

**中医妇科学** 研究妇女生理、病理特点和经、带、胎、产等妇女特有疾病诊治与预防的临床中医学科。

**中医肛肠科学** 研究肛肠疾病病因、病机、诊治与预防的临床中医学科。

**中医各家学说** 研究历代著名医学家及学术流派的学术思想、学术成就、临床经验，兼顾学派产生、发展和演变规律的学科。

**中医骨伤科学** 研究骨关节伤折，及其周围肌肤、筋肉、脏腑、经脉损伤疾病诊治与预防的临床中医学科。

**中医护理学** 研究各类疾病护理理论、方法及应用的中医学科。以中医理论为指导，运用整体观念，对疾病进行辨证护理，结合预防、保健、康复等措施，运用独特的传统护理技术，对患者施以健康照顾与服务。

**中医基础理论** 研究和阐明中医学基本概念、基本理论、基本规律、基本原则的学科。

**中医急诊学** 在中医理论指导下研究临床各科急危重症诊断、辨证救治、辨证救护的临床中医学科。

**中医康复学** 研究康复医学基本理论、方法及应用的中医学科。在中医学理论指导下，对残疾者、老年病、慢性病及急性病后期者，采用各种中医药康复方法及措施，以减轻功能障碍带来的影响并使患者重返社会的学科。

**中医内科学** 用中医理论阐述内科疾病的病因病机、证候特征、辨证论治、预防、康复、调摄的一门临床学科。中医内科学既是一门临床学科，又是学习和研究中医其他临床学科的基础，是中医学的主干学科，具有重要的学科地位。

**中医皮肤科学** 研究皮肤疾病的病因、病机、诊治与预防的临床中医学科。

**中医师** 依法取得执业医师资格或执业助理医师资格，经注册在医疗、预防、保健机构中执业的专业中医医务人员。

**中医推拿学** 研究推拿治疗原理及应用的临床中医学科。以中医学的脏腑、经络学说为理论基础，结合西医学的解剖和病理诊断，用手法作用于人体体表的特定部位，以调节机体生理、病理状况，达到治疗目的的学科。

**中医外科学** 研究疮疡、瘿、瘤、岩（癌）、乳房病等外科疾病的病因、病机、诊治与预防的临床中医学科。

**中医文献学** 以中医医籍文献为研究对象，研究中医文献的学术源流，整理和利用中医文献的方法及理论的中医学科。

**中医学** 医学学科名。中国传统医学的重要组成部分之一。通过长期的医疗实践，在中国古代天文、气象、地理、物候、阴阳、五行等自然科学和哲学的基础上，逐渐形成和发展起来的一门医学科学。旧称国医、汉医。19世纪初西方医学传入中国并普及后，为有别于西医学始有中医学之名。中医学理论主要来自《黄帝内经》《难经》《伤寒杂病论》《神农本草经》等古代医学经典著作。中医学理论体系包括阴阳、五行、运气、藏象、经络、病因病机、治则治法等。整体运动观与宏观辨证论治思想等是其学术体系的核心。治疗方法主要分内治法与外治法，包括中药、方剂、针灸、推拿、按摩、气功等。这些内容形成了中医学独特的学术理论与诊疗特色，有显著的疗效，为中华民族的生存繁衍作出了巨大贡献。

**中医眼科学** 在中医理论指导下依据眼部疾病的发生发展和体内脏腑经络的功能关系研究眼与眼的附属器官生理、病理，和胞睑、白睛、黑睛、瞳神等眼科疾病诊治与预防的临床中医学科。

**中医养生学** 研究中国传统保健理论、方法和应用的中医学科。

**中医药周期疗法** 按照中医妇科学的基础理论，结合月经在经后期、经间期、经前期、行经期不同时期的阴阳转化消长规律，采取周期性治疗，调整月经周期，治疗月经不调及闭经的治法。

**中医诊断学** 根据中医学的理论，研究诊察病情，判断病种，辨别证候的一门学科。它是中医学专业的基础课，是基础理论与临床各科之间的桥梁，是中医学专业课程体系中的主干课程。诊，诊察了解；断，分析判断。“诊断”就是通过对患者的询问、检查，掌握病情资料，从而对患者的健康状态和病变本质进行辨识，并对所患病、证做出概括性判断。

**中正之官** 胆之别称。出《素问·灵兰秘典论篇》：“胆者，中正之官，决断出焉。”胆有决断功能，故名。

**肿** 各种病因引起经络阻隔、气血凝滞导致体表高起的征象。

**肿疡** 病证名。一切疮疡早期，因实邪蕴结，气血壅滞，体表结块肿疼者，均可称为肿疡。多属阳证、实证、热证。治宜内消，用行气活血、解毒消肿之药，方用仙方活命饮、神授卫生汤等。火盛邪实者，宜清热攻下，方用内疏黄连汤。如不消散，亦不作脓，或熟而不溃者，则兼虚象，应以补托为主，用透脓散。

**肿胀舌** 舌体肿大满嘴，甚至不能闭口，伸出则难以缩回。

**种子** 用具有补肾填精作用的药物，促使妇女受孕，治疗不孕症的治法。

**中毒病** 毒性食物、药物、农药等从皮肤黏膜、呼吸道、消化道等侵入，损害机体甚至危及生命的一类疾病。

**中风** 病证名。又称卒中。以半身不遂，肌肤不仁，口舌歪斜，言语不利，甚则突然昏仆，不省人事为主要表现的病证。因本病发病骤然，变化迅速，有“风性善行而数变”的特点，故名中风。

**中风闭证** 中风危重证型之一。因风阳痰火上冲于脑，导致气血逆乱，蒙蔽清窍，症见卒然昏倒，不省人事，牙关紧闭，两手握固，肢体拘急等。

**中风后遗症** 中风后出现半身不遂、言语不利、偏身麻木、口眼㖞斜等症。

**中风脱证** 中风危重证型之一。因风阳痰火炽盛，耗灼阴精，阴损及阳，阴竭阳亡，阴阳离决，出现口开目合，手撒肢冷，气息微弱等症。

**中暑** 病证名。又称中暍。指夏季感受暑邪而发生的一种急性病证。症见突然闷倒，昏不知人，身热烦躁，气喘不语，牙关微紧或口开齿燥，大汗或无汗，脉虚数，甚至昏迷不醒，四肢抽搐。急需将患者移至凉爽通风处，给予清暑、解热、开窍药剂，还可配合针灸、刮痧等疗法。

**重剂** 方剂分类名。十剂之一。由重镇药物组成，具有镇静潜降作用的方剂。参见“十剂”条。

**重痛** 疼痛兼有沉重感的症状。多因湿邪困阻气机所致。由于湿性重浊黏滞，故有沉重疼痛的感觉。

## zhou

**周痹** 病名。为风寒湿邪乘虚侵入血脉、肌肉所致。症见周身疼痛，沉重麻木，项背拘急，脉濡涩。

**周身疼痛** 指头身、腰背及四肢等部位皆痛的症状。新病周身疼痛者，多属实证，多由外感风寒、风湿、湿热疫毒所致。久病卧床不起伴周身疼痛者，多属虚证，常因气血亏虚，形体失养所致。

**肘后备急方** 医书名。共8卷。〔晋〕葛洪撰。约成书于公元三世纪末至四世纪初。初名《肘后救卒方》，共3卷，简称《肘后方》。后经陶弘景整理，成79方，并增补22方，以佛教101病之说，集成方101首，更名为《补阙肘后百一方》。〔金〕杨用道摘取《经史证类本草》中附方编入本书，取名《附广肘后备急方》。现通行8卷本，是经多次增补的刊本。全书内容涉及急救、传染病、内、外、妇、五官、精神、伤骨各科，记述了许多来自民间的常用单方、验方，具有药味简单、疗效明确的特点。反映了我国晋代以前的医药水平。

**肘痈** 外科病名。指生于肘部的痈。因风火毒邪凝结于心肺两经而成。

**咒禁博士** 唐太医署职称。主要负责讲授用祷告、符咒等迷信方法或心理疗法治病。官阶从九品下。参见“太医署”条。

## zhu

**朱沛文** 医家名。（1805—？）清末医家。字少廉，又字绍溪。广东南海（今广东省佛山市）人。中西汇通代表医家之一。出身世医，自幼从父学医，兼读中西医书，曾往西医院观察人体解剖，对西医解剖生理学持肯定态度。力图汇通中西医学，认为中西医“各有是非，不能偏主”，是中国早期试图汇通中西医的开明人士之一。撰有《华洋脏象约纂》，详细介绍西方解剖生理学，主张中西医参照，“通其可通，而并存其互异”。

**朱震亨** 医家名。（1281—1358）元代医学家，金元四家之一。字彦修。婺州义乌（今浙江省义乌市）人，因其故居有小溪，名“丹溪”，后世尊称为“丹溪翁”或“丹溪先生”。初习儒学，后改医道，在研习《素问》《难经》等经典医籍的基础上，访求名医，受业于刘完素的再传弟子罗知悌，融诸家之长为一体。力倡“阳常有余，阴常不足”之说，创阴虚相火病机学说，重视人体阴气、元精，被后世称为“滋阴派”的创始人。著有《格致余论》《局方发挥》《本草衍义补遗》等。与刘完素、张从正、李杲并列为“金元四大家”，在中国医学史上占有重要地位。

**侏儒** 由于先天不足或脾肾

亏虚导致气血不足，水湿内聚，阴阳俱虚，以身材异常矮小，性征缺乏伴智力发育正常为主要表现的病证。

**诸病源候论** 医书名。共50卷。又名《诸病源候总论》《巢氏病源》。〔隋〕巢元方等撰于610年。是我国现存的第一部病因病机和证候学专著。全书分67门，“以病为纲，以证为目”，每类疾病下分述各种病证，再论各病证概念、病因病机和症状，部分病证末附养生导引法。本书集隋代以前病因病机及证候理论之大成，内容丰富，对一些传染病、寄生虫病、妇科、儿科病证、外科手术等方面有不少精辟的论述，对后世医学的影响很大。

**主气** 五运六气术语。与客气相对，亦称主时之气，指一年四季六步的常规气候变化。即一年分为六步，每步一气，并主四个节气，年年固定不变，故名。主气的次序按五行相生的顺序依次发生。即初之气巳亥厥阴风木，由大寒至惊蛰；二之气子午少阴君火，由春分至立夏；三之气寅申少阳相火，由小满至小暑；四之气丑未太阴湿土，由大暑至白露；五之气卯酉阳明燥金，由秋分至立冬；六之气辰戌太阳寒水，由小雪至小寒。一年二十四节气，每步气各得六十日八十七刻半，从而保持春风、夏暑、长夏湿、秋燥、冬寒时令气候的次第发生。

**主色** 指个人与生俱来，一生基本不变的肤色，称为主色，属于个体肤色特征。多因种族、禀赋等影响，导致个体肤色出现偏青、赤、黄、白、黑的差异。

**主运** 五运六气术语。主管每年气候的一般常规变化。依五行相生的顺序，分五步运行，始于木运终于水运。即一年五时之运，与五季意义相似。

**煮散** 煎药法之一。把制成粗末的散剂，加水煎煮，去渣服用。

**注解伤寒论** 医书名。共10卷。〔汉〕张机（仲景）撰，〔晋〕王熙（叔和）编，〔金〕成无已注。原名《伤寒论注解》，元代刻本始改现名。因其首卷载运气图说、运气图解的内容，故《国史经籍志》记别名《图解伤寒论》，《四库全书总目提要》又称《伤寒论注》。成无已参阅《黄帝内经》《难经》等书阐注《伤寒论》，对仲景397法逐条阐注，分析异同，彰显隐奥，条陈脉理，区别阴阳，辨明证治，剖析治疗方药，开创了注释《伤寒论》的先河，也是历代《伤寒论》注本之典范。

**祝由科** 古代医学分科名。用祷告等心理疗法治病。参见“十三科”条。

## zhuan

**转归** 疾病发展的结局，包括痊愈、死亡、留有后遗症等各种情况。

**转筋** 局部肌肉拘挛强直的表现，常见于小腿腓肠肌。

## zhuang

**壮热** 指高热（体温在39℃以上）持续不退，不恶寒只恶热的症状。常兼见满面通红，口渴，大汗出，脉洪大等症。多因风热内传，或风寒入里化热，正邪相搏，正盛邪实，阳热内盛，蒸达于外所致，属里实热证。

## zhuo

**灼痛** 疼痛有灼热感伴喜凉的症状。常因火邪窜络，或阴虚火旺，组织被灼所致。火邪窜络所致者，为实证；阴虚火旺所致者，为虚证。

## zi

**子病及母** 用五行相生的母子关系，说明五脏之间子脏病变累及母脏的病机传变。

**子淋** 妊娠期间，以尿频、尿急、淋漓涩痛为主要表现的疾病。

**子气** 在五行相生关系中，我生者为子，子脏之气即为子气。

**子痰** 病名。发生于肾子（睾丸）的痨病。相当于附睾结核。

**子痫** 病名。又称“妊娠痫证”。以妊娠晚期、临产时、新产后，眩晕头痛，突然昏不知人，两目上视，牙关紧闭，四肢抽搐，腰背反张，少顷可醒，醒后复发，甚则昏迷不醒为主要表现的疾病。

**子悬** 又称“胎气上逆”。以妊娠胸腹胀满，甚则喘急，烦躁不宁为主要表现的疾病。

**子岩** 以肾子（睾丸）出现无痛性、表面不平的坚硬肿块，增长迅速为主要表现的癌病。

**子痈** 病名。即生于睾丸的痈。有急慢之分。急性者多因湿热下注，气滞血凝所致，多为一侧睾丸肿硬，疼痛剧烈、灼热，阴囊皮肤紧张光亮。治宜清利湿热，疏肝理气。若不消散，成脓破溃，按外痈治疗。慢性者为肝肾阴亏，痰湿之邪凝聚而发。症见睾丸大，形成硬结，疼痛不著，阴囊不红不热，病程较长，数月乃至数年，亦有成脓破溃、脓稀而成窦道者，缠绵难愈。

**子晕** 病名。又称“妊娠眩晕”。以妊娠中晚期，头晕目眩，伴面浮肢肿，甚者昏眩欲厥为主要表现的疾病。

**子肿** 病名。又称“妊娠肿胀”。以妊娠中晚期，肢体面目发生肿胀为主要表现的疾病。

**紫癜** 病名。因外感风热之邪，或湿热夹毒蕴阻于肌表血分，迫血妄行，外溢皮肤孔窍，或素体心脾气血不足不能统摄，或肾阴亏损，虚火上炎，血不归经所致，以血液溢于皮肤、黏膜之下，出现紫暗色瘀点、瘀斑，压之不褪色为主要表现的疾病。常伴见鼻衄，齿衄，甚则呕血，便血，尿血。亦称紫斑。

**自汗** 因气虚、阳虚、血虚、痰阻、伤湿等因素所致，以清醒时不因劳累、天热、穿衣过暖和服用发散药等因素而自然出汗为主要表现的汗证。

**眦** 人体部位名。俗称眼角。指上下眼睑连接的部位。靠近鼻侧的为内眦（大眦），靠近耳侧的为外眦（小眦、锐眦）。内眦血络丰富，在脏属心，称血轮。

## zong

**宗筋** ❶人体部位名。指前阴部。《素问·厥论篇》：“前阴者，宗筋之所聚。”❷专指阴茎内的筋脉，亦作为男性外生殖器的泛称。《灵枢·五音五味》：“宦者去其宗筋，伤其冲脉。”

**宗气** 由肺吸入的自然界清气与脾胃所化生的水谷精气相结合而成，积聚于胸中，灌注于心肺，主要功能是出喉咙而司呼吸，灌心脉而行气血。

**总按** 三指用大小相等的指力同时诊脉的方法。从总体上辨别寸、关、尺三部和左右两手脉象的形态、脉位、脉力等。

## zou

**走黄** 病证名。因疔毒走散入血、内攻脏腑而引起的一种全身性危重病证。又称癀走。相当于败血症。多因正气内虚，热毒炽盛，或患疔疮后失于调治，疔毒走散，入于血分，内攻脏腑所致。症见疮顶黑陷，无脓，肿势散漫，并伴有寒热头痛，胸闷烦躁，恶心呕吐，舌硬口干，便秘或腹泻，舌绛苔黄，脉洪数或弦滑。重症患者可见神昏，谵语，痉厥。治宜清热解毒、凉血消散。外治法同疔疮。应采取中西医结合方法综合治疗。还应提高抵抗力预防本病，及时正确治疗疔疮，面部疔疮切忌挤压。

## zu

**足底疔** 病名。生于足底部的疔疮，又名涌泉疽。

**足发背** 外科病名。足背部生的有头疽。又名足背发、足跗发。多因湿热下注或外伤瘀血化热所致。初起整个足面肿痛坚硬，进而作脓。治宜活血化瘀，清热解毒。若肿坚不溃，宜内服托里消毒散，外用冲和膏。

**足厥阴肝经** 十二经脉之一。原称肝足厥阴之脉，出《灵枢·经脉》。本经起于足大趾爪甲后丛毛处，向上沿足背至内踝前1寸处，向上沿胫骨内缘，在内踝上8寸处交出足太阴脾经之后，上行过膝内侧，沿大腿内侧中线进入阴毛中，绕阴器，至小腹，夹胃两旁，属肝，络胆，向上穿过膈肌，分布于胁肋部。沿喉咙的后边，向上进入鼻咽部，上行连接目系，出于额，上行与督脉汇于头顶部。其分支从肝分出，穿过膈肌，向上注入肺，经气于此处与手太阴肺经相接。

**足三阳经** 足阳明胃经、足太阳膀胱经和足少阳胆经的合称。

**足三阴经** 足太阴脾经、足少阴肾经和足厥阴肝经的合称。

**足少阳胆经** 十二经脉之一。原称胆足少阳之脉。出《灵枢·经脉》。本经起于目外眦瞳子髎穴，上至头角，再向下到耳后，再折向上行，经额部至眉上，又向后折至枕部，沿颈下行至肩上，左右交汇并与督脉相汇于大椎穴，前行入缺盆。其分支从目外眦分出，下行至大迎穴，行至目眶下，分支经过下颌角部下行至颈部，入缺盆后，深入体腔，穿过膈肌，络肝，属胆，沿胁里浅出气街，绕毛际，横向至环跳穴处。直行主干从缺盆下行腋部，沿胸侧，过季肋，下行至环跳穴处与前脉汇合，再向下沿大腿外侧、膝关节外缘，行于腓骨前面，直下至腓骨下端，浅出外踝之前，沿足背行出于足第4趾外侧端窍阴穴。其分支从足背分出，前行出足大趾外侧端，折回穿过爪甲，分布于足大趾爪甲后丛毛中，经气于此处与足厥阴肝经相接。

**足少阴肾经** 十二经脉之一。原称肾足少阴之脉。出《灵枢·经脉》。本经起于足小趾下，斜行于足心涌泉穴，出行于舟骨粗隆之下，沿内踝后，分出进入足跟，向上沿小腿内侧后缘，至腘内侧，上股内侧后缘入脊内，穿过脊柱，属肾，络膀胱。其直行主干从肾分出，上行，穿过肝和膈肌，进入肺，沿喉咙，到舌根两旁。其分支从肺中分出，络心，注于胸中，经气于此处与手厥阴心包经相接。

**足太阳膀胱经** 十二经脉之一。原称足膀胱太阳之脉。出《灵枢·经脉》。本经起于目内眦睛明穴，向上至额部，左右交汇并与督脉，相汇于头顶部百会穴。直行主干从头顶部分别向后行至枕骨处，进入颅腔，络脑，回出至后项部左右分开向下。一支沿肩胛内侧，脊柱两旁旁开1.5寸，到达腰部，进入脊柱两旁的肌肉，深入体腔，络肾，属膀胱。另一支经肩胛内侧，从附分穴夹脊旁开3寸下行至髀枢，经大腿后侧至腘窝中，然后下行穿过腓肠肌，出走于足外踝后，沿足背外侧缘至小趾外侧端，经气于至阴穴与足少阴肾经相接。

**足太阴脾经** 十二经脉之一。原称脾足太阴之脉，出《灵枢·经脉》。本经起于足大趾内侧端隐白穴，沿内侧赤白肉际上行，过内踝的前缘，沿小腿内侧正中线上行，在内踝上8寸处，交出足厥阴肝经之前，上行沿大腿内侧前缘，进入腹部，属脾，络胃。向上穿过膈肌，沿食管两旁，连舌本，散舌下。其分支从胃别出，上行通过膈肌，注入心中，经气于此与手少阴心经相接。

**足阳明胃经** 十二经脉之一。原称胃足阳明之脉，也称胃脉。出《灵枢·经脉》。本经起于鼻翼两旁迎香穴，夹鼻上行，至鼻根部，与足太阳膀胱经相交于目内眦，向下沿鼻柱外侧，入上齿中，还出，环绕嘴唇，在颏唇沟承浆穴处左右相交，退回沿下颌骨后下缘经下颌角上行过耳前，沿发际，到额前神庭穴。其下行支脉沿喉咙向下后行，左右交汇并与督脉在大椎穴处相汇，折向前行，入缺盆，深入体腔，下行穿过膈肌，属胃，络脾。其直行主干从缺盆出体表，沿乳中线下行，夹脐两旁旁开2寸，下行至腹股沟处的气街穴，沿大腿前侧，至膝膑，沿下肢胫骨前缘下行至足背，入足第2趾外侧端厉兑穴。另一分支从足背上冲阳穴分出，前行入足大趾内侧端，经气于隐白穴与足太阴脾经相接。

## zuo

**坐板疮** 病名。又名风疳，古名痤痱疮。是生于臀部疮疡的统称，指下腰及臀部有多个散在疖肿，大如黄豆，小如粟米，根浅高突，中央有白色脓头，焮红疼痛。是常见多发的皮肤病，夏秋季节尤多。

# 词目笔画索引

## 三画

## 四画

## 五画

## 六画

## 八画

## 九画

## 十画

## 十一画

## 十二画

## 十三画

## 十四画

## 十五画

## 十六画



## 十七画及以上